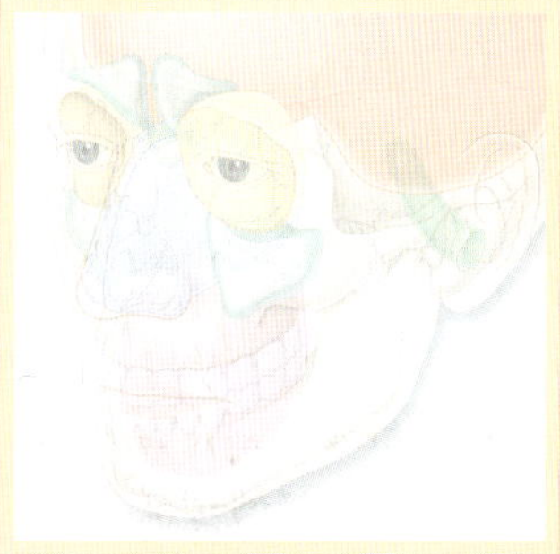

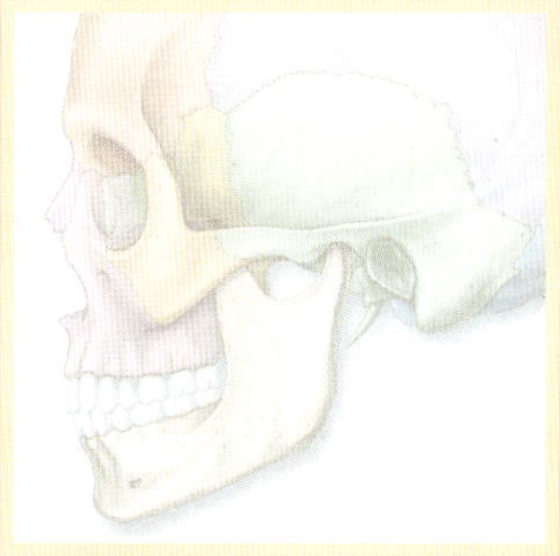

Gray's Anatomy for Students
머리 및 목 해부학

Richard L. Drake
Wayne Vogl
Adam W. M. Mitchell

신 제 원 역

대한나래출판사

DaehanNarae Publishing, Inc.

Deokwon Bldg. #202
102-65 Yongdu-dong
Dongdaemun-gu
SEOUL 130-820, KOREA
TEL: +82-2-922-0840
FAX: +82-2-922-0841
E-mail: dhpub@chol.com
Website: www.dhpub.com

This edition of *the Head and Neck section of* ***Gray's Anatomy for Students (0443066124)*** by Richard L. Drake, Wayne Vogl, Adam W. M. Mitchell is published by arrangement with Elsevier Inc., New York, New York, USA

Translated by DaehanNarae Publishing, Inc.

Printed in Korea

머리말

영문판 Gray's Anatomy는 Henry Gray에 의해 1858년에 처음 집필되었고, 지난 150년간 우수한 내용으로 가장 많이 판매된 해부학의 고전입니다. 최근 변화된 치의학 학생교육에 맞는 해부학 교재의 필요에 의해 2005년에 출판된 Gray's Anatomy for Students의 내용 중 머리 및 목 해부학 부분을 우리말로 번역하여 치과대학(원) 학생들과 치과 임상의들에게 보다 쉽고 흥미 있는 해부학 지식을 소개드리게 되어서 기쁘게 생각합니다.

이 번역서는 임상 치의학을 공부하기에 앞서 각 과목에 공통적으로 해당되는 기본적인 형태학적 개념을 총괄하여 파악하고 앞으로 자주 쓰이게 될 해부학 영역의 전문 언어를 익힘으로써 기초 후수 과목 및 임상학을 포괄적이고도 체계적으로 접근할 수 있게 하려는 데에 목적을 두고 있습니다. 최근 지나친 임상 위주의 교육에서 치과의사들이 해부학과 임상의학을 연계시키지 못하는 것이 사실입니다. 그러나 해부학 지식에 대한 기계적 암기법을 지양하고 사실에 입각한 지식을 습득하여 임상적인 문제점을 해결하는 데 해부학의 활용 비중이 점점 높아지고 있습니다. 앞으로 해부학의 새로운 연구와 교육을 통하여 치과의사들이 임상치료를 위한 과학적인 기초를 마련하고 새로운 치료법과 기자재 발전에 적응하고 평생교육을 수행하는데 공헌하는 기초학문으로서의 역할도 이 책이 담당할 수 있도록 노력하였습니다.

이 책에서는 새 해부학 용어를 사용하여 특별히 현재 혼동되어 사용하고 있는 해부학 용어를 통일하는 데 전력을 다하였습니다. 좋은 해부학 서적의 첫 번째 조건은 최고의 수준을 자랑하는 해부구조에 대한 사진일 것입니다. 이 책은 이러한 면에서 최고의 해부학 교재로서 손색이 없습니다. 아울러 임상적 배경을 기능적으로 자세히 설명하고 있어 장차 치과의사가 된 뒤 해당 구조물과 기능에 관련되어 만나게 될 갖가지 임상 상황에서 문제를 해결하는 데 기초적인 지식으로 활용될 수 있도록 편집하였습니다.

이 책을 통하여 처음 해부학 공부에 입문하는 치과대학(원) 학생들과 치과의사들에게 큰 도움을 줄 수 있기를 바라는 마음으로 머리말에 대신하려고 합니다.

끝으로 이 책이 번역되어 나오기까지 애써주신 대한나래출판사의 최용원 사장님을 비롯한 임직원 여러분께 깊은 감사를 드립니다.

2008년 3월

신 제 원

목차

제1장 서론 1

제2장 머리뼈 19

제3장 얼굴과 머리덮개 41

제4장 턱관절과 씹기 63

제5장 목과 목삼각 91

제6장 구강과 코안 133

제7장 인두와 후두 185

제8장 눈과 귀 215

제9장 뇌와 뇌신경 257

제10장 표면해부학 283

부록 293

제 1 장
서론

일반적 사항(General Description)

해부학(anatomy)은 넓은 의미로는 생명을 가진 모든 동식물의 구조를 공부하는 생물형태학의 한 분야이지만 특별히 명시하지 않는 한 일반적으로는 살아있는 사람 몸의 구조와 몸을 구성하고 있는 부분 사이의 관계를 공부하는 의학의 한 학문분야를 가리킨다. 그러나 때로는 다른 생물체의 해부학과 구별하면서 더욱 강조하기 위하여 **사람해부학**(human anatomy)이라고 밝혀 쓰기도 한다. 해부라는 낱말은 기원전 460년 경 그리스의 학자들이 사람 몸의 구조를 알아내기 위하여 죽은 사람의 몸을 잘라서 관찰하던 것에서 비롯되었는데 그 시절부터 쓰이던 그리스어인 *Ανατομη*(anatome)는 잘게 자른다(cutting up)는 뜻을 가지고 있어 여기에서 영어의 anatomy나 한자 문화권의 해부라는 말이 생겨났다. 그러나 처음에는 단순히 '자른다' 는 뜻만을 가졌던 이 낱말은 기원전 420년 경 의학의 원조인 히포크라테스(Hippocrates)에 의해 의사를 교육시키는데 필수적인 한 과목 이름으로 자리 잡으면서 지금의 체계적인 학문인 해부학(anatomy)이 시작되었고 해부(dissection)라는 용어는 해부학을 공부하기 위하여 시체를 자르고 관찰하는 '과정' 으로만 그 뜻이 제한되어 있다.

해부학(anatomy)은 육안으로나(광학기계의 도움 없이, grossly) 미시적으로(광학기계를 사용, microscopically) 관찰할 수 있는 구조들을 포함한다. 대체로 '해부학' 이라는 용어는 그 자체로 쓰여졌을 때 육안이나(gross), 거시적인(macroscopic) 해부학을 뜻한다. 즉, 그것은 현미경을 사용하지 않고 관찰할 수 있는 구조들의 학문을 뜻한다. '조직학' (histology)이라고도 불리는 미시적인 해부학은 현미경을 사용한 세포와 조직들을 공부하는 학문이다.

해부학은 의학의 기본이 되는 학문이다. 해부학은 의사가 신체검사를 하거나 최신 기계를 사용하여 화상 진찰을 할 경우 환자의 병에 대한 이해를 돕는다. 또 해부학은 치과의사, 척추교정 지압요법 전문가, 물리치료사 등 어떤 식으로든 환자의 임상적인 증상의 해석을 기본으로 하는 환자의 치료와 관계된 직업을 가진 사람들에게도 매우 중요하다. 그러므로 임상적인 관찰을 제대로, 그리고 올바르게 해석하는 능력은 철저한 해부학적인 이해의 종착점이다.

관찰력과 본 것을 마음속에 생생하게 그릴 수 있는 구상력은 해부학을 공부하기 위해 학생들에게 필요한 가장 기본적인 능력이다. 해부학은 명칭들의 목록을 단순히 암기하는 것은 아니다. 해부학적 용어가 중요하기는 하지만 환자의 육체적 구조를 명시화하기 위한 정보의 최종적인 학습은 단순 암기보다는 훨씬 복잡한 문제다. 바깥목동맥(external carotid artery)의 여러 가지들의 이름을 아는 것과 혀동맥(lingual artery)이 목에서 시작해서 혀에서 끝나기까지의 흐름을 머릿속에서 그려보는 것은 다르다. 마찬가지로, 물렁입천장(soft palate)의 구성을 이해하고 어떻게 구강이 코안과 연관되어 있는지, 그것이 음식을 삼킬 때 어떻게 움직이는지를 이해하는 것은 각각 근육과 신경의 이름을 외울 줄 아는 것과는 다른 문제다. 해부학의 이해는 용어가 기억될 수 있도록 해주는 문맥상의 이해가 필요하다.

육안 해부학의 공부

요즘 학생들의 시신 해부는 줄어들고, 어떤 경우에는 이미 해부된 플라스틱 모델, 컴퓨터 같은 다른 학습 보조품들로 대체되었지만, 명백하게 해부학은 그것의 어원, 해부(dissection)와 밀접한 관련이 있다.

해부학은 다음과 같이 국소적(regional)으로나 계통적(systemic)으로 학습될 수 있다.

국소적 접근법(regional approach)은 각 신체의 부위(region)가 각각 그리고 그 부위의 모든 부분을 동시에 공부해 가는 방법이다. 예를 들어 가슴(thorax)을 공부한다면 모든 구조들이 관찰된다. 이것은 혈관구조(vasculature), 신경(nerve), 뼈(bone), 근육(muscle) 및 가슴이라고 정의된 부위에 존재하는 모든 구조물들을 포함한다. 이 부위를 공부한 후에 몸의 또 다른 부위, 예를 들면 배(abdomen), 골반(pelvis), 다리(lower limb), 팔(upper limb), 등(back), 머리 및 목(head and neck) 등을 마찬가지 방법으로 공부할 수 있다.

반면에, 계통적 접근법(systemic approach)은 몸의 각 계통(system)이 몸 전체에 걸쳐서 공부되는 것이다. 예를 들어 심

혈관계(cardiovascular system)를 공부할 때 심장과 몸의 모든 혈관들을 관찰한다. 이것이 다 끝나면 신경계(nervous system)의 뇌, 척수 모든 신경들을 자세하게 관찰할 수 있다. 이러한 접근은 골격계(skeletal), 근육계(muscular), 위장계(gastrointestinal), 호흡계(respiratory), 림프계(lymphatic), 그물내피계(reticuloendothelial) 등 각각의 계통에 대해서 모두 온 몸에 적용된다.

이러한 각각의 접근은 장단점이 있다. 국소적 접근은 시신을 해부하는 해부학 학습에서는 매우 도움이 되지만 전체적인 계통의 연속적인 이해를 하기는 힘들다. 마찬가지로 계통적 접근은 몸의 전체적 계통의 이해를 쉽게 하지만 시신을 해부하거나 충분한 세부사항들을 공부하기에는 어려운 점들이 있다.

중요 해부학적 용어들

해부학적 자세(Anatomical position)

해부학적 자세(anatomical position)는 구조물들의 위치를 나타내기 위한 몸의 표준으로 참고할 수 있는 기준이 되는 자세다(그림 1-1). 몸은 똑바로 서서 발을 모으고, 손은 옆으로 하고 얼굴은 앞을 보고 있을 몸은 해부학적 자세에 있다. 입은 닫혀 있고 얼굴은 무표정하다. 눈 아래 뼈의 가장자리가 귀의 열린 구멍의 윗부분과 같은 수평면에 있으며 눈은 떠있고 적당한 거리에 있는 무언가를 집중해서 응시하고 있다. 두 발을 앞뒤로 일직선이 되게 모으고 손바닥을 앞으로 향한 채 양쪽 위팔을 몸에 가까이 붙이고 있는 상태를 말한다.

해부학적 면(Anatomical plane)

3개의 주요 면이 해부학적 자세의 몸을 지난다.

- **관상면**(coronal plane)은 수직적으로 몸을 지나며 몸을 앞과 뒤 부분으로 나눈다.
- **시상면**(sagittal plane)도 역시 수직적으로 몸을 지나지만 관상면과 직각을 이루며 몸을 오른쪽과 왼쪽 부분으로 나눈다. 몸의 정 중앙을 지나면서 동등한 오른쪽 왼쪽 부분으로 몸을 나누는 면을 정중면(median sagittal plane)이라고 한다.
- **수평면**(transverse, horizontal, or axial plane)은 몸을 위와 아래 부분으로 나눈다.

위치를 표현하기 위한 용어

앞(anterior, ventral)과 뒤(posterior, dorsal), 안쪽(medial)과 가쪽(lateral), 위(superior)와 아래(inferior)

3가지의 중요한 용어들이 짝을 이루어서 몸 전체나 다른 구조들과 비교하여 특정 구조의 상대적 위치를 나타낼 때 사용된다.

- **앞**(anterior or ventral)과 **뒤**(posterior or dorsal)는 몸의 앞과 뒤쪽에 대한 구조의 상대적 위치를 나타낸다. 예를 들어서 코는 앞쪽에 있는 구조물이고 척주(vertebral column)는 뒤쪽에 있다. 그리고 코는 귀에 비해서 앞쪽에 있으며 척주는 복장뼈(sternum)에 비해 뒤쪽에 있다.
- **안쪽**(medial)과 **가쪽**(lateral)은 구조들의 정중면(median sagittal plane)과 몸의 가쪽에 대한 상대적 위치를 나타낼 때 사용한다. 예를 들어 엄지는 새끼손가락에 비해서 가쪽에 있다. 코는 정중면에 있고 눈에 비해서도 안쪽에 있다. 또 눈은 귀보다는 안쪽에 있다.
- **위**(superior)와 **아래**(inferior)는 몸의 수직적인 축에 따른 구조들의 위치를 설명한다. 예를 들어 머리는 어깨에 비해 위쪽에 있고 무릎은 엉덩이에 비해 아래쪽이다.

몸쪽(proximal)과 먼쪽(distal), 머리쪽(cranial)과 꼬리쪽(caudal), 입쪽(rostral)

위치를 나타내기 위해 사용되는 다른 용어들에는 몸쪽(proximal)과 먼쪽(distal), 머리쪽(cranial caudal, rostral)이 있다.

- **몸쪽**(proximal)과 **먼쪽**(distal)은 갈비뼈 같은 어떤 구조의 기원(origin)으로부터 가까이에 있는지 멀리에 있는지를 나타내기 위해 사용된다. 예를 들어 손은 팔꿈치 관절에 대해서 더 먼쪽에 있다. 오목위팔관절(glenohumeral joint)은 팔꿈치 관절에 먼쪽에 있다. 이러한 용어들은 기도, 혈관, 신경과 같은 직선적인 구조들의 가지의 상대적인 위치들을 나타내는 데도 쓰인다. 예를 들면 먼쪽 가지는 계통의 먼 끝쪽에 존재하고, 몸쪽 가지들은 계통의 기원에 가까운쪽, 안쪽에 존재한다.
- **머리쪽**(cranial)과 **꼬리쪽**(caudal)은 가끔씩 각각 위(superior)와 아래(inferior)를 대신해서 쓰인다.
- **입쪽**(rostral)은 특별히 코에 대한 구조의 위치를 표현하기 위해 머리에서 쓰인다. 예를 들면, 앞뇌(forebrain)는 뒤뇌(hindbrain)에 비해서 입쪽에 있다.

얕은쪽(superficial), 깊은쪽(deep)

구조의 위치를 설명하는 또 다른 두 가지 용어는 **얕고**(superficial)와 **깊음**(deep)이다. 이 용어들은 몸의 표면에 대해서 두 구조의 상대적인 위치를 나타낼 때 사용된다. 예를 들면 복장뼈(sternum)는 심장보다는 얕은 쪽이고, 위는 배벽(abdominal wall)의 깊은 쪽이다.

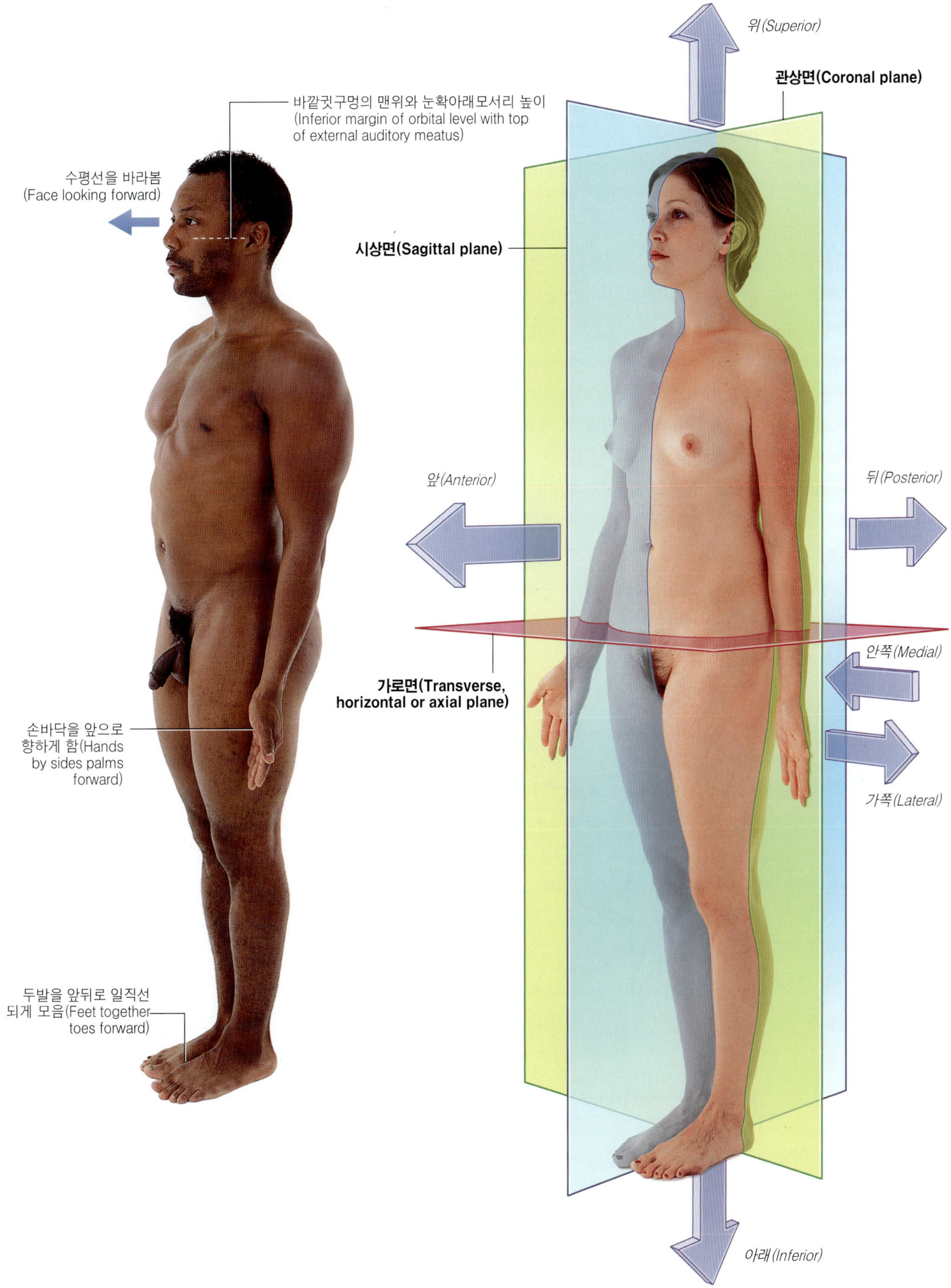

그림 1-1. 해부학적 자세, 면, 위치 및 방향의 용어.

머리와 목(Head & Neck)

머리(Head)

주요 구획(Major compartments)

머리는 아래와 같이 뼈와 연조직으로 구성된 여러 구획으로 구성되어 있다.

- 머리안(두개강, cranial cavity)
- 두 개의 귀(ear)
- 두 개의 눈확(완와, orbit)
- 두 개의 코안(비강, nasal cavity)
- 입안(구강, oral cavity)(그림 1-2)

머리안(두개강, cranial cavity)은 머리에서 가장 큰 구획이며, 뇌(brain)와 관련된 막(뇌척수막, meninges)이 있다.

양쪽에 있는 **귀(ear)** 기관(apparatus)의 대부분은 머리안 바닥을 형성하고 있는 뼈 안에 있다. 귀의 바깥 부분은 이 부위로부터 가쪽으로 뻗어 있다.

두 개의 **눈확(안와, orbits)**에는 눈이 들어 있다. 눈확은 머리안의 앞쪽 바로 아래 고깔모양의 방으로, 눈확의 꼭지(apex)는 뒤안쪽을 향하고 있다. 눈확의 벽은 뼈로 이루어진 반면에 고깔모양의 눈확 바닥은 열려 있으며 눈꺼풀에 의해 닫힌다.

코안(비강, nasal cavities)은 기도(respiratory tract)의 위쪽 부분이며 눈확 사이에 있다. 코안은 벽, 바닥 및 지붕으로 되어있고, 주로 뼈와 연골로 구성된다. 코안의 앞쪽 구멍을 **콧구멍(nares, nostrils)**, 뒤쪽 구멍을 **뒤콧구멍(choanae, posterior nasal apertures)**이라고 한다.

코안에서 연장된 공기가 차 있는 공간(**코곁굴, paranasal sinus**)들이 주변의 뼈 가쪽 위쪽 및 뒤쪽으로 뻗어 있다. 가장 큰 **위턱굴(maxillary sinuses)**은 각 눈확의 아래에 있다.

입안(구강, oral cavity)은 코안의 아래쪽에 위치하며, **단단입천장(경구개, hard palate)**과 **물렁입천장(연구개, soft palate)**에 의하여 코안과 분리되어 있다. 입안 바닥은 모두 연조직으로 구성되어 있다.

입안의 앞쪽 구멍은 **입술틈새(oral fissure, mouth)**이며, 뒤

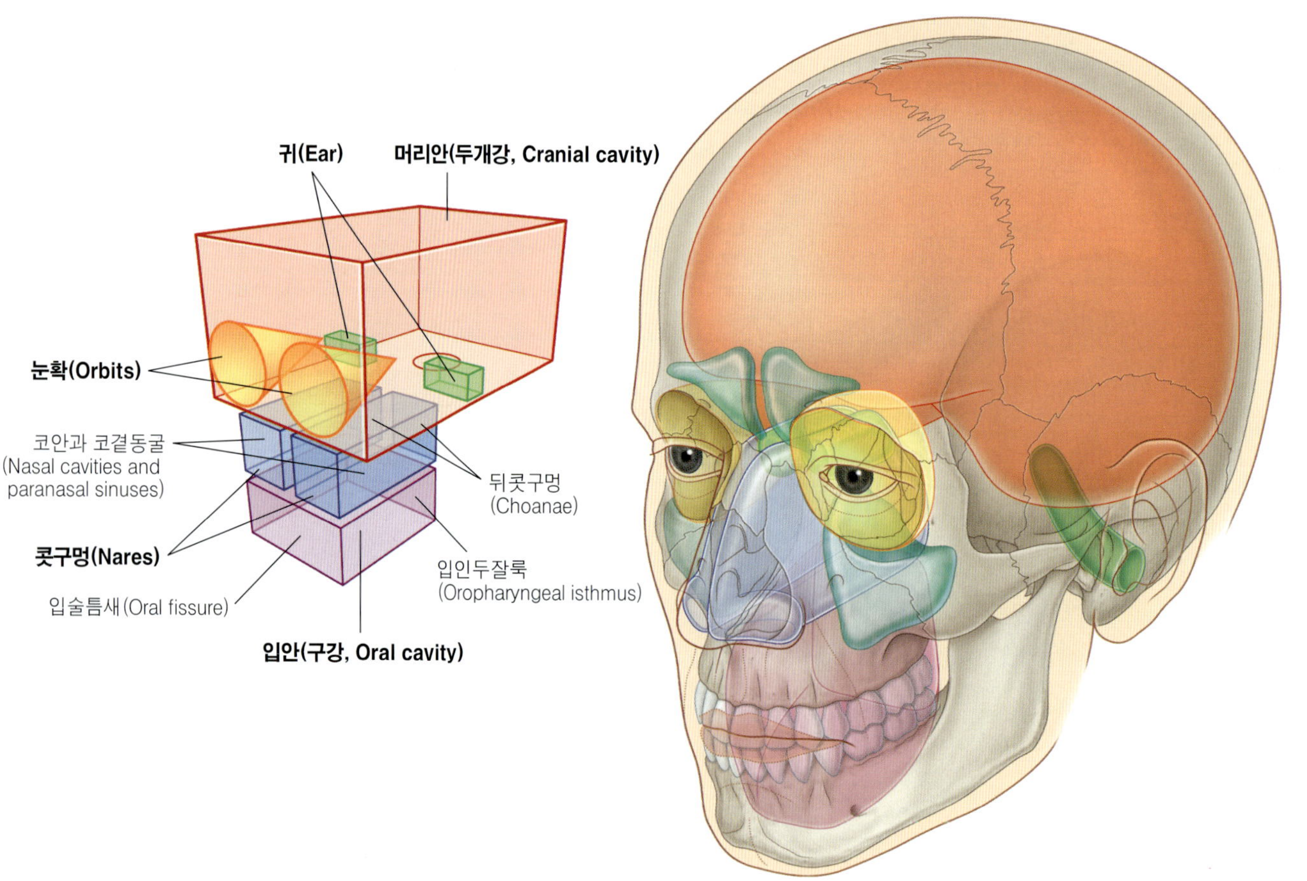

그림 1-2. 머리와 목의 주요 구획.

쪽 구멍은 **입인두잘룩(구협, oropharyngeal isthmus)**이다. 콧구멍과 뒤콧구멍은 항상 열려 있으나, 입과 입인두잘룩은 주변의 연조직에 의해 열리고 닫힌다.

기타 뚜렷한 해부학적 부위 (Other anatomically defined regions)

머리의 주요 구획 외에도 머리의 양 옆에 있는 다른 두 가지의 뚜렷한 해부학적 부위들이 머리의 한 구획에서 다른 구획으로 이행되는 부위에 있다(그림 1–3).

관자아래우묵(측두하와, infratemporal fossa)은 아래턱뼈(하악골, lower jaw, mandible)의 뒤쪽(턱뼈가지, ramus)과 위턱뼈(상악골, upper jaw, maxilla)의 바로 뒤쪽에 위치하는 뼈(날개돌기 가쪽판, lateral plate of the pterygoid process)의 편평한 부분 사이의 부위이다. 이 우묵은 뼈와 연조직으로 둘러싸여 주요 뇌신경(cranial nerve) 중의 하나인 아래턱신경(삼차신경의 가지)(mandibular nerve[V_3], mandibular division of the trigeminal nerve[V])이 지나가는 곳이며, 이 신경은 머리안(cranial cavity)과 입안(oral cavity) 사이를 지나간다.

양쪽의 **날개입천장오목(익구개와, pterygopalatine fossa)**은 위턱뼈의 바로 뒤쪽에 있다. 이 작은 오목은 머리안, 관자아래우묵, 눈확, 코안 및 입안과 교통한다. 이 오목을 지나는 주요 구조물은 위턱신경(삼차신경의 위턱가지)(maxillary nerve[V_2], maxillary division of the trigeminal nerve[V])이다.

얼굴(face)은 머리의 앞쪽면이며, 밑에 있는 뼈와 연결된 피부를 움직이게 하는 근육, 눈확 및 입안의 앞구멍을 조절하는 독특한 근육이 있다(그림 1–4).

머리덮개(두피, scalp)는 머리의 위쪽, 뒤쪽 및 가쪽 부위를 덮고 있다.

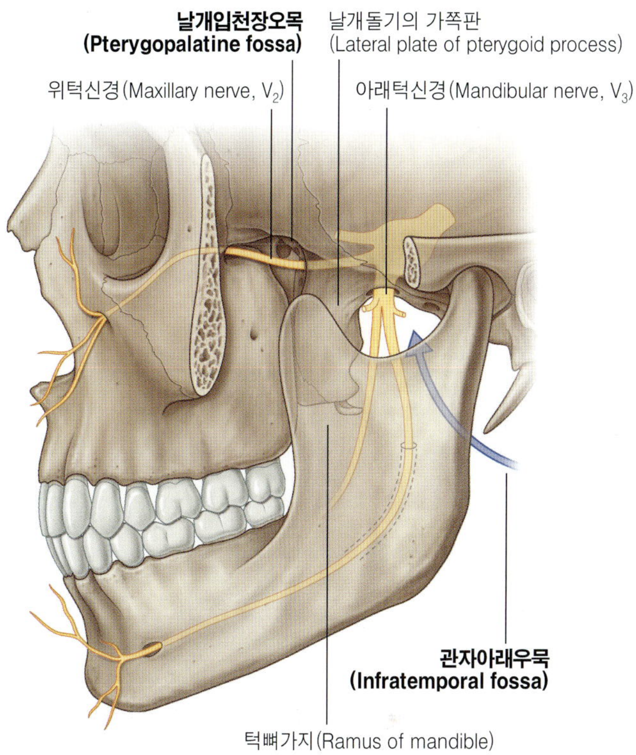

그림 1–3. 머리의 한 구획에서 다른 구획으로 이행하는 부위.

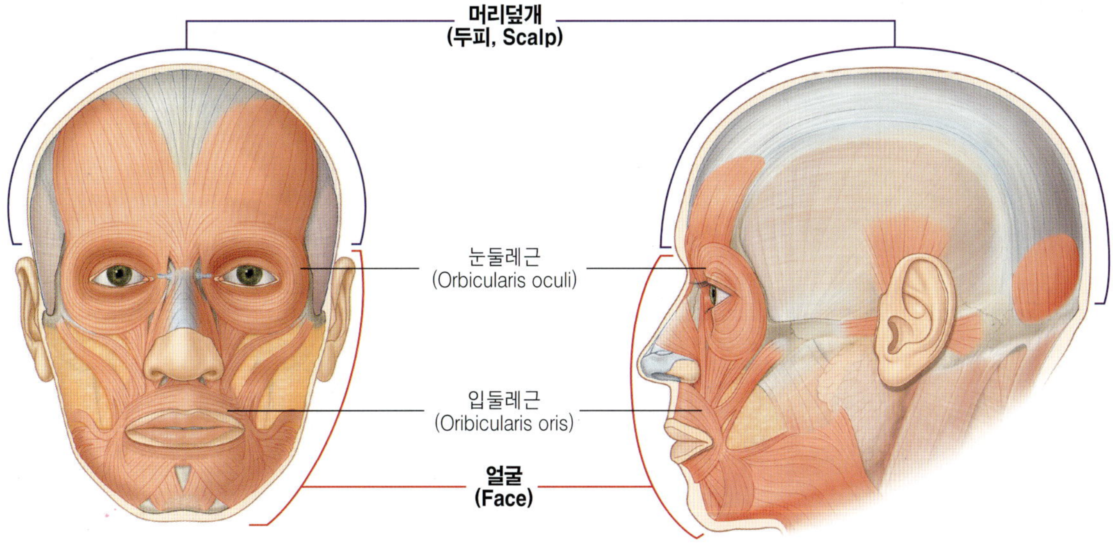

그림 1–4. 얼굴의 근육.

목(Neck)

목(neck)은 위쪽의 머리에서 아래쪽의 어깨와 가슴(thorax)까지 뻗어있다(그림 1-5). 목의 위쪽 경계는 아래턱뼈(mandible)의 아래모서리와 머리뼈 뒤쪽에 있는 뼈를 따라 이어진다. 뒤목(posterior neck)은 목의 내장(viscera)과 코안과 입안의 뒤쪽 구멍을 연결하기 위해 앞목(anterior neck)보다 높게 위치한다. 목의 아래쪽 경계는 복장뼈(흉골, sternum)의 꼭대기, 빗장뼈(쇄골, clavicle) 및 어깨뼈(견갑골, scapula)에서 돌출한 이웃한 봉우리(acromion)로 이어진다. 뒤쪽으로 목의 아래 경계는 잘 구분할 수 없지만, 대략 봉우리와 돌출되어 잘 만져지는 일곱째목뼈(vertebra VII)의 가시돌기(spinous process) 사이의 선이다. 목의 아래 가장자리는 **목의 바닥(base of the neck)**을 둘러싸고 있다.

구획(Compartments)

목은 네 가지의 주요 구획이 있으며(그림 1-6), 바깥쪽의 근육근막고리(musculofascial collar)에 의해 둘러싸여 있다.

- 목뼈(cervical vertebrae)와 자세관련 근육을 포함하는 척주구획(vertebral compartment)
- 중요한 샘(갑상샘[thyroid gland], 부갑상샘[parathyroid gland], 가슴샘[thymus])과 머리와 가슴부위를 통과하는 기도와 소화관의 일부를 포함하는 내장구획(visceral compartment)
- 주요 혈관과 미주신경(vagus nerve)을 포함하는 두 개의 혈관구획(vascular compartment)

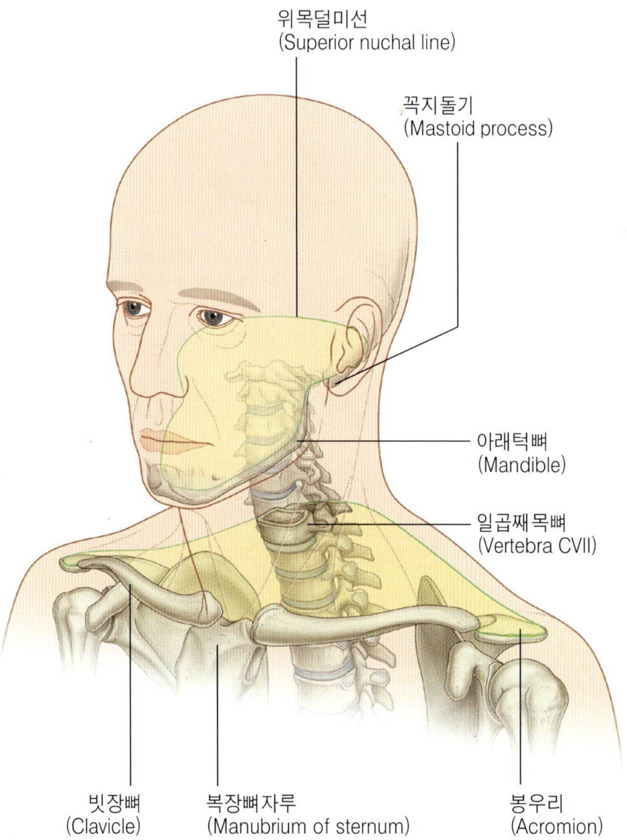

그림 1-5. 목의 경계.

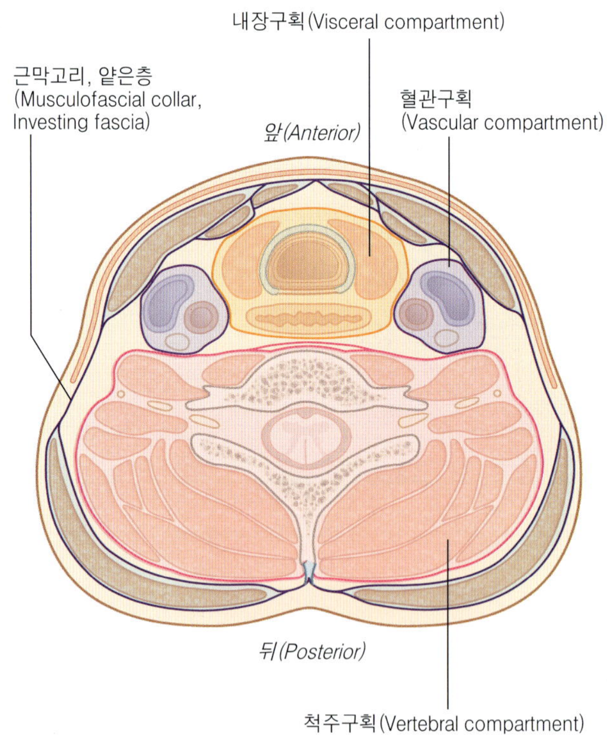

그림 1-6. 목의 주요 요소.

후두와 인두(Larynx and pharynx)

목은 후두와 인두라는 소화관과 기도와 관련된 두 개의 특수한 구조물이 있다.

후두(larynx)(그림 1-7)는 아래 기도(air way)의 윗부분으로, 아래로는 기관(trachea)의 꼭대기와 위로는 입안의 바닥과 붙는 목뿔뼈(hyoid bone)와 유연성 있는 막에 의하여 붙어 있다. 연골은 후두를 지지하는 뼈대를 형성하며, 이들은 속이 빈 중심관을 형성한다. 이 중심관의 크기는 후두벽과 관련된 연조직 구조에 의해 조절된다. 이들 중 가장 주요한 것은 가쪽성대주름(lateral vocal folds)으로, 이는 후두안의 양 옆으로부터 각각 뻗어있다. 후두의 윗구멍(**후두문, laryngeal inlet**)은 뒤쪽으로 기울어져 있으며 인두와 연속된다.

인두(pharynx)(그림 1-7)는 위쪽으로는 머리뼈의 바닥, 아래쪽으로는 식도(esophagus)의 모서리에 붙어 있는 근육과 근막으로 구성된 반쪽 원주이다. 양쪽으로 인두의 벽은 코안, 입안 및 후두의 가쪽 모서리에 붙어 있다. 코안, 입안 및 후두는 인두의 앞쪽으로 열리며, 식도는 아래쪽으로 열린다.

코안 뒤쪽의 인두 부분은 **코인두(nasopharynx)**이다. 입안과 후두의 뒤쪽 부분을 각각 **입인두(oropharynx)**와 **후두인두(laryngopharynx)**라 한다.

기능(Functions)

보호(Protection)

머리는 뇌 및 후각과 관련된 코안, 시각과 관련된 눈확, 청각 및 평형과 관련된 귀, 그리고 미각과 관련된 입안 등의 특수감각과 관련된 수용기 시스템을 싸고 있으며 보호한다.

기도와 소화관의 윗부분 구성 (Contains upper parts of respiratory and digestive tracts)

머리는 공기나 음식물을 변화시켜 각 계통으로 보내주는 구조적 특징을 가진 코안이나 입안 같은 호흡계통과 소화계통의 윗부분을 형성한다.

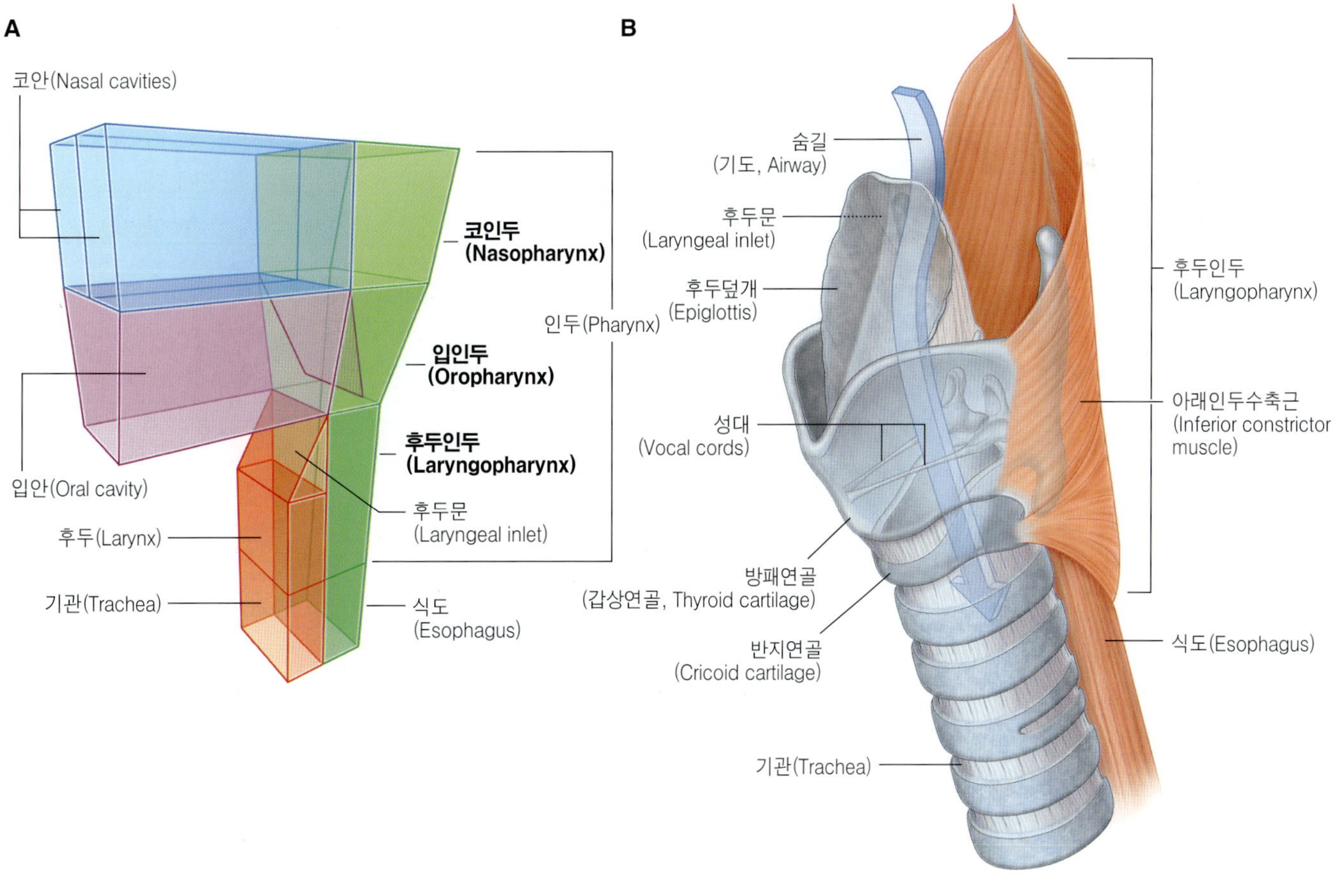

그림 1-7. 목의 특별한 구조. A, 개념적 형태. B, 해부학적 형태.

의사소통(Communication)

머리와 목은 의사소통과 관계가 있다. 후두에서 소리를 만들어 내고 말(speech)을 만들어 내기 위하여 인두와 입안을 변형시킨다. 또한, 표정근(muscles of the facial expression)은 비언어성 신호를 보내기 위해 얼굴의 윤곽을 조절한다.

머리의 위치조정(Positioning the head)

목은 머리를 지지하고 위치를 조정한다. 중요한 것은 목이 전체 몸을 움직이지 않고 주변의 신호 쪽으로 머리에 있는 감각기관을 위치할 수 있게 할 수 있다는 것이다.

위아래의 기도와 소화관 연결(Connects the upper and lower respiratory and digestive tracts)

인두와 후두 등의 특수화된 구조를 포함하는 목은 머리에서 코안과 입안 등의 기도와 소화관의 위쪽부분을 연결하고, 식도와 기관은 상대적으로 목의 아래쪽에서 시작하여 가슴으로 연결된다.

구성 부분(Compartment Parts)

머리뼈(두개골, Skull)

머리의 많은 뼈들이 모여 머리뼈를 이룬다(그림 1-8A). 대부분의 뼈들은 움직임이 없는 섬유관절(fibrous joint)인 **봉합**

A

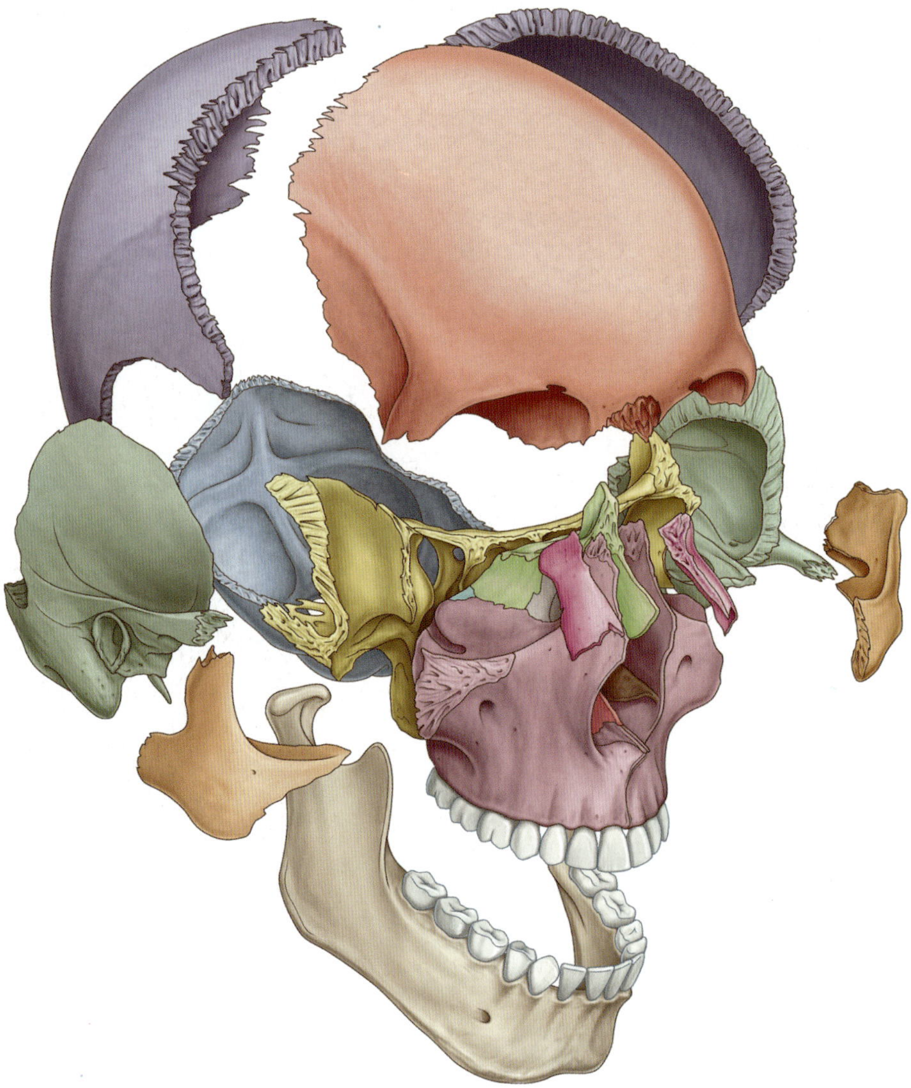

그림 1-8. 머리뼈. A, 낱개 뼈.

(계속)

(sutures)에 의해 서로 연결되어 있다(그림 1-8B). 태아와 신생아에 있어서, 머리뼈의 뼈 사이에는 큰 막성의 골화되지 않은 틈새(**숫구멍, fontanelles**)가 있는데, 특히 머리안의 꼭대기를 덮고 있는 큰 납작뼈 사이에 있으며(그림 1-8C), 산도(birth canal)를 통하여 출산하는 동안 머리가 변형되게 하며 출생 후 성장을 할 수 있게 한다.

대부분의 숫구멍은 생후 1년 사이에 닫힌다. 봉합선에서 뼈를 분리하고 있는 얇은 결합조직인대의 전체적인 골화는 20대 후반에서 시작하여 정상적으로는 50대에서 끝난다.

머리에는 단지 세 개의 윤활관절(synovial joint)이 있다. 가장 큰 것은 아래턱뼈(mandible)와 관자뼈(temporal bone) 사이의 턱관절(temporomandibular joint)이다. 다른 두 윤활관절은 가운데귀(middle ear)에 있는 망치뼈(malleus), 모루뼈(incus) 및 등자뼈(stapes)의 작은 세 개의 뼈 사이에 있다.

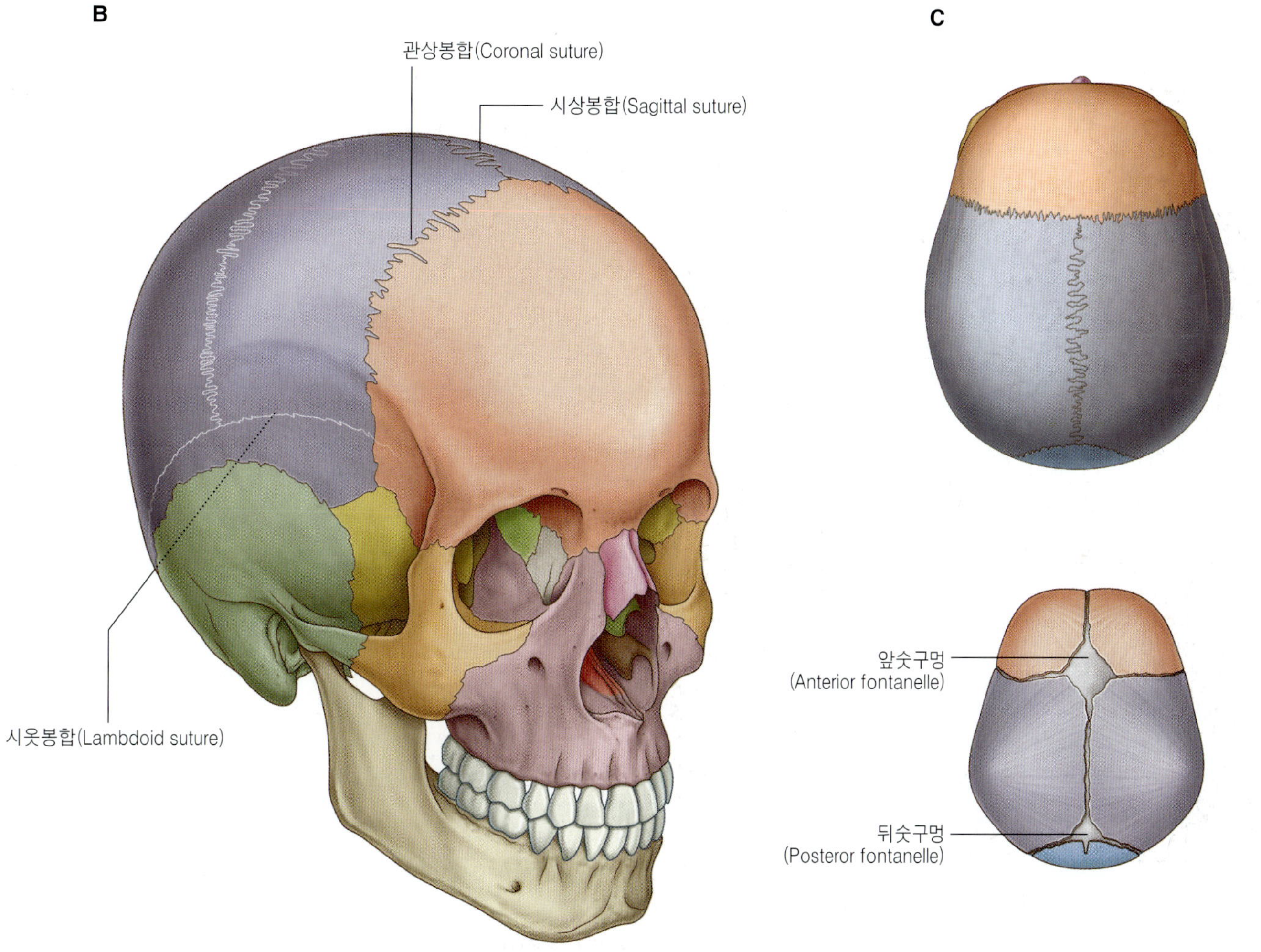

그림 1-8. *(계속)* 머리뼈. B, 봉합. C, 숫구멍.

목뼈(경추, Cervical vertebrae)

일곱 개의 목뼈가 목의 뼈대를 형성한다.

목뼈는 다음과 같은 특징이 있다.

- 작은 몸통(body)
- 둘로 갈라진 가시돌기(spinous process)
- 가로돌기(transverse process)에 있는 구멍(**가로구멍, foramen transversarium**)

가로구멍은 목의 바닥과 머리안 사이에서 목뼈의 양옆으로 혈관(척추동맥 및 정맥, vertebral artery and veins)을 세로 방향의 통로를 형성한다.

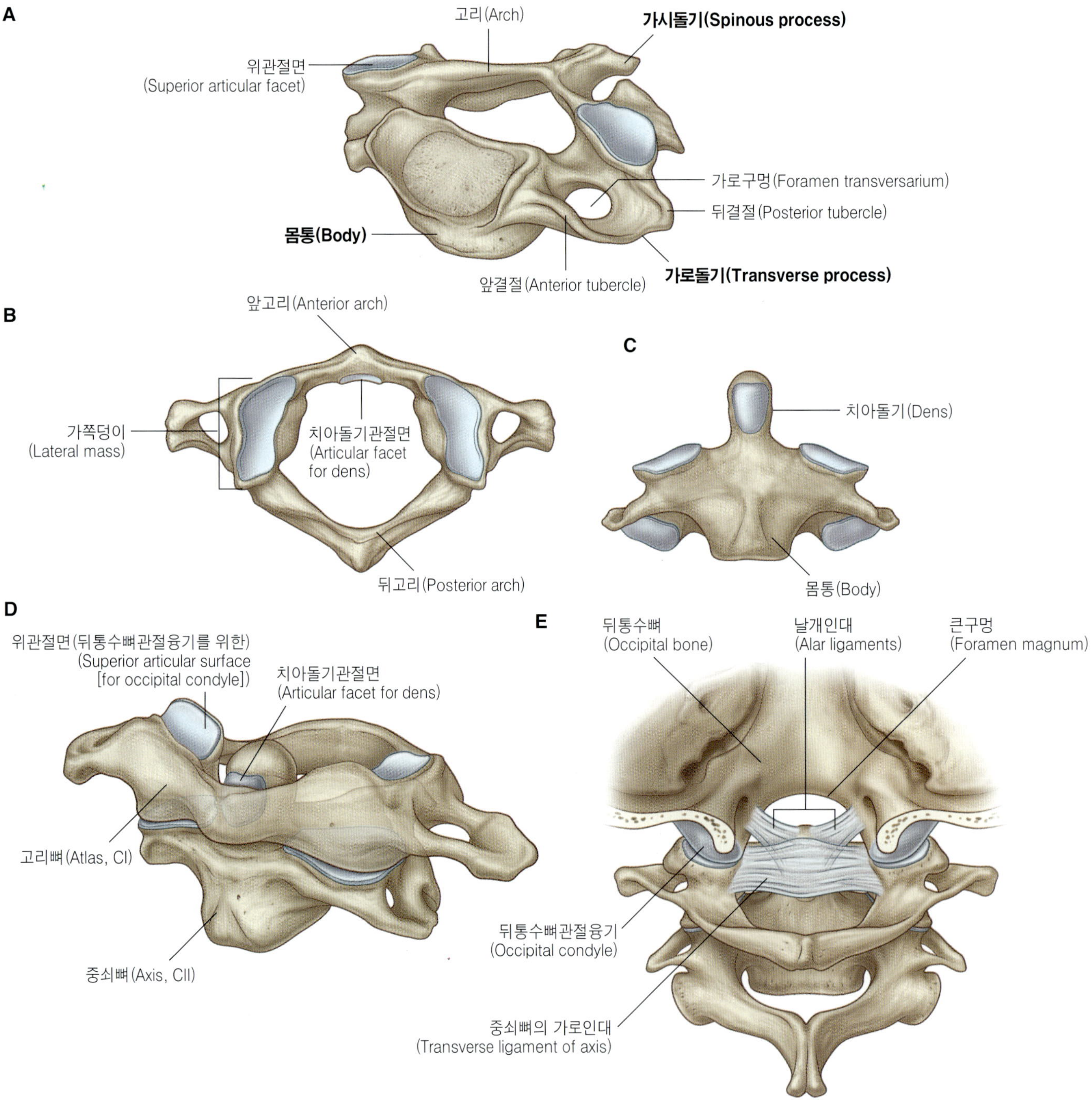

그림 1-9. 목뼈. **A,** 전형적인 모양. **B,** 고리뼈-첫째목뼈(위면). **C,** 중쇠뼈-둘째목뼈(위면). **D,** 고리뼈와 중쇠뼈(앞가쪽모습). **E,** 고리뒤통수관절(뒤면).

목뼈의 전형적인 가로돌기에는 근육 부착을 위한 **앞 · 뒤결절(anterior and posterior tubercles)**이 있다. 앞결절은 가슴부위의 갈비뼈(늑골, ribs)를 만드는 것과 발생학적으로 같은 요소(element)에서 형성된다. 가끔 목갈비뼈(cervical ribs)가 이 요소로부터 형성되는데 특히 아래쪽의 목뼈와 관련되어 있다.

위쪽의 두 목뼈(첫째 및 둘째목뼈, CI & CII)는 머리를 움직일 수 있도록 변형되어 있다(그림 1-9B~E).

목뿔뼈(설골, Hyoid bone)

목뿔뼈는 후두(larynx) 바로 위쪽에 수평 방향으로 위치한 U자 모양의 작은 뼈(그림 1-10A)로, 후두 바로 위쪽에서 만져지며 양옆으로 움직인다.

- **목뿔뼈몸통(body of hyoid bone)**은 앞쪽에 위치하며 U자 모양의 바닥을 형성한다.
- U자 모양의 두 팔(**큰뿔, greater horns**)은 목뿔뼈몸통의 양 끝으로부터 뒤쪽으로 뻗어있다.

목뿔뼈는 머리와 목에서 다른 어떤 뼈와도 직접적으로 관절하고 있지 않다.

목뿔뼈는 잘 움직이며, 머리와 목에서 여러 근육과 연조직 구조물이 붙는 강한 뼈이다. 중요한 것은 다음의 세 가지 동적인 구조물 사이의 접촉면에 있다.

- 위쪽으로 입안의 바닥과 붙어있다.
- 아래쪽으로 후두에 붙어있다.
- 뒤쪽으로 인두와 붙어있다(그림 1-10B).

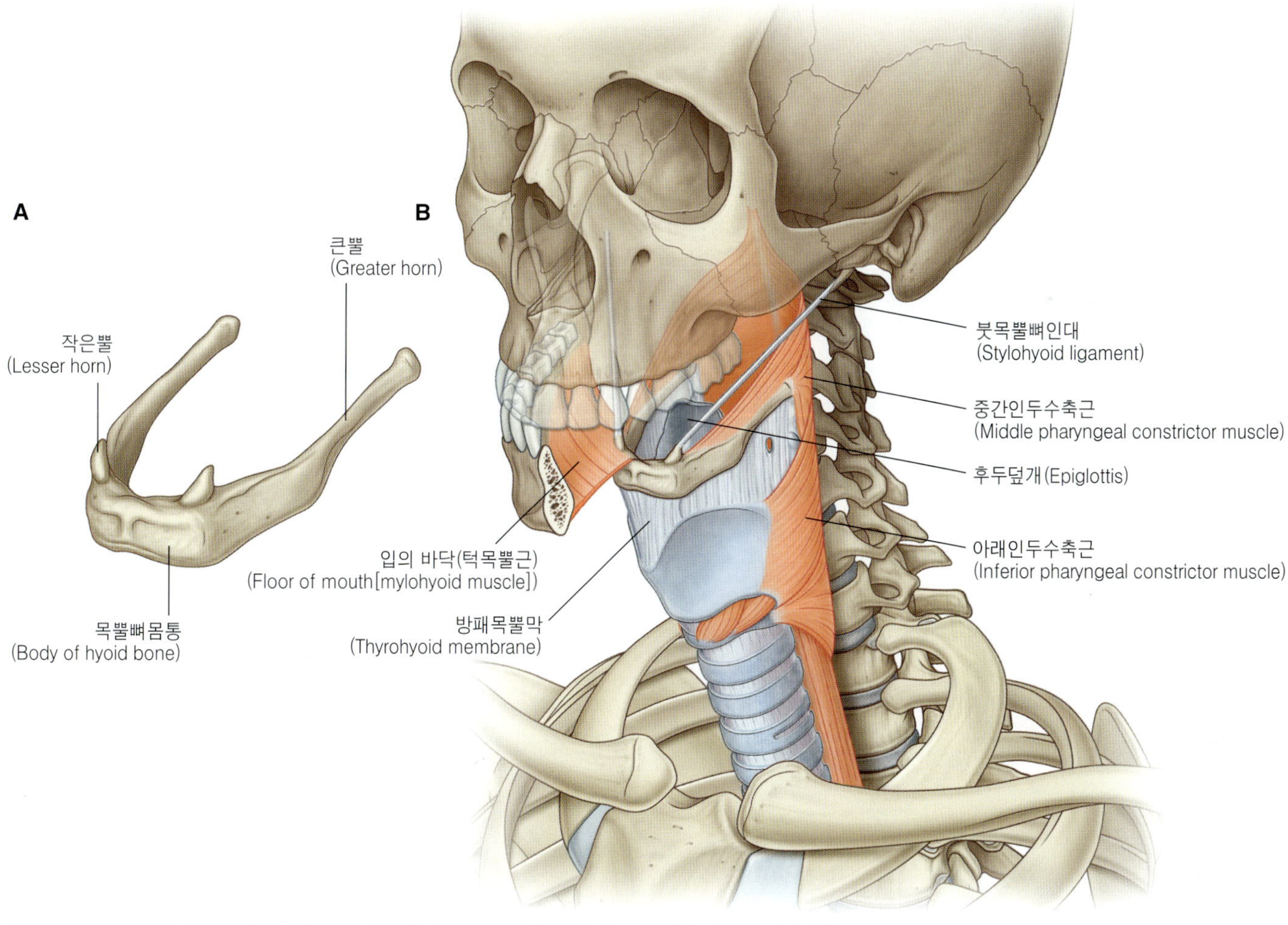

그림 1-10. 목뿔뼈. A, 뼈. B, 부착.

물렁입천장(연구개, Soft palate)

물렁입천장은 뒤쪽으로 자유로운 모서리를 가진 단단입천장(경구개, hard palate) 뒤쪽의 연조직 판 같은 구조이다(그림 1-11A). 물렁입천장은 근육들에 의해 올라가거나 내려간다(그림 1-11B).

물렁입천장과 관련 구조물은 벌려진 입을 통하여 자세히 볼 수 있다.

근육(Muscles)

머리와 목의 골격근은 기능, 신경지배 및 발생학적 기원 등에 근거하여 나누어진다.

머리부분(In the head)

머리의 근육은 다음과 같다.

- 눈바깥근육(extraocular muscles)(안구를 움직이고 위눈꺼풀[upper eyelid]을 연다)
- 가운데귀(middel ear)의 근육(귓속뼈[middle ear bones]의 움직임을 조정한다)
- 표정근(muscles of facial expression)(얼굴을 움직인다)
- 씹기근육(muscles of mastication)(턱과 턱관절을 움직인다)
- 물렁입천장 근육(입천장을 올리거나 내린다)
- 혀근육(혀를 움직이고 모양을 변화시킨다)

목부분(In the neck)

목에 있는 주요 근육은 다음과 같다.

- 인두근육(인두를 수축시키거나 들어올린다)
- 후두근육(공기 통로의 크기를 조정한다)
- 띠근육(strap muscle)(목에서 후두와 목뿔뼈를 위치시킨다)
- 바깥 목깃(collar)근육(머리와 팔[상지, upper limb]을 움직인다)
- 목의 근육구획의 자세관련 근육(목과 머리를 위치시킨다)

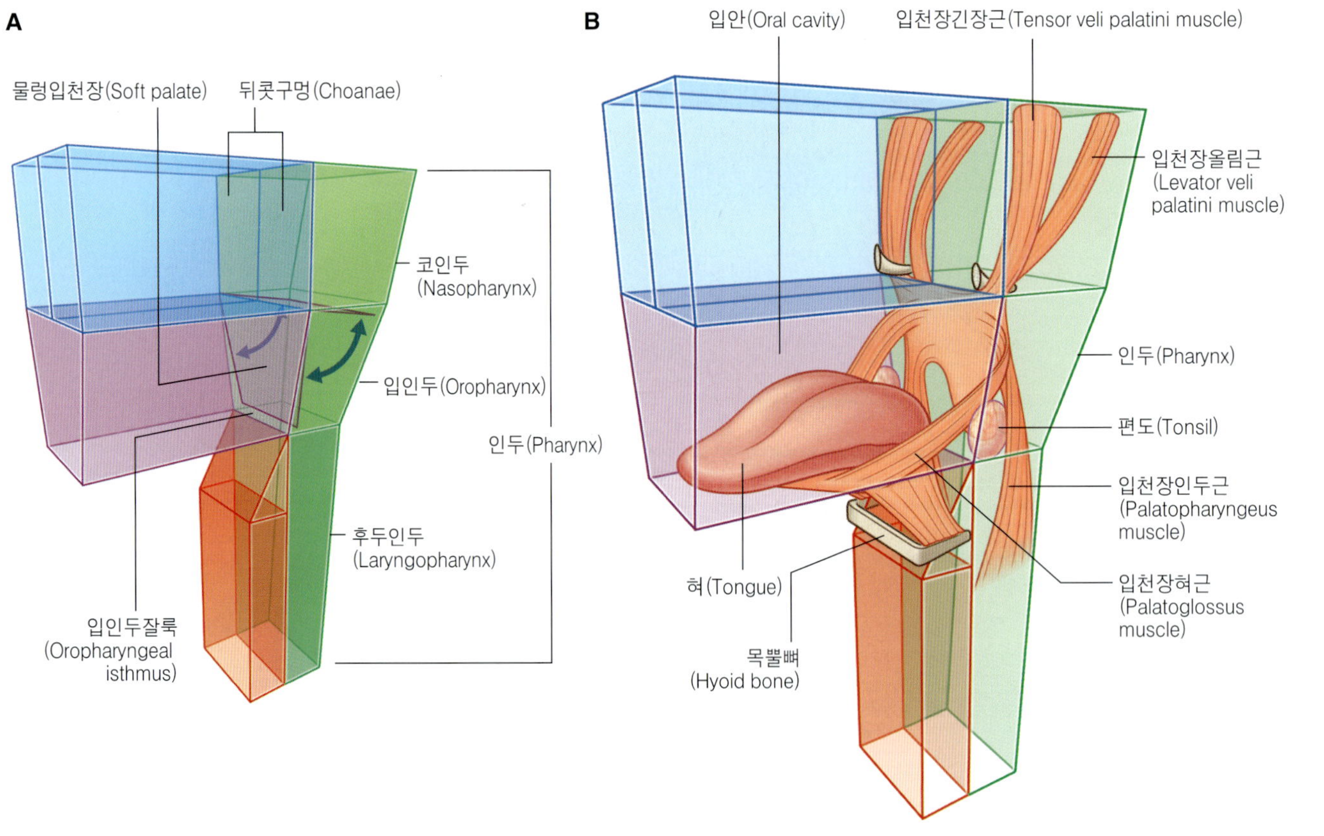

그림 1-11. 물렁입천장. A, 위치. B, 근육.

다른 부위와의 관계 (Relationship to Other Regions)

가슴(흉부, Thorax)

위가슴우리문(superior thoracic aperture[thoracic inlet])은 직접 목의 바닥으로 열린다(그림 1-12). 머리와 가슴 사이를 지나는 구조물들은 위가슴우리문과 목의 내장구획을 통하여 위아래로 지나간다. 목의 바닥에서 기관(trachea)은 척주(vertebral column)의 앞에 있는 식도 바로 앞에 있다. 기관의 앞쪽 가쪽에는 주요 정맥, 동맥 및 신경들이 있다.

팔(상지, Upper limbs)

목의 바닥에 있는 위가슴우리문의 양쪽에는 팔(상지)로 가는 관문인 겨드랑문(axillary inlet)이 있다(그림 1-12).

- 혈관과 같은 구조물이 겨드랑문과 가슴 사이를 지나갈 때 첫째갈비뼈(rib I) 위로 지나간다.
- 팔신경얼기(brachial plexus)의 목부분은 겨드랑문을 통해 목에서 팔로 직접 들어간다.

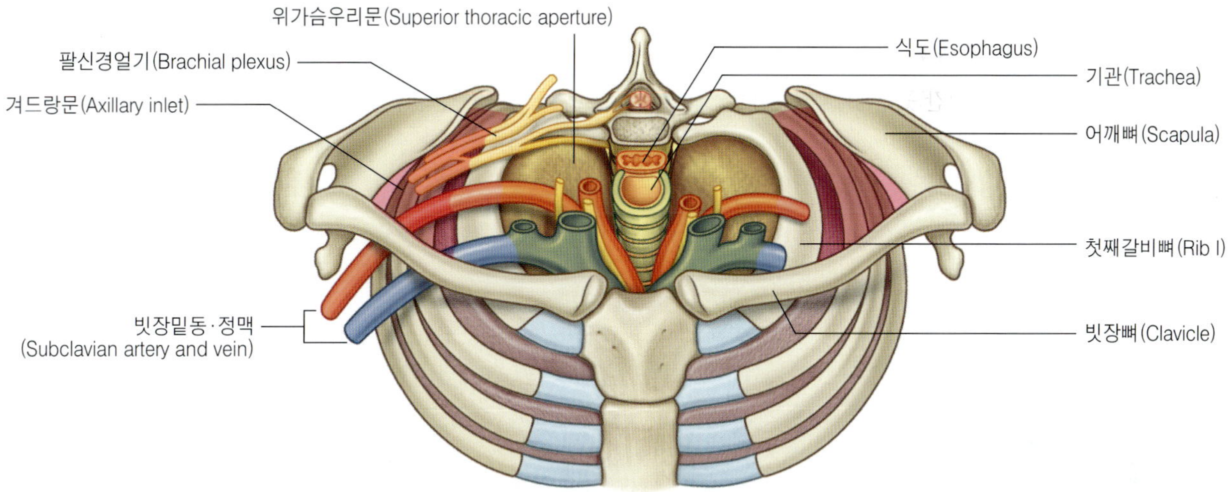

그림 1-12. 위가슴우리문.

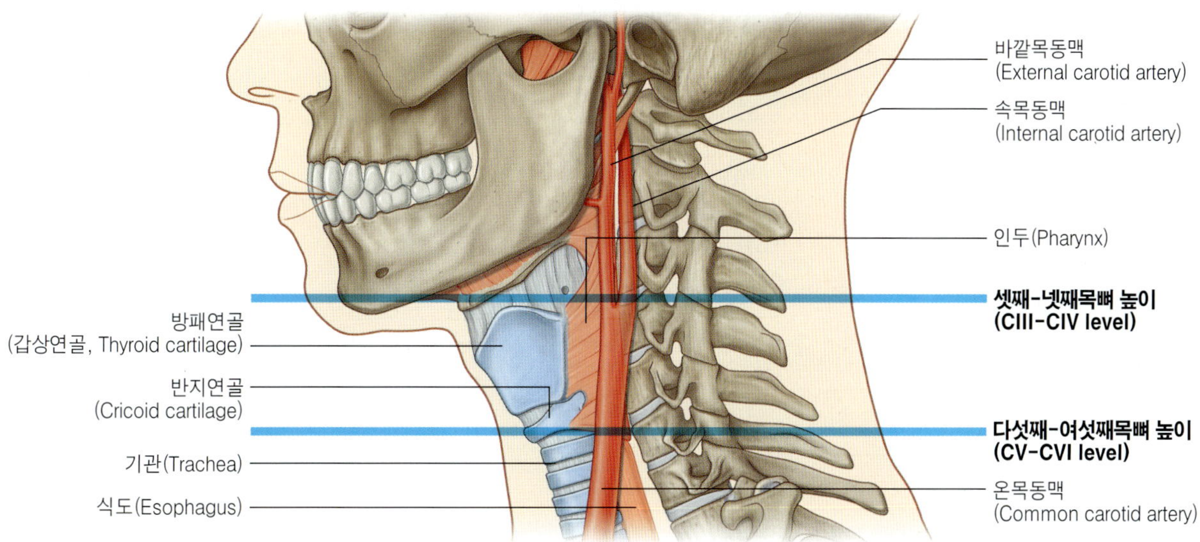

그림 1-13. 중요한 척추 높이. 셋째/넷째목뼈와 다섯째/여섯째목뼈.

주요 사항(Key Features)

셋째/넷째목뼈 및 다섯째/여섯째목뼈 높이 (Vertebral levels CIII/IV and CV/VI)

목에는 두 가지 중요한 높이가 있다(그림 1-13).

- 대략적으로 후두(larynx)의 방패연골(갑상연골, thyroid cartilage)의 위가장자리(만져질 수 있음)와 목의 양쪽에 있는 주요 동맥(**온목동맥, common carotid artery**)이 속목동맥(internal carotid artery)과 바깥목동맥(external carotid artery)으로 분지하는 곳인 셋째/넷째목뼈(CIII/CIV) 사이
- 다섯째/여섯째목뼈(CV/CVI) 사이로 인두, 후두의 아래쪽 경계 및 기관과 식도의 위쪽 경계를 나타낸다. 후두의 반지연골(cricoid cartilage)과 첫째기관연골고리(first tracheal ring) 사이의 움푹 들어간 곳은 만져질 수 있다.

속목동맥은 목에서 가지를 내지 않으며, 뇌의 많은 부분의 혈액공급을 위해 머리뼈 안으로 올라간다. 속목동맥은 눈과 눈확도 혈액을 공급해 준다. 머리와 목의 다른 부위는 바깥목동맥의 가지에 의해 혈액이 공급된다.

목에 있는 기도(Airway in the neck)

후두(그림 1-14)와 기관은 목에서 소화관의 앞쪽에 있으며, 기도의 윗부분이 막혔을 때 직접 접근할 수 있다. **반지방패막절개술(cricothyrotomy)**은 후두의 갑상연골과 반지연골 사이의 **반지방패인대(cricothyroid ligament[cricovocal membrane, criothyroid membrane])**를 통하여 접근할 수 있는 쉬운 통로로 사용된다. 이 인대는 한 가운데에서 만져지며, 보통 작은 혈관, 결합조직 및 피부(가끔은 갑상샘의 작은 소엽인 피라밋엽[pyramidal lobe])만이 이 위에 존재한다. 낮은 높이에서는 **기관창냄술(기관조루술, tracheostomy)**에 의해 기관의 앞쪽 벽을 통해 기도를 수술적으로 접근할 수 있다. 이 접근로는 이 부위 위로 큰 정맥과 갑상샘의 일부분이 있어 복잡하다.

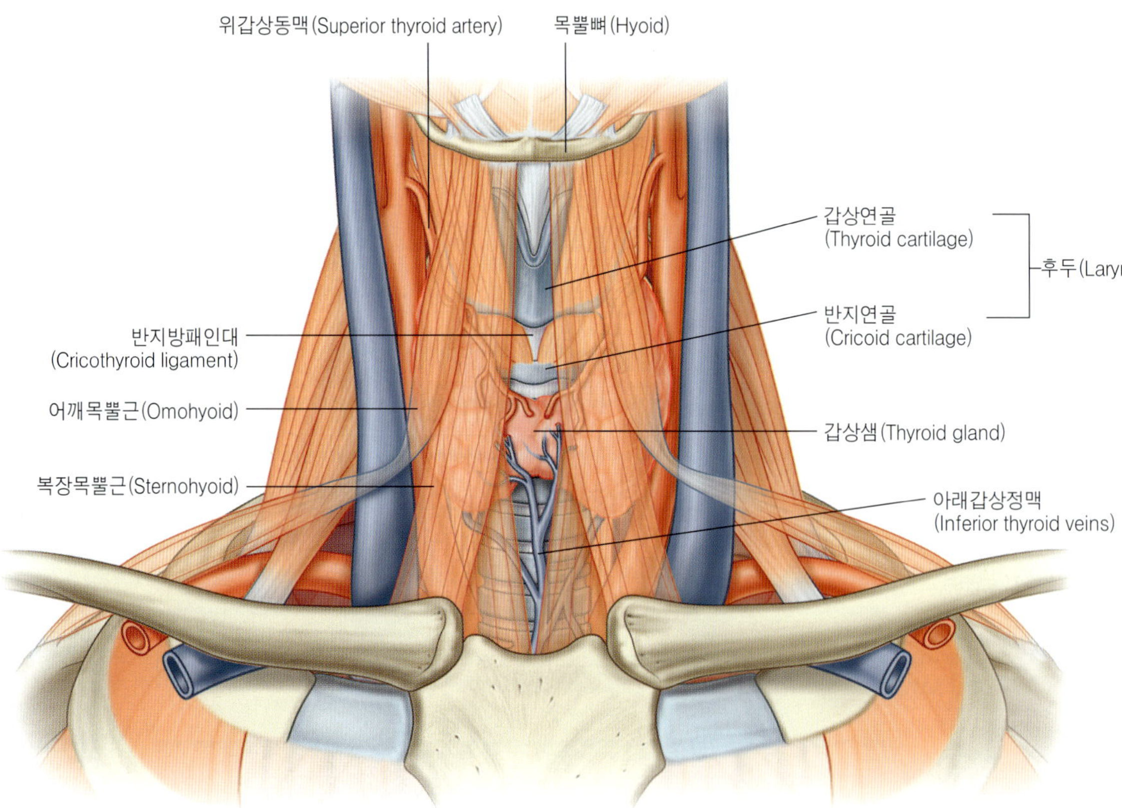

그림 1-14. 목에 있는 후두와 관련 구조물.

뇌신경(Cranial nerves)

열두 개의 뇌신경이 있으며, 구멍(foramen)이나 틈새(fissure)를 통하여 머리안을 나간다.

모든 뇌신경은 머리 또는 목에 있는 구조를 지배한다. 또한 **미주신경(vagus nerve[X])**은 목을 통하여 가슴과 배에 내려가 내장을 지배한다.

머리에서 부교감신경섬유는 눈돌림신경(oculomotor nerve[III]), 얼굴신경(facial nerve[VII]), 혀인두신경(glossopharyngeal nerve[IX]) 및 미주신경의 네 가지 뇌신경 부분으로서 뇌로부터 나온다(그림 1-15). 머리에서 목표조직으로 가는 눈돌림신경, 얼굴신경 및 혀인두신경의 부교감신경섬유는 이들 신경을 벗어나 삼차신경(trigeminal nerve)의 가지들과 같이 분포한다.

미주신경은 머리와 목을 벗어나 가슴과 배의 내장에 부교감신경섬유를 보낸다.

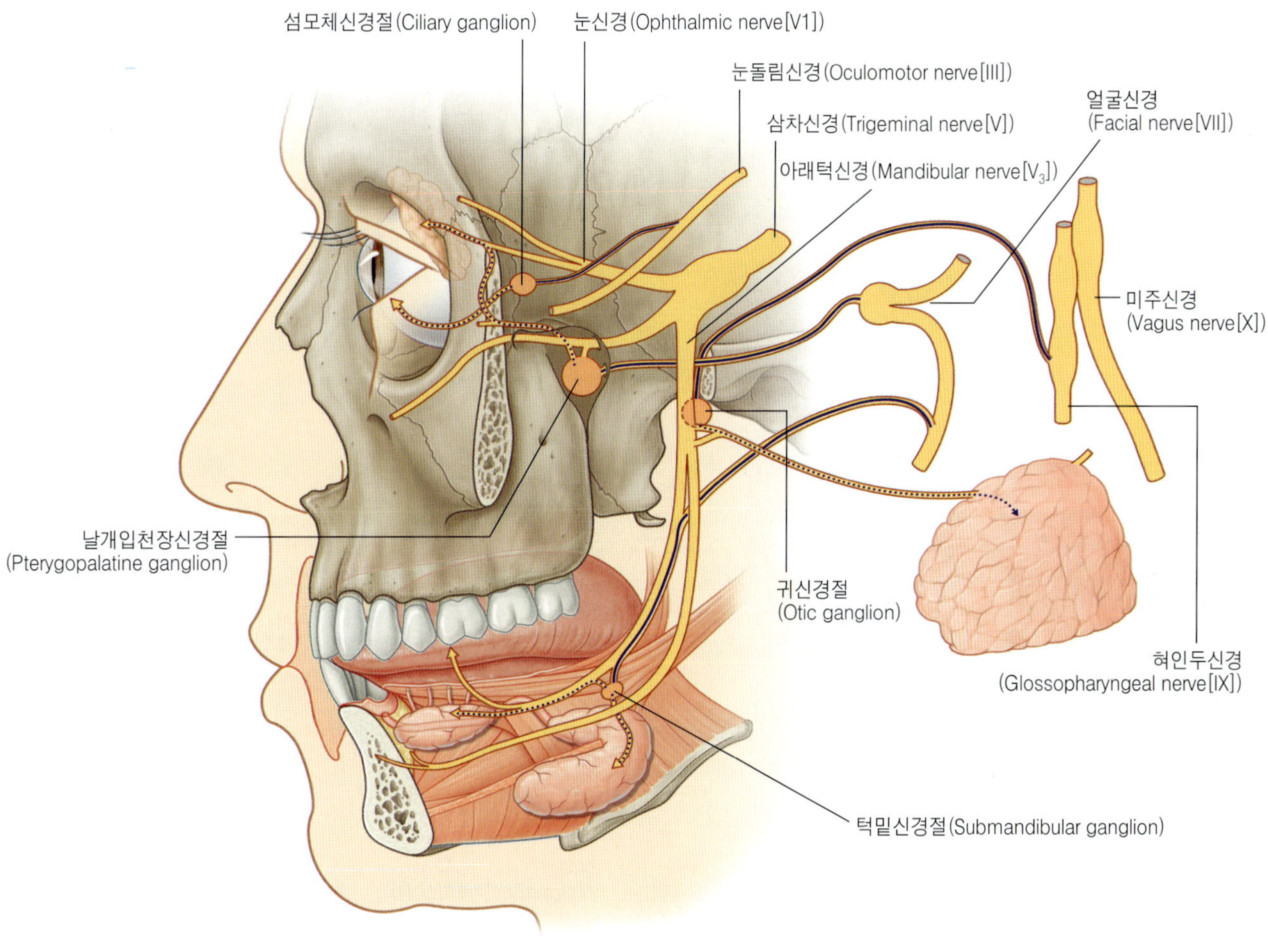

그림 1-15. 뇌신경과 부교감신경 분포.

목신경(Cervical nerves)

여덟 개의 목신경(첫째목신경에서 여덟째목신경, C1~C8)이 있다.

- 첫째에서 일곱째 목신경은 해당 목뼈의 위에 있는 척주관(vertebral canal)에서 나온다.
- 여덟째목신경은 일곱째목뼈(CVII)와 첫째등뼈(TI) 사이에서 나온다(그림 1-16A).

첫째에서 넷째 목신경의 앞가지(anterior rami)가 목신경얼기(cervical plexus)를 형성한다. 이 신경얼기의 주요 가지는 띠근육(strap muscles), 가로막(횡격막, diaphragm), 목의 앞쪽과 가쪽 피부, 가슴벽(thoracic wall)의 위쪽 앞쪽 피부 및 머리의 아랫부분 피부에 분포한다(그림 1-16B).

다섯째에서 여덟째 목신경의 앞가지는 첫째가슴신경의 앞가지와 같이 팔신경얼기(brachial plexus)를 형성하여 팔에 분포한다.

소화관과 기도의 기능적 분리(Functional separation of the digestive and respiratory passages)

인두(pharynx)는 소화관과 기도를 위한 공통적인 공간이다. 결과적으로 호흡은 코 뿐만 아니라 입을 통해서도 이루어질 수

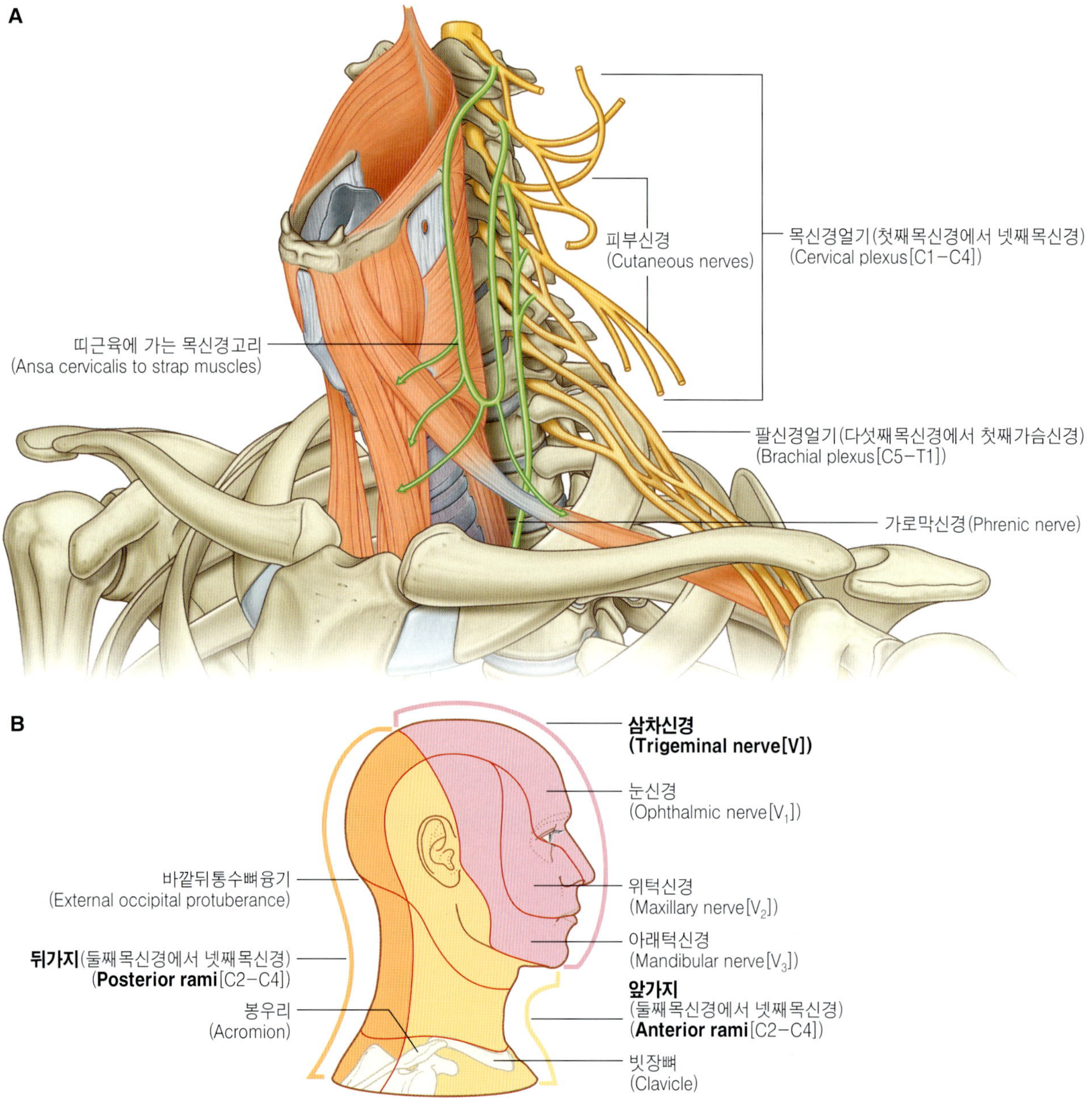

그림 1-16. 목신경. A, 구조. B, 피부절편기(피부분절).

있으며, 입안의 음식물이 식도(esophagus)나 후두(larynx)로 들어갈 수 있다. 중요한 것은 다음과 같다.

- 아래쪽 기도는 관넣기(삽관, intubation)에 의해 입안을 통해 접근할 수 있다.
- 소화관(식도)은 삽관튜브(feeding tube)로 코안을 통하여 접근할 수 있다.

정상적으로 물렁입천장(soft palate), 후두덮개(epiglottis) 및 후두의 연조직 구조물들이 음식과 액체를 기도 아래쪽으로 들어가지 못하도록 밸브 역할을 한다.

정상적인 호흡 시 기도는 열려 공기가 코안(또는 입안), 인두, 후두 및 기관을 자유롭게 드나든다(그림 1-17A). 식도는 정상적으로 닫혀 있으며 이는 기도와는 달리 식도를 열려 있게 유지해 주는 지지 골격이 없기 때문이다.

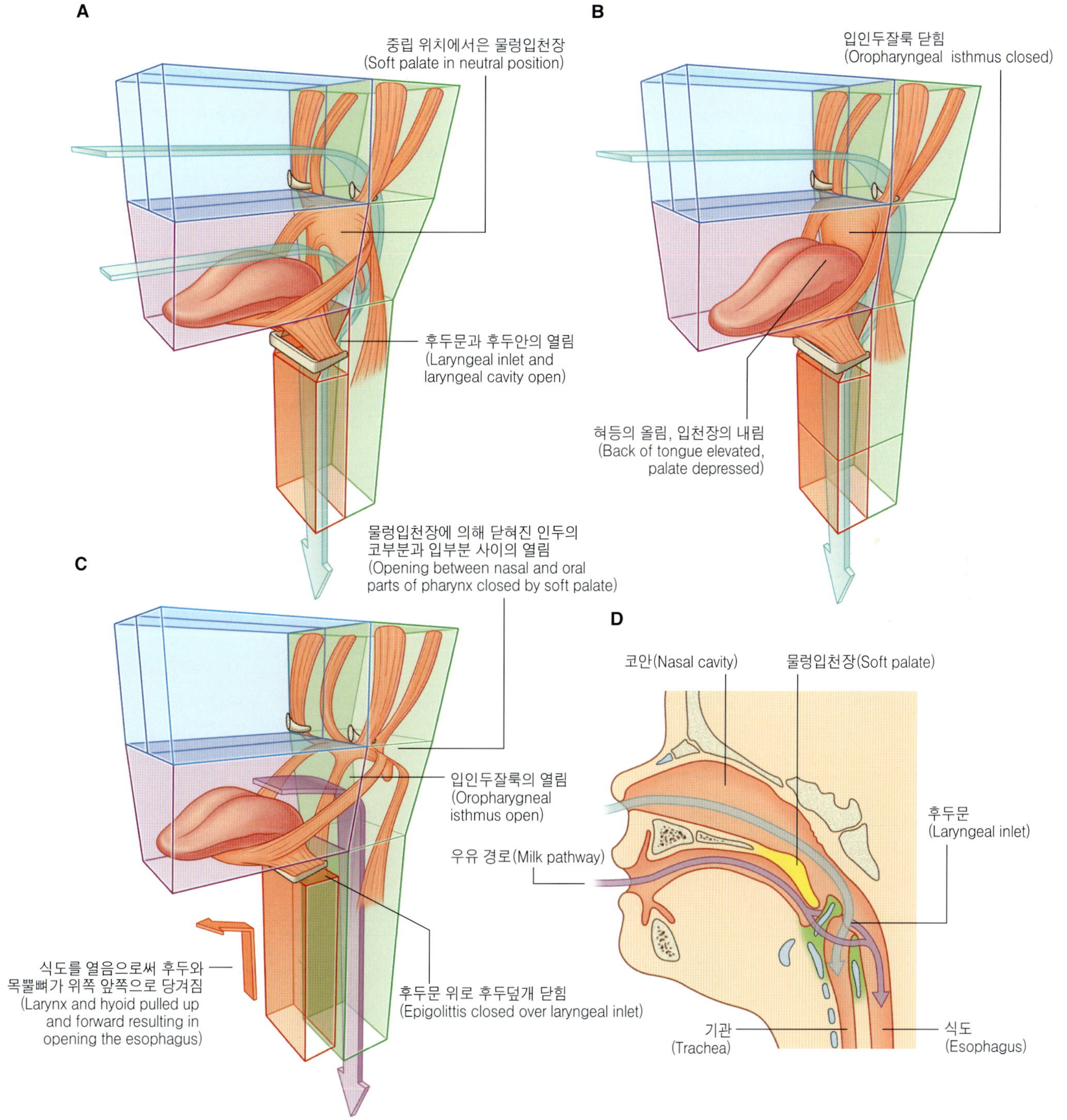

그림 1-17. 후두, 물렁입천장, 후두덮개 및 입인두잘룩. **A,** 정상적인 호흡. **B,** 입안에서 음식이나 액체가 있는 상태의 호흡. **C,** 삼키기. **D,** 신생아의 경우.

입안에 음식물이나 액체가 가득차면 물렁입천장은 아래쪽으로 움직여 입인두잘룩(oropharyngeal isthmus)을 닫아 숨 쉬는 동안에도 입안에서 음식물과 액체를 잘 다룰 수 있게 해 준다(그림 1-17B).

음식물을 삼킬 때 물렁입천장과 후두의 앞쪽 부분으로 음식물이 입안에서 식도로 잘 넘어가게 밸브 역할을 한다(그림 1-17C).

물렁입천장은 입인두잘룩을 열기 위해 올라가며, 동시에 입부분으로부터 인두의 코부분을 격리시킨다. 이는 음식물과 액체가 위로 올라가 코인두(nasopharynx)와 코안으로 들어가는 것을 막아준다.

후두의 후두덮개는 후두문(laryngeal inlet)을 닫고, 후두안(laryngeal cavity)은 성대주름(vocal folds)과 이들 위에 있는 연조직 주름이 맞섬(opposition)으로써 막힌다. 또한 후두는 음식물과 액체가 닫힌 후두를 넘어 식도로 갈 수 있도록 위쪽 앞쪽으로 당겨진다.

신생아의 경우 후두는 목에서 높게 위치하며 후두덮개가 물렁입천장 위쪽에 있다(그림 1-17D). 그러므로 아기는 동시에 젖을 빨고 숨을 쉴 수 있다. 액체가 기도로 들어가는 위험 없이 후두 주위로 흘러간다. 생후 2년이 되면 후두는 성인과 마찬가지로 목 아래쪽으로 내려와 위치하게 된다.

목삼각(Triangle of the neck)

등세모근(trapezius)와 목빗근(sternocleidomastoid) 두 개의 근육이 바깥쪽 목깃(cervical collar)의 부분을 이루며, 양쪽으로 앞목삼각(anterior triangle)과 뒤목삼각(posterior triangle)으로 나누어진다(그림 1-18).

앞목삼각의 경계는 다음과 같다.

- 목의 정중 수직선
- 아래턱뼈(mandible)의 아래모서리
- 목빗근의 앞모서리

뒤목삼각의 경계는 다음과 같다.

- 빗장뼈(clavicle)의 중간 1/3 부분
- 등세모근의 앞모서리
- 목빗근의 뒤모서리

머리와 가슴 사이를 지나가는 주요 구조물은 앞목삼각을 통하여 접근할 수 있다.

뒤목삼각은 부분적으로 겨드랑문(axillary inlet) 위에 위치하며, 팔로 들어가거나 나오는 구조물(신경과 혈관)과 관련되어 있다.

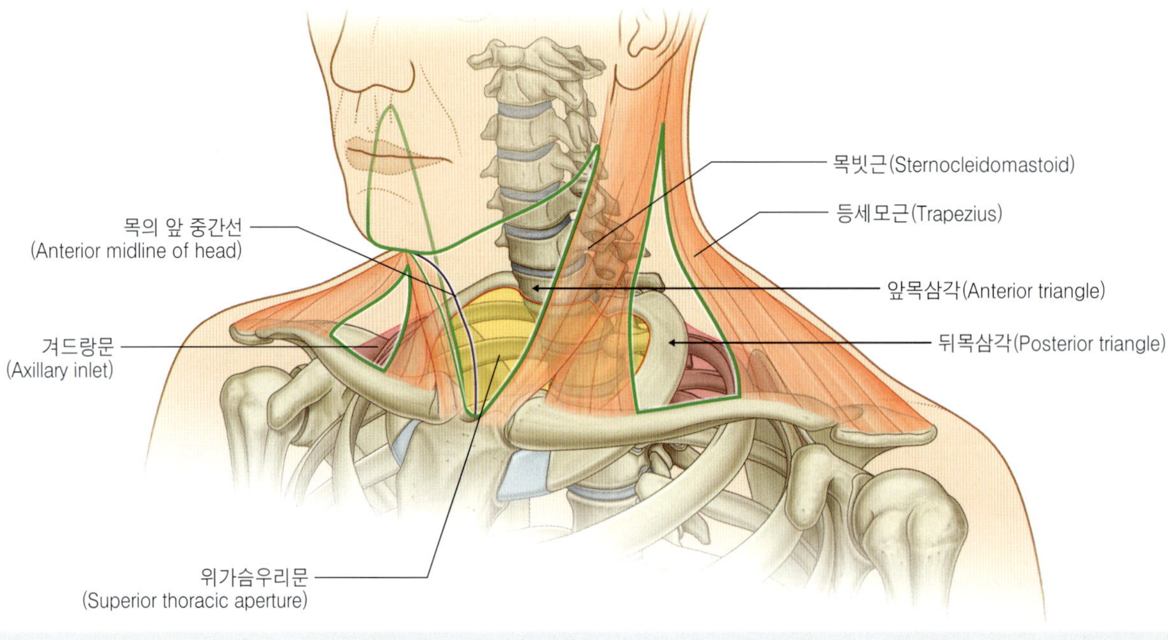

그림 1-18. 앞, 뒤목삼각.

제 2 장
머리뼈

머리뼈(두개골, Skull)

머리뼈는 귀의 귓속뼈(ossicles)와 목뿔뼈(hyoid bone)를 제외하고 22개의 뼈로 되어 있다. 아래턱(lower jaw)을 이루는 아래턱뼈(mandible)를 제외하고 각 뼈들은 봉합에 의해 붙어 있어 **머리뼈(cranium)**를 형성한다.

머리뼈는 뇌를 포함하는 머리안을 감싸고 있는 윗부분(**머리뼈덮개, calvaria**)과 **얼굴뼈대(facial skeleton, viscerocranium)**를 이루는 아래 앞쪽 부분으로 나눈다.

머리뼈덮개를 이루는 뼈들은 한 쌍의 관자뼈(temporal bones) 및 마루뼈(parietal bones)와 한 개의 이마뼈(frontal bone), 나비뼈(sphenoid bone), 벌집뼈(ethmoid bone) 및 뒤통수뼈(occipital bone)이다.

얼굴골격을 이루는 뼈는 한 쌍의 코뼈(nasal bones), 입천장뼈(palatine bones), 눈물뼈(lacrimal bones), 광대뼈(zygomatic bones), 위턱뼈(maxilla), 코선반뼈(inferior nasal conchae)와 한 개의 보습뼈(vomer)이다.

앞면(Anterior view)

머리뼈의 앞면은 위쪽으로 **이마(forehead)**, 아래쪽으로 눈확(orbits), **코부위(nasal region)**, 눈확과 위턱사이의 얼굴부분, 위턱 및 아래턱을 포함한다(그림 2-1).

이마뼈(전두골, Frontal bone)

이마는 이마뼈(frontal bone)로 구성되며, 이마뼈는 각 눈확테(orbital rim)의 위쪽 부분을 형성한다(그림 2-1).

양쪽으로 눈확테의 바로 위쪽에는 튀어나온 **눈썹활(superciliary arches)**이 있다. 이는 여자보다 남자에서 잘 나타난다. 눈썹활 사이에 **미간(glabella)**라는 작은 움푹 들어간 곳이 있다.

각 눈확의 위쪽 테의 안쪽에는 **눈확위구멍(눈확위패임, supra-orbital foramen, supra-orbital notch**[표 2-1])이 있다.

표 2-1. 머리뼈의 바깥구멍

구멍	통과구조물
앞면	
눈확위구멍	눈확위신경과 혈관
눈확아래구멍	눈확아래신경과 혈관
턱끝구멍	턱끝신경 및 혈관
옆면	
광대얼굴구멍	광대얼굴신경
위면	
마루구멍	이끌정맥
아래면	
앞니구멍	코입천장신경, 나비입천장혈관
큰입천장신경	큰입천장신경 및 혈관
작은입천장신경	작은입천장신경 및 혈관
날개관	날개관신경 및 혈관
타원구멍	아래턱신경
뇌막동맥구멍	중간뇌막동맥
파열구멍	연골로 채워짐
목동맥구멍	속목동맥, 혈관 및 얼기
큰구멍	뇌와 척수의 연속, 척수동맥 및 신경얼기, 앞척수동맥, 뒤척수동맥, 더부신경의 뿌리, 뇌막
관절융기관	이끌정맥
혀밑신경관	혀밑신경
목정맥구멍	속목정맥, 아래바위정맥굴
붓꼭지구멍	얼굴신경

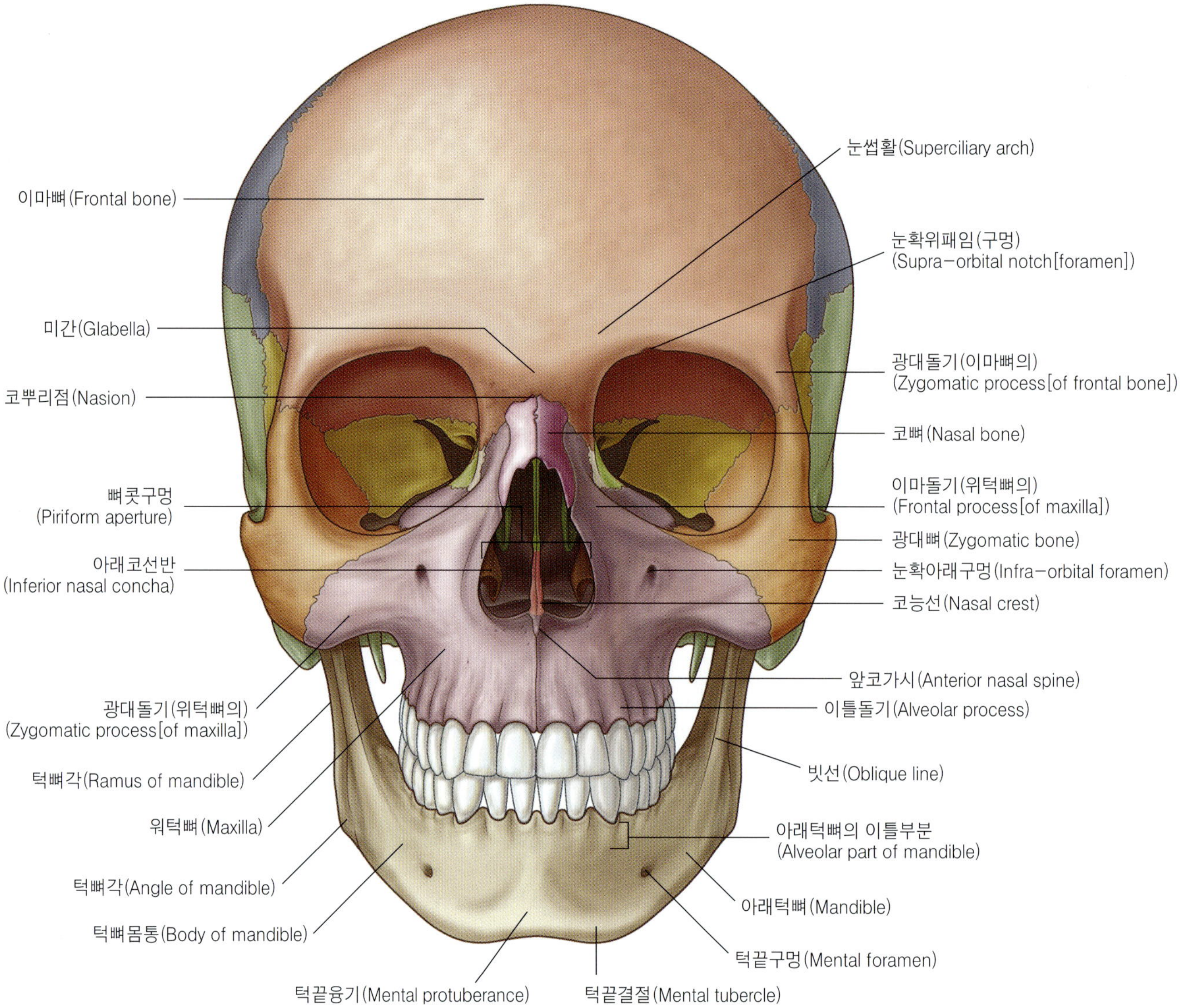

그림 2-1. 머리뼈의 앞면.

안쪽으로 이마뼈는 아래쪽으로 돌출하여 눈확의 안쪽 테 일부분을 형성한다.

가쪽으로 이마뼈의 **광대돌기**(zygomatic process)는 아래쪽으로 돌출하여 눈확의 위쪽 가쪽 테를 형성한다. 이 돌기는 광대뼈의 이마돌기(frontal process)와 관절하고 있다.

광대뼈와 코뼈(관골과 비골, Zygomatic bone and nasal bones)

눈확의 아래 가쪽테와 눈확의 아래테의 가쪽부분은 **광대뼈**(zygomatic bone, cheekbone)에 의해 형성된다.

위쪽으로 코뼈는 코부위에서 중간선에서 서로 관절하고 위쪽으로 이마뼈와 관절한다. 코뼈와 이마뼈가 만나 형성된 **이마코봉합**(frontonasal suture)의 중심을 **코뿌리점**(nasion)이라 한다.

가쪽으로 각 코뼈는 위턱뼈의 **이마돌기**(frontal process)와 관절한다.

아래쪽으로 **뼈콧구멍**(piriform aperture)은 코부위의 가장 큰 구멍이며, 코안의 앞에 있는 구멍이다. 이는 위쪽으로 코뼈와 아래쪽 가쪽으로는 위턱뼈와 경계를 이룬다.

뼈콧구멍은 뼈 **코중격**(nasal septum)의 아랫부분을 형성하고 앞쪽으로는 **앞코가시**(anterior nasal spine)로 끝나는 **코능선**(nasal crests)과 한 쌍의 **코선반뼈**(inferior nasal conchae)와 합쳐진다.

위턱뼈(상악골, Maxilla)

한 쌍의 위턱뼈에 의해 눈확과 위 치아 사이의 부분과 위턱이 형성된다.

위쪽으로 각 위턱뼈는 눈확의 아래쪽 안쪽의 테를 형성한다.

가쪽으로 각 위턱뼈의 **광대돌기**(zygomatic process)는 광대뼈와 관절하며, 안쪽으로 위턱뼈의 이마돌기는 이마뼈와 관절한다.

아래쪽으로 코안의 구멍 가쪽에 있는 위턱뼈의 부분을 **위턱뼈몸통**(body of maxilla)이라 한다.

눈확의 아래테 바로 아래로 위턱뼈몸통의 앞면에 **눈확아래구멍**(infra-orbital foramen)이 있다(표 2-1).

아래쪽으로 각 위턱뼈에는 치아가 있으며 위턱을 형성하는 **이틀돌기**(alveolar process)로 끝난다.

위턱뼈몸통(body of maxilla)은 위턱뼈의 가장 중심이 되는 부분으로서 그 속에는 코안과 교통하는 큰 공동, 즉 **위턱굴**(maxillary sinus)을 가지고 있다. 위턱뼈몸통의 겉에서는 코면, 눈확면, 관자아래면 및 앞면의 네 면을 구별할 수 있다.

코면(nasal surface)은 안쪽을 향한 면으로서 콧속에서 코안의 가쪽벽(lateral wall)을 구성하는 데 큰 역할을 하고 있다. 따라서 이 면의 뒤 위쪽에는 위턱뼈동굴로 들어가는 불규칙한 입구인 위턱뼈동굴구멍(maxillary hiatus)이 있는데 이 구멍은 눈물뼈, 벌집뼈 등과 결합하게 되면 실제로는 좁은 틈새가 된다. 그 앞으로는 눈물고랑(lacrimal groove)이 있는데 이 고랑은 생체에서 위턱뼈가 눈물뼈 및 코선반뼈와 결합하게 되면 그 사이에 코눈물뼈관(nasolacrimal canal)이 생기게 되어 그 관은 아래콧길(inferior nasal meatus)에 가서 그치게 되는데 그 속으로 코눈물관(nasolacrimal duct)이 지나간다. 이 고랑을 사이에 두고 그 앞에는 코선반뼈라는 뼈가 닿는 코선반능선(conchal crest)이 있다. 뒤쪽에는 위에서 밑으로 비스듬히 내려가는 **큰입천장고랑**(greater palatine groove)이 있는데 입천장뼈와 관절하게 되면 완전한 뼈의 관이 되어 신경과 동맥의 통로 구실을 하게 된다. **눈확면**(orbital surface)은 위턱뼈몸통의 윗면으로서 눈확의 바닥을 이루며, 안쪽으로는 눈물뼈(lacrimal bone), 벌집뼈(ethmoid bone) 및 입천장뼈(palatine bone) 등과 닿게 되고, 뒤는 나비뼈(sphenoid bone)와 관절하여 **아래눈확틈새**(inferior orbital fissure)를 이룬다. 눈확면의 뒷모서리에서는 **눈확아래고랑**(infraorbital groove)이 시작되어 앞으로 가다가 뼛속으로 들어가면서 **눈확아래관**(infraorbital canal)이 되는데 이 관은 비스듬히 아래로 내려가 위턱뼈 앞면의 눈확아래모서리(infraorbital margin)보다 약간 아래에서 **눈확아래구멍**(infraorbital foramen)이 되어 끝난다. 이 뼈관 속으로는 같은 이름의 혈관과 신경이 지나간다. **관자아래면**(infratemporal surface)은 위턱뼈몸통의 뒤쪽을 향한 면으로서 관자아래우묵(infratemporal fossa)의 앞벽을 이룬다. 중간에는 몇 개의 이틀구멍(alveolar foramina)이 나 있는데 이것은 속으로 들어가면서 이틀관(alveolar canals)이 되어 이곳으로는 윗니로 가는 뒤위이틀신경(posterior superior alveolar nerve)과 뒤위이틀동맥(posterior superior alveolar arteries)을 통과시킨다. 바로 아래에는 위턱뼈융기(maxillary tuberosity)가 있는데 여기는 씹기근육의 하나인 안쪽날개근(medial pterygoid muscle)이 시작되는 곳이다. 이 결절 위는 평평하여 날개입천장오목(pterygopalatine fossa)의 일부를 이루고 있는데 여기에는 가쪽으로 뻗은 위턱신경이 지나가는 고랑이 패어져 있으며, 이 고랑은 위로 눈확면의 눈확아래고랑으로 이어진다. **앞면**(anterior surface)은 얼굴의 일부를 구성한다. 앞면의 안쪽은 코패임(nasal notch)이라는 예리한 모서리로 끝나는데 이 곳은 좌우측이 합쳐져 **뼈콧구멍**(piriform aperture)을 이루며, 이 패임의 아래끝은 뾰족한 **앞코가시**(anterior nasal spine)로 되어 있다. 눈확아래모서리보다 약간 아래에는 눈확아래구멍(infraorbital foramen)이 열려있고 더 밑으로 이틀돌기(alveolar process) 가까이에는 치아의 뿌리가 들어있어서 생기는 여러 개의 세로 주름이 있는데 그 중에서도 송곳니의 뿌리가 들어있는 부위에는 송곳니융기(canine eminence)라는 두드러진 능선이 위 아래로 뻗쳐있어 안쪽의 앞니오목(incisive fossa)과 가쪽의 송곳니오목(canine fossa)을 나누는 경계가 된다.

위턱굴(maxillary sinus)은 위턱뼈몸통 속에 있는 공간으로서 전체적으로 피라밋 모양을 하고 있는데 네 개의 면은 각각 위턱뼈몸통의 코면, 눈확면, 앞면 및 관자아래면과 얇은 벽을 사이에 두고 일치하고 있으며, 피라밋의 꼭지는 위턱뼈의 가쪽을, 바닥은 위턱뼈의 안쪽인 코안의 가쪽벽을 향하고 있다.

위턱뼈에는 광대돌기, 이마돌기, 이틀돌기 및 입천장돌기의 네 돌기가 있는데 그 중 광대돌기 및 이마돌기는 위턱뼈의 위쪽에 있고 나머지 두 개인 이틀돌기 및 입천장돌기는 아래쪽에 있다.

광대돌기(zygomatic process)는 투박한 삼각형 모양의 돌기로서 위턱뼈의 세 면, 즉 눈확면, 관자아래면 및 앞면이 마주 닿는 모퉁이에 있으며 이 돌기 끝에 광대뼈가 연결되어 있다. **이마돌기(frontal process)**는 위로 코와 눈 사이에 뻗쳐있는 강력한 돌기로서 가쪽면은 매끈하지만 안쪽면은 코의 가쪽벽 일부를 구성하고 있어 위로는 벌집뼈(ethmoid bone)와 관절하여 벌집뼈의 앞벌집(anterior ethmoidal cells)을 막고 있으며 아래로는 중간코선반(middle nasal concha)과 관절하는 벌집능선(ethmoidal crest)이 있다. 윗모서리와 앞모서리는 각각 이마뼈 및 코뼈와 관절하게 되나 뒷모서리는 고랑이 패어져 밑으로 내려가면서 위턱뼈몸통의 눈물고랑(lacrimal groove)으로 이어진다. 이 고랑의 가쪽모서리는 앞눈물능선(anterior lacrimal crest)이라고 불린다. **이틀돌기(alveolar process)**는 위턱뼈의 아래쪽으로 뻗친 매우 강력한 돌기로서 좌우의 위턱뼈가 관절하게 되면 두 이틀돌기는 합하여 말발굽 모양의 이틀활(alveolar arch)을 이룬다. 이틀돌기 끝에는 치아가 박혀 있는 여덟 개의 이틀(dental alveoli)이 있는데 이틀의 깊이나 크기는 박히는 이의 치아뿌리(root of teeth) 모양에 따라 달라진다. **입천장돌기(palatine process)**는 위턱뼈의 코면에서 안쪽을 향하여 수평으로 뻗은 돌기로서 생체에서는 좌우의 돌기가 정중에서 마주 닿음으로써 입천장과 코안의 바닥 일부를 이루는 데 큰 몫을 한다. 이 돌기의 아랫면은 거칠고 전체적으로 위를 향해 우묵하게 패여 있으며, 단단입천장(경구개 hard palate)의 앞쪽 약 3/4을 이루는 바탕이 된다. 두 입천장돌기가 합쳐지면서 앞니 바로 뒤에는 앞니오목(incisive fossa)이라는 쑥 들어간 부분이 생기고 이 속에는 앞니구멍(incisive foramen)이라는 네 개의 구멍이 나 있는데 이 구멍은 앞니관(incisive canal)의 입구가 된다. 입천장돌기의 윗면에는 정중에 코능선(nasal crest)이 있어 코중격(nasal septum)이 여기에 닿음으로써 코안을 좌우로 나누게 된다.

아래턱뼈(하악골, Mandible)

아래턱은 머리뼈의 앞면에서 가장 아래에 위치한다. 아래턱뼈는 앞쪽으로 **턱뼈몸통(body of mandible)**과 뒤쪽으로 **턱뼈가지(ramus of mandible)**가 있다. 이들은 뒤쪽의 **턱뼈각(angle of mandible)**에서 만난다. 아래턱뼈의 이들 부위는 어느 정도 앞면에서 보인다.

아래턱뼈는 인위적으로 아래쪽의 **턱뼈바닥(base of mandible)**과 위쪽의 **아래턱뼈 이틀부분(alveolar part of mandible)**으로 나눈다.

아래턱뼈의 이틀부분에는 치아가 있다. 턱뼈바닥에는 아래턱뼈의 양면이 서로 만나는 지점인 앞면에 **턱끝융기(mental protuberance)**라는 돌출된 부분이 있다. 이 턱끝융기 바로 양옆으로 약간 튀어나온 **턱끝결절(mental tubercle)**이 있다.

가쪽으로 **턱끝구멍(mental foramen)**(표 2-1)이 아래턱뼈의 이틀부분 위경계와 턱뼈바닥의 아래경계 사이의 중간에 있다. 턱뼈가지 앞부분으로부터 턱뼈몸통까지 달리는 **빗선(oblique line)**이 턱끝구멍에서 뒤로 연속되며 이 선은 아래입술을 내리는 근육이 붙는 곳이다.

아래턱 한 가운데를 이루는 부분이 **턱뼈몸통(body of mandible)**이다. 바깥면의 한 가운데에는 턱뼈결합이 뼈로 된 흔적이 희미하게 남아 있고 그 아래끝은 둘로 갈라져 삼각형의 **턱끝융기(mental protuberance)**를 둘러싸는 모양이 되는데 그 가운데는 약간 패어져 있으나 좌우는 오히려 약간 솟아 있어 **턱끝결절(mental tubercle)**이라고 한다. 양쪽 둘째작은어금니(second premolar teeth) 아래에는 **턱끝구멍(mental foramen)**이 열려있고 여기에서 뒤 위쪽으로는 빗선(oblique line)이라는 얕은 능선이 시작되어 턱뼈가지의 앞모서리로 이어진다. 몸통의 속면은 전체적으로 쑥 들어간 모양이고 한 가운데에는 네 개의 뾰족한 돌기를 통틀어 부르는 **턱끝가시(mental spines)**가 보이는데 위의 한 쌍은 혀로 가는 근육이, 아래 한 쌍은 목뿔뼈로 가는 근육이 시작되는 곳이다. 이 턱끝가시의 뒤로 희미한 뼈의 능선인 **턱목뿔근선(mylohyoid line)**이 마지막 셋째어금니 밑을 향해 뻗치고 있는데 여기는 같은 이름의 근육이 붙는 자리이고 이 능선의 위 · 아래는 얕은 함몰부위를 이루고 있어 위 오목은 혀밑샘오목(sublingual fossa), 아래 오목은 턱밑샘오목(submandibular fossa)이라고 하는데 이곳은 생체에서 같은 이름의 침샘이 놓이는 자리이다.

턱뼈몸통의 윗모서리는 **이틀부분(alveolar part)**이며 여기에는 성인의 경우 16개의 움푹 패인 구멍인 이틀(dental alveoli)이 있어 여기에 아랫니의 치아뿌리(root of teeth)가 박히게 된다. 이틀과 이틀 사이는 이틀사이중격(interalveolar septum)에 의해 막혀 있고, 이틀 전체가 모여서는 휘어진 뼈의 연속을 이루어 이를 이틀활(alveolar arch)이라고 한다. 턱뼈몸통의 아랫모서리는 흔히 **턱뼈바닥(base of mandible)**이라고 불리며, 둥글고 앞쪽이 뒤에 비하여 두툼하고 뒤끝은 턱뼈각(mandibular angle)으로 끝나는데 이곳에서 턱뼈가지가 위로 뻗쳐있다. 턱뼈각보다 약간 앞의 바닥에서는 얼굴동맥이 놓이는 얕은 홈인 얼굴동맥고랑(groove for facial artery)이 보이는 경우가 있다.

가쪽면(Lateral view)

머리뼈의 가쪽면은 머리뼈덮개(calvaria)와 얼굴골격의 가쪽부분을 포함하는 머리뼈의 가쪽벽과 아래턱의 반쪽 부분으로 구성된다(그림 2-2).

- 이마뼈, 마루뼈, 뒤통수뼈, 나비뼈 및 관자뼈를 포함하는 머리뼈덮개의 가쪽 부분을 형성하는 뼈들
- 코뼈, 위턱뼈 및 광대뼈를 포함하는 얼굴뼈대의 눈에 보이는 일부분을 형성하는 뼈들
- 아래턱의 눈에 보이는 일부분을 형성하는 아래턱뼈

머리뼈덮개의 가쪽부분 (Lateral portion of the calvaria)

앞쪽에서 머리덮개의 가쪽부분은 이마뼈에서 시작된다. 위쪽에서 이마뼈는 마루뼈와 만나 **관상봉합**(coronal suture)을 형성한다. 마루뼈는 뒤통수뼈와 만나 **시옷봉합**(lambdoid suture)을 형성한다.

머리뼈덮개의 가쪽부분의 아래 부위에서 이마뼈는 나비뼈의 **큰날개**(greater wing)와 관절하며, 이 큰날개는 **나비마루봉합**(sphenoparietal suture)에서 마루뼈와 만나며, **나비비늘봉합**(sphenosquamous suture)에서 관자뼈의 앞쪽 가장자리와 만난다.

이마뼈, 마루뼈, 나비뼈 및 관자뼈가 근접하여 이음부를 이루는데 이를 관자놀이점(pterion)이라 한다. 이 부분에 머리뼈 골절이 생기면 임상적으로 매우 심각한 결과를 초래된다. 이 부분의 뼈는 매우 얇고 중간뇌막동맥(middle meningeal artery)의 앞가지가 위치하여 이 부분에 머리뼈 골절이 생기면 깨져 경질막바깥혈종(extradural hematoma)을 초래될 수 있다.

머리뼈덮개 가쪽부분의 아래쪽 부위는 **뒤통수꼭지봉합**(occipitomastoid suture)에 의해 관자뼈와 뒤통수뼈가 만난다.

관자뼈(측두골, Temporal bone)

머리뼈 가쪽벽의 아래부분을 주로 형성하는 뼈는 관자뼈로 다음의 여러 가지 부분이 있다:

- **비늘부분**(squamous part)은 큰 판 모양으로 관자뼈의 앞쪽과 위쪽 부분을 형성하며 머리뼈의 가쪽벽을 이루고, 나비비늘봉합(sphenosquamous suture)에서 나비뼈의 큰날개와 앞쪽에서 관절하며 비늘봉합(squamous suture)에서 마루뼈와 관절한다.
- **광대돌기**(zygomatic process)는 관자뼈 비늘부분의 아래면으로부터 돌출하여 있으며, 먼저 가쪽으로 돌출하여 다시 앞쪽으로 구부러져 광대뼈의 관자돌기와 만나 **광대활**(zygomatic arch)을 형성한다.
- **고실부분**(tympanic part)은 관자뼈 비늘부분으로부터 광대돌기가 시작되는 바로 아래에 있으며, **바깥귀길**(external acoustic meatus)로 들어가는 **바깥귀구멍**(external acoustic opening)이 이 부분에서에서 관찰된다.
- 바위꼭지부분(petromastoid part)은 편의상 **바위부분**(petrous part)과 **꼭지부분**(mastoid part)으로 나눈다.

꼭지부분은 관자뼈의 가장 뒤쪽에 위치하며, 머리뼈를 옆에서 볼 경우에 바위꼭지부분 중에 유일하게 보이는 부분이다. 이 부분은 앞쪽으로 관자뼈의 비늘부분과 연속되며, 위쪽으로 **마루꼭지봉합**(parietomastoid suture)에서 마루뼈와 관절하며, 뒤쪽으로 뒤통수꼭지봉합(occipitomastoid suture)에서 만난다. 이들 두 봉합은 서로 연속되며, 마루꼭지봉합은 비늘봉합으로 연속된다.

아래쪽으로 큰 뼈돌기(**꼭지돌기, mastoid process**)가 관자뼈의 꼭지부분의 아래 가장자리로부터 돌출되어 있다. 이곳은 여러 근육이 붙는 자리이다.

꼭지돌기 안쪽으로 **붓돌기**(styloid process)가 관자뼈의 아래 가장자리로부터 돌출되어 있다.

얼굴뼈대의 노출 부분 (Visible part of the facial skeleton)

머리뼈의 가쪽면에서 보이는 얼굴머리뼈(viscerocranium)는 코뼈, 위턱뼈 및 광대뼈이다(그림 2-2):

- 작은 한 쌍의 코뼈 중 한 개.
- 중간에 있는 위턱뼈는 아래로 치아를 포함한 이틀돌기(alveolar process)가 위턱을 형성하고 있고, 위쪽으로 눈확의 아래와 안쪽 경계를 이루는데 관여하며, 안쪽으로 이마돌기는 이마뼈와 관절하며, 가쪽으로는 광대돌기가 광대뼈와 관절한다.
- 광대뼈는 둥근 가쪽면이 있는 불규칙한 모양의 뼈로 뺨의 튀어나온 부분을 형성하며 가쪽면에서 중심구조물이다. 안쪽으로 광대뼈는 위턱뼈의 광대돌기와 관절하면서 눈확의 아래테를 형성하는 데 관여한다. 위쪽으로 광대뼈 이마돌기는 이마뼈의 광대돌기와 관절하여 눈확의 가쪽테를 형성하는데 관여한다. 가쪽으로는 가장 튀어난 부분인 수평의 광대뼈 관자돌기가 뒤쪽으로 돌출하여 관자뼈 광대돌기와 만나 광대활(zygomatic arch)을 형성한다.

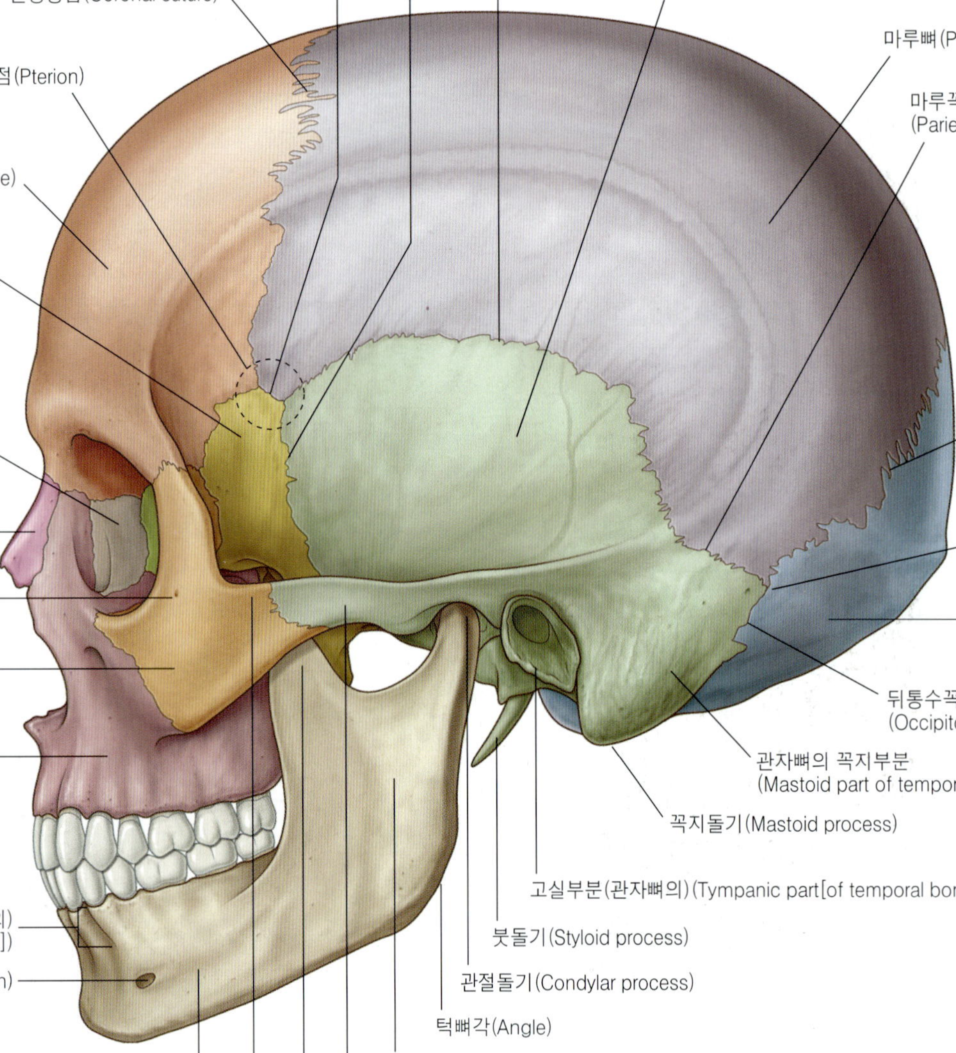

그림 2-2. 머리뼈의 가쪽면.

보통 작은 구멍(**광대얼굴구멍**, zygomaticofacial foramen, 표 2-1)이 광대뼈의 가쪽면에 있다.

아래턱뼈(하악골, Mandible)

머리뼈의 가쪽면에서 보이는 나머지 뼈는 아래턱뼈이다. 가쪽면의 앞쪽 아래쪽으로 아래턱뼈의 앞쪽몸통(anterior body), 아래턱뼈의 뒤쪽가지(posterior ramus) 및 아래턱뼈의 아래모서리와 턱뼈가지의 뒤쪽 모서리가 만나는 턱뼈각(angle)으로 구성되어 있다(그림 2-2).

턱뼈가지(ramus of mandible)는 납작한 사각형의 판 모양으로서 안팎의 두 면과 위로 뻗은 두 돌기를 가지고 있다.

가쪽면은 평평하며 아래쪽에는 비스듬히 줄이 보이는데 이곳을 깨물근거친면(masseteric tuberosity)이라고 한다. 안쪽면에는 **턱뼈구멍**(mandibular foramen)이라는 구멍이 있고 여기에서 뼛속으로 이어지는 **턱뼈관**(mandibular canal)이 시작된다. 이 관은 앞으로 내려가면서 이틀 아래를 지나가기 때문에 관 위로는 이틀로 가는 구멍이 열리면서 이틀과 교통을 하게 된다. 이 속으로 아래 치아로 가는 아래이틀동맥(inferior alveolar artery)과 아래이틀신경(inferior alveolar nerves)이 지나가고 있고 그 관의 끝은 앞에 가서 둘로 나뉘어 하나는 **턱끝구멍**(mental foramen)으로 되어 바깥으로 열리고 하나는 앞으로 더 가서 앞니와 교통하는 구멍을 가진다. 턱뼈구멍 앞에는 가는 뼈의 돌기인 **턱뼈혀돌기**(lingula of mandible)가 나 있고 이 구멍보다 밑으로는 얕은 **턱목뿔근신경고랑**(mylohyoid groove)이 있어 여기에 같은 이름의 신경이 놓인다. 두 개의 돌기는 앞에 있는 **근육돌기**(coronoid process)와 뒤에 있는 **관절돌기**(condylar process)이며, 두 돌기 사이는 움푹 패어져 있어 이곳을 **턱뼈패임**(mandibular notch)이라고 한다. 반달 모양의 턱뼈패임으로는 깨물근으로 가는 혈관과 신경이 지나간다. 근육돌기는 삼각형의 납작한 돌기로서 끝이 뾰족하며 여기에는 관자근(temporalis muscle)이 와서 닿는다. 관절돌기는 근육돌기에 비해 두툼하며 두 부분으로 나누는데 하나는 관절에 관여하는 **턱뼈머리**(head of mandible)이고, 다른 하나는 좀 가늘게 졸려진 부분으로서 머리를 밑에서 받치는 **턱뼈목**(neck of mandible)이다. 이 턱뼈머리 위에는 계란 모양으로 된 관절면이 있어 관자뼈의 턱관절오목과 윤활관절로 연결됨으로써 **턱관절**(temporomandibular joint)을 이루게 된다.

뒤면(Posterior view)

뒤면에서는 뒤통수뼈, 마루뼈 및 관자뼈가 보인다.

뒤통수뼈(후두골, Occipital bone)

중앙에 있는 **뒤통수뼈 비늘부분**(squamous part of occipital bone)은 뒤면에서 보이는 주요 구조물이다(그림 2-3). 뒤통수뼈는 시옷봉합에서 마루뼈와 위쪽에서 관절하며, 뒤통수꼭지봉합(occipitomastoid suture)에서 관자뼈와 가쪽에서 만난다. 시옷봉합을 따라 작은 뼈조각(**봉합뼈**, sutural bones or wormian bones)이 관찰될 수 있다.

뒤통수뼈에는 여러 가지 뼈경계표(bony landmark)가 있다. 중앙에 돌출부인 **바깥뒤통수뼈융기**(external occipital protuberance)가 있고 이곳에서 가쪽으로 뻗어 있는 곡선인 **위목덜미선**(superior nuchal line)이 있다. 바깥뒤통수뼈융기에서 가장 튀어 나온 부분을 **뒤통수점**(inion)이라 한다. 위목덜미선 약 2.5cm 아래쪽에 가쪽으로 뻗어 있는 두 개의 아래목덜미선(inferior nuchal line)이 있다. 바깥뒤통수뼈융기에서 아래쪽으로 뻗어 있는 것은 **바깥뒤통수뼈능선**(external occipital crest)이다.

관자뼈(Temporal bone)

관자뼈는 뒤면에서 가쪽으로 보이며 꼭지돌기(mastoid process)가 가장 두드러진 구조물이다(그림 2-3). 꼭지돌기의 아래 안쪽 가장자리에 두힘살근의 뒤힘살(posterior belly of the digastric muscle)이 붙는 부위인 **꼭지패임**(mastoid notch)이 있다.

위면(Superior view)

머리뼈의 위면에서는 이마뼈, 마루뼈 및 뒤통수뼈가 보인다(그림 2-4). 이들 뼈는 머리뼈덮개의 윗부분(**calva**, skull cap)을 형성한다.

앞에서 뒤의 방향으로 한 개의 이마뼈는 관상봉합에서 한 쌍의 마루뼈와 관절하며, 두 개의 마루뼈는 시상봉합에서 중간선에 서로 관절하며, 마루뼈는 시옷봉합에서 한 개의 뒤통수뼈와 관절한다.

시상봉합과 관상봉합이 만나는 지점을 **정수리점**(bregma)이라 하고, 시상봉합과 시옷봉합이 만나는 지점을 **시옷점**(lambda)이라 한다.

위면에서 보이는 유일한 구멍은 뒤쪽으로 한 쌍의 마루뼈구멍(parietal foramen)으로 시상봉합의 바로 가쪽에 양쪽 마루뼈에 위치한다(그림 2-4).

머리뼈덮개를 구성하는 뼈는 독특한 구조를 하고 있는데 바깥쪽과 안쪽의 치밀뼈가 해면뼈층(**판사이층**, diploe)에 의해 분리되어 있다(그림 2-5).

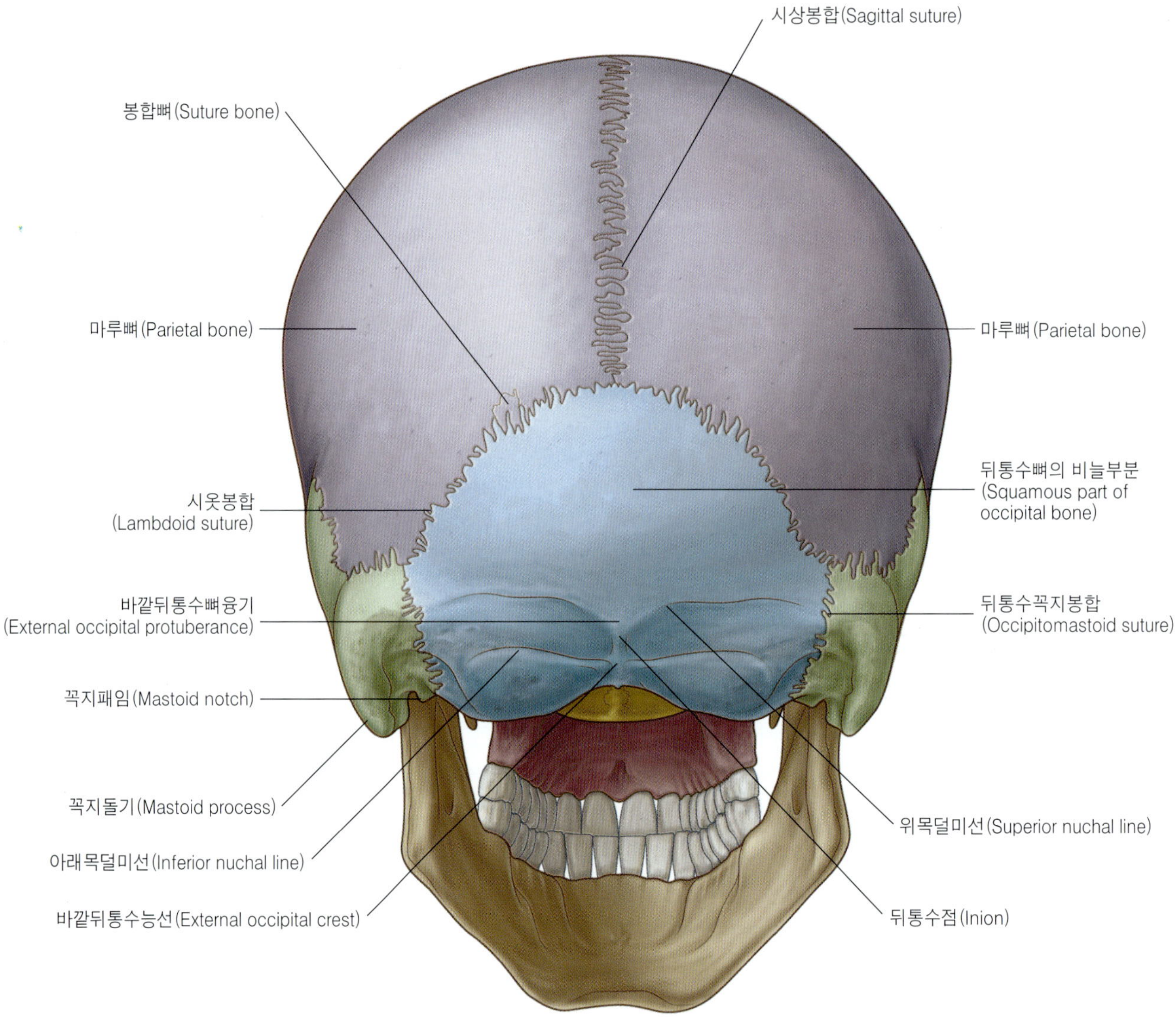
시상봉합(Sagittal suture)
봉합뼈(Suture bone)
마루뼈(Parietal bone)
마루뼈(Parietal bone)
뒤통수뼈의 비늘부분 (Squamous part of occipital bone)
시옷봉합 (Lambdoid suture)
바깥뒤통수뼈융기 (External occipital protuberance)
뒤통수꼭지봉합 (Occipitomastoid suture)
꼭지패임(Mastoid notch)
꼭지돌기(Mastoid process)
위목덜미선(Superior nuchal line)
아래목덜미선(Inferior nuchal line)
바깥뒤통수능선(External occipital crest)
뒤통수점(Inion)

그림 2-3. 머리뼈의 뒤면.

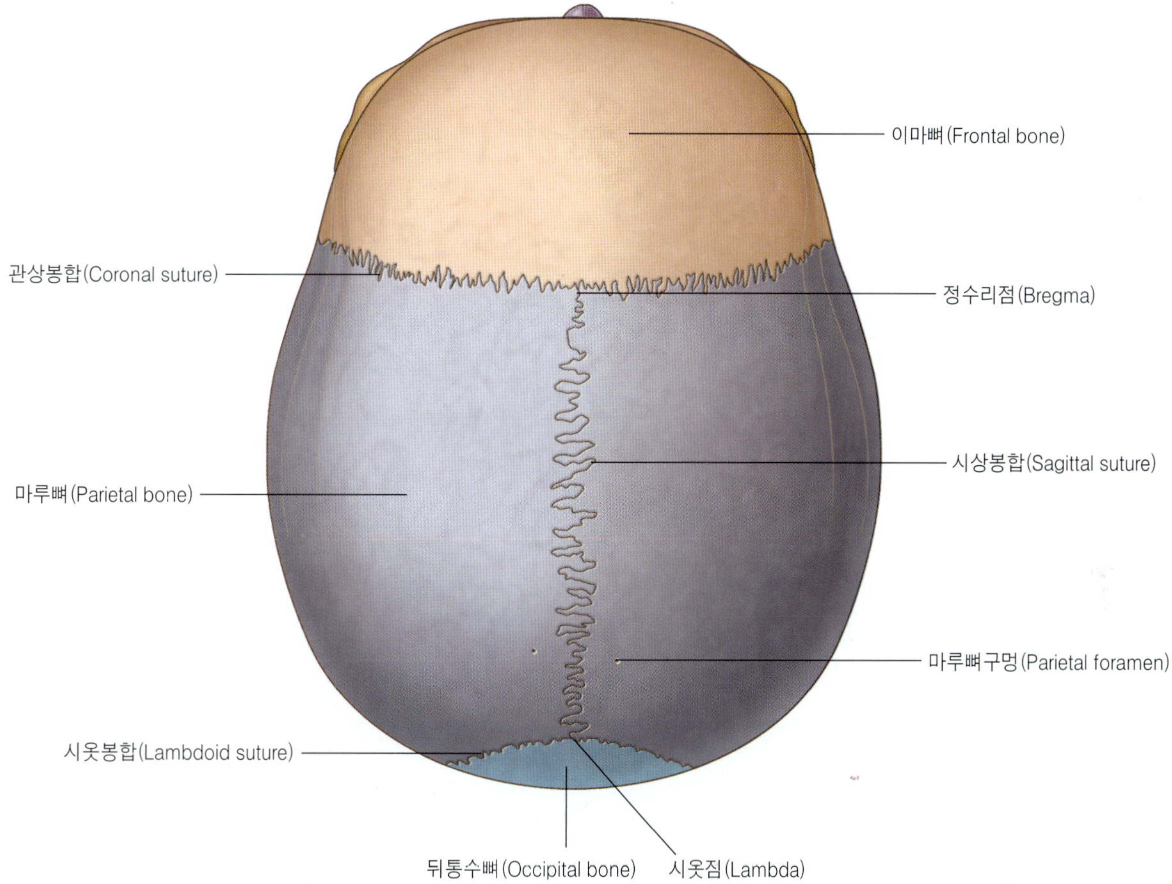

그림 2-4. 머리뼈의 위면.

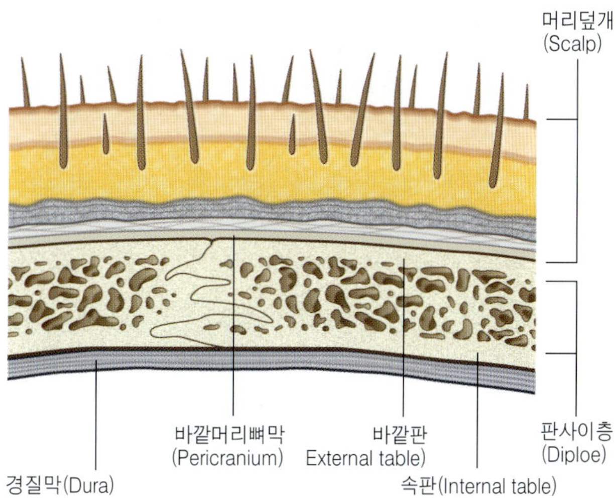

그림 2-5. 머리덮개뼈.

아래면(Inferior view)

아래면에서는 머리뼈의 바닥이 보이며 앞쪽으로 가운데 앞니(incisor teeth)로부터 뒤쪽으로는 위목덜미선(superior nuchal line) 가쪽으로는 꼭지돌기(mastoid process)와 광대활(zygomatic arch)까지 뻗어있다(그림 2-6).

머리뼈의 바닥을 기술하기 위해 다음과 같이 나눈다:

- 치아(teeth)와 단단입천장(hard palate)을 포함하는 앞부분
- 단단입천장으로부터 큰구멍(foramen magnum)의 앞모서리까지 뻗어 있는 가운데 부분
- 큰구멍의 앞모서리에서부터 위목덜미선까지 뻗어 있는 뒷부분

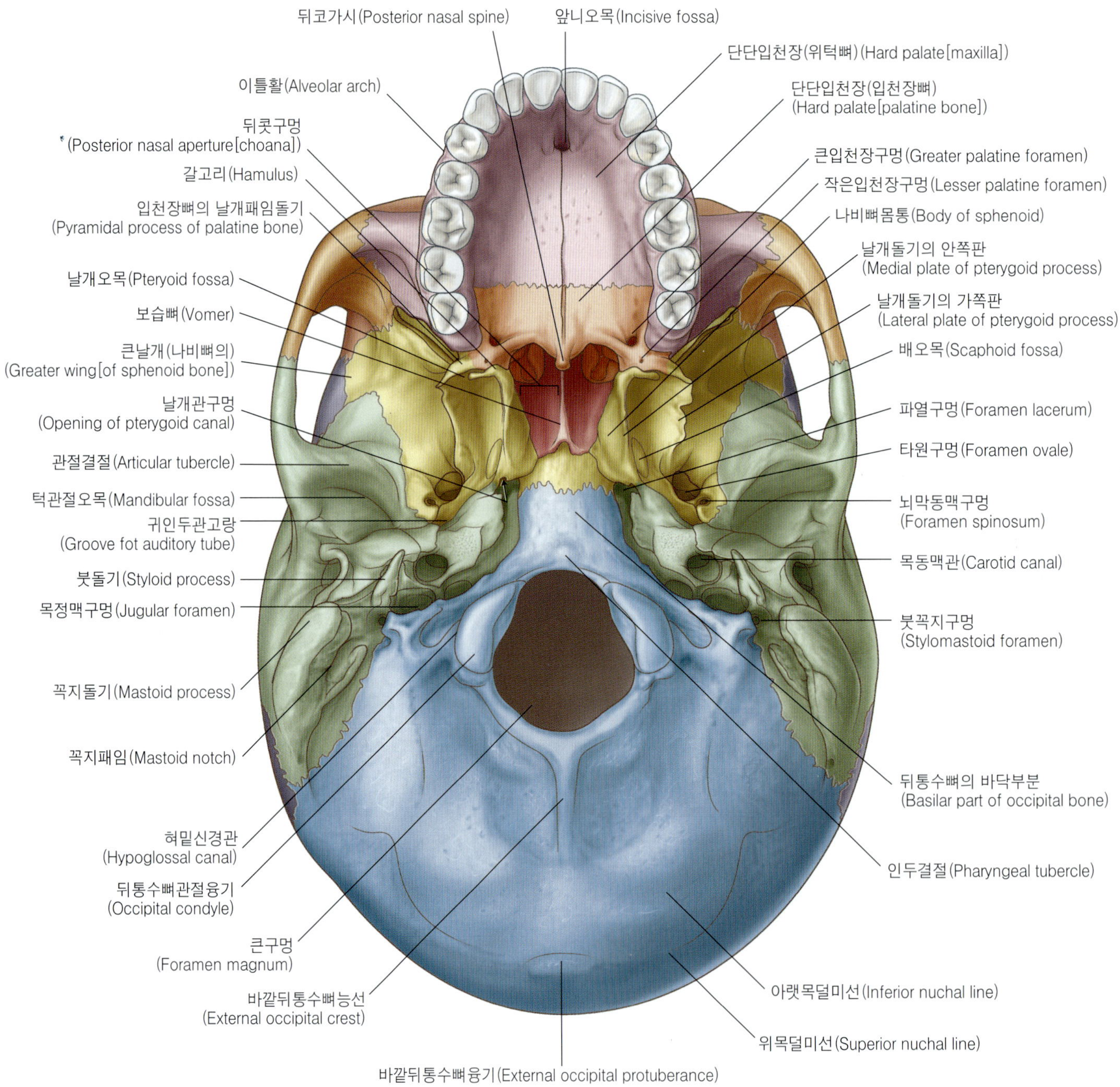

그림 2-6. 머리뼈의 아래면.

앞부분(Anterior part)

머리뼈바닥 앞쪽 부분의 주요 구조는 치아(teeth)와 단단입천장(hard palate)이다.

치아는 두 위턱뼈의 **이틀활**(alveolar arches)로부터 돌출되어 있다. 이틀환은 U자 모양으로 세면에서 단단입천장과 경계를 이룬다(그림 2-6).

단단입천장(hard palate)은 앞쪽으로 위턱뼈의 **입천장돌기**(palatine process)와 뒤쪽으로 **입천장뼈**(palatine bone)의 **수평판**(horizontal plate)으로 구성되어 있다.

위턱뼈의 입천장돌기는 중간선에 놓여있는 **위턱사이봉합**(intermaxillary suture)에서 만나고, 위턱뼈와 입천장뼈는 **입천장위턱봉합**(palatomaxillary suture)에서 만나며, 각 입천장뼈의 수평판은 중간선에 놓여있는 **입천장사이봉합**(interpalatine suture)에서 만난다.

단단입천장에는 이 밖의 여러 구조물들이 있다:

- 치아 바로 뒤의 앞 중간선상에 **앞니오목**(incisive fossa)이 있으며, 이 오목에는 단단입천장과 코안 사이의 통로인 **앞니관**(incisive canal)의 구멍인 **앞니구멍**(incisive foramen)이 있다.
- 단단입천장의 양 옆 뒤가쪽 가장자리 가까이에 **큰입천장관**(greater palatine canal)으로 이어지는 **큰입천장구멍**(greater palatine foramen)이 있다.
- 각 입천장뼈의 **날개패임돌기**(pyramidal process)에는 **작은입천장관**(lessor palatine canal)으로 이어지는 **작은입천장구멍**(lessor palatine foramen)이 큰입천장구멍 바로 뒤쪽에 있다.
- 단단입천장의 뒤쪽 모서리에 중앙선상으로 향하는 돌기(**뒤코가시**, posterior nasal spine)가 있다.

중간부분(Middle part)

머리뼈의 중간부분은 복잡하다:

- 앞쪽 절반은 보습뼈(vomer)와 나비뼈가 형성한다.
- 뒤쪽 절반은 뒤통수뼈와 관자뼈가 형성한다.

앞쪽 절반(Anterior half)

보습뼈(서골, Vomer)

작은 보습뼈는 앞쪽으로 중간선상에 있으며, 나비뼈 위에 서 있다(그림 2-6). 보습뼈는 두 뒤콧구멍(choanae)을 나누어 주는 뼈 코중격(nasal septum)을 형성하는 데 관여한다.

나비뼈(접형골, Sphenoid bone)

머리뼈바닥 중간 부분의 앞쪽 부위의 대부분은 나비뼈에 의해 구성된다.

나비뼈는 중앙에 **몸통**(body)과 몸통으로부터 가쪽으로 돌출된 쌍으로 된 **큰날개**(greater wing)와 **작은날개**(lesser wing) 및 각 뒤콧구멍 바로 가쪽에 두 개씩 아래쪽으로 돌출한 **날개돌기**(pterygoid processes)로 구성되어 있다.

나비뼈의 몸통, 큰날개 및 날개돌기는 머리뼈의 아래면에서 볼 수 있다(그림 2-6).

몸통(체, Body)

나비뼈의 몸통은 사이막에 의해 분리된 두 개의 큰 공기굴(air sinus)이 있는 중앙에 위치한 입방모양의 뼈이다. 나비뼈는 앞쪽으로 보습뼈, 벌집뼈 및 입천장뼈와 관절하고 뒤가쪽으로는 관자뼈와 뒤쪽으로는 뒤통수뼈와 관절한다.

날개돌기(익상돌기, Pterygoid processes)

나비뼈의 몸통과 큰날개의 이음부에서 아래쪽으로 돌출한 구조물이 날개돌기이다(그림 2-6). 이 돌기는 좁은 **안쪽판**(medial plate)과 넓은 **가쪽판**(lateral plate)으로 구성되어 있으며 **날개오목**(pterygoid fossa)에 의해 분리되어 있다.

안쪽날개판은 아래쪽으로 갈고리 모양의 돌출물(**날개갈고리**, pterygoid hamulus)로 끝나고 위쪽으로 갈라져서 작고 얕은 **배오목**(scaphoid fossa)을 형성한다.

배오목 바로 위쪽으로 안쪽날개판의 뿌리부분에 파열구멍(foramen lacerum)의 앞모서리 가까이로부터 앞쪽으로 주행하는 **날개관**(pterygoid canal)의 구멍이 있다.

큰날개(대익, Greater wing)

나비뼈의 큰날개는 날개돌기 가쪽판의 가쪽과 뒤가쪽에 있으며(그림 2-6), 머리뼈 바닥의 일부분을 이룰 뿐만 아니라 가쪽으로 계속되어 머리뼈의 가쪽벽 일부를 형성한다. 큰날개는 관자뼈와 가쪽 및 뒤쪽으로 관절한다.

나비뼈 큰날개와 관련하여 아래면에서 중요한 사항은 날개돌기 가쪽판의 위 끝부분으로부터 뻗어나간 뒤가쪽 가장자리에 타원구멍(foramen ovale)과 뇌막동맥구멍(foramen spinosum)이 있다는 것이다.

뒤쪽 절반(Posterior half)

머리뼈 바닥 중간부분의 뒤쪽 절반에는 뒤통수뼈와 관자뼈가 있다(그림 2-6).

뒤통수뼈(후두골, Occipital bone)

뒤통수뼈의 **바닥부분**(basilar part)은 나비뼈 몸통의 바로 뒤 중간선상에 있다. 이 부분은 뒤로 **큰구멍**(foramen magnum)으로 이어지며 가쪽으로 관자뼈와 경계를 이룬다.

뒤통수뼈의 바닥부분에서 특징적인 구조물은 인두의 한 부분이 머리뼈 바닥에 붙는 뼈융기인 **인두결절**(pharyngeal tubercle)이다(그림 2-6).

관자뼈(측두골, Temporal bone)

뒤통수뼈 바위부분의 바로 가쪽에는 관자뼈 바위꼭지부분(petromastoid part)의 바위부분(petrous part)이 있다.

관자뼈 바위부분은 쐐기모양이며, **꼭지**(apex)가 앞안쪽으로 향한다. 관자뼈 바위부분은 앞쪽으로 나비뼈의 큰날개와 뒤쪽으로 뒤통수뼈의 바위부분 사이에 있다. 관자뼈 바위부분의 꼭지는 **파열구멍**(foramen lacerum)의 경계를 이루며 살아있는 동안에는 연골로 차있는 불규칙한 구멍이다(그림 2-6).

파열구멍의 다른 경계는 안쪽으로 뒤통수뼈 바닥부분과 앞쪽으로는 나비뼈 몸통이다.

관자뼈 바위부분에서 파열구멍 뒤가쪽에는 큰 원형의 구멍인 **목동맥관**(carotid canal)이 있다.

관자뼈 바위부분과 나비뼈 큰날개 사이에는 **귀인두관**(pharyngotympanic tube, auditory tube)의 연골부분을 위한 고랑이 있다. 이 고랑은 뒤가쪽으로 관자뼈 바위부분에 있는 뼈귀인두관을 위한 뼈관으로 들어간다.

나비뼈 큰날개 바로 가쪽에는 턱관절(temporomandibular joint)을 이루는데 관여하는 관자뼈의 비늘부분(squamous part)이 있다. 이곳에는 턱뼈머리가 머리뼈 바닥과 관절하는 움푹 들어간 **턱관절오목**(mandibular fossa)이 있다. 이 관절에서 중요한 부분은 턱관절오목으로부터 아래쪽으로 돌출한 **관절결절**(articular tubercle)이다(그림 2-6).

뒤부분(Posterior part)

머리뼈의 뒤부분은 큰구멍(foramen magnum)의 앞쪽 모서리로부터 뒤쪽으로 위목덜미선(superior nuchal line)에 이른다(그림 2-6). 이 부분에는 중앙에 뒤통수뼈가 있으며 가쪽으로 관자뼈가 있다.

뒤통수뼈(후두골, Occipital bone)

뒤통수뼈는 머리뼈 바닥 뒤부분의 주요한 구성 요소이다(그림 2-6). 뒤통수뼈는 큰구멍을 중심으로 네 부분을 나누고, 큰구멍을 통해서 뇌와 척수가 이어진다.

뒤통수뼈의 큰구멍 뒤쪽 부분은 **비늘부분**(squamous part), 큰구멍의 가쪽은 **가쪽부분**(lateral parts), 큰구멍의 앞쪽은 **바닥부분**(basilar part)이다(그림 2-6).

비늘부분과 가쪽부분은 머리뼈 바닥의 뒤부분을 이룬다.

아래면에서 뒤통수뼈 비늘부분에서 가장 특징적인 양상은 바깥뒤통수뼈융기(external occipital protuberance)에서 아래쪽을 뻗어 큰구멍으로 가는 뼈능선(바깥뒤통수뼈능선, external occipital crest)이다. 아래목덜미선(inferior nuchal line)은 이 능선의 중간지점에서 가쪽으로 달린다.

큰구멍의 바로 가쪽에는 뒤통수뼈의 가쪽부분이 있으며 많은 중요한 구조물이 있다.

큰구멍의 앞가쪽 모서리에는 둥근 **뒤통수뼈관절융기**(occipital condyle)가 있다(그림 2-6). 이 한 쌍의 구조물은 고리뼈(첫째목뼈)(atlas[vertebra CI])와 관절한다. 이 관절융기 뒤쪽으로는 관절융기관(condylar canal)을 포함한 오목(**관절융기오목**, condylar fossa)이 있으며, 각 관절융기의 앞쪽 위쪽으로 큰 **혀밑신경관**(hypoglossal canal)이 있다. 혀밑신경관의 가쪽으로 뒤통수뼈의 **목정맥구멍패임**(jugular notch)과 관자뼈의 목정맥구멍패임 사이에 형성된 불규칙한 **목정맥구멍**(jugular foramen)이 있다.

관자뼈(측두골, Temporal bone)

가쪽으로 머리뼈 바닥 뒤쪽에는 관자뼈가 있다. 이곳에서 관자뼈의 눈에 보이는 부분은 바위꼭지부분(petromastoid part)의 꼭지부분(mastoid part)과 붓돌기(styloid process)이다(그림 2-6).

꼭지부분의 가쪽 가장자리에는 아래면에서 돌출된 원뿔 모양의 큰 꼭지돌기(mastoid process)가 있다. 이 특징적인 구조물은 여러 근육이 붙는 자리이다. 꼭지돌기의 안쪽에 깊은 꼭지패임(mastoid notch)이 있으며 이곳에도 근육이 붙는다.

꼭지돌기의 앞안쪽으로 바늘 모양의 붓돌기가 관자뼈 아래 가장자리로부터 돌출되어 있다. 붓돌기 또한 여러 근육과 인대가 붙는 자리이다.

붓돌기와 꼭지돌기 사이에는 **붓꼭지돌기**(stylomastoid foramen)가 있다.

머리안(두개강, Cranial Cavity)

머리안은 머리뼈덮개(calvaria) 안에 뇌, 뇌척수막, 뇌신경의 몸쪽부분, 혈관 및 뇌정맥굴(cranial venous sinuses)이 있는 공간이다.

지붕(Roof)

머리뼈덮개(calvaria)는 뇌의 위쪽을 보호하는 둥근 천장 구조의 지붕이다. 머리뼈덮개는 앞쪽으로 이마뼈, 중간에 한 쌍의 마루뼈, 뒤쪽으로 뒤통수뼈로 구성되어 있다(그림 2-7).

안쪽에서 보이는 봉합은 다음과 같다:

- 이마뼈와 마루뼈 사이의 관상봉합(coronal suture)
- 이마뼈 사이의 시상봉합(sagittal suture)
- 이마뼈와 뒤통수뼈 사이의 시옷봉합(lambdoidal suture)

관상봉합과 시상봉합이 만나는 곳이 정수리점(bregma)이며, 시옷봉합과 시상봉합이 만나는 곳이 시옷점(lambda)이다.

머리뼈덮개의 안쪽면에 있는 다른 표지물은 뼈능선(bony ridge), 많은 고랑(grooves) 및 오목(pits)이 있다.

앞쪽에서 뒤쪽 순서로 보이는 머리안 지붕 구조물은 다음과 같다:

- 이마뼈 면에서 뻗어 나온 중앙선 능선(**이마뼈능선, frontal crest**)은 양쪽 대뇌반구를 부분적으로 분리해 주는 경질막의 특수화된 구조물인 **대뇌낫(falx cerebri)**이 붙는 곳이다.
- 이마뼈능선이 끝나는 위쪽부분에서 **위시상정맥굴고랑 (groove for the superior sagittal sinus)**이 시작되며, 이 고랑은 뒤쪽으로 넓어지고 깊어지며 위시상정맥굴이 위치하는 곳이다.
- 위시상정맥굴고랑의 양 옆을 따라 몇 개의 오목(depression

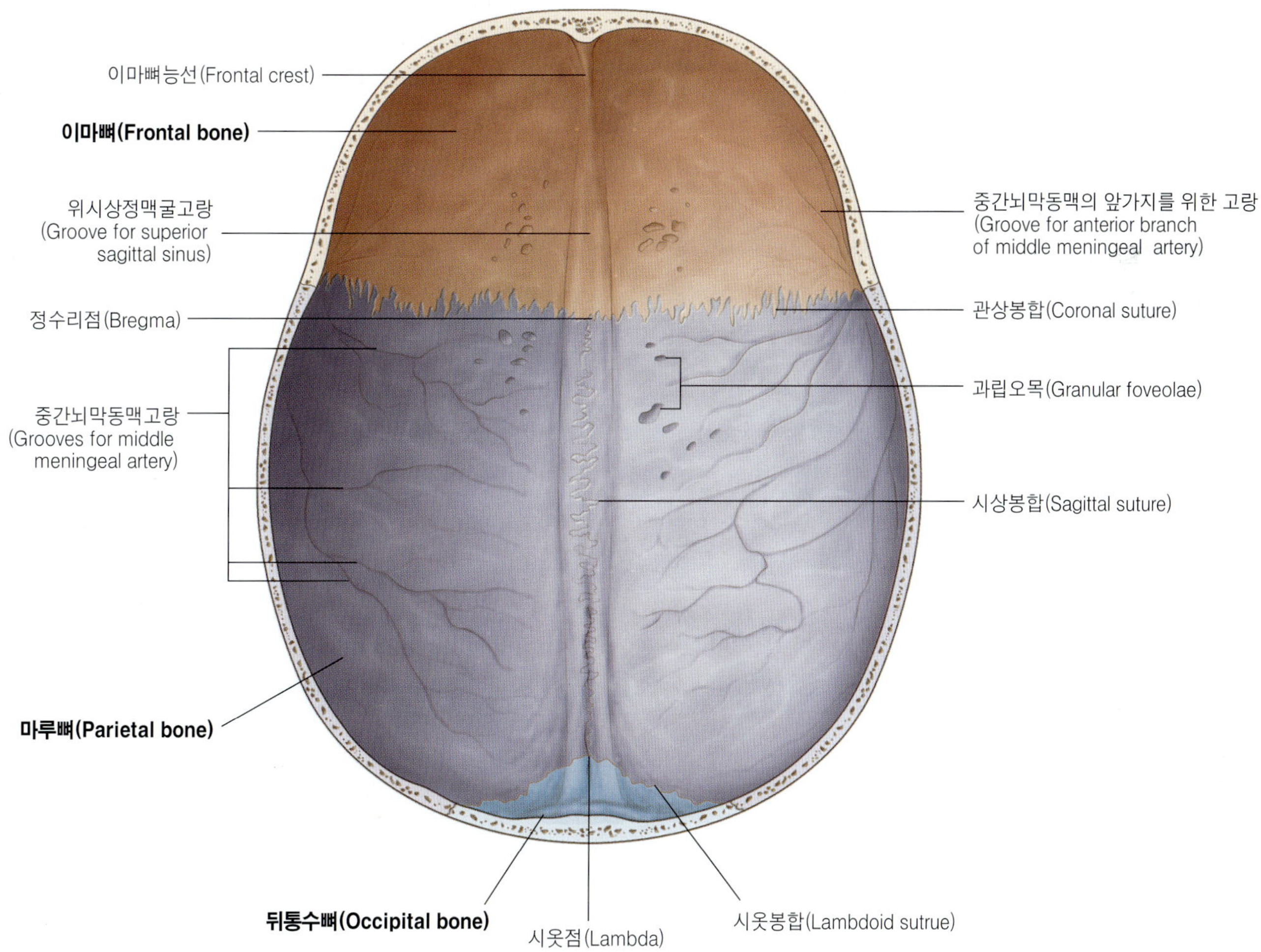

그림 2-7. 머리뼈안의 천장.

and pits)(**과립오목, granular foveolae**)이 있으며, 이는 거미막과립(arachnoid granulation)이 위치하는 곳이다. 거미막과립은 뇌막(meningeal coverings)과 같이 뇌를 관찰할 때 잘 보이며 뇌척수액의 흡수에 관여한다.

- 머리안 지붕의 가쪽에는 많은 뇌막혈관에 의해 생긴 작은 고랑들이 있다.

바닥(Floor)

머리안 바닥은 앞머리뼈우묵(anterior cranial fossa), 중간머리뼈우묵(middle cranial fossa) 및 뒤머리뼈우묵(posterior cranial fossa)으로 나눈다.

앞머리뼈우묵(전두개와, Anterior cranial fossa)

이마뼈 일부, 벌집뼈 및 나비뼈가 앞머리뼈우묵을 형성한다(그림 2-8). 앞머리뼈우묵 바닥은 다음과 같이 구성되어 있다:

- 앞쪽 가쪽은 이마뼈
- 중간선에는 벌집뼈
- 뒤쪽에는 나비뼈 몸통과 작은날개

앞머리뼈우묵은 코안(nasal cavity)과 눈확(orbits) 위에 있으며, 대뇌반구(cerebral hemispheres)의 이마엽(frontal lobe)이 들어차 있다.

앞쪽으로 작은 쐐기 모양의 중앙선 능선(이마뼈능선, frontal crest)이 이마뼈로부터 돌출되어 있다. 이곳은 대뇌낫(falx cerebri)이 붙는 부위이다. 이마뼈능선 바로 뒤쪽에는 막구멍(foramen cecum)이 있다(표 2-2). 이마뼈와 벌집뼈 사이에 있는 막구멍은 코안과 위시상정맥동굴(superior sagittal sinus)을 연결하는 이끌정맥(emissary vein)이 지나간다.

이마뼈능선 뒤쪽으로 벌집뼈에서 위쪽으로 돌출한 쐐기(**볏돌기, crista galli**)가 있다. 이곳은 양쪽 대뇌반구를 부분적으로 나누어주는 경질막의 수직 연장인 대뇌낫이 붙는 또 다른 한 지점이다.

볏돌기 가쪽에는 **벌집뼈체판(cribriform plate)**이 있다(그림 2-8). 이는 채 모양의 구조를 하고 있으며, 작은 후각신경섬유들(olfactory nerve fibers)이 이 구멍을 통하여 코안점막(nasal muocosa)으로부터 후각망울(olfactory bulb)로 간다.

벌집뼈 가쪽에는 앞머리뼈우묵이 이마뼈의 상대적으로 얇은 판(이마뼈의 **눈확부분[orbital part]**)으로 형성되어 있으며, 이는 아래쪽으로 눈확의 지붕을 형성한다. 아마뼈와 벌집뼈 뒤쪽으로는 앞머리뼈우묵의 나머지 바닥은 나비뼈의 몸통과 작은날개에 의해 형성된다. 중간선에서 나비뼈몸통은 앞쪽으로 이마뼈의 눈확부분 사이에서 벌집뼈에 다다르며, 뒤쪽으로 중간머리뼈우묵까지 뻗어있다.

중앙선상의 앞머리뼈우묵과 중간머리뼈우묵 사의의 경계는 시각신경관(optic canal) 사이에 나비뼈몸통을 가로지르는 평탄한 고랑인 교차고랑(chiasmatic sulcus)의 앞 가장자리이다.

나비뼈 작은날개 (접형골 소익, Lesser wings of the sphenoid)

나비뼈의 두 작은 날개는 나비뼈몸통에서 가쪽으로 돌출하여 앞머리뼈우묵과 중간머리뼈우묵의 가쪽부분 사이의 명확한 경계를 이룬다.

나비뼈 작은날개는 중간머리뼈우묵의 앞쪽의 위에 걸려있으

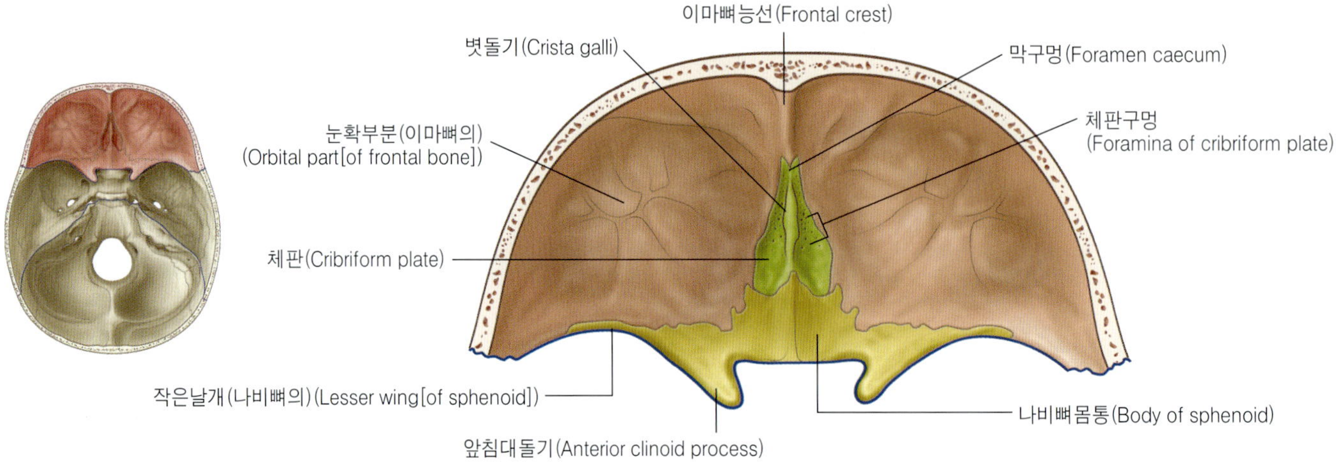

그림 2-8. 앞머리뼈우묵.

며, 위눈확틈새(superior orbital fissure)의 위가쪽 가장자리 가까이에 이마뼈와 나비뼈의 큰날개가 만나는 곳에서 뾰족한 끝으로서 가쪽에서 끝난다.

나비뼈 작은날개는 안쪽으로 넓어져 뒤쪽으로 구불어지고, 둥근 **앞침대돌기(anterior clinoid process)**로서 끝난다(그림 2-8). 이 돌기는 대뇌반구의 뒷부분과 소뇌를 분리시켜주는 경질막인 **소뇌천막(tentorium cerebelli)**이 붙는 앞쪽 지점이다. 이 돌기 바로 앞쪽으로 나비뼈 작은날개에 둥근 구멍(**시각신경관, optic canal**)이 있다. 시각신경관으로는 눈동맥(ophthalmic artery)과 눈신경(optic nerve[II])이 머리안을 빠져나와 눈확으로 들어간다. 시각신경관은 보통 중간머리뼈우묵에 포함시킨다.

중간머리뼈우묵(중두개와, Middle cranial fossa)

중간머리뼈우묵은 나비뼈와 관자뼈의 일부분으로 구성되어 있다(그림 2-9).

중간선에서 앞머리뼈우묵과 중간머리뼈우묵 사이의 경계는 나비뼈 몸통을 가로질러 시각신경관 사이에 뻗어있는 평탄한 교차고랑(chiasmatic sulcus)의 앞쪽 가장자리이다.

중간머리뼈우묵의 뒤쪽 경계는 관자뼈 바위꼭지부분(petromastoid part)의 바위부분(petrous part) 앞면이 끝나는 위 가장자리이다.

나비뼈(접형골, Sphenoid)

중간머리뼈우묵 중앙부의 바닥은 융기되어 있으며 나비뼈 몸통에 의해 형성된다. 이곳의 양옆으로 나비뼈 큰날개와 관자뼈 비늘부분(squamous part)에 의해 형성된 큰 오목(depression)이 있다. 이 오목에는 뇌의 관자엽(temporal lobe)이 놓인다.

표 2-2. 머리뼈의 속구멍

구멍	통과구조물
앞머리뼈우묵	
막구멍	코안으로 가는 이끌정맥
벌집체판에 있는 후각신경구멍	후각신경
시각신경관	시각신경, 눈동맥
중간머리뼈우묵	
위눈확틈새	눈돌림신경, 도르래신경, 삼차신경의 눈가지, 가돌림신경, 눈정맥
원형구멍	삼차신경의 위턱가지
타원구멍	삼차신경의 아래턱가지
뇌막동맥구멍	중간뇌막동맥
큰바위신경틈새	큰바위신경
작은바위신경틈새	작은바위신경
뒤머리뼈우묵	
큰구멍	뇌줄기 끝부분/척수의 시작부분, 척수동맥, 더부신경의 척수뿌리, 뇌척수막
속귀길	얼굴신경, 속귀신경, 미로동맥
목정맥구멍	혀인두신경, 미주신경, 더부신경, 이래바위정맥굴 구불정맥굴(속목정맥을 형성)
혀밑신경관	혀밑신경, 오름인두동맥의 뇌막가지
관절융기관	이끌정맥

안장(Sella turcica)

교차고랑 바로 뒤쪽으로 나비뼈 몸통의 독특한 변형구조물(**안장, sella turcica**)이 있다. 안장은 앞쪽과 뒤쪽의 수직벽과 뇌하수체(pituitary gland)를 담는 깊은 중앙지역(**뇌하수체오목, hypophysial fossa**)으로 구성되어 있다(그림 2-9).

안장의 앞쪽벽은 교차고랑의 뒤쪽 가장자리에서 약간 돌출되어 보이는 위쪽부분을 포함한 수직벽은 **안장결절(tuberculum sellae)**이다.

안장결절의 구석으로부터 가쪽으로 돌출한 **중간침대돌기(middle clinoid process)**가 가끔 존재한다.

안장의 뒷벽은 위쪽 앞쪽으로 돌출한 큰 뼈능선인 안장등(dorsum sellae)이 있다. 안장 꼭대기의 가쪽 가장자리에 둥근 돌기(**뒤침대돌기, posterior clinoid processes**)가 있다. 뒤침대돌기는 앞침대돌기와 마찬가지로 소뇌천막이 붙는 곳이다.

틈새와 구멍(Fissures and foramina)

나비뼈 몸통 양옆으로 중간머리뼈우묵의 바닥은 나비뼈 큰날개에 의해 형성된다(그림 2-9).

대각선 틈새인 위눈확틈새(superior orbital fissure)는 나비뼈 큰날개와 작은날개를 분리시켜 주며, 중간머리뼈우묵과 눈확 사이의 주요 통로이다. 이 틈새로 지나가는 구조물은 눈돌림신경(oculomotor nerve[III]), 도르래신경(trochlear nerve[IV]), 눈신경(ophthalmic nerve[V_1]), 가돌림신경(abducent nerve[VI]) 및 눈정맥(ophthalmic veins)이다.

위눈확틈새의 안쪽 끝의 뒤쪽에 중간머리뼈우묵의 바닥에 앞쪽으로 달리는 둥근 구멍(**원형구멍, foramen rotundum**)이 있다. 이 구멍으로는 중간머리뼈우묵에서 날개입천장오목(pterygopalatine fossa)으로 가는 위턱신경(maxillary nerve[V_2])이 지나간다.

원형구멍의 뒤쪽에는 큰 계란모양의 구멍(**타원구멍, foramen ovale**)이 있다. 이 구멍은 머리바깥의 관자아래우묵(infratemporal fossa)과 중간머리뼈우묵 사이를 지나는 구조물이 지나간다. 아래턱신경(mandibular nerve[V_3])과 가끔 작은 혈관(덧중간뇌막동맥, accessory middle meningeal artery)이 이 구멍을 통과한다.

타원구멍의 뒤가쪽으로는 작은 뇌막동맥구멍(foramen spinosum)이 있다(그림 2-9). 이 구멍도 관자아래우묵과 중간머리뼈우묵을 연결한다. 중간뇌막동맥(middle meningeal artery)과 이와 관련된 정맥들이 이 구멍을 통해 지나가고 이 구멍을 통해 들어온 중간뇌막동맥은 가는 길이 뚜렷이 보이는데 중간머리뼈우묵의 바닥과 가쪽벽을 가로질러 간다.

타원구멍 뒤안쪽에 **목동맥구멍**(carotid canal)의 **둥근 머리속 구멍(rounded intracranial opening)**이 있다. 이 구멍 바로 아래에는 불규칙한 구멍인 **파열구멍(foramen lacerum)**이 있다(그림 2-9). 머리뼈를 아래에서 관찰할 경우 살아있을 때에는 파열구멍이 연골 마개로 닫혀있어 완전하게 이 구멍을 통과하는 구조물은 없다.

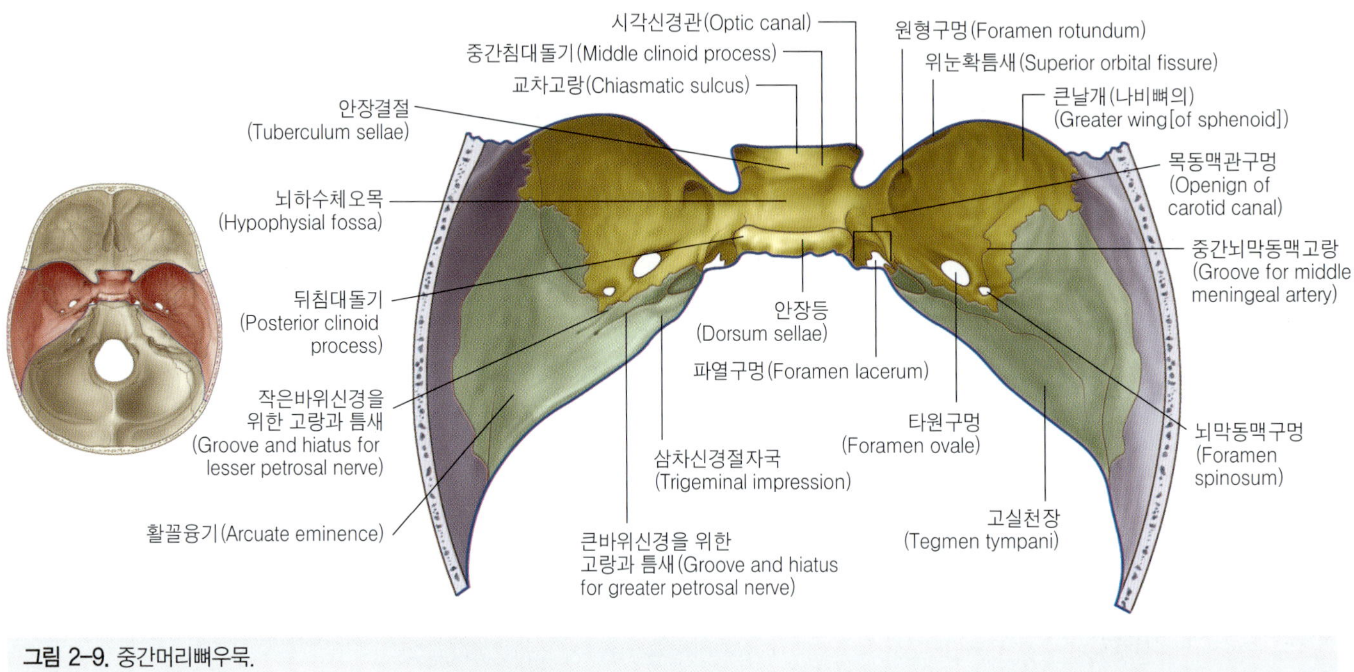

그림 2-9. 중간머리뼈우묵.

관자뼈(측두골, Temporal bone)

중간머리뼈우묵의 뒤쪽 경계는 관자뼈 바위꼭지부분의 바위부분 앞면에 의해 형성된다.

안쪽으로 관자뼈 바위부분의 앞면에는 얕은 오목(**삼차신경절자국, trigeminal impression**)이 있다(그림 2-9). 삼차신경절자국은 삼차신경(trigeminal nerve[V])의 감각신경절이 위치하는 곳이다.

삼차신경절자국 가쪽으로 관자뼈 바위부분의 앞면에 위가쪽으로 달리는 작은 줄모양의 고랑이 있으며 한 구멍(**큰바위신경고랑과 틈새, groove and hiatus for the greater petrosal nerve**)으로 끝난다. 큰바위신경은 얼굴신경(facial nerve[VII])의 가지이다.

큰바위신경고랑의 앞가쪽에는 고실얼기(tympanic plexus)의 가지인 더 작은 **작은바위신경 고랑과 틈새(groove and hiatus for the lesser petrosal nerve)**가 있다(그림 2-9).

큰·작은바위신경을 위한 작은 구멍 위쪽 가쪽으로 관자뼈 바위부분의 위쪽 능선 근처에는 둥근 돌출부위(**활꼴융기, arcuate eminence**)가 속귀(inner ear)의 앞반고리뼈관(anterior semicircular canal)에 의해 형성된다.

활꼴융기 바로 앞쪽 가쪽에 관자뼈 바위부분의 앞면은 약간 오목하다. 이 부위를 **고실천장(tegmen tympani)**이라 하며 가운데귀(middle ear)의 얇은 뼈천장을 나타낸다.

뒤머리뼈우묵(후두개와, Posterior cranial fossa)

뒤머리뼈우묵은 주로 관자뼈와 뒤통수뼈의 부분으로 되어 있으며, 일부 나비뼈와 마루뼈에 의해 형성된다(그림 2-10). 이 우묵은 세 머리뼈우묵 중에 가장 깊으며, 뇌줄기(brain stem)(중간뇌[midbrain], 다리뇌[pons], 숨뇌[medulla])와 소뇌(cerebellum)를 담고 있다.

경계(Boundaries)

중간선에서 뒤머리뼈우묵의 앞쪽 경계는 안장등(dorsum sellae)과 **비스듬틀(clivus)**이다(그림 2-10). 비스듬틀은 큰구멍(foramen magnum)으로부터 위쪽으로 뻗어있는 경사진 뼈이다. 비스듬틀은 나비뼈 몸통과 뒤통수뼈의 바닥부분에 의해 형성된다.

가쪽으로 뒤머리뼈우묵의 앞쪽 경계는 관자뼈 바위꼭지부분(petromastoid part)의 바위부분(petrous part) 위 가장자리이다.

뒤쪽으로 가로고랑(transverse groove) 높이의 뒤통수뼈 비늘부분(squamous part)이 주요 경계이며, 가쪽으로 관자뼈 바위꼭지부분과 뒤통수뼈와 마루뼈의 일부분이 뒤머리뼈우묵의 경계를 형성한다.

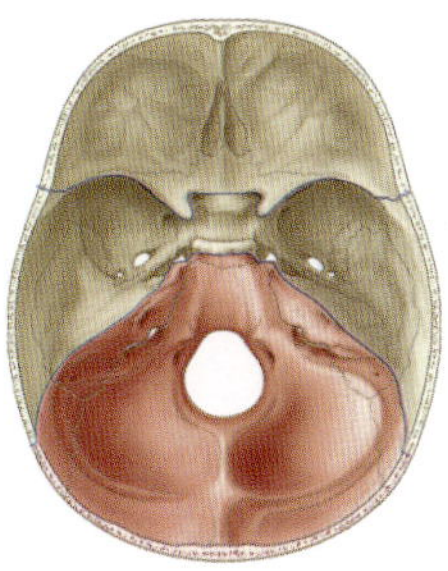

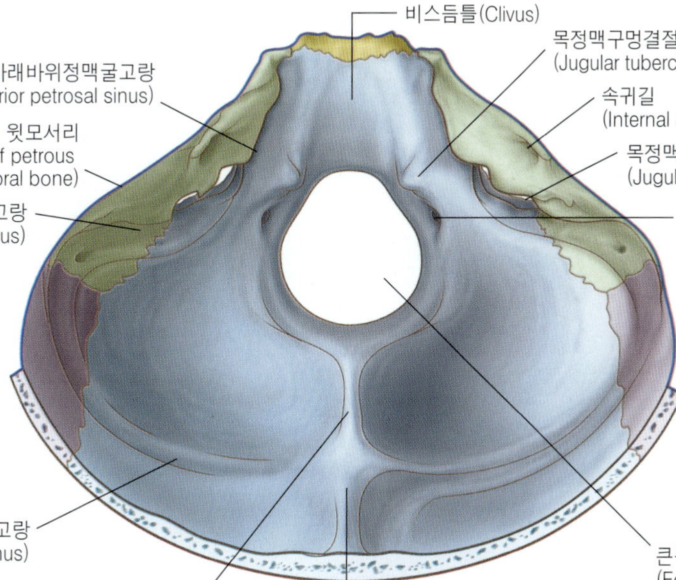

그림 2-10. 뒤머리뼈우묵.

큰구멍(대후두공, Foramen magnum)

중앙에 뒤머리뼈우묵의 가장 깊은 곳에 머리뼈의 가장 큰 구멍인 큰구멍이 있다. 큰구멍은 앞쪽으로 뒤통수뼈의 바닥부분에 의해, 양옆은 뒤통수뼈의 가쪽부분에 의해, 뒤쪽은 뒤통수뼈의 비늘부분에 의해 둘러싸여 있다.

척수(spinal cord)가 이 구멍을 통하여 위로 올라가 뇌줄기로 이어진다.

큰구멍으로 통과는 다른 구조물은 척추동맥(vertebral arteries), 뇌척수막(meninges) 및 더부신경의 척수뿌리(spinal root of the accessory nerve[XI])이다.

고랑과 구멍(Grooves and foramina)

비스듬틀은 큰구멍으로부터 위쪽으로 경사져 있다. 비스듬틀의 가쪽으로 뒤통수뼈의 바닥부분과 관자뼈 바위꼭지부분의 바위부분 사이에 **아래바위정맥굴고랑(groove for the inferior petrosal sinus)**이 있다(그림 2-10).

가쪽으로 관자뼈 바위부분 뒷면의 위쪽 절반 부분에 타원형의 구멍(**속귀길, internal acoustic meatus**)이 있다. 이 구멍을 통하여 얼굴신경(facial nerve[VII])과 속귀신경(vestibulocochlear nerve[VIII]) 및 미로동맥(labyrinthine artery)이 지나간다.

속귀길 아래로 관자뼈는 뒤통수뼈와 큰 목정맥구멍(jugular foramen)에 의해 분리되어 있다(그림 2-10). 안쪽으로 아래바위정맥고랑과 연결되고, 가쪽으로 **구불정맥굴고랑(groove for the sigmoid sinus)**과 연결된다.

구불정맥굴(sigmoid sinus)은 목정맥구멍 안으로 들어가 속목정맥(internal jugular vein)으로 연속되는데 반해 아래바위정맥굴(inferior petrosal sinus)은 목정맥구멍 부위에서 속목정맥(internal jugular vein)으로 연결된다.

목정맥구멍을 통과하는 구조물로는 혀인두신경(glossopharyngeal nerve[IX]), 미주신경(vagus nerve[X]) 및 더부신경(accessory nerve[XI])이 있다.

목정맥구멍 안쪽으로 뒤통수뼈의 크고 둥근 융기(**목정맥구멍결절, jugular tubercle**)가 있다. 이 결절 바로 아래 큰구멍 위쪽에 **혀밑신경관(hypoglossal canal)**이 있으며, 이 관으로 혀밑신경(hypoglossal nerve[XII])이 뒤머리뼈우묵을 나가며, 오름인두동맥(ascending pharyngeal artery)의 뇌막가지가 뒤머리뼈우묵으로 들어간다.

혀밑신경관 바로 뒤가쪽으로 관절융기관(condylar canal)이 있는 경우가 있으며 이 관으로는 이끌정맥(emissary vein)이 지나간다.

뒤통수뼈의 비늘부분 (Squamous part of the occipital bone)

뒤통수뼈의 비늘부분은 여러 특징적인 양상을 보인다(그림 2-10):

- 중심선상에서 큰구멍으로부터 위쪽으로 달리는 속뒤통수뼈능선(internal occipital crest)이 있다.
- 속뒤통수뼈능선 양쪽으로 뒤머리뼈우묵의 바닥은 소뇌반구가 들어찰 수 있게 오목하다.
- 속뒤통수뼈능선은 위쪽으로 뼈융기(속뒤통수뼈융기, internal occipital protuberance)로 끝난다.
- 속뒤통수뼈융기로부터 가쪽으로 가로정맥굴(transverse sinus)에 의해 형성된 고랑이 있다. 가로정맥굴은 가쪽으로 계속 가서 구불정맥과 만나고 목정맥구멍을 향하여 아래쪽으로 주행한다.

가로정맥굴과 구불정맥굴은 경질막내 정맥동굴(intradural venous sinuses)이다.

임상 강의(In the clinic)

머리의 의학적 영상(Medical imaging of the head)

방사선촬영술(Radiography)

20여 년 전까지만 해도 머리의 영상의 표준방법은 단순방사선촬영술(plain radiography)이었다. 방사선촬영은 정면촬영법(posteroanterior view), 좌우방향촬영법(lateral view) 및 Towne 촬영법(Towne's view)의 세 가지 기본 촬영법이 있다. 머리뼈 바닥의 구멍과 얼굴뼈를 관찰하기 위한 다른 촬영법이 있다. 최근에 머리뼈 방사선촬영술은 외상 시 사용되고 있지만 그 사용이 줄어들고 있다. 머리뼈 골절은 상대적으로 쉽게 관찰된다(그림 2-11). 환자는 내재되어 있거나 가능성 있는 신경학적 합병증을 바탕으로 접근되고 치료된다.

전산화단층촬영술(Computed tomography, CT)

처음 전산화단층촬영술이 개발된 이래로 뇌 전산화단층촬영술은 신경학적 검사에 많이 사용되고 있다. 뇌와 뇌막이 쉽고 빠르게 검사될 수 있으며 혈액이 쉽게 관찰될 수 있어 머리 손상 시 이상적으로 사용된다. 결과의 수학적인 연산방식을 바꾸어 뼈도 관찰될 수 있다.

혈관조영제를 이용한 전산화단층촬영 혈관조영술(CT angiography)로 혈관내 치료 전에 뇌내동맥자루(intracerebral aneurysm)의 위치와 크기를 알 수 있다.

자기공명영상(Magnetic resonance imaging, MRI)

자기공명영상은 대비 분해능이 뛰어나 다른 기술보다 뛰어나다. 뇌와 뇌척수막, 뇌척수액(cerebrospinal fluid, CSF) 및 척주(vertebral column) 등이 쉽고 빠르게 관찰될 수 있다. 새로운 영상연쇄(imaging sequence) 기법은 뇌실주위 손상부위를 정확히 구분하기 위하여 뇌척수액이 나타나는 것을 억제(suppression)시킬 수 있다.

자기공명영상은 어떤 외과적 상황에서 필요한 머리안 혈관(Willis 고리, Circle of Willis)의 온전함을 결정하는 데 매우 유용하다.

자기공명영상은 목동맥협착(carotid stenosis)의 평가에도 매우 좋은 도구이다.

초음파촬영술(Ultrasonography)

초음파를 이용한 뇌의 관찰은 처음에는 실효를 거두지 못했으나, 탐침 기술의 발달로 지금은 머리안 Doppler 연구가 가능하게 되었으며 목동맥 죽상판(carotid plaque)으로부터 떨어져 나온 뇌색전증(cerebral embolization)을 확인할 수 있게 되었다.

머리바깥 초음파조영술은 암 시기(stage)를 정하고 목의 덩이(mass)와 목동맥갈림(carotid bifurcation)을 관찰하는 데 매우 중요하다(그림 2-12).

초음파는 어린이가 숫구멍(fontanelles)을 통해 소리창(acoustic window)을 가지고 있기 때문에 어린이에게도 유용하다.

(계속)

(계속) 임상 강의(In the clinic)

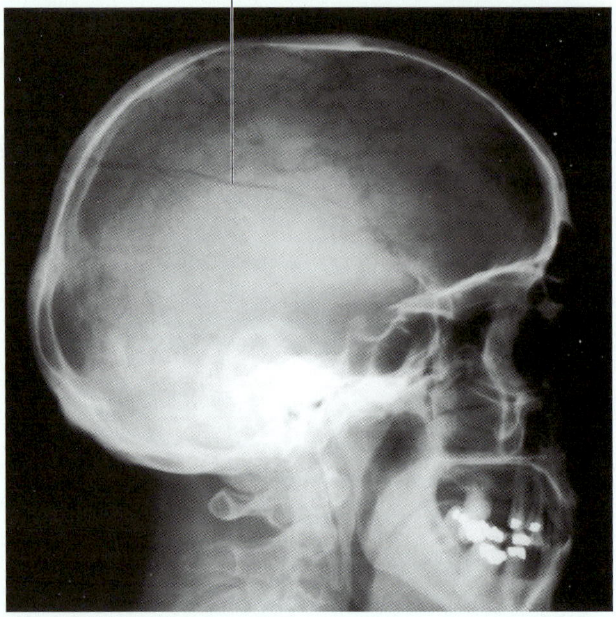

그림 2-11. 머리뼈 방사선 사진에 보이는 머리뼈골절.

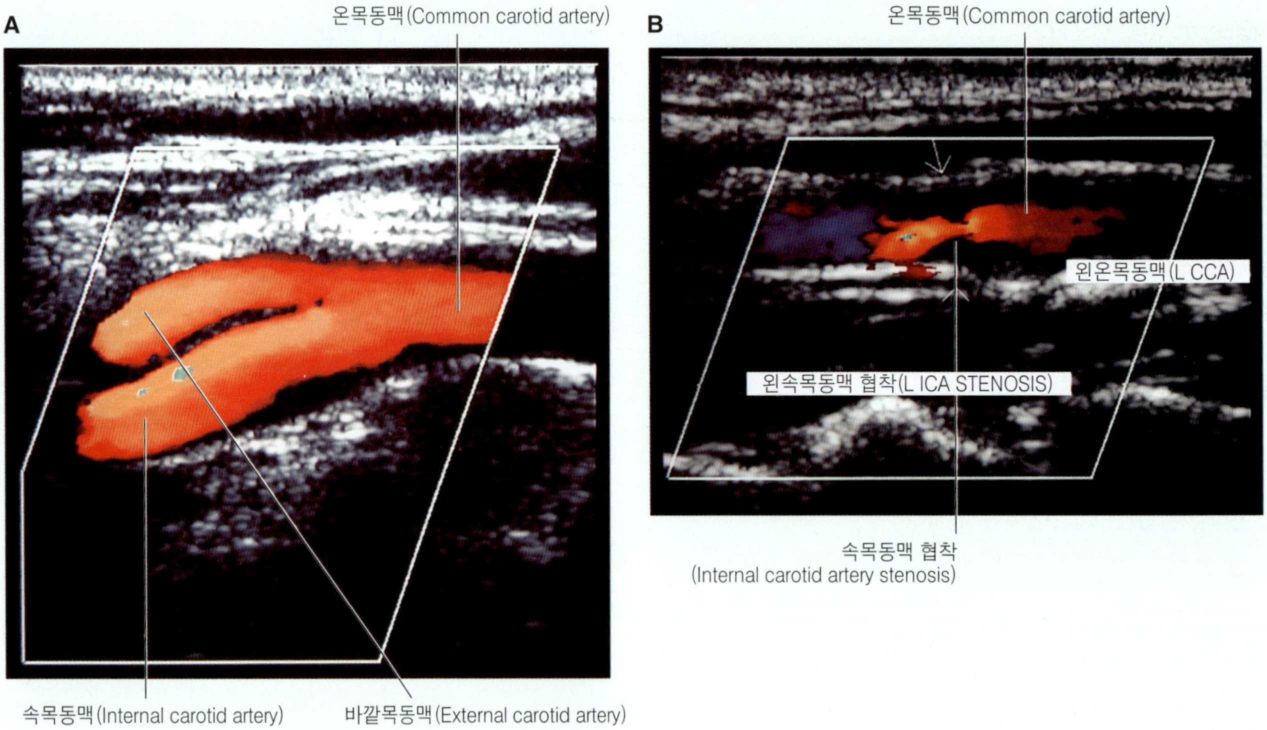

그림 2-12. 초음파 사진. A, 정상적인 목동맥 갈림. B, 속목동맥 협착.

임상 강의(In the clinic)

머리둥근천장 골절과 경질막바깥혈종(Fracture of the skull vault and extradural hematoma)

머리둥근천장은 우리 몸에서 매우 중요한 기관인 뇌를 보호하는 아주 강한 구조이다. 머리둥근천장의 모양은 임상적으로 중요하며 이의 생체역학은 골절을 막아준다. 임상적 관점에서 머리뼈골절은 임상의들에게 손상의 특징과 정도 및 가능성 있는 합병증에 대해 주의를 요하게 한다. 골절 자체는 그다지 중요하지 않다. 중요한 것은 머리뼈골절에 초점을 맞추는 것보다 일차적인 뇌손상을 최소화 시키고 이차적인 합병증을 치료하는 것이다. 머리뼈골절은 함몰머리뼈골절(depressed skull fracture), 복합골절(compound fracture) 및 관자놀이점골절(pterion fracture) 시 매우 중요하다

함몰머리뼈골절

함몰 머리뼈골절이 생기면 뼈조각이 정상적으로 볼록한 머리뼈가 아래로 내려간다. 이는 혈종을 동반한 이차적인 동 · 정맥 손상이 유발될 수 있다. 더욱이 일차적인 뇌손상이 이 유형의 골절로 초래될 수 있다.

복합골절

복합골절은 피부의 터짐(breach)을 동반한 뼈의 골절로 감염이 파급될 수 있다. 전형적으로 이 골절은 머리덮개의 찢김(laceration)과 관련되어 항생제로 치료될 수 있다.

복합골절의 중요한 합병증은 수막염(meningitis)으로 매우 치명적일 수 있다.

더 복잡한 복합골절은 머리뼈의 굴(sinuses)을 가로지르는 골절이다. 처음 관찰시에는 잘 파악되지 않으나 병적 상태(morbidity)로 가는 중요한 원인 될 수 있어 외상 후 이차적으로 발생한 머리안 감염이 생긴 환자에는 이 골절을 의심해 봐야 한다.

관자놀이점골절

관자놀이점은 머리뼈 가쪽에 있는 임상적으로 중요한 지점이다. 관자놀이점을 정확히 찾기 위해서는 광대활(zygomatic arch) 위로 2.5cm 위와 가상의 선을 긋고 가쪽 눈확모서리에서 2.5cm 뒤쪽이 대략적으로 이 지점을 나타낸다. 관자놀이점에서 이마뼈, 마루뼈, 나비뼈 큰날개 및 관자뼈와 만난다. 중요한 것은 이 구조물에 깊게 중간뇌막동맥(middle meningeal artery)이 있다는 것이다. 이 지점이 손상을 받으면 이들 혈관이 손상되어 치명적일 수 있는 경질막바깥혈종(extradural hematoma)이 생길 수 있다.

아래턱뼈의 변화(Change of the mandible)

나이에 따른 아래턱뼈의 변화

나이가 들어 이가 빠지게 되면 아래턱뼈는 위턱뼈의 경우에서처럼 몸통의 이틀부분이 점차 흡수되어 상대적으로 몸통과 가지 사이의 각도는 120 ° 에서 점차 커지게 되어 약 140 ° 에까지 이른다. 뼈의 흡수는 이틀부분을 중심으로 이루어지므로 턱뼈몸통의 앞쪽 가까이 대략 위 · 아래의 중간 높이에 놓여있던 턱끝구멍(mental foramen)은 점차 턱뼈몸통의 윗모서리로 가까워져 이 위에 틀니를 끼우게 되면 그 압력으로 턱끝구멍을 지나는 턱끝신경을 자극하여 아래입술, 잇몸, 턱끝 피부 등에 통증을 느끼게 할 수도 있다. 신생아와 영아의 아래턱뼈는 얼굴의 다른 부분에 비하여 전반적으로 작고 뒤로 밀려 있으며, 턱뼈가지와 몸통 사이의 각도도 약 140 ° 정도로 기울어져 있다. 이것은 치아가 아직 필요한 시기가 아니기 때문에 그것을 간직할 아래턱뼈 자체가 그 상태를 유지하고 있는 것이다. 영유아의 아래턱뼈에는 갓 낳았을 때는 이가 없다가 생후 6개월이 되면서 젖니가 나기 시작한다. 젖니가 나고 다시 간니로 바뀌면서 아래턱뼈는 점차 튼튼해지고 턱뼈가지와 몸통 사이의 각도도 어른의 모양인 120 ° 에 가까워진다. 갓난아기 시절의 아래턱뼈에는 콩깍지 속에 콩이 들어있듯이 좌우에 각각 다섯 개씩의 이틀이 있고 이 속에 젖니가 될 싹을 간직하고 있다.

치아의 결손과 인상

머리뼈 앞면의 중간부분을 구성하는 뼈는 위턱뼈이며 이 뼈의 아래쪽 이틀돌기에는 윗니가 나 있다. 그런데 나이가 들어 윗니가 빠지게 되면 이틀돌기의 뼈 역시 점점 흡수되어 위턱뼈의 높이가 낮아지게 되고 이에 따라 얼굴의 모양이 아래위가 짧아지며 생체에서는 입꼬리에서 뒤로 향한 깊은 주름이 생겨 전형적인 노인의 인상을 나타내게 한다. 아래턱뼈에서도 같은 현상이 일어날 수 있고 아래턱뼈의 아랫니가 빠지면 얼굴 모양의 변화는 더욱 심해진다.

제 3 장

얼굴과 머리덮개

얼굴(Face)

얼굴(face)은 사람을 식별할 수 있는 대표적인 몸의 부분이다. 의학적으로는 몸이나 마음에 병이 있을 때 그 일부가 얼굴에 증상으로 나타나기도 하므로 환자를 진찰하는 의사에게는 잘 관찰해야 할 중요한 부위이다. 얼굴이란 머리의 앞과 옆의 일부를 말하며, 여기에는 눈, 귀, 코, 입 같은 기관이 있다. 사람은 다른 동물과 달리 얼굴에 표정을 지을 수 있으며, 말을 할 수 있는 특성을 가지고 있는데 이러한 기능은 모두 얼굴에 있는 이 네 기관과 밀접한 관계가 있다. 이 네 기관은 시각, 청각, 후각 및 미각 같은 특수감각을 받아들이는 감각수용기관이기도 하지만 그 중에서도 코와 입은 몸속으로 이어지는 소화계통과 호흡계통의 통로가 시작되는 곳이기 때문에 얼굴에서의 의미가 크다.

그러므로 얼굴로 정의되는 부위, 즉 위로는 눈썹활(superciliary arch)과 아래로는 아래턱뼈(mandible) 아래 가장자리 사이와, 양옆으로 귀에 이르는 부위로서 얼굴의 독특한 구조의 이해는 환자를 진료하는 데 매우 유용하다.

근육(Muscles)

얼굴근육(그림 3-1)은 둘째인두굽이(second pharyngeal arch)에서 유래하며 얼굴신경이 분포한다. 얼굴근육은 얕은근막(superficial fascia) 안에 있고 뼈나 근막에서 시작하여 피부에 닿는다.

이들 근육은 얼굴의 표정을 나타내기 때문에 종종 표정근육(muscles of facial expression)이라 불린다. 또한 얼굴근육은 얼굴의 눈, 코 및 입의 조임근(sphincter) 또는 확장근(dilators)로서 작용한다. 기능적 무리로 나눔으로써 이들 근육을 이해하는 데 도움이 된다(표 3-1).

눈 주위의 근육(Orbital group)

눈 주위의 근육에는 눈둘레근(orbicularis oculi)과 눈썹주름근(corrugator supercilii)이 있다.

표 3-1. 얼굴의 근육

근육	이는곳	닿는곳	신경지배	기능
눈 주위의 근육				
눈둘레근				
–눈꺼풀부분	안쪽눈꺼풀인대	가쪽눈꺼풀솔기	얼굴신경	부드럽게 눈꺼풀을 닫음
–눈확부분	이마뼈의 코부분, 위턱뼈의 이마돌기 안쪽눈꺼풀인대	섬유가 눈확둘레에서 연속된 타원을 형성	얼굴신경	힘차게 눈꺼풀을 닫음
눈썹주름근	눈썹활의 안쪽 끝	눈썹의 안쪽 절반의 피부	얼굴신경	눈썹을 안쪽 아래쪽으로 잡아 당김
코의 근육				
코근				
–가로부분	코 바로 가쪽의 위턱뼈	다른 쪽으로부터의 근육 섬유가 있는 콧등을 가로지르는 힘줄	얼굴신경	콧구멍을 압박

(계속)

표 3-1. *(계속)* 얼굴의 근육

근육	이는곳	닿는곳	신경지배	기능
–콧방울부분	가쪽앞니 위의 위턱뼈	코의 콧방울 연골	얼굴신경	콧구멍을 열기 위해 연골을 아래쪽 가쪽으로 잡아당김
눈살근	코뼈와 가쪽 코연골의 윗부분	눈썹 사이 아래이마의 피부	얼굴신경	콧등 위로 가로주름이 형성되도록 눈썹의 안쪽구석을 아래로 잡아당김
코중격내림근	안쪽앞니 위의 위턱뼈	코중격의 움직이는 부분	얼굴신경	코를 아래로 잡아당김
입 주위의 근육				
입꼬리내림근	송곳니, 작은어금니 및 첫째큰어금니 아래의 아래턱뼈 빗선	입꼬리의 피부와 입둘레근과 섞임	얼굴신경	입꼬리를 아래쪽 가쪽으로 잡아당김
아래입술내림근	아래턱뼈 빗선의 앞부분	중앙선에 있는 아래입술, 반대쪽의 근육과 섞임	얼굴신경	아래입술을 아래쪽 가쪽으로 잡아당김
턱끝근	앞니아래 아래턱뼈	턱의 피부	얼굴신경	턱의 피부를 주름을 지게 하면서 아래입술을 들고 내밈
입꼬리당김근	깨물근 근막	입꼬리의 피부	얼굴신경	입꼬리를 뒤로 당김, 보조개를 만듬
큰광대근	광대뼈 가쪽면의 뒷부분	입꼬리의 피부	얼굴신경	입꼬리를 위쪽 가쪽으로 끌어 당김
작은광대근	광대뼈 가쪽면의 앞부분	입꼬리 바로 안쪽의 위입술	얼굴신경	위입술을 위로 잡아당김
위입술올림근	위턱뼈의 눈확아래 모서리	위입술 가쪽 절반의 피부	얼굴신경	위입술을 올림, 코입술고랑 형성을 도움
위입술코방울 올림근	위턱뼈 이마돌기	코의 콧방울연골과 위입술	얼굴신경	위입술을 올리고 콧구멍을 엶
입꼬리올림근	눈확아래구멍의 위턱뼈	입구석의 피부	얼굴신경	입구석을 올림, 코입술고랑 형성을 도움
입둘레근	이 부근의 근육, 중앙선이 있는 위턱뼈와 아래턱뼈	입주위에 타원을 형성	얼굴신경	입술을 닫음, 입술을 내밈
볼근	위턱뼈와 아래턱뼈 뒷부분, 날개아래턱솔기	입둘레근과 섞이고 입술로 들어감	얼굴신경	치아쪽으로 뺨을 누름, 확장된 뺨을 누름
기타 근육				
앞귓바퀴근	관자근막의 앞부분	귀 귀둘레	얼굴신경	귀를 위쪽 앞쪽으로 잡아당김
위귓바퀴근	머리 양쪽의 머리덮개널힘줄	귓바퀴의 윗부분	얼굴신경	귀를 올림
뒤귓바퀴근	관자근 꼭지돌기	귀 귀조가비의 볼록한 부분	얼굴신경	귀를 위쪽 뒤쪽으로 잡아당김
뒤통수이마근				
–이마힘살	눈썹의 피부	머리덮개널힘줄	얼굴신경	이마를 주름지게 함, 눈썹을 올림
–뒤통수힘살	뒤통수뼈 위목덜미선의 가쪽부분과 관자뼈 꼭지돌기	머리덮개널힘줄	얼굴신경	머리덮개를 뒤쪽으로 잡아당김

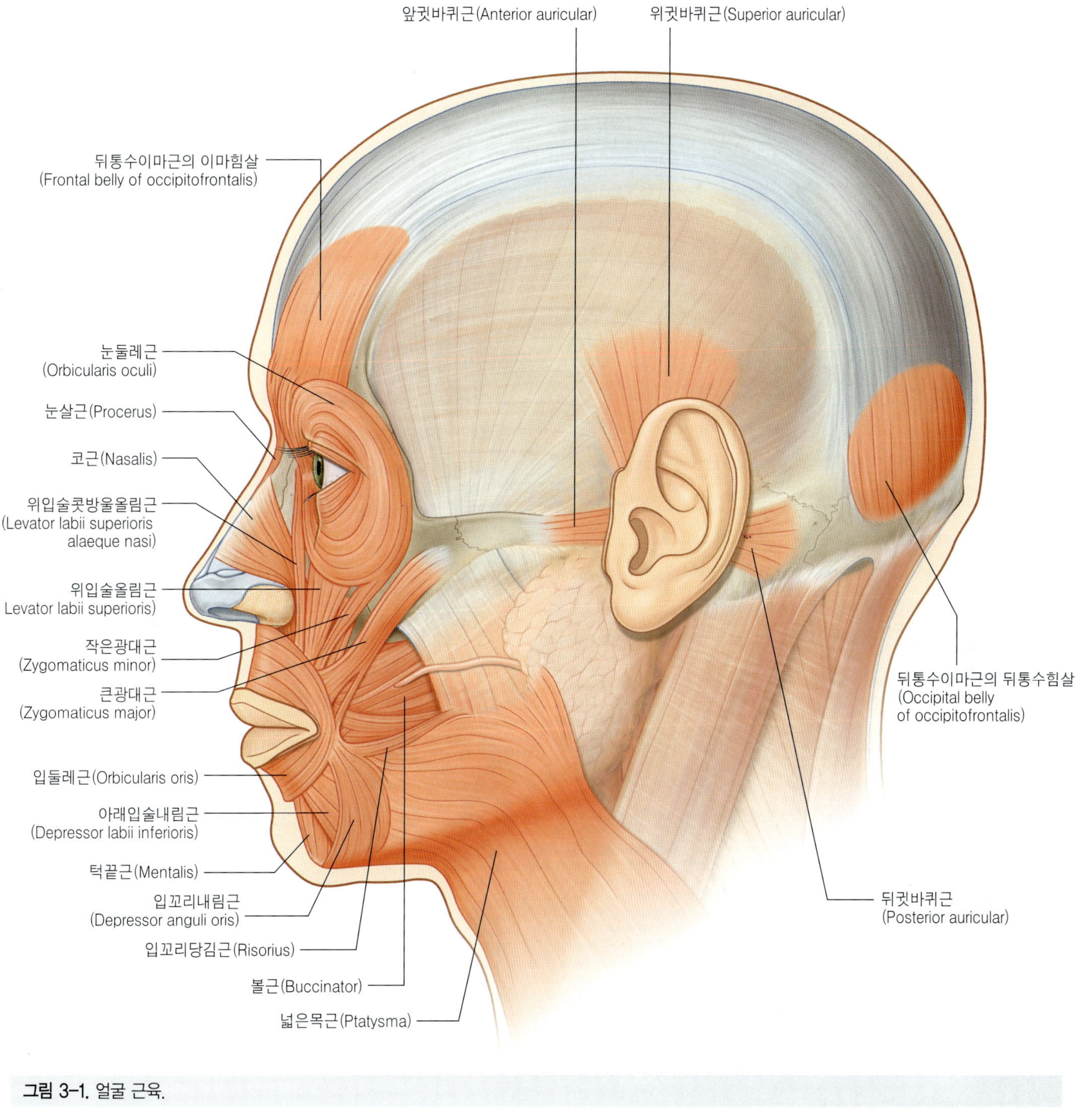
앞귓바퀴근(Anterior auricular)
위귓바퀴근(Superior auricular)
뒤통수이마근의 이마힘살
(Frontal belly of occipitofrontalis)
눈둘레근
(Orbicularis oculi)
눈살근(Procerus)
코근(Nasalis)
위입술콧방울올림근
(Levator labii superioris
alaeque nasi)
위입술올림근
Levator labii superioris)
작은광대근
(Zygomaticus minor)
큰광대근
(Zygomaticus major)
입둘레근(Orbicularis oris)
아래입술내림근
(Depressor labii inferioris)
턱끝근(Mentalis)
입꼬리내림근
(Depressor anguli oris)
입꼬리당김근(Risorius)
볼근(Buccinator)
넓은목근(Ptatysma)
뒤통수이마근의 뒤통수힘살
(Occipital belly
of occipitofrontalis)
뒤귓바퀴근
(Posterior auricular)

그림 3-1. 얼굴 근육.

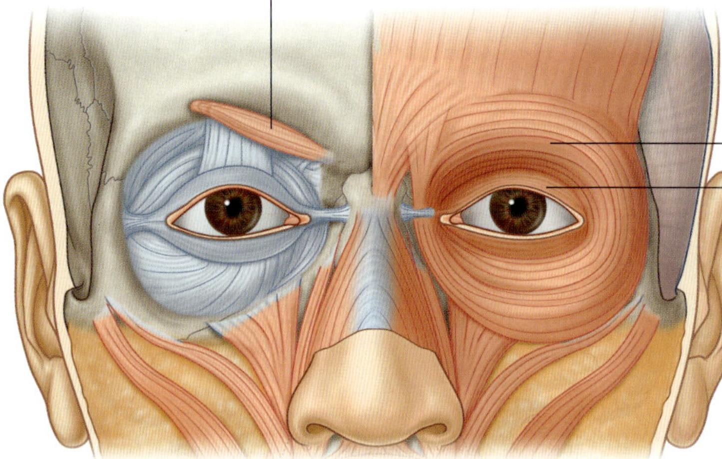

그림 3-2. 얼굴근육의 눈 주위의 근육.

눈둘레근(안륜근, Orbicularis oculi)

눈둘레근은 눈확 구멍을 완전히 둘러싸고 있고 눈꺼풀까지 뻗어 있는 큰 근육이다(그림 3-2). 눈둘레근은 눈꺼풀을 닫으며 두 가지 주요 부분이 있다:

- **눈확부분(orbital part)**은 눈확 구멍를 둘러싸고 눈확테(orbital rim) 너머까지 뻗어 있는 넓은 고리이다.
- **눈꺼풀부분(palpebral part)**은 눈꺼풀 안에 있으며, 눈의 내측 구석에서 시작하여 가쪽으로 붙도록 눈꺼풀을 가로지르는 근육섬유로 구성되어 있다.

눈확부분과 눈꺼풀부분은 눈꺼풀을 닫을 때 각각의 특수한 역할을 한다. 눈꺼풀부분은 눈을 부드럽게 감는 데 관여하는 반면에 눈확부분은 눈을 꼭 감을 때 관여하며 이마에 주름을 지게 한다.

눈둘레근의 다른 작은 눈물주머니부분(lacrimal part)은 안쪽 깊이 위치하며 눈확의 눈물기관인 눈물주머니(lacrimal sac) 뒤쪽 뼈에 붙는다.

눈썹주름근(추미근, Corrugator supercilii)

눈 주위 근육의 두 번째 근육은 아주 작은 **눈썹주름근**(그림 3-2)으로 눈썹과 눈둘레근 깊은 곳에 위치하며 눈살을 찌푸릴 때 작용한다. 눈썹주름근은 눈썹활(superciliary arch)에서 시작하여 위쪽 가쪽으로 주행하여 눈썹의 안쪽 절반부분의 피부에 닿는다. 이 근육은 눈썹을 중심선상으로 끌어당겨 코 위에 수직의 주름을 만든다.

코의 근육(Nasal group)

코의 근육에는 코근(nasalis), 눈살근(procerus), 코중격내림근(depressor septi nasi)의 세 가지 근육이 있다(그림 3-3).

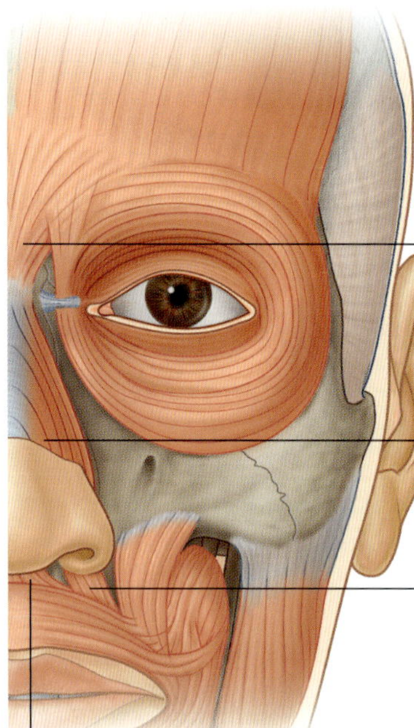

그림 3-3. 얼굴근육의 코의 근육.

코근(비근, Nasalis)

코의 근육 중 가장 크고 발달되어 있는 근육이 코근으로 콧구멍(nares)을 벌릴 때 작용한다(그림 3-3). 코근 가로부분(transverse part, compressor naris)과 콧방울부분(alar part, dilator naris) 부분으로 구성된다:

- 코근의 **가로부분**은 콧구멍을 압박한다. 코근은 위턱뼈에서 시작하여 위쪽 안쪽으로 주행하여 반대편의 코근과 같이 콧등을 가로지르는 널힘줄(aponeurosis)에 닿는다.
- 코근의 **콧방울부분**은 콧방울연골(alar cartilage)을 아래쪽 가쪽으로 잡아당겨 콧구멍을 연다. 이 부분은 가로부분 아래 안쪽의 위턱뼈에서 시작하여 콧방울연골에 닿는다.

눈살근(비근근, Procerus)

눈살근은 코뼈의 얕은 곳에 있는 작은 근육으로 얼굴을 찡그릴 때 작용한다(그림 3-3). 눈살근은 코뼈와 가쪽 코연골의 위부분에서 시작하여 눈썹 사이의 이마 아랫부분의 피부에 닿는다. 이 근육은 머리덮개의 뒤통수이마근(occipitofrontalis)의 앞힘살(frontal belly)과 연속되기도 한다.

눈살근은 눈썹의 안쪽 가장자리를 아래쪽으로 잡아당겨 콧등 위로 가로주름을 지게 한다.

코중격내림근 (비중격하체근, Depressor septi nasi)

코의 근육의 나머지 근육은 코중격내림근으로 콧구멍을 크게 하는데 관여하는 또 다른 근육이다(그림 3-3). 코중격내림근은 안쪽앞니(central incisor) 위쪽의 위턱뼈에서 시작하여 코중격(nasal septum)의 아랫부분에 닿는다.

코중격내림근은 코를 아래쪽으로 잡아당겨 코근의 콧방울부분이 콧구멍을 여는 데 도와준다.

입 주위의 근육(Oral group)

입 주위의 근육들은 입술과 뺨을 움직인다. 입 주위에는 입둘레근(orbicularis oris), 볼근(buccinator m.) 및 위아래 근육무리가 있다(그림 3-1).

입둘레근(구륜근, Orbicularis oris)

입둘레근은 입 주위를 완전히 둘러싸고 있는 복잡한 근육이다(그림 3-4). 입둘레근의 기능은 휘파람을 불 때 입술을 모을 때 잘 나타난다. 입둘레근은 중간선에서 위쪽으로는 위턱뼈 아래쪽으로는 아래턱뼈에서, 그 밖에 볼근, 뺨 및 입술에 작용하는 많은 다른 근육들에서 일어난다. 입둘레근은 입술의 피부와 점막 및 근육 자체에 닿는다.

입둘레근이 수축되면 입이 좁아지고 입술이 닫힌다.

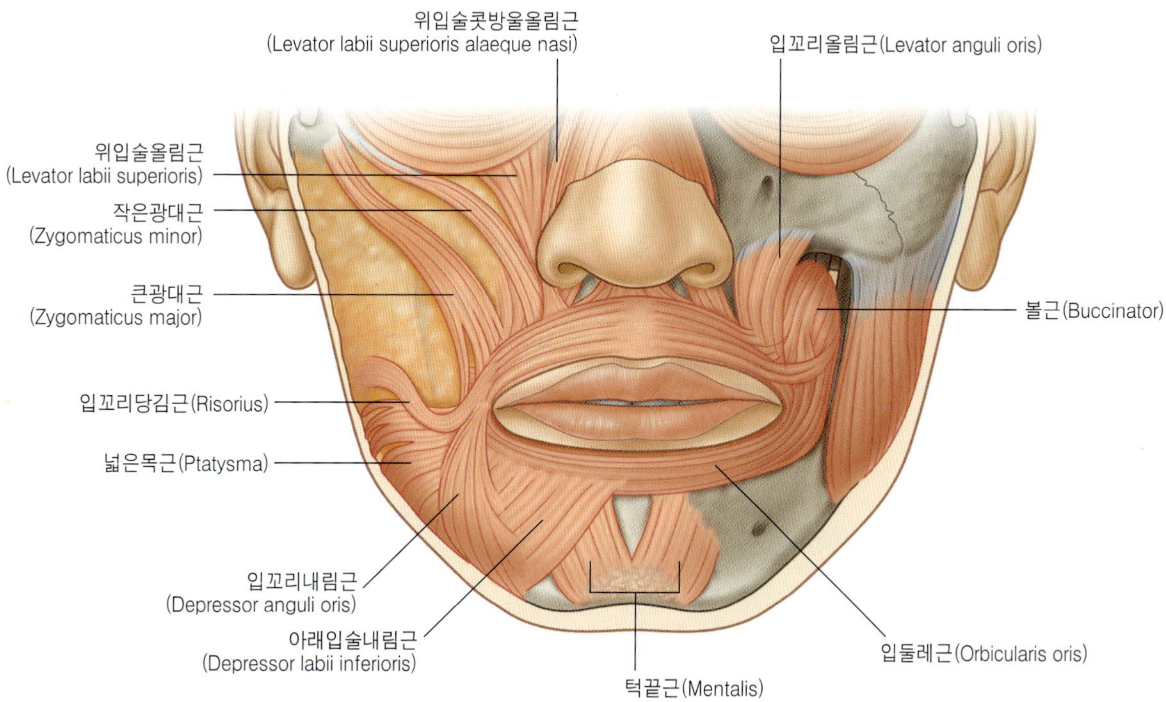

그림 3-4. 얼굴근육의 입 주위의 근육.

볼근(협근, Buccinator)

볼근은 뺨의 근육부분을 형성하며 힘 있게 불어내어 뺨이 확장할 때 사용된다(그림 3-4, 3-5). 볼근은 아래턱뼈와 위턱뼈 사이에 있으며, 이 부위에 있는 다른 근육의 깊은 곳에 있다.

볼근은 큰어금니(molar teeth) 맞은편의 위턱뼈와 아래턱뼈 뒤쪽부분과 **날개아래턱솔기(pterygomandibular raphe)**에서 시작된다. 날개아래턱솔기는 위쪽으로 날개갈고리(ptergoid hamulus)와 아래쪽으로 아래턱뼈 사이에 있는 인대띠(tendinous band)로서 볼근과 위인두수축근(superior pharyngeal constrictor)이 붙는 곳이다.

볼근의 근섬유는 입술에 닿도록 입구석으로 가며 독특한 형태로 입둘레근과 만난다. 볼근의 아래 근육섬유가 위입술로 가고 위 근육섬유가 아래입술로 가도록 볼근의 중앙 근육섬유가 교차한다(그림 3-5). 볼근의 가장 높은 근육섬유와 가장 낮은 근육섬유는 교차하지 않고 각각 위아래 입술로 간다.

볼근이 수축되면 치아 쪽으로 뺨을 누른다. 이는 볼을 팽팽하게 하여 치아와 뺨 사이에 음식물이 축적되는 것을 방지하여 씹기를 돕는다. 또한 볼근은 뺨으로부터 공기를 세게 불어낼 때에 도움을 준다.

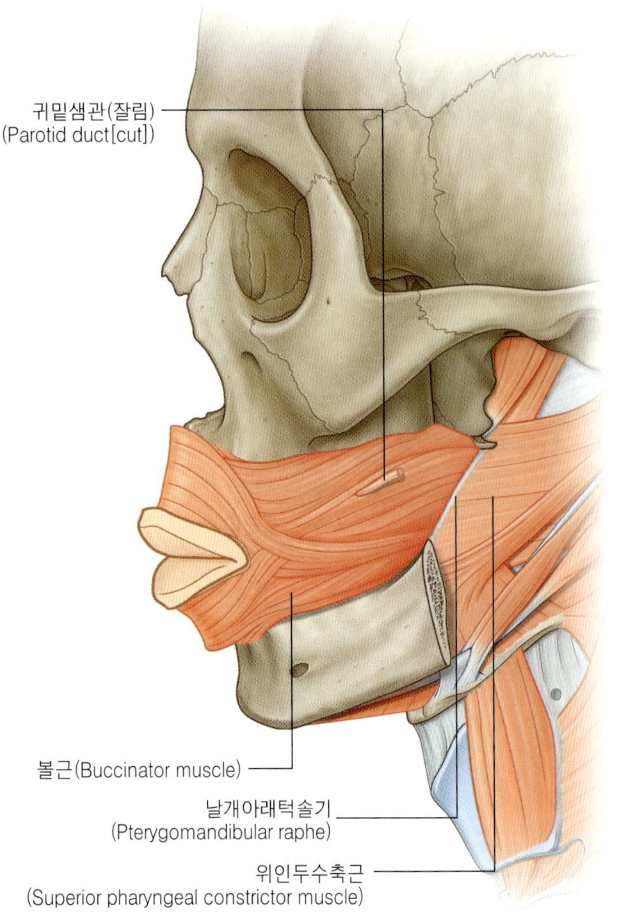

그림 3-5. 볼근.

아래입근육(Lower group of oral muscles)

아래입근육에는 입꼬리내림근(depressor anguli oris), 아래입술내림근(depressor labii inferioris) 및 턱끝근(mentalis)이 있다(그림 3-4).

- **입꼬리내림근**은 얼굴을 찡그릴 때 작용하며, 송곳니(canine), 작은어금니(premolar) 및 첫째큰어금니(first molar) 아래의 아래턱뼈 옆을 따라 시작하며 입구석 가까이에서 입둘레근의 위쪽 부분과 피부에 닿아있으며, 입구석을 내린다.
- **아래입술내림근**은 입꼬리내림근 깊숙이 아래턱뼈의 앞부분에서 시작하여 위쪽 안쪽으로 달리며, 일부는 아래입술로 닿기 전에 반대쪽의 아래입술내림근과 입둘레근으로부터 근육섬유가 나온다. 아래입술내림근은 아래입술을 내리고 가쪽으로 움직인다.
- **턱끝근**은 컵으로 마실 때나 입을 삐쭉일 때 입술의 위치를 잡게 한다. 턱끝근은 앞니(incisor) 바로 아래 아래턱에서 시작하는 아래무리 중 가장 깊은 곳에 있는 근육으로, 아래쪽 안쪽으로 가서 턱의 피부에 닿는다. 턱끝근은 턱의 피부를 주름지게 하면서 아래입술을 올리고 내민다.

위입근육(Upper group of oral muscles)

위입근육에는 입꼬리당김근(risorius), 큰광대근(zygomaticus major), 작은광대근(zygomaticus minor), 위입술올림근(levator labii superioris), 위입술콧방울올림근(levator labii superioris alaeque nasi), 입꼬리올림근(levator anguli oris)이 있다(그림 3-1).

- **입꼬리당김근**은 방긋 웃을 때 작용한다(그림 3-1). 입꼬리당김근은 다소 위쪽 방향으로 가면서 가쪽으로 뻗어 있는 얇을 얕은 근육이다. 이 근육이 수축하면 입구석을 가쪽 위쪽으로 잡아당긴다.
- **큰광대근**과 **작은광대근**은 미소 짓는 데 관여한다. 큰광대근은 광대뼈 가쪽면의 뒤쪽 부분을 따라 눈둘레근의 깊은 곳에서 시작하며 입둘레근과 합쳐지면서 아래쪽 앞쪽으로 진행하여 입구석에 닿는다. 반면에 작은광대근은 큰광대근이 시작하는 곳의 앞쪽 광대뼈에서 시작하여 큰광대근과 나란히 달려 입구석 안쪽의 위입술에 닿는다. 두 광대근은 입구석

을 들어올리고 가쪽으로 움직인다.

- **위입술올림근**은 슬픈 표정을 할 때 코와 입구석 사이에 고랑(furrow)을 깊게 한다. 이 근육은 눈확아래구멍(infra-orbital foramen)의 바로 윗부분 위턱뼈에서 시작하여 아래 안쪽으로 달려 입둘레근과 합쳐지고 위입술의 피부에 닿는다.
- **위입술콧방울올림근**은 위입술올림근의 안쪽에 있으며 코 옆 위턱뼈에서 시작하여 코의 콧방울연골(alar cartilage)과 위입술의 피부에 닿는다. 이 근육은 콧구멍을 바깥쪽으로 벌어지도록 하는 데 도와준다.
- **입꼬리올림근**은 깊숙이 위치하며 두 올림근과 광대근들에 의해 덮여있으며, 눈확아래구멍 바로 아래 위턱뼈로부터 시작하여 입구석의 피부에 닿는다. 이 근육은 입구석을 들어 슬픈 표정을 지을 때 코와 입구석 사이의 고랑을 깊게 하는 데 관여한다.

기타 얼굴근육(Other muscles or muscle groups)

기타 추가적인 근육들은 얼굴로 정의되는 구역에 있지는 않지만 둘째인두굽이(second pharyngeal arch)로부터 유래하며 얼굴신경의 지배를 받아 표정근으로 간주된다. 이들에는 넓은목근(platysma), 귓바퀴근(auricular muscles), 뒤통수이마근(occipitotemporalis)이 있다(그림 3-1).

넓은목근(광경근, Platysma)

넓은목근(platysma)은 목의 얕은근막에 있는 크고 얇은 근육이다. 넓은목근은 가슴의 윗부분에서 빗장뼈(clavicle) 아래로부터 시작하여 목으로 올라가서 아래턱뼈에 이른다. 이 지점에서 안쪽 근섬유들은 아래턱뼈에 닿고 반면 바깥쪽 근육섬유들은 입 주위 근육들과 만난다. 넓은목근은 피부를 팽팽하게 한다.

귓바퀴근(이개근, Auricular muscles)

이들 근육은 기타 표정근으로서 귀와 관련되어 있으며 앞 · 위 · 뒤**귓바퀴근**(anterior, superior, and posterior **auricular muscles**)이 있다(그림 3-6):

- 앞귓바퀴근은 앞가쪽으로 있어 귀를 위쪽 앞쪽으로 잡아당긴다.
- 위귓바퀴근은 위쪽에 있어 귀를 올린다.
- 뒤귓바퀴근은 뒤쪽에 있어 귀를 뒤로 당기고 올린다.

이들 근육들은 보통 의지에 의한 조절을 받지 않는다.

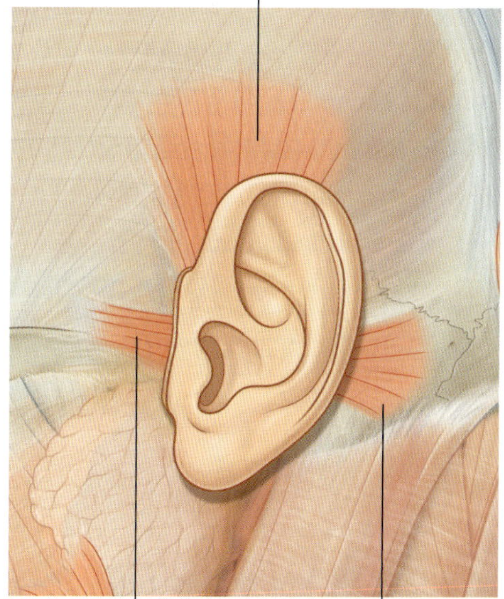

그림 3-6. 귓바퀴 근육.

뒤통수이마근(후두전두근, Occipitofrontalis)

뒤통수이마근은 기타 표정근의 하나로 머리덮개(scalp)와 관련되어 있다(그림 3-1). 이 근육은 앞쪽으로 이마힘살(frontal belly)과 뒤쪽으로 뒤통수힘살(occipital belly)로 구성되어 있다. 널힘줄인대(aponeurotic tendon)가 다음 두 가지를 연결시킨다:

- 이마힘살은 이마를 덮고 있고 눈썹의 피부에 붙는다.
- 뒤통수힘살은 머리뼈의 뒤쪽면에서 시작하며 이마힘살보다 작다.

뒤통수이마근은 머리덮개를 움직이고 이마를 주름지게 한다.

귀밑샘(이하선, Parotid gland)

귀밑샘은 머리에 있는 세 가지 침샘 중에서 가장 크며 여러 구조물들이 지나간다. 귀밑샘은 귀 아랫부분의 앞쪽 아래쪽에 턱뼈가지(ramus of mandible)의 얕은쪽, 뒤쪽 및 깊은쪽에 있다(그림 3-7). 귀밑샘은 아래턱뼈의 아래 가장자리까지 내려가며, 위로는 광대활(zygomatic arch)까지 뻗어 있다. 귀밑샘은 뒤쪽으로 목빗근(sternocleidomastoid)의 앞부분을 덮고 있으며 앞쪽으로는 깨물근(masseter)의 중간에 이른다.

귀밑샘관(parotid duct)은 광대활과 입꼬리사이의 중간에서 귀밑샘의 앞모서리에서 나온다(그림 3-7). 귀밑샘관은 수평방향으로 얼굴을 가로질러 깨물근의 안쪽모서리에 다다른 후 볼지방덩이(buccal fat pad) 안으로 깊숙이 돌아서 볼근(buccinator)을 뚫고 들어간다. 이 관은 위둘째큰어금니(second upper molar tooth) 가까이에 있는 귀밑샘유두(parotid papilla)를 통해 입안으로 들어간다.

A

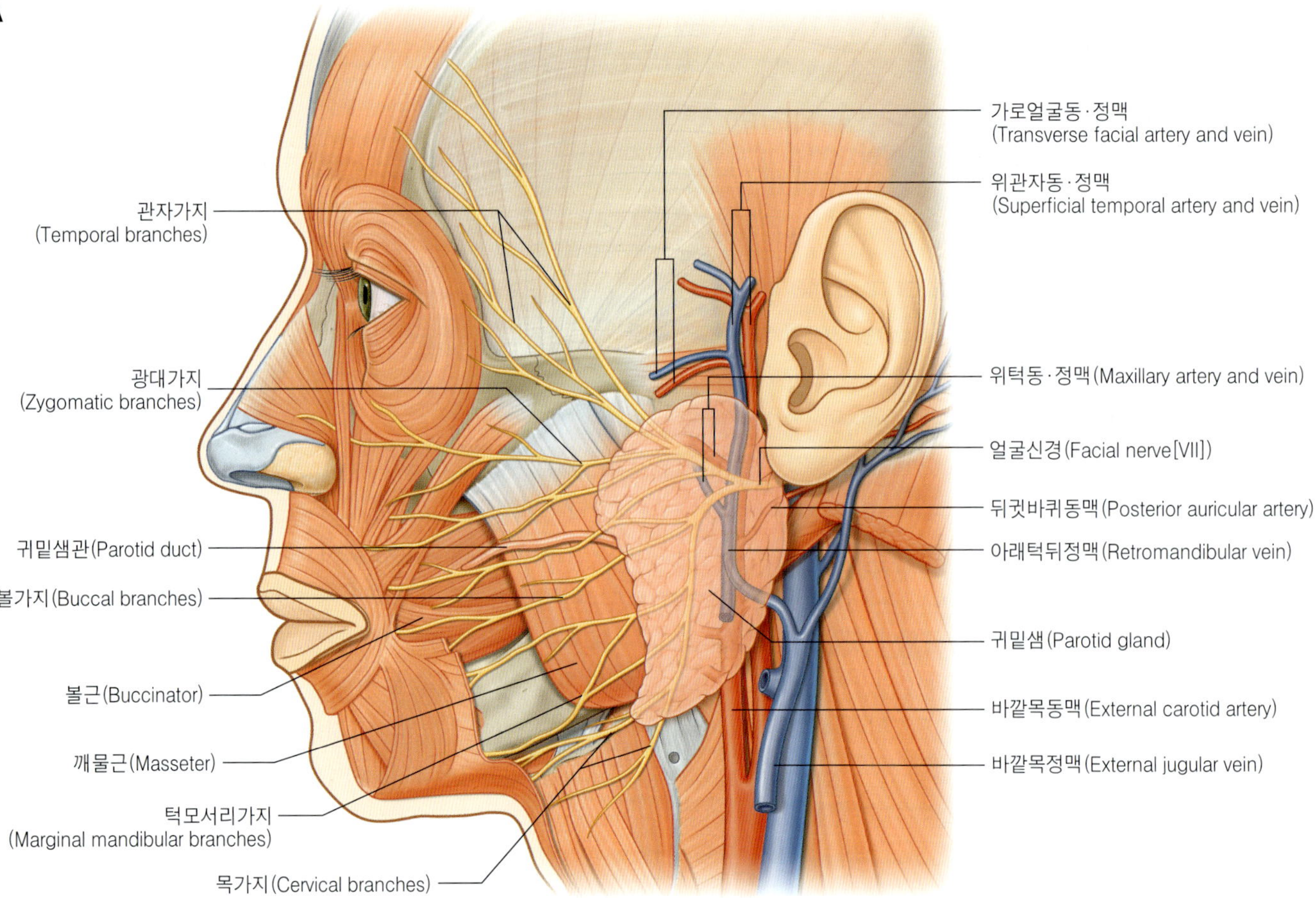

B

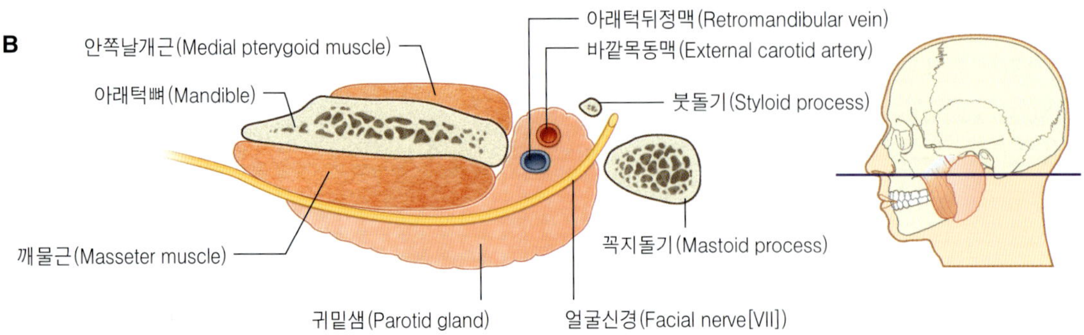

그림 3-7. 귀밑샘. A, 가쪽면. B, 절단면.

중요 관계(Important relationships)

여러 중요한 구조물이 귀밑샘관을 통과하거나 바로 깊숙이 지나간다. 이들에는 얼굴신경(facial nerve), 바깥목동맥(external carotid artery) 및 이의 가지와 아래턱뒤정맥(retromandibular vein)과 이의 분지가 있다(그림 3-7).

얼굴신경(안면신경, Facial nerve)

얼굴신경이 붓꼭지구멍(stylomastoid foramen)을 빠져나와 귀밑샘의 깊은 실질을 지나 보통 위 · 아래줄기로 나누어진다. 얼굴신경은 귀밑샘의 실질을 지나면서 귀밑샘속신경얼기(intraparotid plexus)를 형성하고 더 많은 가지를 낸다.

얼굴신경의 종말가지들은 **관자가지**(temporal branch), **광대가지**(zygomatic branch), **볼가지**(buccal branch), **턱모서리가지**(marginal mandibular branch) 및 **목가지**(cervical branch)가 있으며, 이들 가지들은 귀밑샘의 위 · 앞 · 아래가장자리에서 나온다(그림 3-7).

얼굴신경은 귀밑샘 속에서 여러 개의 가지로 나누어지고 있으므로 귀밑샘에 암 같은 병이 생겨 이 귀밑샘을 몽땅 들어내야 할 경우에는 얼굴신경을 조심스럽게 박리해내야 한다. 그러나 만약 이 신경에 손상이 있게 되면 얼굴근육으로 가는 이 신경의 장애로 얼굴 한쪽의 표정을 짓는 근육에 부분적 또는 전반적인 마비가 오게 된다.

바깥목동맥과 가지들(외경동맥지, External carotid artery and its branches)

바깥목동맥은 귀밑샘 아래모서리로 들어가 깊숙이 달린다(그림 3-7). 바깥목동맥은 위쪽방향으로 달려 귀의 아래모서리에서 **위턱동맥**(maxillary artery)과 **얕은관자동맥**(superficial temporal artery)의 두 종말가지로 나누어지기 전에 **뒤귓바퀴동맥**(posterior auricular artery)을 낸다:

- 위턱동맥은 위턱 깊숙이 평행하게 달린다.
- 얕은관자동맥은 위쪽 방향으로 계속되어 **가로얼굴동맥**(transverse facial artery)의 가지를 낸 후 귀밑샘의 위모서리를 나간다.

아래턱뒤정맥과 지류들(하악후정맥지류, Retromandibular vein and its tributaries)

아래턱뒤정맥은 **얕은관자정맥**(superfcial temporal vein)과 **위턱정맥**(maxillary vein)이 귀밑샘 실질 내에서 합쳐져 형성되며(그림 3-7), 귀밑샘의 실질에서 아래쪽으로 간다. 이 정맥은 보통 귀밑샘의 아래모서리 바로 아래에서 앞가지와 뒷가지로 갈라진다.

동맥분포(Arterial supply)

귀밑샘은 귀밑샘의 실질을 지나가는 여러 동맥으로부터 공급을 받는다.

신경지배(Innervation)

귀밑샘에 분포하는 감각신경은 아래턱신경(mandibular nerve[V_3])의 가지인 **귓바퀴관자신경**(auriculotemporal nerve)이다. 위턱신경의 타원구멍(foramen ovale)을 통해 머리뼈를 빠져나온 삼차신경의 가지이다.

귓바퀴관자신경은 또한 귀밑샘의 분비촉진섬유(secretomotor fibers)인 작은바위신경(lesser petrosal nerve)을 운반한다. 이들 신경절이후 부교감신경섬유(postganglionic parasympathetic fibers)는 아래턱신경과 관련된 귀신경절(otic ganglion)에서 온다. 귀신경절은 타원구멍 바로 아래에 있다. 귀신경절로 가는 신경절이전 부교감신경섬유는 혀인두신경(glossopharyngeal nerve[IX])으로부터 온다.

임상 강의(In the clinic)

귀밑샘(Parotid gland)

귀밑샘은 가장 큰 침샘으로 깊은목근막(deep cervical fascia)의 나누어진 얕은층(investing layer) 안에 있다.

귀밑샘은 묽은 침과 침아밀라아제(salivary amylase)를 생산하여 음식덩이를 만들고 입안에서의 소화 및 위위창자길(upper gastrointestinal tract)로 음식덩이를 잘 넘어가게 하는 데 필요하다.

귀밑샘의 종양(Tumors of the parotid gland)

귀밑샘의 가장 흔한 종양은 양성종양으로 전형적으로 얕은 샘에 생긴다(그림 3-8). 이들에는 여러 형태샘종(pleomorphic adenoma)과 샘림프종(adenolymphoma)이 있다. 이들은 해부학적 위치가 중요하다. 종양은 제거 시 얼굴신경으로 손상시킬 수 있기 때문에 얼굴신경과의 관계를 잘 파악해야 한다. 만일 종양이 귀밑샘의 깊숙한 곳까지 가있으면 환자에게 얼굴신경이 손상될 수 있다는 사실에 대해 동의를 얻는 것이 필요하다.

귀밑샘돌(Parotid gland stones)

귀밑샘 안에 생기는 돌은 흔하지 않다. 이는 전형적으로 귀밑샘관의 주요 합류점과 주요 귀밑샘관에서 생긴다. 이 환자는 보통 침을 분비할 때 심한 통증을 호소하며 이 증상 때문에 음식을 먹으려 하지 않는다. 이러한 통증은 임상적으로 레몬주스를 입안에 뿜어주어 쉽게 검사할 수 있다.

돌이 어디에 있느냐에 따라 수술이 결정된다. 만일 귀밑샘관의 앞쪽에 돌이 위치해 있으면 조임근절개술(sphincterotomy)을 이용하여 볼점막에 간단한 절개로 제거할 수 있다. 만일 돌이 주요 귀밑샘관의 아주 뒤쪽에 있으며 완전한 귀밑샘 절제(excision)가 필요할 수 있다.

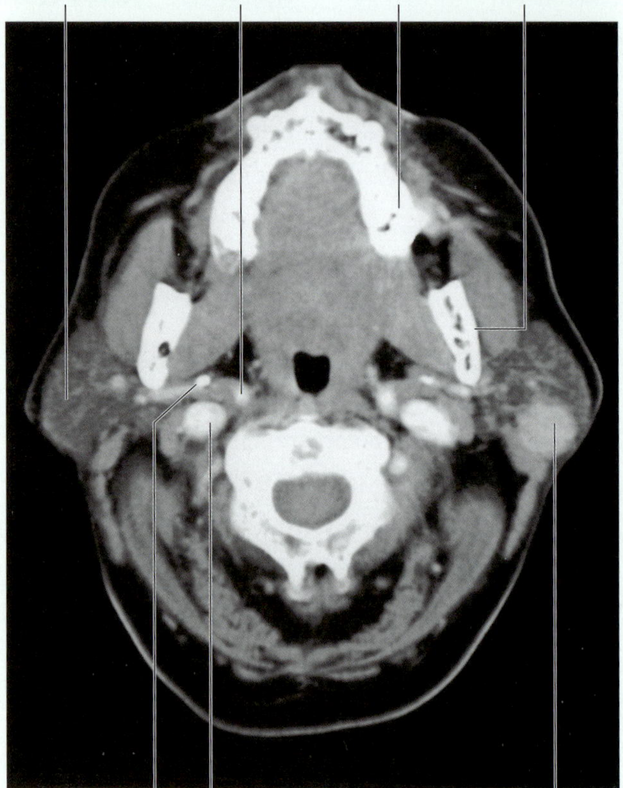

그림 3-8. 귀밑샘의 종양. 축 컴퓨터단층촬영상.

신경지배(Innervation)

발생학적으로 뇌신경은 각 인두굽이(pharygeal arch)와 연관되어 있다. 얼굴은 일차적으로 첫째 · 둘째인두굽이에서 유래하기 때문에 얼굴 관련 구조물의 신경분포는 다음과 같다:

- 삼차신경(trigeminal nerve[V])이 첫째인두굽이에서 유래된 얼굴 구조물에 분포한다.
- 얼굴신경(Facial nerve[VII])이 둘째인두굽이에서 유래된 얼굴 구조물에 분포한다.

감각 신경지배(Sensory innervation)

얼굴은 발생학적으로 많은 구조물들이 첫째인두굽이로부터 유래되어서 얼굴의 피부 신경지배는 삼차신경에 의해 이루어진다.

삼차신경은 중간머리뼈우묵(middle cranial fossa)을 떠나기 전에 눈신경(ophthalmic nerve[V_1]), 위턱신경(maxillary nerve[V_2]) 및 아래턱신경(mandibular nerve[V_3])의 세 주요 가지로 나누어진다(그림 3-9). 이들 가지들은 얼굴에 분포하기 위해 머리안을 빠져나오며, 얼굴의 대부분 피부는 삼차신경의 가지가 분포한다. 예외적으로 턱뼈가지(ramus of mandible) 턱뼈각(angle)의 아래모서리 및 귀의 일부 부위는 목신경(cervical nerves)이 지배한다.

눈신경(안신경, Ophthalmic nerve[V_1])

눈신경은 위눈확틈새(superior orbital fissure)를 통하여 머리뼈를 빠져나와 눈확(orbit)으로 들어간다. 얼굴에 분포하는 눈신경의 가지들(그림 3-9)은 다음과 같다:

- **눈확위신경**(supra-orbital nerve)과 **도르래위신경**(supratrochlear nerves)은 위쪽으로 눈확을 떠나 위눈꺼풀, 이마 및 머리덮개에 분포한다.
- **도르래아래신경**(infratrochlear nerve)은 안쪽눈구석(medial angle)에서 눈확을 빠져나와 위눈꺼풀의 안쪽 절반, 안쪽눈구석 부위의 피부 및 코의 양 옆에 분포한다.

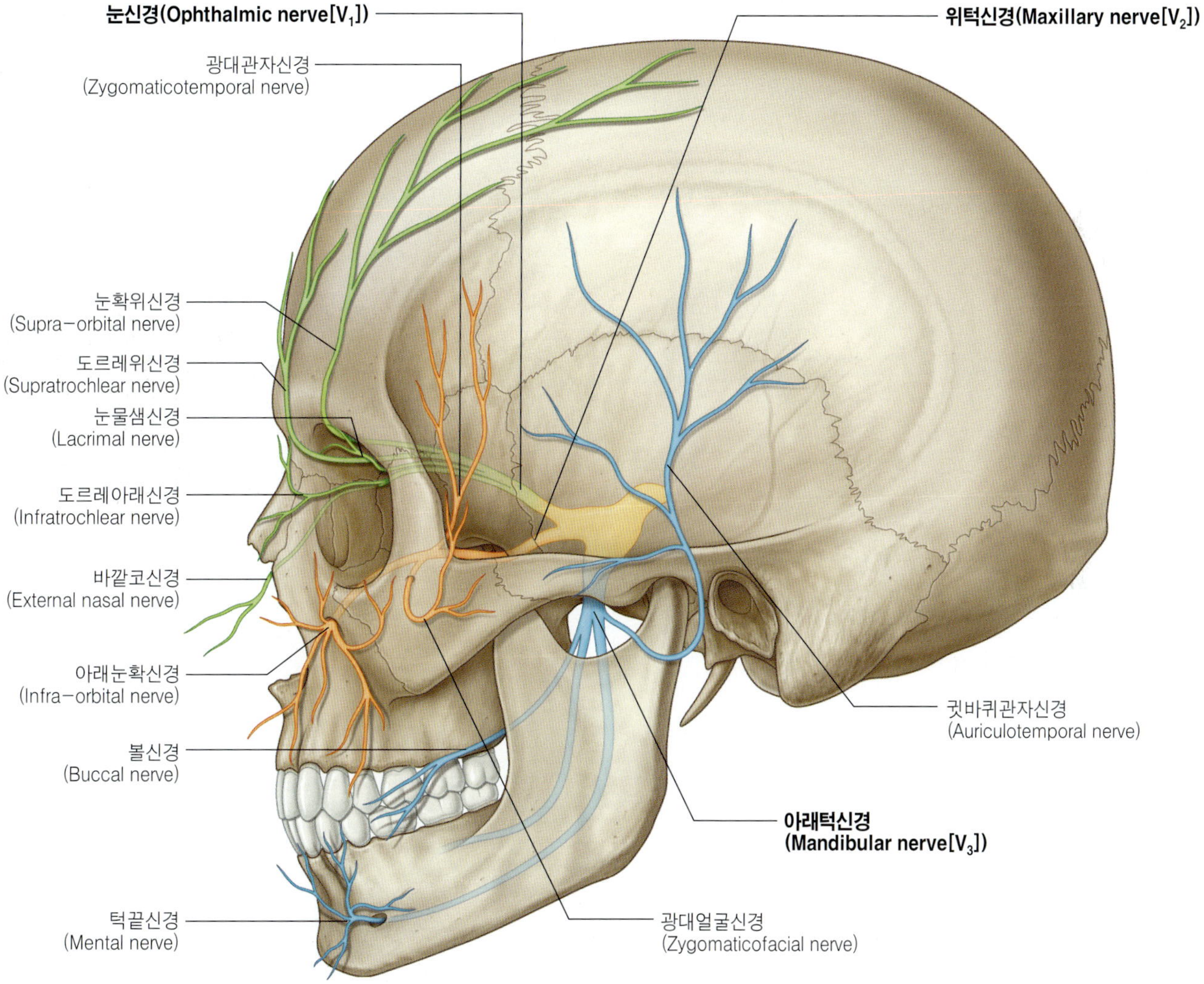

그림 3-9. 머리뼈를 빠져나가는 삼차신경.

- **눈물샘신경(lacrimal nerve)**은 가쪽눈구석(lateral angle)에서 눈확을 빠져나와 위눈꺼풀의 가쪽 절반과 가쪽눈구석 부위의 피부에 분포한다.
- **바깥코신경(external nasal nerve)**은 코의 앞부분에 분포한다(그림 3-10).

위턱신경(상악신경, Maxillary nerve[V_2])

위턱신경은 원형구멍(foramen rotundum)을 통하여 머리뼈 밖으로 나간다. 위턱신경의 가지들(그림 3-9)은 다음과 같다:

- 작은 **광대관자가지(zygomaticotemporal branch)**는 광대뼈(zygomatic bone)를 빠져나와 광대활(zygomatic arch) 위쪽의 앞관자놀이(anterior temple) 일부분에 분포한다.
- 작은 **광대얼굴가지(zygomaticofacial branch)**는 광대뼈를 빠져나와 광대뼈가 있는 작은 부위에 분포한다.
- 큰 **눈확아래신경(infra-orbital nerve)**은 눈확아래구멍을 통하여 위턱뼈를 빠져나와 많은 가지로 나누어져 아래 눈꺼풀, 뺨, 코 옆, 위입술에 분포한다(그림 3-10).

아래턱신경(하악신경, Mandibular nerve[V_3])

아래턱신경은 타원구멍(foramen ovale)을 통하여 머리뼈 밖으로 나온다. 얼굴에 분포하는 아래턱신경의 가지(그림 3-9)는 다음과 같다:

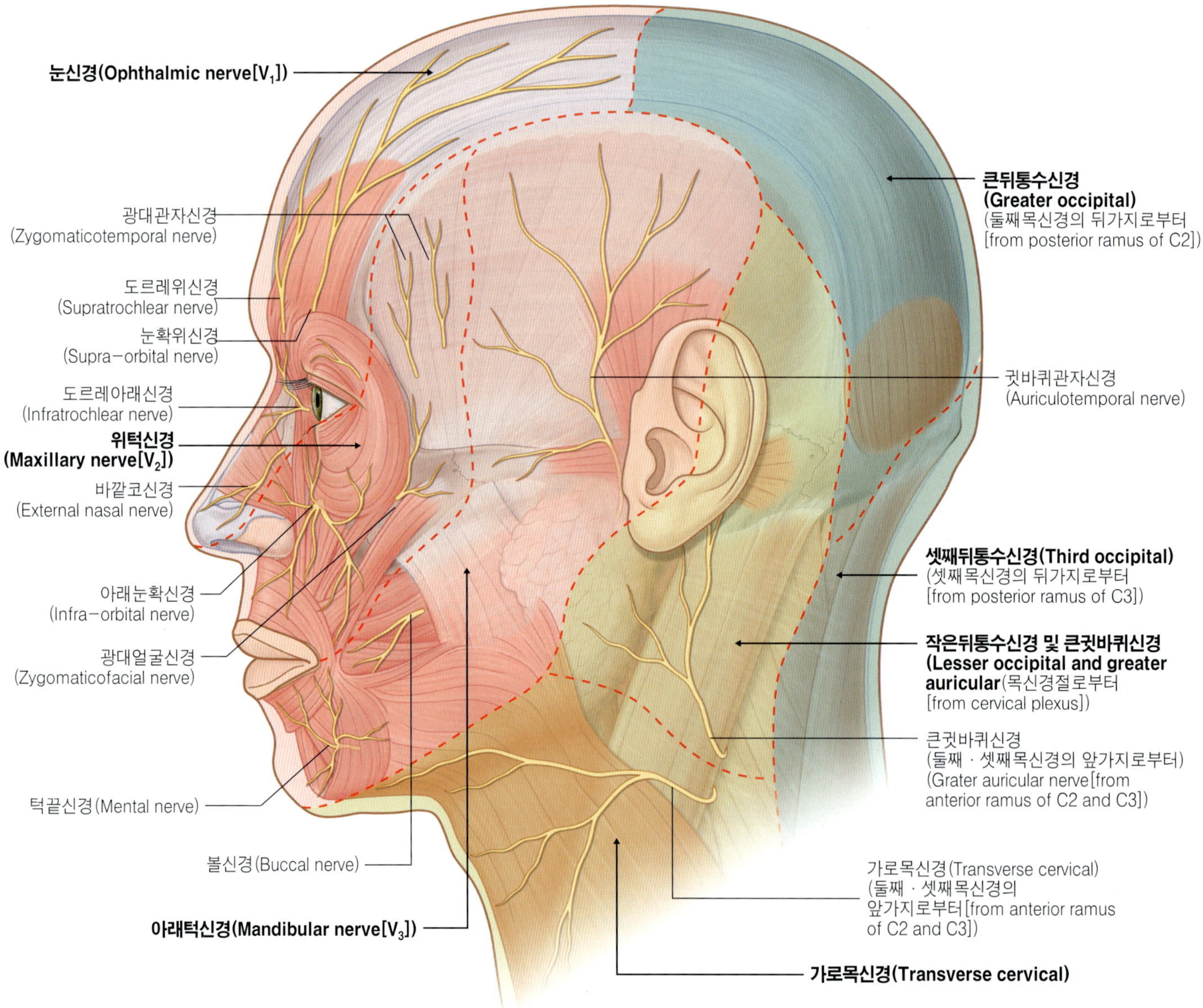

그림 3-10. 삼차신경의 피부분포.

- **귓바퀴관자신경(auriculotemporal nerve)**은 턱관절(temporomandibular joint) 바로 뒤쪽에서 얼굴로 들어가 귀밑샘을 통과하여 지나가며 귀의 바로 앞쪽에 올라가 바깥귀구멍, 고막의 표면과 관자놀이의 넓은 부위에 분포한다.
- **볼신경(buccal nerve)**은 뺨에 분포하는 볼근(buccinator)의 표면에 있다.
- **턱끝신경(mental nerve)**은 턱끝구멍(mental foramen)을 통하여 아래턱뼈를 빠져나오며 많은 가지를 내여 아래입술의 피부와 점막 및 턱의 피부에 분포한다.

운동 신경분포(Motor innervation)

얼굴의 근육은 귀와 머리덮개와 관련된 구조물과 더불어 둘째인두굽이(second pharyngeal arch)에서 유래된다. 이 인두굽이와 관련된 뇌신경은 얼굴신경이므로 얼굴신경이 이들 근육을 지배한다.

얼굴신경(facial nerve[VII])은 속귀길(internal acoustic meatus)을 통하여 뒤머리뼈우묵(posterior cranial fossa)을 빠져나온다. 얼굴신경은 관자뼈를 통과하면서 여러 가지를 내고 붓꼭지구멍(stylomastoid foramen)을 통하여 머리뼈의 바닥으로부터 나온다(그림 3-11). 붓꼭지구멍 주위에서 얼굴신경

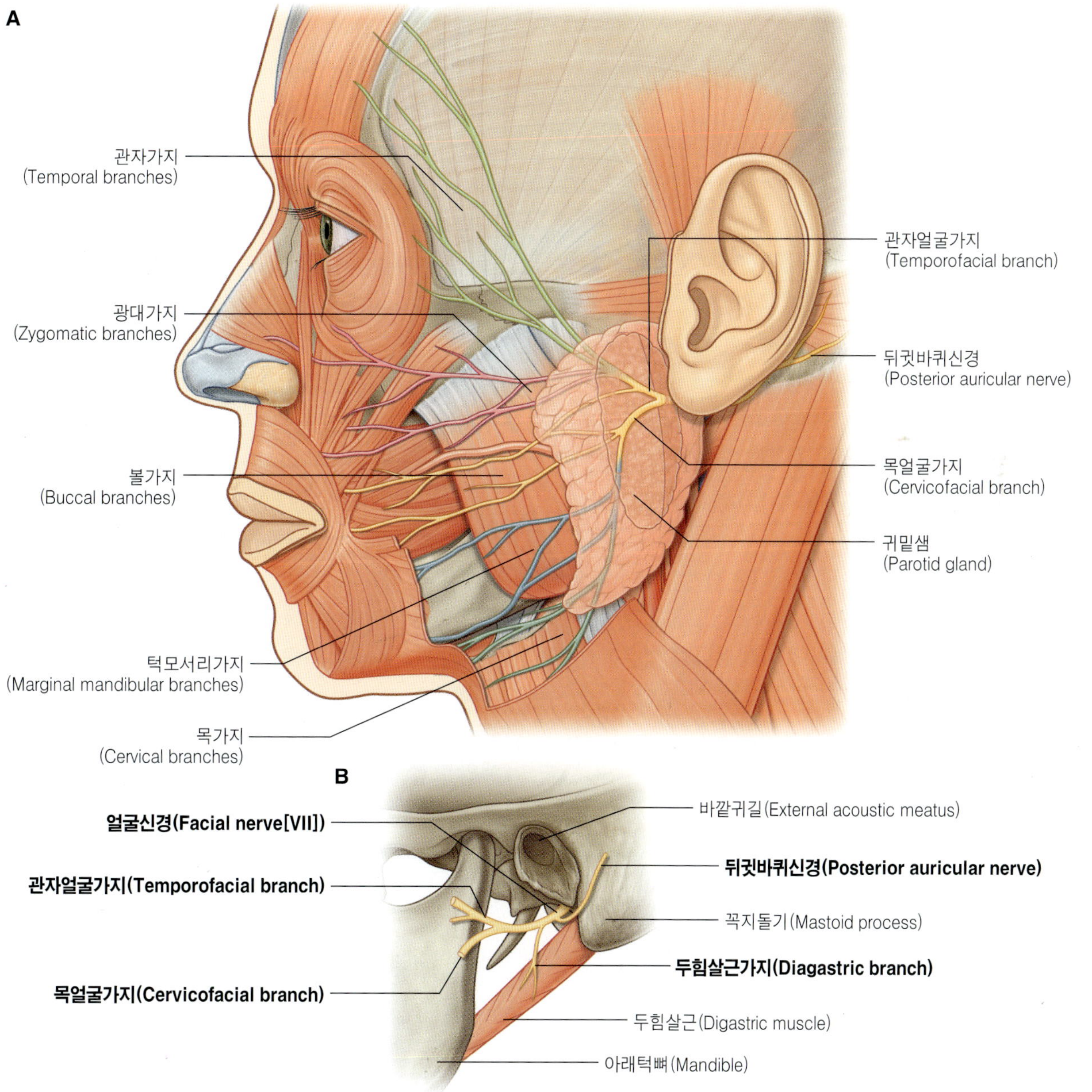

그림 3-11. 얼굴의 얼굴신경. A, 종말가지. B, 귀밑샘으로 들어가기 전의 가지.

은 **뒤귓바퀴신경**(posterior auricular nerve)을 낸다. 뒤귓바퀴신경은 귀 뒤로 위쪽으로 가서 뒤통수이마근(occipitofrontalis)의 뒤통수힘살(posterior belly)과 귀의 뒤귓바퀴근(posterior auricular muscle)에 분포한다.

얼굴신경의 주 줄기는 두힘살근(digastric muscle)의 뒤힘살(posterior belly)과 붓목뿔근(stylohyoid)을 지배하는 또 다른 가지를 낸다. 이 지점에서 얼굴신경은 귀밑샘의 깊은 면으로 들어간다(그림 3-11B).

얼굴신경의 주 줄기는 귀밑샘으로 들어가서는 보통 위(관자얼굴, temporofacial)가지와 아래(목얼굴, cervicofacial)가지로 나뉜다. 이들 가지들은 귀밑샘 실질을 주행하면서 가지를 내거나 연결망(귀밑샘얼기, parotid plexus)을 형성한다.

얼굴신경이 귀밑샘에서 서로 연결되더라도 관자가지(temporal branch), 광대가지(zygomatic branch), 볼가지(buccal branch), 턱모서리가지(marginal mandibular branch) 및 목가지(cervical branch)의 종말가지가 귀밑샘에서 나온다(그림 3-11A).

다섯 개의 종말가지의 분포의 양상이 변이가 있지만 기본 분포 양상은 다음과 같다:

- 관자가지는 귀밑샘의 위모서리를 빠져나와 관자놀이, 이마 및 눈확위부위에 있는 근육에 분포한다.
- 광대가지는 귀밑샘의 앞위모서리를 빠져나와 눈확아래부위, 가쪽 코부위 및 위입술에 있는 근육에 분포한다.
- 볼가지는 귀밑샘의 앞모서리를 빠져나와 볼, 위입술 및 입꼬리에 있는 근육에 분포한다.
- 턱모서리가지는 귀밑샘의 앞아래모서리를 빠져나와 아래입술 및 턱에 있는 근육에 분포한다.
- 목가지는 귀밑샘의 아래모서리에서 빠져나와 넓은목근(platysma)에 분포한다.

혈관(Vessels)

얼굴에 분포하는 동맥은 기본적으로 바깥목동맥(external carotid artery)의 가지들이며 속목동맥(internal carotid artery)으로부터는 제한된 분포를 받는다.

대부분의 정맥 순환은 속목정맥(internal jugular vein)으로 가지만, 얼굴의 중요한 연결은 해면정맥굴(cavernous sinus)이 관계된 임상적으로 중요한 머리속 통로가 있다.

동맥(Arteries)

얼굴동맥(안면동맥, Facial artery)

얼굴동맥은 얼굴에 분포하는 주요 혈관이다(그림 3-12). 얼굴동맥은 바깥목동맥의 앞면에서 나와 목의 깊은 구조물을 통하여 올라가고 턱밑샘(submandibular gland)의 뒤를 지나 아래턱뼈의 아래모서리로 간다. 이 동맥은 깨물근(masseter)의 바로 앞에서 아래턱뼈의 아래모서리를 돌아 얼굴로 들어가는데 맥박이 이곳에서 느껴질 수 있다. 이 지점에서 얼굴동맥은 위로 안쪽으로 꼬불꼬불하게 주행한다. 얼굴동맥은 코의 양 옆을 따라 지나가며 눈의 안쪽구석에 **눈구석동맥**(angular artery)으로 끝난다.

얼굴동맥은 넓은목근(platysma), 입꼬리당김근(risorius), 큰 · 작은광대근(zygomaticus major and minor)보다 깊게 위치하고, 볼근(buccinator), 입꼬리올림근(levator anguli oris)보다 얕게 있으며, 위입술올림근(levator labii superioris)을 얕게 지나가거나 통과한다.

얼굴동맥의 가지에는 위 · 아래입술동맥(superior and inferior labial arteries)과 가쪽코가지(lateral nasal branch)가 있다(그림 3-12).

입술 가지들은 입꼬리 가까이에서 시작된다:

- **아래입술가지**는 아래입술에 분포한다.
- **위입술가지**는 위입술에 분포한다.

중간선 가까이에서 위 · 아래입술가지는 서로 만나 연결된다. 이는 얼굴동맥과 반대쪽의 바깥목동맥 사이의 중요한 연결을 만든다.

가쪽코가지는 얼굴동맥에서 나온 작은 가지로 코 옆을 따라 간다. 이 가지는 코의 가쪽면과 콧등에 분포한다.

가로얼굴동맥 (횡안면동맥, Transverse facial artery)

얼굴에 분포하는 다른 한 동맥은 가로얼굴동맥으로(그림 3-12), 바깥목동맥(external carotid artery)의 두 종말가지 중 작은 동맥인 얕은관자동맥(superficial temporal artery)의 가지이다.

가로얼굴동맥은 귀밑샘의 실질 내에서 얕은관자동맥으로부터 시작되어 귀밑샘을 뚫고나와 가로방향으로 얼굴을 가로지른다. 가로얼굴동맥은 광대활(zygomatic arch)과 귀밑샘관(parotid duct) 사이에서 깨물근(masseter)의 얕은면에 놓여 있다.

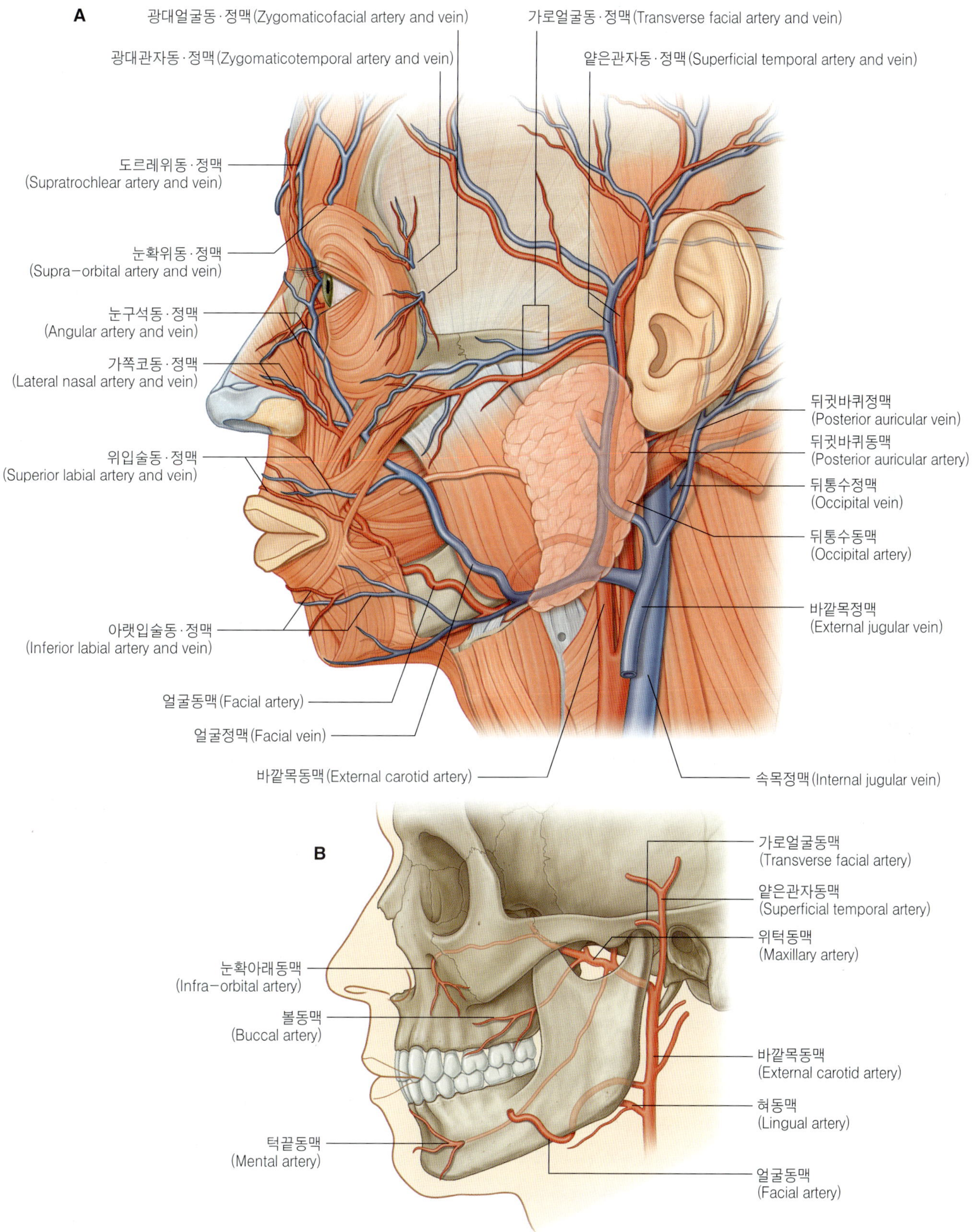

그림 3-12. 얼굴의 혈관. A, 가쪽면. B, 위턱동맥의 가지.

위턱동맥의 가지
(악동맥지, Branches of the maxillary artery)

위턱동맥은 바깥목동맥의 두 종말가지 중 큰 것으로 여러 작은 가지를 내어 얼굴에 분포한다:

- **눈확아래동맥**(infra-orbital artery)은 눈확아래구멍(infra-orbital foramen)을 통해 얼굴로 가서 아래눈꺼풀, 위입술 및 이 두 구조물 사이의 부위에 분포한다.
- **볼동맥**(buccal artery)은 볼근(buccinator)의 얕은면의 얼굴에 가서 이 부위의 구조물에 분포한다.
- **턱끝동맥**(mental artery)은 턱끝구멍(mental foramen)을 통해 얼굴에 가서 턱에 분포한다.

눈동맥의 가지(안동맥지, Branches of the ophthalmic artery)

속목동맥의 두 작은 동맥도 얼굴의 동맥분포에 기여한다. 속목동맥의 가지인 눈동맥으로부터 눈확으로 들어간 후 다음의 가지들을 낸다:

- **광대얼굴동맥**(zygomaticofacial artery)은 눈동맥의 눈가지로부터 나오며(그림 3-12), 광대얼굴구멍(zygomaticofacial foramen)을 통해 얼굴로 가서 광대뼈가 있는 얼굴부위에 분포한다.
- **콧등동맥**(dorsal nasal artery)은 눈동맥의 종말가지로서 안쪽구석에서 눈확을 빠져나와 콧등에 분포한다.

눈동맥의 다른 가지인 눈확위동맥(supra-orbital artery)과 도르래위동맥(supratrochlear artery)은 앞쪽 머리덮개(scalp)에 분포한다.

정맥(Veins)

얼굴정맥(안면정맥, Facial vein)

얼굴정맥은 얼굴의 주요 정맥이다(그림 3-12). **도르래위정맥**(supratrochlear vein)과 **눈확위정맥**(supra-orbital vein)이 합쳐져서 눈확의 안쪽구석에서 **눈구석정맥**(angular vein)을 형성한다. 눈구석정맥은 얼굴정맥이 되어 아래로 내려가며, 보통 얼굴동맥의 바로 뒤에 위치한다. 얼굴정맥은 얼굴동맥과 같이 얼굴을 가로질러 아래턱뼈의 아래모서리까지 간다. 얼굴정맥은 턱밑샘(submandibular gland) 표면을 지나 속목정맥(internal jugular veins)으로 들어간다.

얼굴정맥이 지나가면서 얼굴동맥의 여러 가지를 동반하며, 눈꺼풀, 바깥코, 입술, 뺨 및 턱으로부터 오는 가지를 받는다.

가로얼굴정맥
(횡안면정맥, Transverse facial vein)

가로얼굴정맥은 얼굴을 지나면서 얼굴동맥을 동반한다(그림 3-12). 이 정맥은 귀밑샘의 실질안 얕은관자정맥(superficial temporal vein)으로 유입된다.

머리속 정맥연결
(Intracranial venous connections)

얼굴정맥이 얼굴을 가로지르며 머리의 깊은부위로 가는 정맥관(venous channels)으로 다수 연결되어 있다(그림 3-13):

- 눈확의 안쪽구석 가까이에서 얼굴정맥은 눈정맥(ophthalmic vein)과 교통한다.
- 뺨이 있는 부위에서는 얼굴정맥이 눈확아래구멍(infra-orbital foramen)으로 지나가는 정맥과 교통한다.
- 얼굴정맥이 얼굴의 깊숙한 곳으로 가서 깊은얼굴정맥(deep facial vein)을 통하여 날개근정맥얼기(pterygoid plexus of veins)와 교통한다.

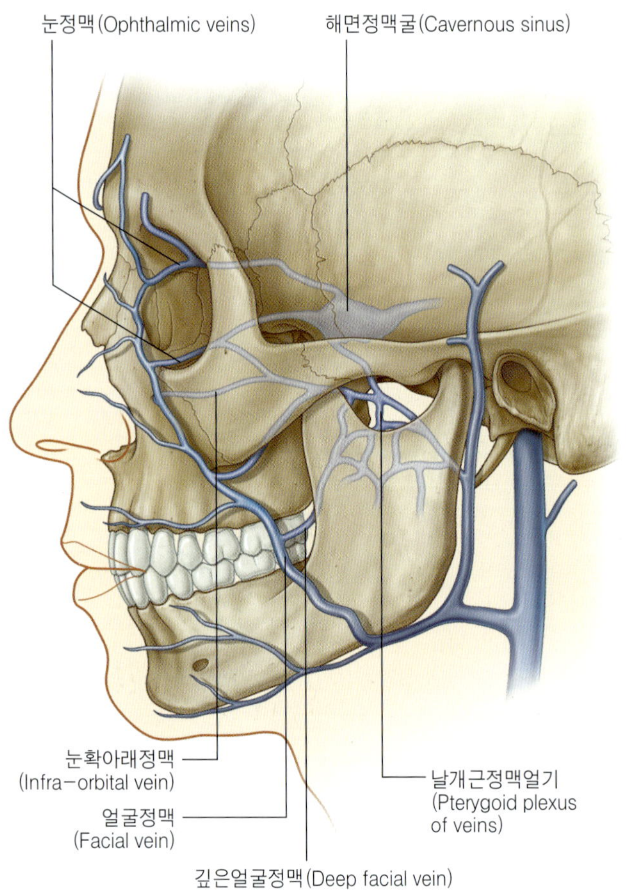

그림 3-13. 머릿속 정맥연결.

이들 정맥관은 머리안과 머리밖을 연결하는 이끌정맥(emissary veins)을 통하여 해면정맥굴(cavernous sinus)과 서로 연결된다. 머리에서 얼굴정맥이나 다른 정맥관에는 밸브가 없어 혈액이 어떤 방향으로도 흐를 수 있다. 얼굴에서 정맥의 상호연결 관계 때문에 기본적으로 입 위쪽(위험지역, dangerous area) 얼굴의 염증이 머리안으로 파급되지 않도록 주의를 기울여야 한다.

림프관배출(Lymphatic drainage)

얼굴로부터의 림프배출은 기본적으로 세 무리의 림프절로 간다(그림 3-14).

- **턱끝밑림프절(submental nodes)**은 턱 아래 뒤쪽에 있으며 아래입술의 안쪽부분과 양쪽 턱부분으로부터 배출된다.
- **턱밑림프절(submandibular nodes)**은 턱밑샘의 표면에 턱뼈몸통 아래에 위치하며, 눈확의 안쪽구석, 바깥코의 대부분, 뺨의 안쪽 부분 및 위입술과 아래입술의 가쪽부분으로부터 배출되며 얼굴동맥이 지나가는 경로를 따라 간다.
- **귀바퀴앞림프절과 귀밑샘림프절(pre-auricular and parotid nodes)**은 귀의 앞쪽에 있으며, 대부분의 눈꺼풀, 바깥코의 일부분 및 뺨의 가쪽부분으로부터 배출된다.

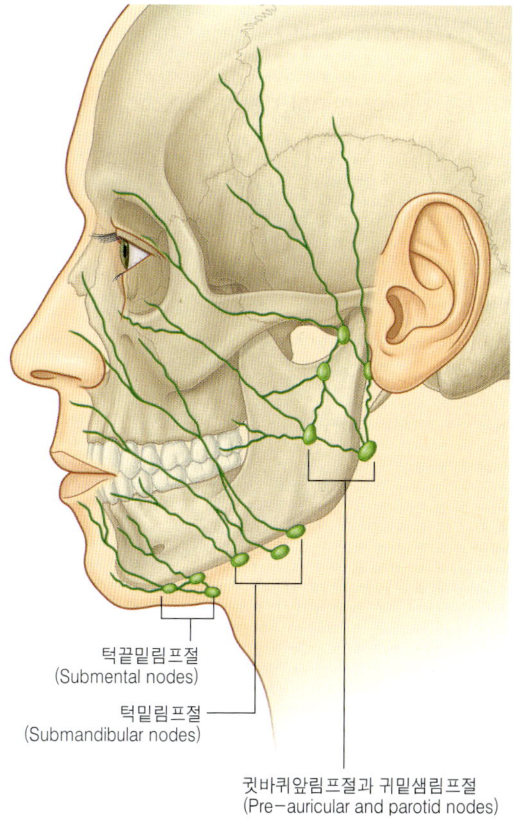

그림 3-14. 얼굴의 림프관 배출.

임상 강의(In the clinic)

얼굴신경마비(Facial nerve[VII] palsy, Bell's palsy)

얼굴신경의 복잡함은 다른 병리적 과정과 이 과정이 일어나는 위치에 의해 나타난다.

얼굴신경의 다리뇌(pons)와 숨뇌(medulla oblongata)가 만나는 곳에서 나오며 뇌줄기(brain stem) 안에 있는 핵으로부터 형성된다. 얼굴신경은 속귀길(internal acoustic meatus)로 들어가 무릎신경절(geniculate ganglion)로 가서 관자뼈 안에서 복잡한 경로를 거쳐 붓꼭지구멍(stylomastoid foramen)을 통해 머리뼈 바닥으로 나온다. 얼굴신경은 귀밑샘(parotid gland)으로 들어가 얼굴근육의 다섯 개의 종말가지를 내며 깊고 더 뒤쪽에 있는 근육에 분포하는 가지도 있다. 일련의 병소가 얼굴신경의 주행 경로를 따라 발생하며 임상 전문가는 이 신경의 주행과 관련하여 병소부위의 정확한 위치를 알아낼 수 있다.

중추병소(Central lesions)

일차적인 뇌줄기 병소는 얼굴신경이 특수한 성분을 포함하고 있어 감각 및 운동기능에 영향을 미친다. 신경섬유가 중간선을 가로지르기 전에 병소가 생기면 환자의 기본 변화는 반대쪽 얼굴 아래부분의 쇠약이 온다. 특수한 기능의 유지 및 소실은 병소의 정도에 따라 결정된다.

무릎신경절과 그 주변의 병소 (Lesions at and around the geniculate ganglion)

전형적으로 무릎신경절과 주변의 병소는 얼굴의 같은 쪽 전체의 운동기능의 소실이 뒤따른다. 병소가 큰바위신경(greater petrosal nerve)과 고실끈신경(chorda tympani)의 몸쪽에 있기 때문에 혀의 앞 2/3 부분의 미각, 눈물흘림과 침흘림도 영향을 받을 수 있다.

붓꼭지구멍과 그 주변의 병소 (Lesions at and around the stylomastoid foramen)

붓꼭지구멍과 그 주변의 병소는 얼굴신경의 가장 흔한 이상(abnormality)이며, 보통 붓꼭지구멍을 빠져나가기 전에 뼈관 안에서 신경의 바이러스성 염증에 의해 생긴다. 전형적으로 환자는 같은쪽의 얼굴 전체 운동기능 소실이 나타난다. 이 병소는 이상한 표정을 하게 만들고 음식을 씹는 데 곤란을 겪게 한다. 만일 병소가 관자뼈 깊숙이에서 시작하는 깊은바위신경(deep petrosal nerve)과 고실끈신경의 먼쪽에서 생기면 눈물흘림과 미각은 영향을 받지 않는다.

임상 강의(In the clinic)

삼차신경통(Trigeminal neuralgia, tic douloureux)

삼차신경통은 삼차신경 감각가지의 복잡한 신경질환이다. 전형적으로 이 통증은 아래턱신경과 위턱신경의 구역에서 나타나며 갑자기 생기고, 매우 고통이 심하며, 예민한 피부에 접촉으로 통증이 생긴다.

삼차신경통의 병인은 잘 알 수 없지만 위턱신경과 아래턱신경의 감각가지 근처에 있는 비정상적인 혈관과 관련될 수 있다.

만일 증상이 계속되고 약물치료에 반응하지 않으며 비정상적인 혈관을 제거하기 위하여 삼차신경의 외과적 접근이 필요할 수 있다.

머리덮개(두피, Scalp)

머리덮개는 앞쪽으로 눈썹활(supercilliary arch)로부터 뒤쪽으로 바깥뒤통수뼈융기(external occipital protuberance)와 위목덜미선(superior nuchal line)까지 뻗어있다. 가쪽으로는 머리덮개 아래쪽으로 광대활까지 계속된다.

머리덮개는 여러 층의 구조로 되어 있으며 단어 자체로서 정의된다:

- 피부–S(skin)
- 결합조직–C(connective tissue)
- 널힘줄–A(aponeurosis)
- 성긴결합조직–L(loose connective tissue)
- 머리뼈막–P(periosteum)(그림 8–64)

층(Layer)

머리덮개를 조사해 보면 첫 3개의 층이 단단히 서로 붙어있어 한 단위(unit)를 이룬다.

이들 단위는 고유머리덮개(scalp proper)라 하며 심한 두피 손상 시 떨어져 나가는 부분이다.

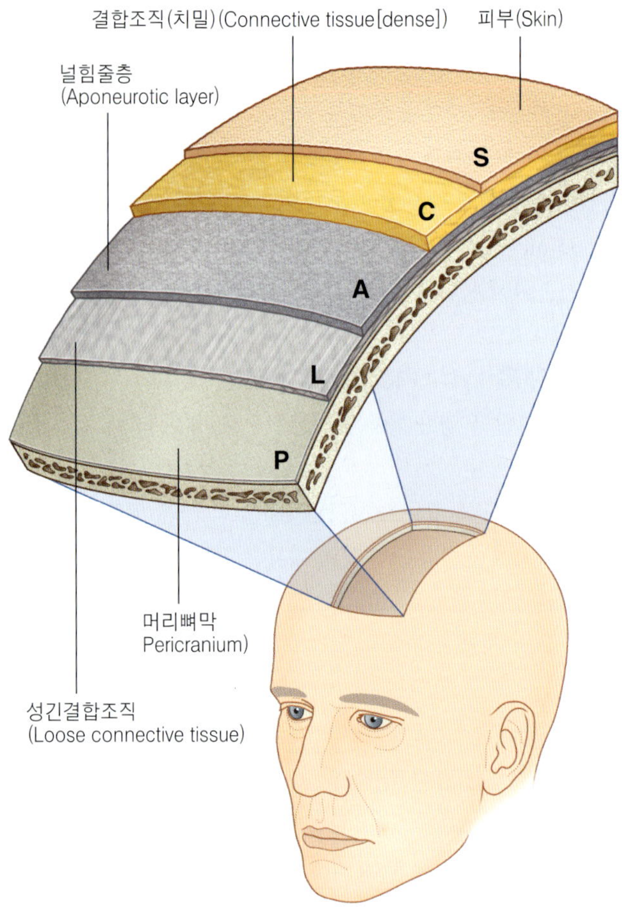

그림 3–15. 머리덮개.

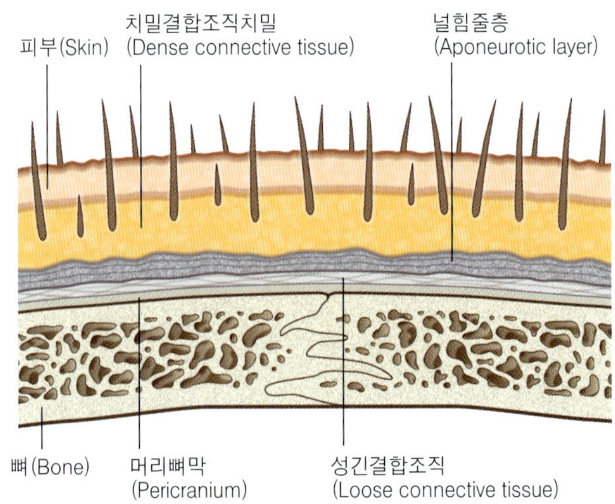

그림 3–16. 머리덮개의 층.

피부(Skin)

피부는 머리덮개의 가장 바깥층이다(그림 3–15, 3–16). 몸에 있는 피부와 구조적으로 유사하지만 털이 많이 나 있다는 점이 다르다.

결합조직(Connective tissue)

피부 아래에 있는 치밀결합조직(dense connective tissue)이다. 이 층은 셋째 층에 피부를 고정시키고 머리덮개의 동맥, 정맥 및 신경이 있다. 머리덮개가 잘렸을 때 치밀결합조직이 주변 혈관을 계속 열려있게 하여 심한 출혈이 생긴다.

널힘줄층(Aponeurotic layer)

첫 세 층 중에 가장 깊은 층이 널힘줄층이다. 둘째 층인 치밀결합조직에 의해 피부가 단단하게 널힘줄층에 붙어 있으며, 이 널힘줄층은 앞부분에 이마힘살(frontal belly) 뒷부분에 뒤통수힘살(occipital belly)과 이들 둘을 연결하는 **머리덮개널힘줄(epicranial aponeurosis, galea aponeurotica)**로 구성되어 있다(그림 3-17).

이마힘살은 앞쪽으로 눈썹이 피부에 붙는 곳에서 시작된다. 이마힘살은 위로 올라가 이마를 지나 널힘줄인대로 계속된다.

뒤쪽으로 각 뒤통수힘살은 뒤통수뼈의 위목덜미선의 가쪽부분과 관자뼈의 꼭지돌기(mastoid process)에서 시작된다. 뒤통수힘살도 위로 올라가 널힘줄인대에 붙는다.

뒤통수이마근은 머리덮개를 움직이고 이마를 주름지게 하며 눈썹을 올린다. 이마힘살은 얼굴신경의 관자가지(temporal branches)가 분포하며 뒤통수힘살은 뒤귓바퀴가지(posterior auricular branch)가 분포한다.

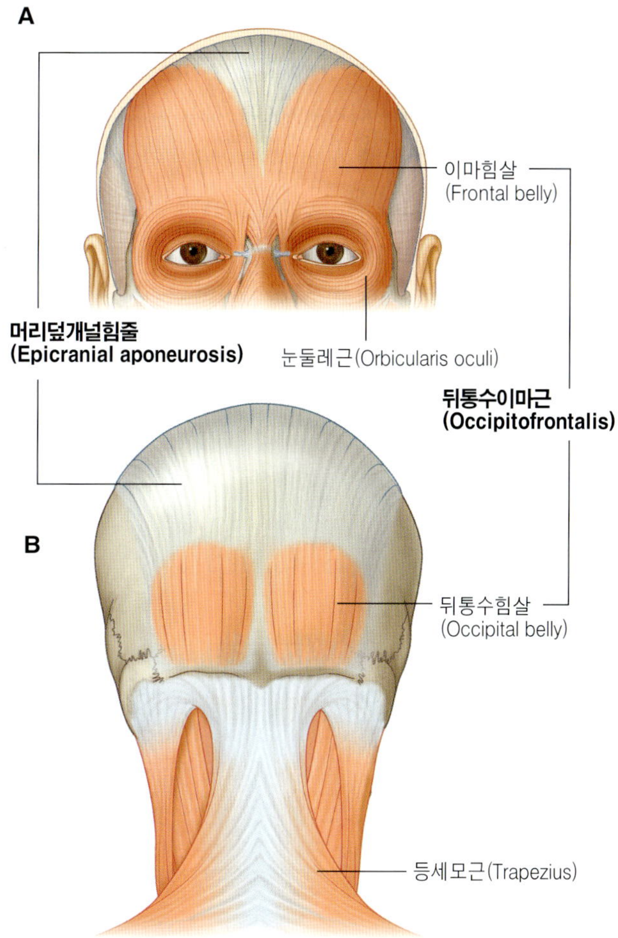

그림 3-17. 뒤통수아미근. A, 이마힘살. B, 뒤통수힘살.

성긴결합조직(Loose connective tissue)

성긴결합조직층은 널힘줄층과 머리뼈막층을 분리시켜 주며 머리뼈덮개 위에서 고유머리덮개가 움직일 수 있게 해준다(그림 3-15, 3-16). 이 층은 느슨하기 때문에 감염이 국소화되고 성긴결합조직을 통해 퍼져나가게 된다.

머리뼈막(Pericranium)

머리뼈막은 머리덮개의 가장 깊은 층이며 머리뼈덮개의 바깥면에 있는 뼈막이다. 머리뼈막은 머리뼈덮개의 뼈에 붙어 있지만 봉합(sutures) 부위를 제외하고 제거될 수 있다.

신경지배(Innervation)

머리덮개의 감각신경은 귀와 마루점(vertex) 앞 또는 뒤인가에 따라 뇌신경(cranial nerves)과 목신경(cervical nerves) 두 가지로부터 분포한다(그림 3-18). 뒤통수이마근(occiptofrontalis)은 얼굴신경의 가지가 분포한다.

귀와 마루점 앞 (Anterior to the ears and the vertex)

삼차신경(trigeminal nerve[V])의 가지가 귀와 머리의 마루점 앞부분 머리덮개에 분포한다(그림 3-18). 이들에는 도르래위신경(supratrochlear nerve), 눈확위신경(supra-orbital nerve), 광대관자신경(zygomaticotemporal nerve) 및 귓바퀴관자신경(auriculotemporal nerve)이 있다.

- 도르래위신경은 눈확을 빠져나와 이마근(frontalis)을 지나 이마의 앞쪽을 가로질러 위쪽으로 계속되며 중간선 가까이에서 이마의 앞부분에 분포한다.
- 눈확위신경은 눈확위패임 또는 구멍(supra-orbital notch or foramen)을 통하여 눈확을 빠져 나오며 이마근을 지나 위로 진행하여 머리의 마루점까지 분포한다.
- 광대관자신경은 광대뼈에 있는 한 구멍을 통하여 머리뼈를 빠져나오며 관자놀이의 앞부분 일부의 머리덮개에 분포한다.
- 귓바퀴관자신경은 머리뼈를 빠져나와 귀밑샘의 깊숙한 곳에서 귀의 바로 앞쪽을 지나 머리의 마루점까지 올라가 관자부위와 귀 앞쪽으로 마루점 가까운 곳의 머리덮개에 분포한다.

귀와 마루점 뒤 (Posterior to the ears and the vertex)

귀와 마루점 뒤쪽에서 머리덮개의 감각신경은 목신경 특히 둘째 · 셋째 목척수 높이의 가지로부터 분포한다. 이들 가지에는 큰귓바퀴신경(greater auricular nerve), 작은뒤통수신경(lessor occipital nerve), 큰뒤통수신경(greater occipital nerve), 및 셋째뒤통수신경(third occipital nerve)이 있다.

- 큰귓바퀴신경은 목신경얼기(cervical plexus)의 가지로서 둘째 · 셋째 목신경(C2 and C3)의 앞가지(anterior ramus)에서 시작하여 목빗근(sternocleidomastoid)의 면을 따라 올라가 귀 바로 뒤의 일부 머리덮개에 분포한다.
- 작은뒤통수신경은 목신경얼기의 가지로서 둘째목신경(C2)의 앞가지로부터 나와 목빗근의 위모서리를 따라 올라가 귀 뒤쪽 위쪽의 머리덮개에 분포한다.
- 큰뒤통수신경은 둘째목신경(C2)의 뒷가지로서 아랫머리빗근(obliquuus capitis inferior) 의 바로 아래에서 시작되어 뒤통수밑삼각(suboccipital triangle)의 표면 위로 올라가 머리반가시근(semispinalis capitis)과 등세모근(trapezius)을 뚫고 지나간 다음 위쪽으로 마루점에 이르는 뒤쪽 머리덮개의 넓은 영역에 분포한다.
- 셋째뒤통수신경은 셋째목신경의 뒷가지로 머리반가시근과 등세모근을 뚫고 머리덮개의 아래쪽 일부에 분포한다.

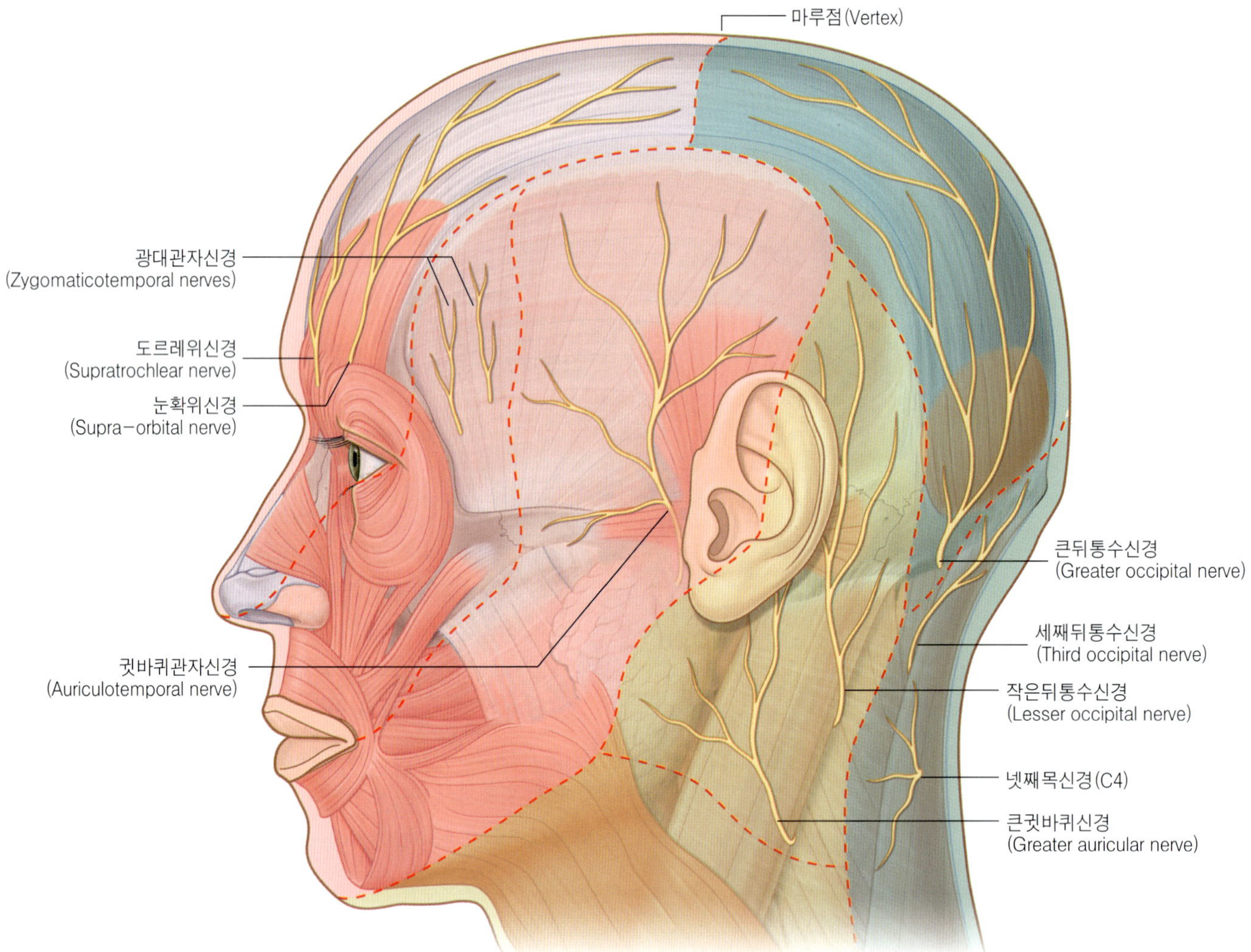

그림 3-18. 머리덮개의 신경지배.

혈관(Vessels)

동맥(Arteries)

머리덮개의 동맥(그림 3-19)은 바깥목동맥(external carotid artery)이나 속목동맥(internal carotid artery)의 가지인 눈동맥(ophthalmic artery)으로부터 분포한다.

눈동맥의 가지(안동맥지, Branches from the ophthalmic artery)

도르래위동맥(supratrochlear artery)과 눈확위동맥(supra-orbital artery)은 머리덮개의 앞쪽 위쪽에 분포한다. 이들 동맥은 눈확 안에 있는 눈동맥의 가지로 도르래위신경과 눈확위신경과 동반하여 이마로 빠져나온다. 도르래신경과 눈확위신경과 마찬가지로 이들 동맥은 이마를 가로질러 머리의 마루점까지 머리덮개에 분포한다.

임상 강의(In the clinic)

머리덮개찢김(두피열상, Scalp laceration)

머리덮개는 바깥목동맥으로부터 매우 풍부한 혈액공급을 받아 머리덮개의 찢김은 심한 출혈이 생긴다. 머리덮개 출혈은 다음 두 가지 이유 때문에 주로 동맥의 의해 발생한다. 첫 번째는 서 있는 자세에서 정맥압은 매우 낮고, 둘째로는 머리덮개 결합조직이 수축(retraction)을 방해하여 혈관들이 오므라지지 않기 때문이다.

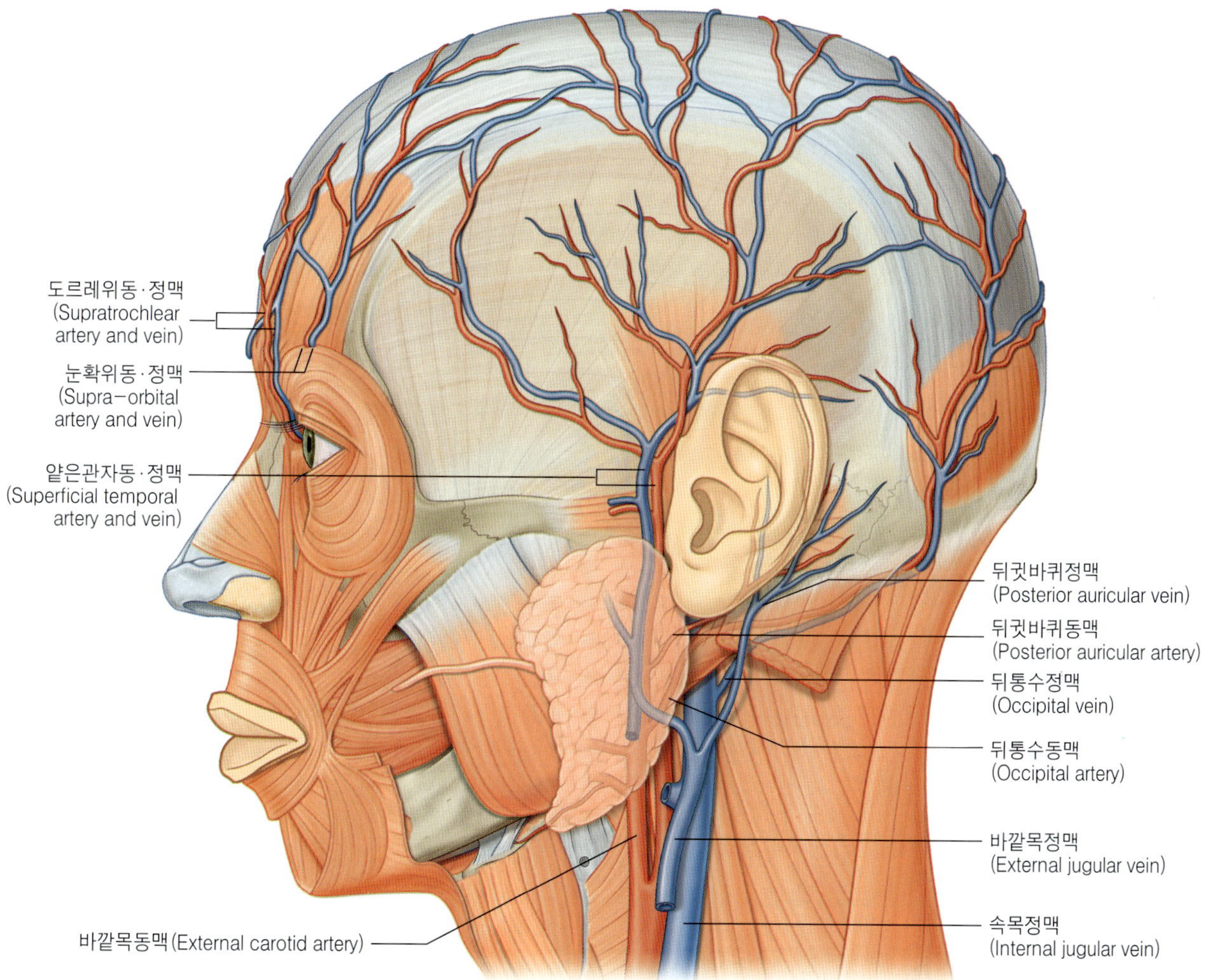

그림 3-19. 머리덮개의 혈관

바깥목동맥의 가지(외경동맥지, Branches from the external carotid artery)

얕은관자동맥(superficial temporal artery), 뒤귓바퀴동맥(posterior auricular artery) 및 뒤통수동맥(occipital artery)의 바깥목동맥의 가지는 머리덮개의 가쪽 및 뒤쪽의 넓은 부위에 분포한다(그림 3-19):

- 가장 작은 가지인 **뒤귓바퀴동맥**은 바깥목동맥의 뒤쪽에서 나와 깊은 구조물들을 지나 귀의 뒤쪽 머리덮개에 분포한다.
- 바깥목동맥의 뒤쪽에서 나오는 **뒤통수동맥**은 뒤쪽방향으로 달려 등 근육의 여러 층을 뚫고 지나가 머리덮개 뒷면의 넓은 부위에 분포한다.
- 머리덮개에 분포하는 셋째 동맥가지인 **얕은관자동맥**은 바깥목동맥의 종말가지로서 위로 올라가 귀 바로 앞에서 앞가지와 뒷가지로 나누어지며 머리덮개의 대부분의 가쪽면에 분포한다.

정맥(Veins)

정맥은 동맥과 유사한 양상으로 머리덮개에 분포한다:

- 도르래위정맥(supratrochlear vein) 눈확위정맥(supraorbital vein)은 눈썹활(superciliary arch)로부터 머리의 마루점(vertex)까지 앞부분에 분포한다(그림 3-19). 이 정맥들은 눈썹활 아래로 가서 눈확의 눈정맥(ophthalmic vein)과 교통하며 얼굴정맥의 윗가지인 눈구석정맥(angular vein)을 형성하기 위해 아래로 계속된다.
- **얕은관자정맥(superficial temporal vein)**은 가쪽 머리덮개 전체에서 배출되며 아래쪽으로 내려가 아래턱뒤정맥(retromandibular vein)을 형성한다.
- **뒤귓바퀴정맥(posterior auricular vein)**은 귀 뒤쪽 머리덮개에 분포하며 최종적으로 아래턱뒤정맥(retromandibular vein)의 가지로 유입된다.
- **뒤통수정맥(occipital vein)**은 바깥뒤통수뼈융기(external occipital protuberance)와 위목덜미선(superior nuchal line)으로부터 머리의 마루점에 이르는 머리덮개의 뒤쪽에 분포한다. 깊게는 뒤통수정맥이 뒷목에 있는 근육을 뚫고 지나가 뒤통수밑삼각(suboccipital triangle)에서 정맥얼기를 형성하기 위해 만난다.

림프관배출(Lymphatic drainage)

림프배출은 일반적으로 동맥분포의 양상을 따른다.

뒤통수 부위의 림프관(lymphatics)은 머리뼈 바닥에 있는 등세모근이 붙는 가까운 곳에 뒤통수림프절(occipital nodes)로 유입된다(그림 3-20). 뒤통수림프절은 깊은목림프절(deep cervical lymph nodes)로 배출된다. 일부는 머리덮개로부터 위쪽 깊은목림프절로 직접 배출되기도 한다.

머리덮개의 위쪽 부분 림프관은 다음 두 방향으로 배출된다:

- 머리의 마루점 뒤에서 머리덮개 위쪽 림프관은 관자뼈의 꼭지돌기(mastoid process) 가까이 귀의 뒤의 **꼭지림프절(mastoid node)**, 귓바퀴뒤림프절(retro-auricular/posterior auricular nodes)로 배출되며, 위쪽 깊은목림프절로 배출된다.
- 머리의 마루점 앞은 귓바퀴앞림프절(preauricular nodes)과 귀밑림프절(parotid nodes)로 배출되며 귀밑샘의 표면에서 귀 앞쪽은 귀밑림프절로 배출된다.

이 밖에 머리덮개의 일부 림프배출 얼굴동맥의 따라 날혈관(efferent vessels)을 통하여 턱밑림프절(submandibular nodes)로 배출되기도 한다.

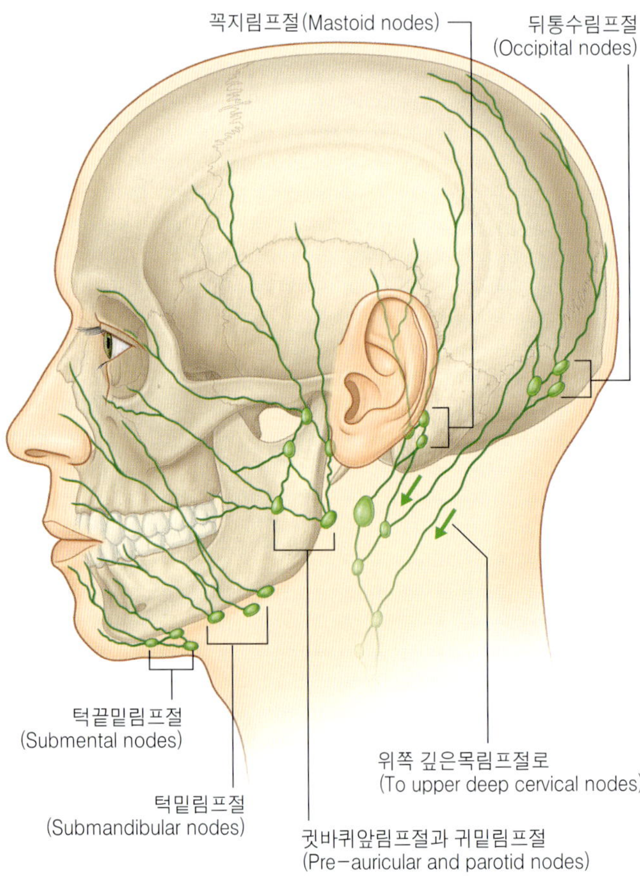

그림 3-20. 머리덮개의 림프관 배출.

제 4 장
턱관절과 씹기

관자우묵과 관자아래우묵 (Temporal and Infratemporal Fossae)

관자우묵과 관자아래우묵은 머리의 가쪽에서 서로 연결되어 있다(그림 4-1). 이들의 경계는 뼈와 연조직에 의해 형성된다.

관자우묵은 관자아래우묵 위쪽 광대활(zygomatic arch) 위쪽에 있으며, 광대활과 머리뼈 안쪽면 사이의 틈을 통하여 관자아래우묵과 교통한다.

관자아래우묵은 깨물근(masseter)과 그 아래의 턱뼈가지(ramus of mandible)의 깊숙한 곳에 위치한 쐐기 모양의 공간이다. 머리안, 목, 날개입천오목(pterygopalatine fossa), 입안 바닥, 눈확바닥, 관자우묵 및 머리의 얕은부위 사이를 지나는 구조물들이 관자아래우묵을 지나간다.

깨물근(masseter), 관자근(temporalis), 안쪽날개근(medial pterygoid) 및 가쪽날개근(lateral pterygoid)의 네 가지 씹기근육은 턱관절(temporomandibular joint)에서 아래턱을 움직인다. 깨물근은 관자아래우묵 가쪽에 있고 안쪽 · 가쪽날개근은 관자아래우묵 속에 있으며, 관자근은 관자우묵에 있다.

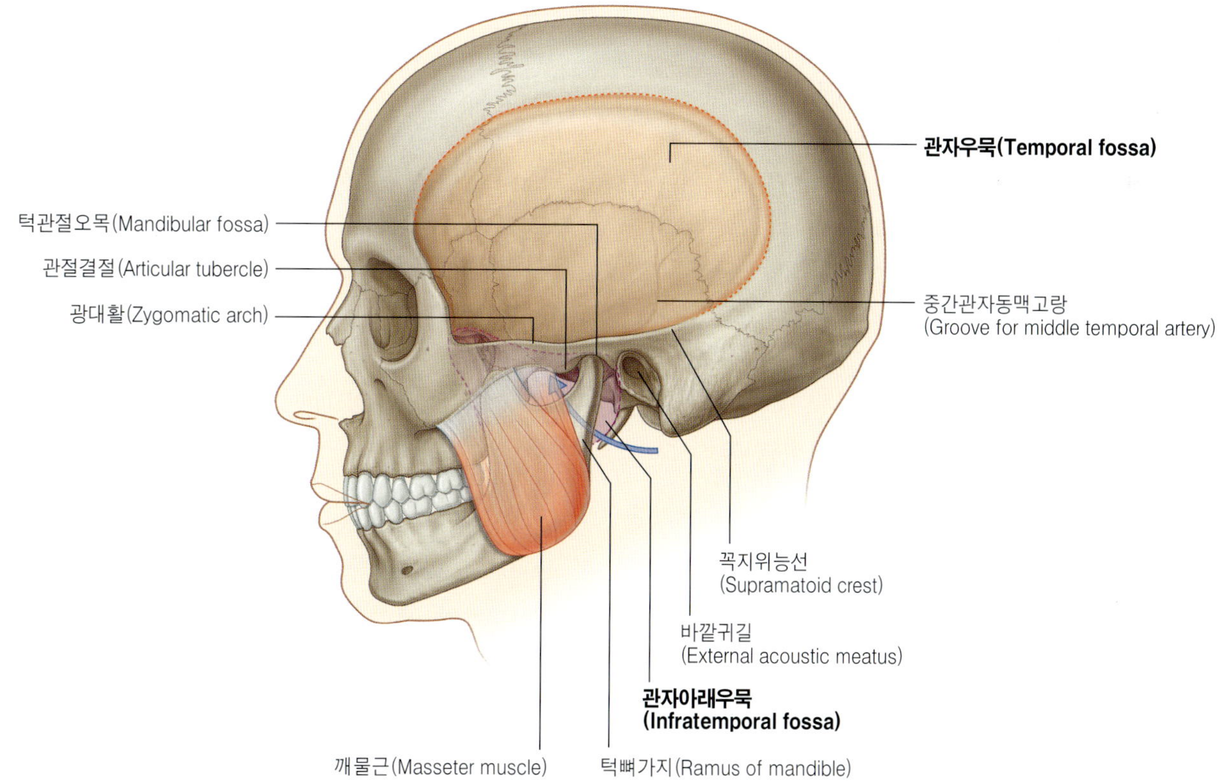

그림 4-1. 관자우묵 및 관자아래우묵.

뼈틀(Bony framework)

관자우묵과 관자아래우묵의 경계에 중요하게 기여하는 뼈는 관자뼈(temporal bone), 광대뼈(zygomatic bone), 나비뼈(sphenoid bone), 위턱뼈(maxilla) 및 아래턱뼈(mandible)이다.

이마뼈(frontal bone)와 마루뼈(parietal bone)도 일부 경계를 이룬다.

관자뼈(측두골, Temporal bone)

관자뼈의 비늘부분(squamous part)은 관자우묵과 관자아래우묵의 뼈대를 이룬다.

관자뼈의 고실부분(tympanic part)은 관자아래우묵 지붕의 뒤안쪽 구석을 형성하며 턱뼈머리(head of the mandible)와와 관절하여 턱관절을 형성한다.

관자뼈 비늘부분의 가쪽면에는 관자우묵의 안쪽벽에는 두 개의 구조물이 있다:

- 가로로 달리는 **꼭지위능선(supramastoid crest)**은 광대돌기(zygomatic process)의 바닥으로부터 뒤쪽으로 달려 관자우묵의 뒤아래쪽 가장자리를 형성한다.
- 수직방향으로 달리는 얕은관자동맥(superficial temporal artery)의 가지인 **중간관자동맥고랑(groove for middle temporal artery)**.

광대돌기의 뿌리 아래쪽에서 턱관절을 이루는 데 관여하는 두 구조물은 관절돌기(articular tubercle)와 턱관절오목(mandibular fossa)이다. 이들은 안쪽에서 가쪽으로 연장되어 있다. 턱관절오목 뒤에 바깥귀길(external acoustic meatus)이 있다. 관자뼈 고실부분은 턱관절오목의 뒤로부터 아래로 구부러진 편평하고 오목한 뼈판으로 바깥귀길 벽의 일부를 형성한다.

아래쪽에 보면 관자뼈 고실부분과 비늘부분 사이에 분명하게 보이는 **고실비늘틈새(tympanosquamous fissure)**가 있다. 안쪽으로 관자뼈 바위부분으로부터 작은 뼈조각이 끼어들어가 뼈조각과 고실부분 사이에 바위고실틈새(petrotympanic fissure)를 형성한다(그림 4-10).

고실끈신경(chorda tympani)은 머리뼈를 빠져나와 바위고실틈새의 안쪽 끝을 통하여 관자아래우묵으로 들어간다.

나비뼈(접형골, Sphenoid bone)

관자아래우묵의 뼈대를 형성하는 나비뼈 부분은 날개돌기(pterygoid process)의 가쪽판(lateral plate)과 큰날개(greater wing)이다. 큰날개는 또한 관자아래우묵의 안쪽벽의 일부를 형성한다.

큰날개는 나비뼈몸통(body of sphenoid)으로부터 양쪽으로 뻗어 나와 있다. 큰날개는 몸통에서 가쪽으로 돌출하여 위쪽으로 구부러져 있다. 아래가쪽면은 각각 관자아래우묵의 지붕과 관자우묵의 안쪽벽을 형성하고 있다.

큰날개의 가쪽아래면 사이의 날카롭게 각이 진 경계는 **관자아래능선(infratemporal crest)**이다.

큰날개의 바닥에 있는 타원구멍(foramen ovale)과 뇌막동맥구멍(foramen spinosum)은 각각 아래턱신경(mandibular nerve[V_3])과 중간뇌막동맥(middle meningeal artery)이 중간머리뼈우묵과 관자아래우묵사이를 지나가게 해 준다. 또한, 타원구멍의 앞안쪽에 큰날개의 바닥을 뚫고 지나가는 작은 나비뼈이끌정맥구멍(sphenoidal emissary foramina)이 있어 이끌정맥이 관자아래우묵에 있는 날개정맥얼기(pterygoid plexus of veins)와 중간머리뼈우묵에 있는 해면정맥굴(cavernous sinus)사이를 지나가게 한다.

날개돌기의 가쪽판은 수직방향의 뼈판으로서 날개돌기에서 뒤가쪽으로 돌출되어 있다. 이의 가쪽면과 안쪽면에는 각각 가쪽날개근(lateral pterygoid)과 안쪽날개근(medial pterygoid)이 붙는다.

위턱뼈(상악골, Maxilla)

위턱뼈의 뒷면은 관자아래우묵의 앞벽을 형성하는 데 관여한다. 이 면에는 뒤위이틀신경 · 혈관(posterior superior alveolar nerve and vessels)이 통과하는 구멍이 있다. 위모서리는 아래눈확틈새(inferior orbital fissure)의 아래가장자리를 형성하고 있다.

광대뼈(관골, Zygomatic bone)

광대뼈는 볼에서 튀어나와 만져질 수 있는 사각형 모양의 뼈이다:

- **위턱돌기(maxillary process)**는 앞안쪽으로 뻗어 위턱뼈의 광대돌기와 관절한다.
- **이마돌기(frontal process)**는 위로 뻗어 이마뼈의 광대돌기와 관절한다.
- **관자돌기(temporal process)**는 뒤로 뻗어 관자뼈의 광대돌기와 관절하여 광대활(zygomatgic arch)을 이룬다.

광대뼈의 가쪽면에 있는 작은 구멍으로는 볼에 광대얼굴신경 · 혈관(zygomaticofacial nerve and vessels)이 지나간다.

이마돌기에서 뒤안쪽으로 뻗은 얇은 판은 눈확의 가쪽벽의 일부와 관자우묵의 앞벽을 형성한다. 이 판의 이마돌기가 붙는 곳의 관자우묵 쪽의 면에는 광대관자신경(zygomaticotemporal nerve)을 위한 작은 구멍이 한두 개 존재한다.

턱뼈가지(하악지, Ramus of mandible)

턱뼈가지는 사각형 모양으로 안쪽면과 가쪽면, 관절돌기(condylar process)와 근육돌기(coronoid process)가 있다(그림 4-2).

턱뼈가지의 가쪽면은 비스듬하게 달리는 능선을 제외하고 일반적으로 편평하다. 가쪽면의 대부분에는 깨물근(masseter)이 붙는다.

턱뼈가지의 뒤와 아래 가장자리가 만나 **턱뼈각(angle of mandible)**을 형성하고 위가장자리는 **턱뼈패임(mandibular notch)**을 형성한다. 앞가장자리는 예리하고 턱뼈몸통(body of mandible)에 있는 **빗선(oblique line)**이 되어 아래쪽으로 계속된다.

근육돌기는 턱뼈가지의 앞가장자리와 윗가장자리가 만나는 곳에서 위쪽으로 뻗어있다. 이 돌기는 편평한 삼각형 모양의 돌기로 관자근(temporalis)이 붙는다.

관절돌기는 턱뼈가지의 뒤쪽 위쪽 가장자리로부터 위쪽으로 뻗어 있으며 다음과 같이 구성되어 있다:

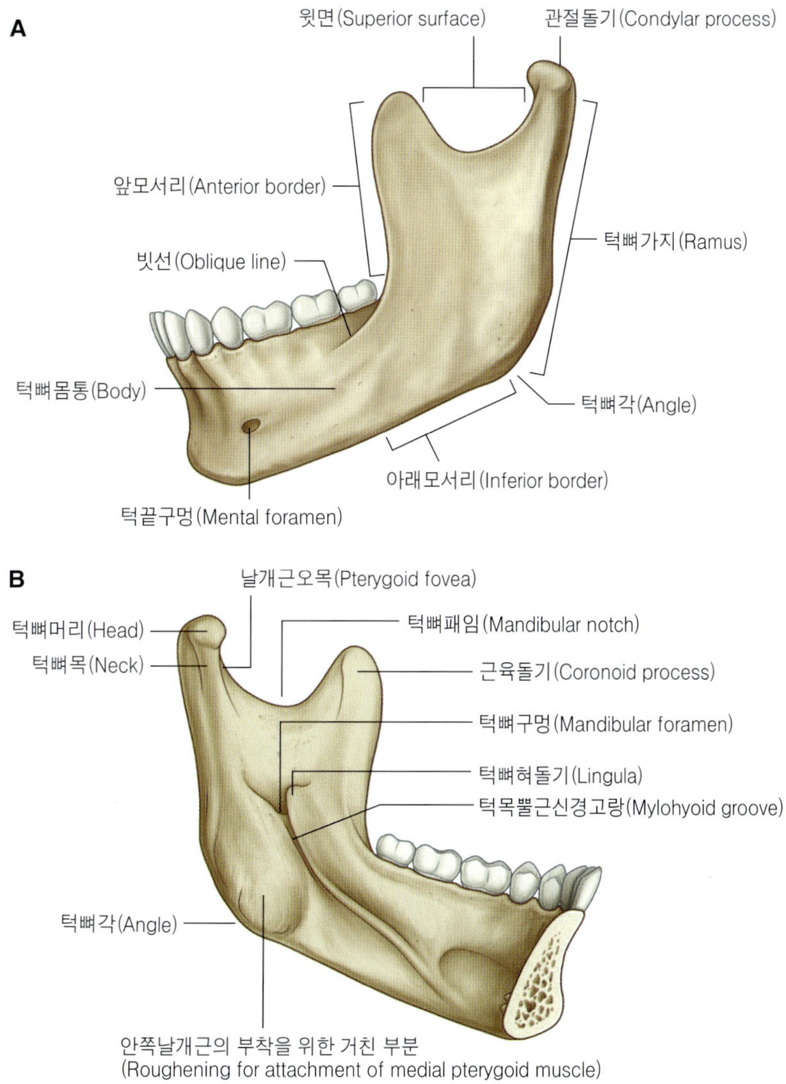

그림 4-2. 아래턱뼈. A, 왼쪽뼈의 가쪽면. B, 왼쪽뼈의 안쪽 모습.

- **턱뼈머리(head of mandible)**는 안쪽으로 돌출되어 있으며 턱관절 형성하는 데 관여한다.
- **턱뼈목(neck of mandible)**은 앞면에 얕은 **날개근오목(pterygoid fovea)**이 있어 가쪽날개근(lateral pterygoid)이 붙는다.

턱뼈가지의 안쪽면은 관자아래우묵의 가쪽벽을 이룬다(그림 4-2B). 이 면의 가장 특징적인 구조물은 **턱뼈구멍(mandibular foramen)**으로 턱뼈관(mandibular canal)의 위쪽 구멍이다. 아래이틀신경 · 혈관(inferior alveolar nerve and vessels)이 턱뼈구멍을 지나간다.

턱뼈구멍의 바로 앞위쪽으로 삼각형 모양의 융기인 **턱뼈혀돌기(lingula)**가 있어 나비아래턱인대(sphenomandibular ligament)의 턱뼈 끝부분이 붙는다.

길다란 고랑인 턱목뿔근신경고랑(mylohyoid groove)이 턱뼈구멍으로부터 앞아래쪽에 있다. 턱목뿔근신경(nerve to mylohyoid)이 이 고랑을 지나간다.

턱목뿔근신경고랑과 턱뼈구멍의 뒤아래쪽에 턱뼈가지의 안쪽면은 안쪽날개근(medial pterygoid)이 붙도록 거칠어져 있다.

턱관절(측두하악관절, Temporomandibular joints)

두 턱관절은 입을 열고 닫으며 씹거나 아래턱을 옆으로 움직일 수 있게 해 준다.

각 관절은 윤활관절(synovial joint) 유형이며 턱뼈머리(head of mandible)와 관자뼈의 관절오목(articular fossa)과 관절결절(articular tubercle) 사이에 형성된다(그림 4-3A).

관절면이 유리연골(hyaline cartilage)의 층으로 덮여 있는 다른 대부분의 윤활관절과는 달리 섬유연골(fibrocartilage)에 의해 턱관절이 덮여있다. 또한 턱관절은 섬유성 **관절원반(articular disc)**에 의해 완전히 두 부분으로 나누어져 있다:

- 턱관절의 아래 부분은 돌쩌귀(경첩)처럼 턱을 내리거나 올릴 수 있게 해 준다.
- 턱관절의 윗부분은 턱뼈머리가 관절결절 쪽으로 앞으로 가도록 하거나(턱을 내밈, protrusion) 턱관절오목(mandibular fossa) 안쪽으로 뒤로 가게(턱을 뒤당김, retraction) 한다.

입을 열 때는 턱을 아래로 내리고 턱을 내밀게 된다.

턱을 내밀면 목에 있는 구조물 쪽으로 턱뼈각(angle of

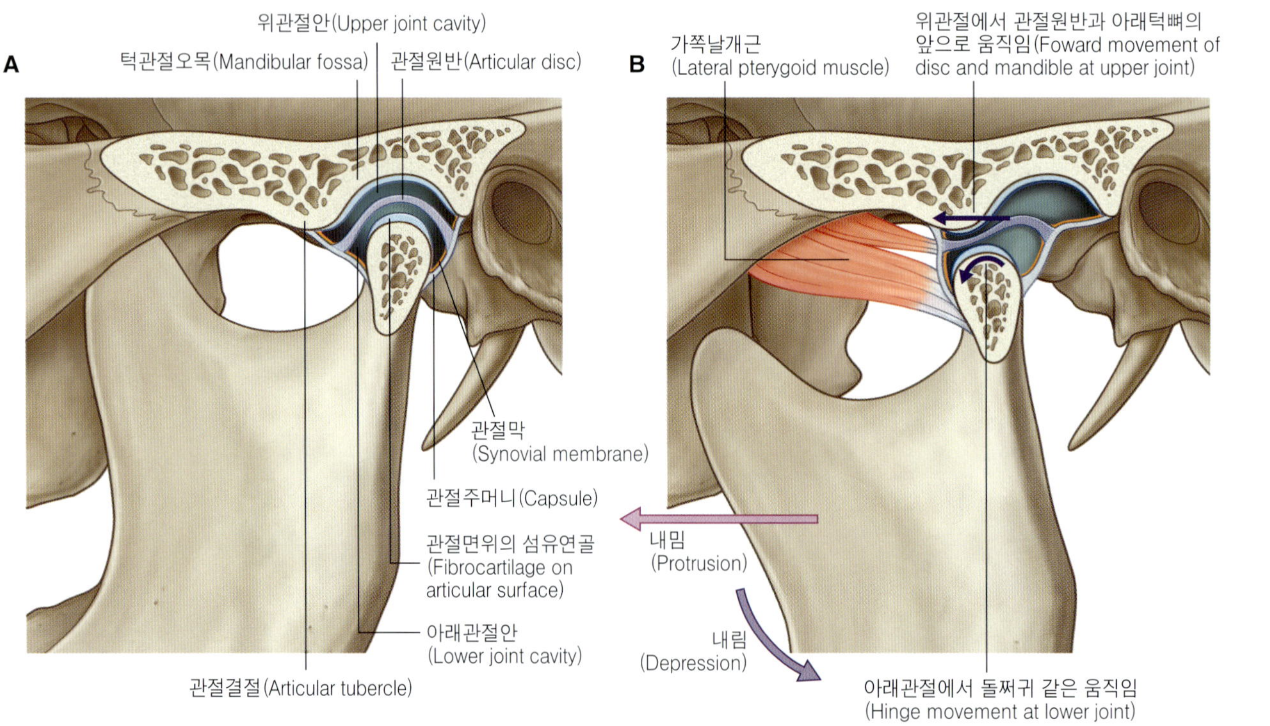

그림 4-3. 턱관절. A, 입을 열 때. B, 입을 닫을 때.

mandible)이 뒤쪽으로 가는 것을 막아 턱을 더 내릴 수 있게 해 준다.

관절주머니(관절낭, Joint capsule)

관절주머니의 **윤활막(synovial membrane)**은 관절의 위,아래 부분의 관절하지 않는 면을 모두 덮고 있으며, 관절원반(articular disc)의 모서리에도 붙어있다.

섬유막(fibrous membrane)은 턱관절을 감싸고 있으며 다음과 같이 붙어있다:

- 위쪽으로 관절결절(articular tubercle)의 앞모서리
- 가쪽과 안쪽으로 관절오목(articular fossa)의 모서리
- 뒤쪽으로 고실비늘틈새(tympanosquamous fissure) 부위
- 아래쪽으로 턱뼈목(neck of mandible)의 윗부분

관절원반은 원반의 가장자리가 섬유막의 속면에 붙는다.

관절주머니바깥인대(Extracapsular ligaments)

턱관절과 관련된 관절주머니바깥인대는 가쪽인대(lateral ligament), 나비아래턱인대(sphenomandibular ligament) 및 붓아래턱인대(stylomandibular ligament)가 있다(그림 4-4).

- **가쪽인대**는 관절에 가장 가까이 있으며 피막의 바로 가쪽에 있고, 관절결절(articular tubercle)의 모서리로부터 대각선상으로 뒤쪽으로 가서 턱뼈목(neck of mandible)에 붙는다.
- **나비뼈아래턱인대**는 턱관절의 안쪽에 있으며 머리뼈바닥의 나비뼈가시(spine of mandible)로부터 시작하여 턱뼈가지의 안쪽에 있는 턱뼈혀돌기(lingula)로 간다.
- **붓아래턱인대**는 관자뼈의 붓돌기로(styloid process)부터 턱뼈각(angle of mandible)의 뒷모서리로 간다.

턱의 운동(Movements of the mandible)

씹거나 가는(grinding) 운동은 턱관절의 운동이 양쪽에서 관절의 상호 운동에 의해 조정된다. 관절의 운동에는 내림(개구, depression), 올림(폐구, elevation), 내밈(전진, protrusion) 및 뒤당김(후퇴, retraction)이 있다(그림 4-5).

- 내림은 양쪽에 있는 두힘살근(digastric), 턱끝목뿔근(geniohyoid), 턱목뿔근(mylohyoid) 에 의해 이루어지며 정상적으로 중력의 도움을 받으며, 턱뼈머리(head of mandible)가 관절결절(articular tubercle) 쪽으로 앞으로의 운동과 관계가 있으며 가쪽날개근(lateral pterygoid)도 관여한다.
- 올림은 관자근(temporalis), 깨물근(masseter) 및 안쪽날개근(medial pterygoid)에 의한 매우 강력한 운동이며, 턱뼈머리가 턱관절오목(mandibular fossa)으로 가는 운동과 관련되어 있다.
- 내밈은 주로 가쪽날개근에 의해 이루어지면 안쪽날개근 및 깨물근의 얕은섬유의 도움을 받는다.
- 뒤당김은 턱목뿔근(geniohyoid), 두힘살근(digastric) 및

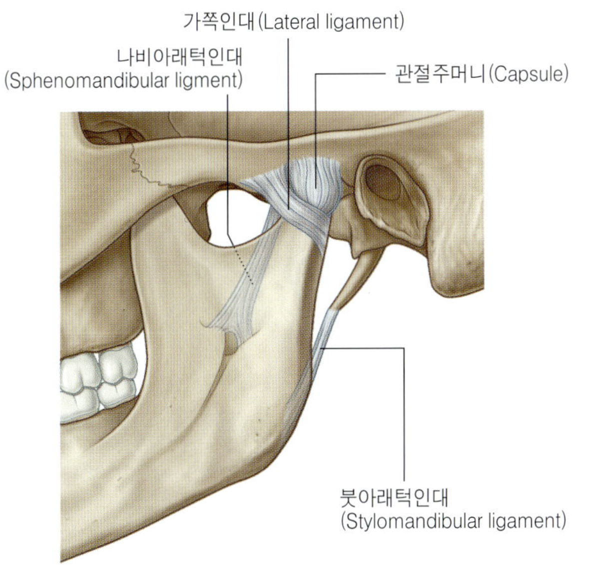

그림 4-4. 턱관절과 관련된 인대.

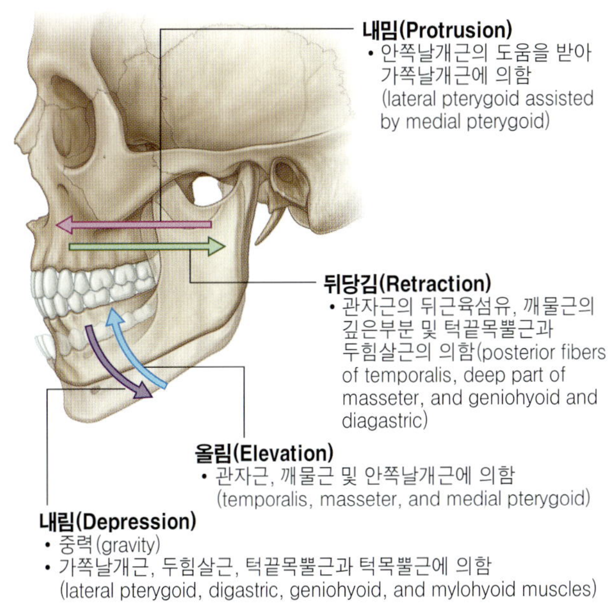

그림 4-5. 턱관절의 움직임.

관자근의 뒤섬유와 깨물근의 깊은섬유에 의해 이루어진다.

첫째목신경의 지배를 받는 턱목뿔근을 제외한 턱관절을 움직이는 모든 근육은 관자아래우묵에서 시작된 가지인 아래턱신경(mandibular nerve[V_3])의 지배를 받는다.

깨물근(교근, Masseter muscle)

깨물근은 턱을 올리는 강력한 씹기근육이다(그림 4-6, 표 4-1). 이 근육은 턱뼈가지(ramus of mandible)의 가쪽면에 놓여있다.

깨물근은 사각형 모양이며 위로 광대활(zygomatic arch)에 아래로 턱뼈가지의 가쪽면의 대부분에 붙는다.

깨물근의 더 **얕은부분(superficial part)**은 광대뼈의 위턱뼈돌기와 위턱뼈의 광대돌기의 앞 2/3 부분으로부터 시작된다. 이는 턱뼈각(angle of mandible)에 닿고 턱뼈가지의 가쪽면의 뒷부분과 관련되어 있다.

깨물근의 **깊은부분(deep part)**은 광대활의 안쪽과 광대활 아래모서리의 뒷부분에서 시작하여 근육돌기(coronoid process) 높이까지 턱뼈가지의 가운데 및 윗부분에 닿는다.

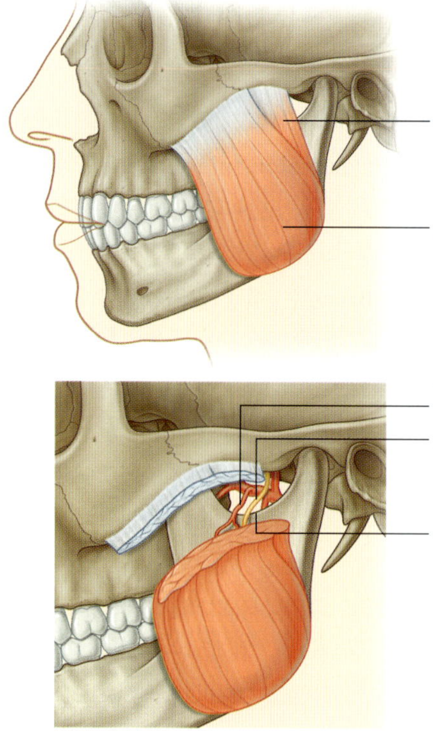

그림 4-6. 깨물근.

표 4-1. 씹기근육(저작근)

근육	이는곳	닿는곳	신경지배	기능
깨물근	광대활과 광대뼈의 위턱 돌기	턱뼈가지의 가쪽면	아래턱신경 앞줄기로 부터의 깨물근신경	턱을 올림
관자근	관자우묵에 있는 뼈와 관자근막	아래턱뼈 근육돌기와 마지막 큰어금니가 있는 아래턱뼈가지의 앞모서리	아래턱신경 앞줄기로 부터의 깊은관자신경	턱을 올리고 뒤당김
안쪽날개근	깊은갈래-날개돌기 가쪽판의 안쪽면과 입천장뼈의 날개패임돌기 얕은갈래-위턱뼈의 융기와 모뿔융기	턱뼈각의 안쪽면	아래턱신경으로부터의 안쪽날개근신경	턱을 들고 좌우로 움직임
가쪽날개근	위갈래-관자아래우묵의 천정 아래갈래-날개돌기 가쪽판의 가쪽면	관절원반이 붙는 부분의 턱관절 피막과 아래턱뼈목의 날개오목	아래턱신경 앞줄기로부터의 가쪽날개근신경 또는 볼가지	턱을 내밀고 내림 좌우로 움직임

깨물근은 아래턱신경(mandibular nerve[V_3])으로부터 온 깨물근신경(masseteric nerve)에 의해 지배를 받고, 위턱동맥(maxillary artery)의 깨물근동맥(masseteric nerve)에 의해 혈액을 공급 받는다.

깨물근신경 · 동맥(masseteric nerve and artery)은 관자아래우묵에서 시작하여 아래턱패임(mandibular notch)의 모서리 위쪽으로 가쪽으로 달려 깨물근의 깊은면으로 들어간다.

관자우묵(측두와, Temporal fossa)

관자우묵은 머리뼈의 가쪽면의 중심부에 있는 좁은 부채 모양의 공간이다(그림 4-7A):

- 위쪽 경계는 이마뼈의 광대돌기(zygomatic process)로부터 머리뼈를 가로질러 아치를 이루어 관자뼈의 꼭지위능선(supramastoid crest)까지 가는 한 쌍의 관자선(temporal lines)에 의해 이루어진다.
- 가쪽으로는 **관자근막(temporal fascia)**에 의해 경계를 이룬다. 관자근막은 관자근을 덮고 있는 거친 부채 모양의 널힘줄이며 위관자선(superior temporal line)의 바깥모서리와 광대활(zygomatic arch)의 아래모서리에 붙는다.
- 앞쪽으로 관자우묵은 광대뼈의 이마돌기(frontal process)의 뒷면과 이마뼈 광대돌기의 뒷면에 의해 경계를 이루며, 이들은 앞의 눈확과 뒤의 관자우묵을 분리시켜 준다.
- 관자우묵의 아래모서리는 가쪽으로 광대활 안쪽으로 나비뼈 큰날개(greater wing)의 관자아래능선(infratemporal crest)에 의해 경계를 이룬다(그림 4-7B). 이 두 구조물 사이에서 관자우묵의 바닥은 안쪽으로 관자아래우묵으로 열리며 가쪽으로 깨물근이 있는 부위로 연결된다.

내용물(Contents)

관자우묵에 있는 주요 구조물은 관자근이다.

이 우묵을 지나가는 다른 구조물은 위턱신경(maxillary nerve[V_2])의 광대관자가지(zygomaticotemporal branches)이며, 이 가지는 광대뼈 관자우묵면에 있는 구멍을 통하여 이 우묵으로 들어간다.

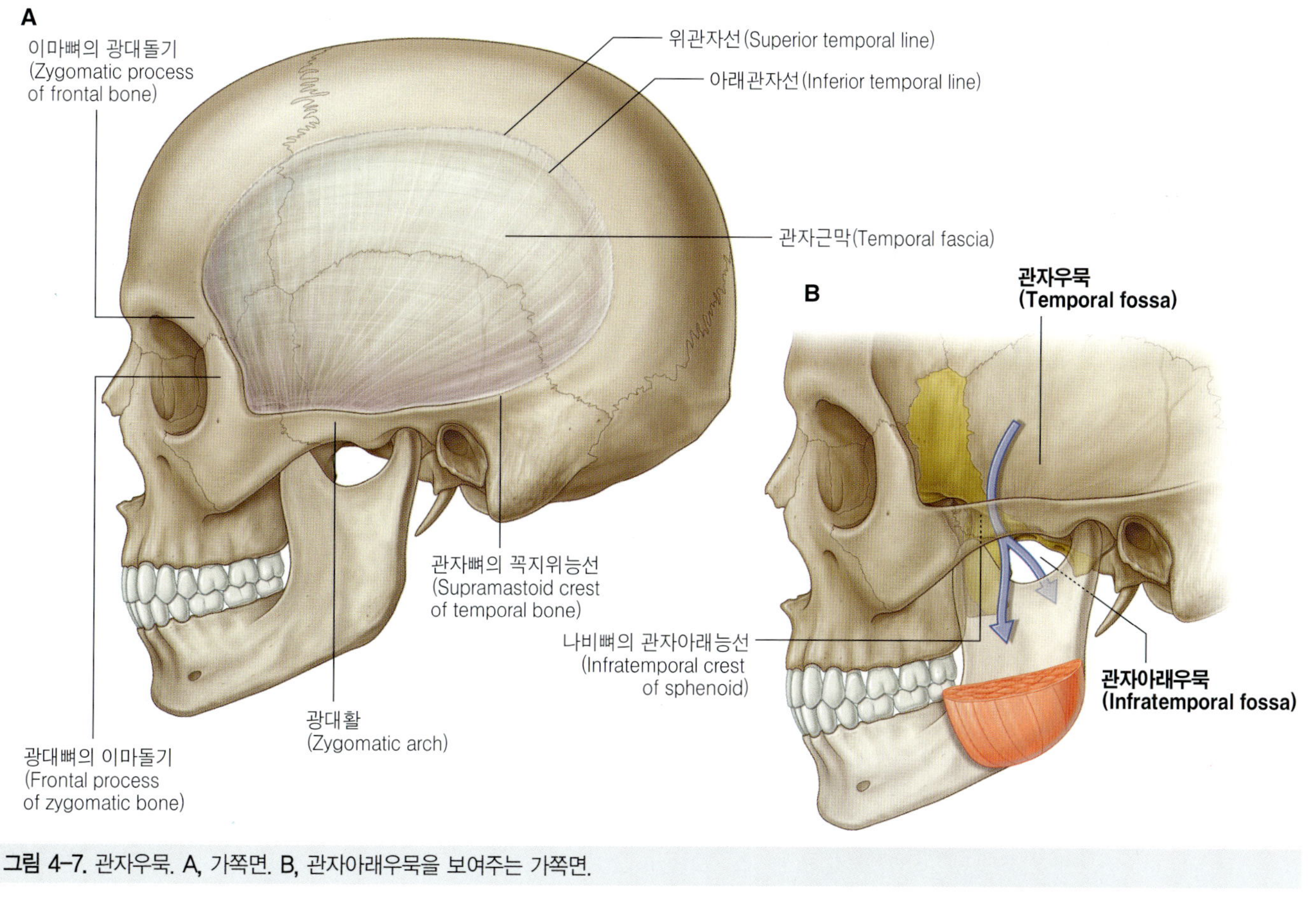

그림 4-7. 관자우묵. A, 가쪽면. B, 관자아래우묵을 보여주는 가쪽면.

관자근(측두근, Temporalis muscle)

관자근은 관자우묵 대부분을 채우고 있는 큰 부채 모양의 근육이다(그림 4-8). 관자근은 위쪽으로 관자우묵의 뼈표면(bony surface)으로부터 아래관자선(inferior temporal line)에 이르는 부분에서 시작하며 가쪽으로 관자근막의 표면에 붙는다. 가장 앞에 있는 근육섬유들은 수직방향인 반면에 뒤쪽의 근육섬유는 수평방향으로 배열되어 있다. 이 근육섬유들은 아래로 모아져 인대를 형성하며, 광대활과 나비뼈 큰날개의 관자아래능선 사이를 지나 아래턱뼈의 근육돌기(coronoid process)에 닿는다.

관자근은 근육돌기의 앞면 아래에 붙으며 마지막 큰어금니(molar tooth) 근처까지 턱뼈가지(ramus of mandible)를 따라 내려가 붙는다.

관자근은 턱뼈의 강력한 올림근이다. 이 운동은 관자뼈의 관절결절(mandibular tubercle)로부터 턱뼈머리(head of mandible)를 뒤쪽으로 빠져나가게 하여 턱관절오목(mandibular fossa)으로 가게 하기 때문에 관자근은 턱은 들이거나 뒤쪽으로 잡아당긴다. 또한 관자근은 턱을 좌우로(side-to-side) 움직이는 데 관여한다.

관자근은 관자아래우묵에서 아래턱신경(mandibular nerve[V_3])에서 시작하여 관자우묵으로 지나가는 깊은관자신경(deep temporal nerve)의 지배를 받는다.

관자근의 혈액공급은 신경들과 같이 달리는 깊은관자동맥(deep temporal arteries)과 광대활의 뒤 끝부분에서 관자근막을 뚫고 들어가는 중간관자동맥(middle temporal artery)에 의해 이루어진다.

깊은관자신경 (심측두신경, Deep temporal nerves)

깊은관자신경의 보통 두 개로 관자아래우묵에서 아래턱신경의의 앞가지에서 시작된다(그림 4-9). 이 신경은 위쪽으로 가나비뼈 큰날개의 관자아래능선(infratemporal crest)을 지나 관자근 깊숙이 관자우묵으로 들어가 관자근에 분포한다.

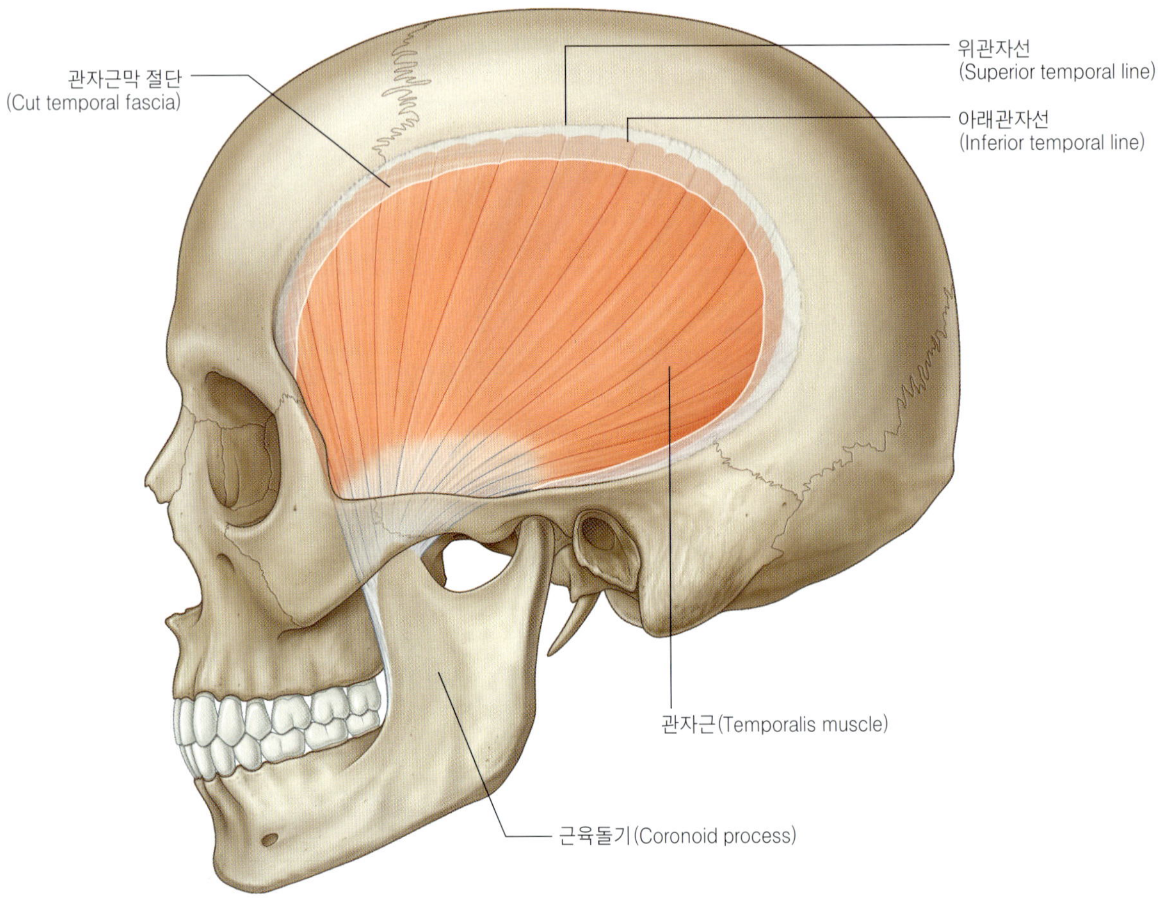

그림 4-8. 관자근. 가쪽면.

광대관자신경
(관골측두신경, Zygomaticotemporal nerve)

광대관자신경은 광대신경(zygomatic nerve)의 가지이다 (220-221 페이지 참조). 광대신경의 위턱신경의 가지로 날개입천장오목(pterygopalatine fossa)에서 시작된다.

광대관자신경은 광대뼈 관자우묵면에 있는 한 개 또는 그 이상의 작은 구멍들을 통해 관자우묵으로 들어간다.

광대관자신경의 가지들은 뼈와 관자근 사이에서 위쪽으로 가서 관자근막을 뚫고나와 관자놀이(temple)의 피부에 분포한다.

깊은관자동맥
(심측두동맥, Deep temporal arteries)

정상적으로는 두 개이며 이 동맥은 관자아래우묵에서 위턱동맥(maxillary artery)으로부터 시작하여 나비뼈 큰날개의 관자아래능선 주위에서 깊은관자신경과 같이 주행하여 관자근에 분포한다(그림 4-9). 이들은 중간관자동맥(middle temporal artery)의 가지와 연결된다.

중간관자동맥
(중측두동맥, Middle temporal artery)

중간관자동맥은 광대활과 바깥귀 사이에 광대활의 뿌리 바로 위쪽에서 얕은관자동맥(superficial termporal artery)으로부터 나온다(그림 4-9). 이 동맥은 관자근막을 뚫고 들어가 관자근 모서리의 아래쪽으로 지나 관자근의 깊은면에서 위쪽으로 주행한다.

중간관자동맥은 관자근에 분포하며 깊은관자동맥의 가지와 연결된다.

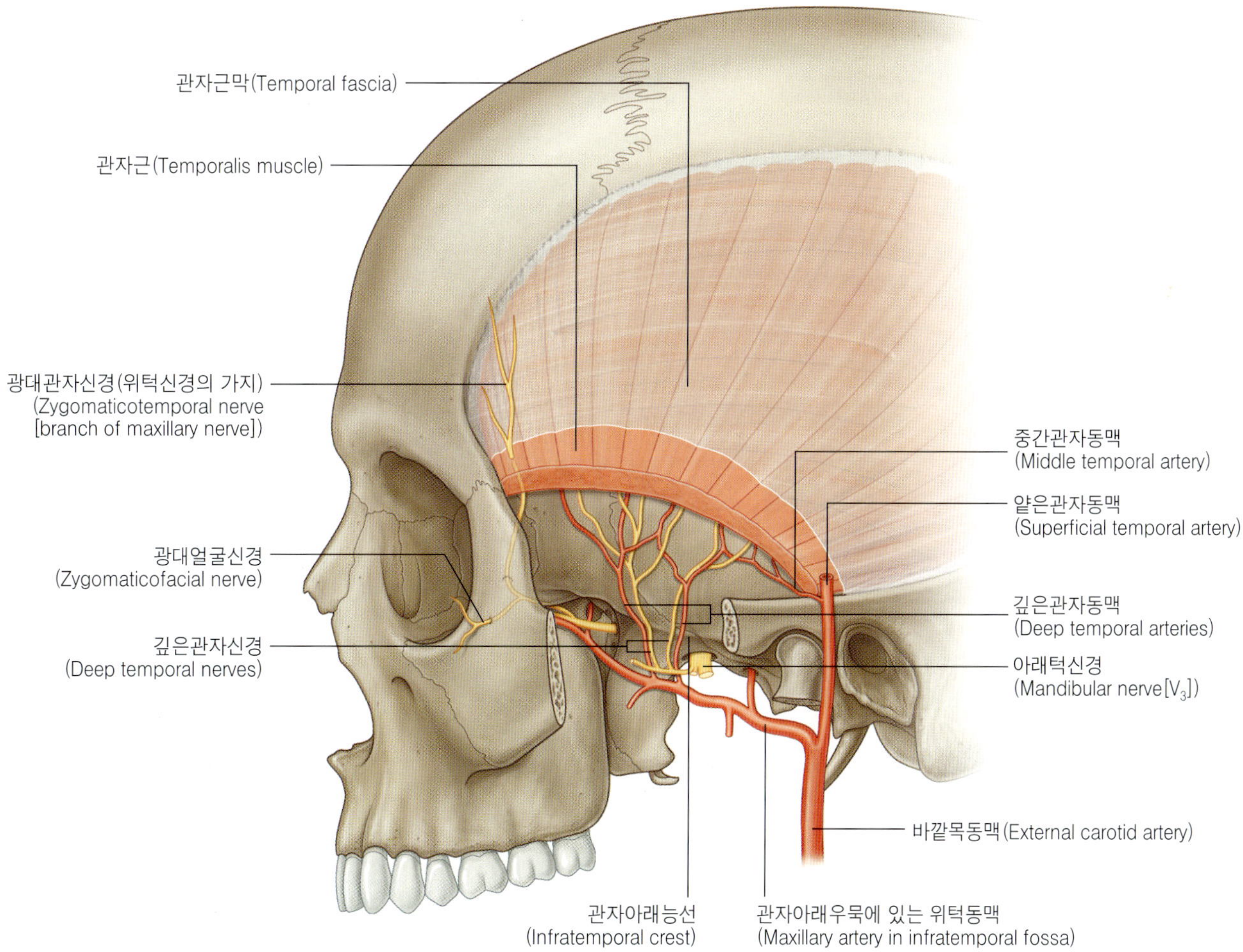

그림 4-9. 관자우묵의 신경과 동맥.

관자아래우묵 (측두하와, Infratemporal fossa)

쐐기 모양의 관자아래우묵은 관자우묵의 아래에 있으며 가쪽으로 턱뼈가지(ramus of mandible)와 안쪽으로 인두(pharynx)의 벽 사이에 있다. 이 우묵은 지붕(roof), 가쪽벽(lateral wall), 안쪽벽(medial wall)이 있으며 뒤아래쪽으로는 목으로 열려 있다(그림 4-10).

- **지붕**은 나비뼈 큰날개와 관자뼈로 형성되어 있으며 뇌막동맥구멍(foramen spinosum), 타원구멍(foramen ovale) 및 바위고실틈새(petrotympanic fissure)를 포함한다. 나비뼈 큰날개의 관자아래능선(infratemporal crest)의 가쪽으로는 뒤쪽으로 관자우묵(temporal fossa)으로 열린다.
- **가쪽벽**은 턱뼈관(mandibular canal)의 구멍이 있는 턱뼈가지의 안쪽면이다.
- **안쪽벽**은 앞쪽으로 날개돌기(pterygoid process)의 가쪽판(lateral plate)과 뒤쪽으로 인두와 물렁입천장(soft palate)의 두 개의 근육(입천장긴장근 및 올림근[tensor and levator veli palatini muscles])으로 형성되어 있으며, 앞쪽으로 날개위턱틈새(pteryomaxillary fissure)가 있어 구조물들이 관자아래우묵과 날개입천장오목(pterygopalatine fossa) 사이를 지나갈 수 있게 해 준다.
- **앞쪽벽**은 이틀구멍(alveolar foramen)을 포함한 위턱뼈의 뒷면의 일부분에 의해 형성되며, 윗부분은 눈확아래틈새(infra-orbital fissure)를 통해 눈확으로 열린다.

내용물(Contents)

관자아래우묵의 주요 내용물은 나비아래턱인대(sphenomandibular ligament), 안쪽 · 가쪽날개근(medial and lateral pterygoid muscles)(표 4-1), 위턱동맥(maxillary artery), 아래턱신경(mandibular nerve[V_3]), 얼굴신경(facial nerve[VII])의 가지, 혀인두신경(glossopharyngeal nerve) 및 날개근정맥얼기(pterygoid plexus of veins)가 있다.

나비아래턱인대 (접하악인대, Sphenomandibular ligament)

나비아래턱인대는 턱관절(temporomandibular joint)의 관

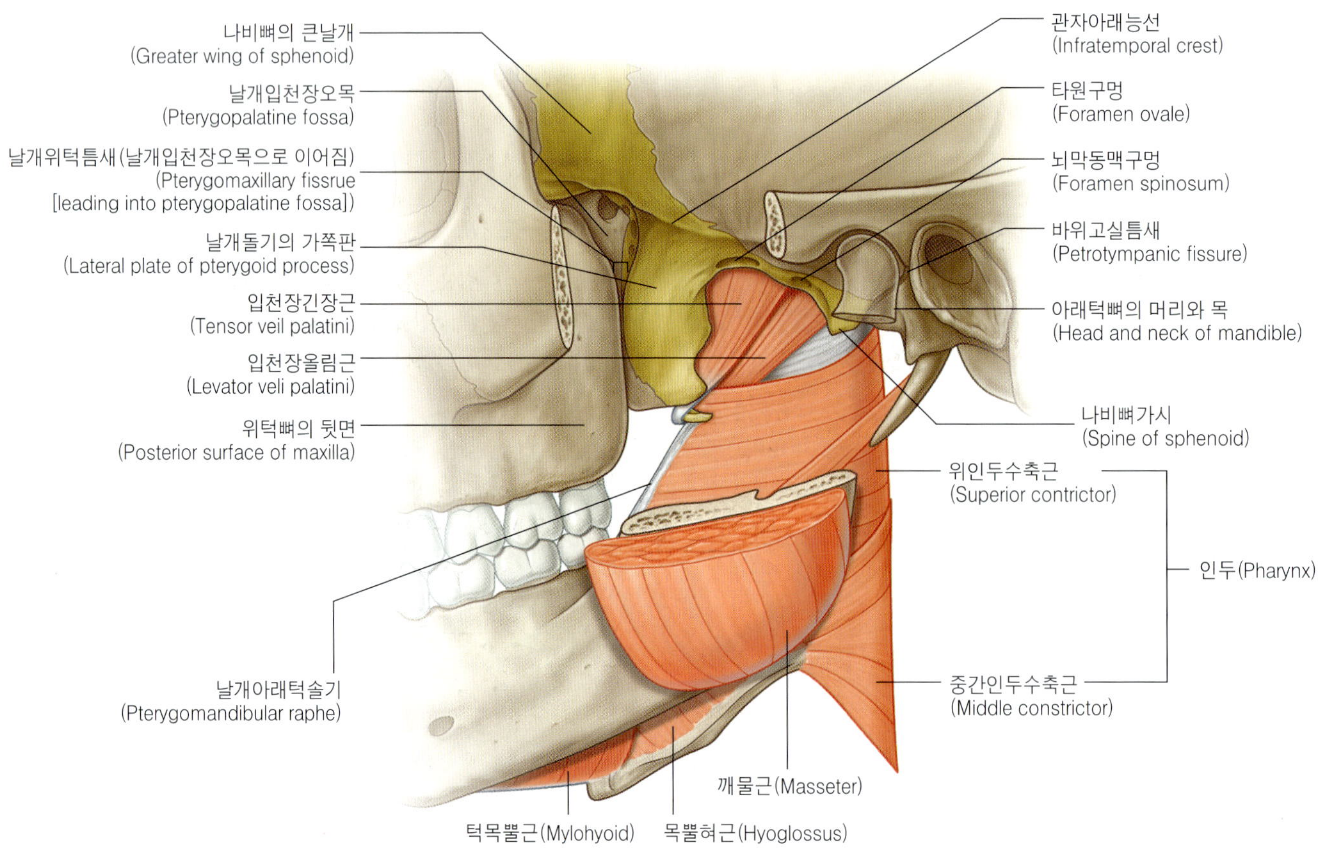

그림 4-10. 관자아래우묵의 경계.

절주머니바깥인대이다. 이 인대는 위쪽으로 나비뼈가시(spine of sphenoid)에 붙고 아래쪽으로 아래턱뼈의 턱뼈혀돌기(lingula)와 턱뼈구멍(mandibular foramen)의 뒤모서리에 붙는다(그림 4-11).

안쪽날개근(내측익돌근, Medial pterygoid)

안쪽날개근은 사각형 모양이며 깊은갈래(deep head)와 얕은갈래(superficial head)가 있다(그림 4-11).

- **깊은갈래**는 위쪽으로 날개돌기(pterygoid process) 가쪽판(lateral plate)의 안쪽면과 입천장뼈 날개패임돌기(pyramidal process)의 일부 표면에 붙어, 나비아래턱인대의 안쪽으로 비스듬하게 아래로 내려와, 턱뼈각 가까이에서 아래턱가지의 거친 안쪽면에 붙는다.
- **얕은갈래**는 위턱뼈의 거친면(tuberosity)과 이웃한 입천장뼈의 날개패임돌기에서 시작하여 깊은머리와 합쳐져서 아래턱뼈에 닿는다.

안쪽날개근은 주로 아래턱으로 올린다. 이 근육은 아래턱 쪽에 닿기 위해 뒤로 비스듬히 달리기 때문에 아래턱을 내밀 때 가쪽날개근을 돕는다.

안쪽날개근은 아래턱신경(mandibular nerve[V_3])의 안쪽날개근신경(nerve to medial pterygoid)에 의해 지배를 받는다.

가쪽날개근(외측익돌근, Lateral pterygoid)

가쪽날개근은 두꺼운 삼각형 모양의 근육이며 안쪽날개근처럼 두 개의 갈래(head)가 있다(그림 4-12):

- **위갈래(upper head)**는 타원구멍(foramen ovale)과 뇌막동맥구멍(foramen spinosum)의 가쪽에 나비뼈 큰날개의 아래면과 관자아래능선 즉 관자아래우묵의 지붕에서 시작된다.
- **아래갈래(lower head)**는 위**갈래**보다 크며 날개돌기 가쪽판의 가쪽면에서 일어나고, 아래부분은 안쪽날개근의 두 갈래가 머리뼈에 붙는 사이에 끼어있다.

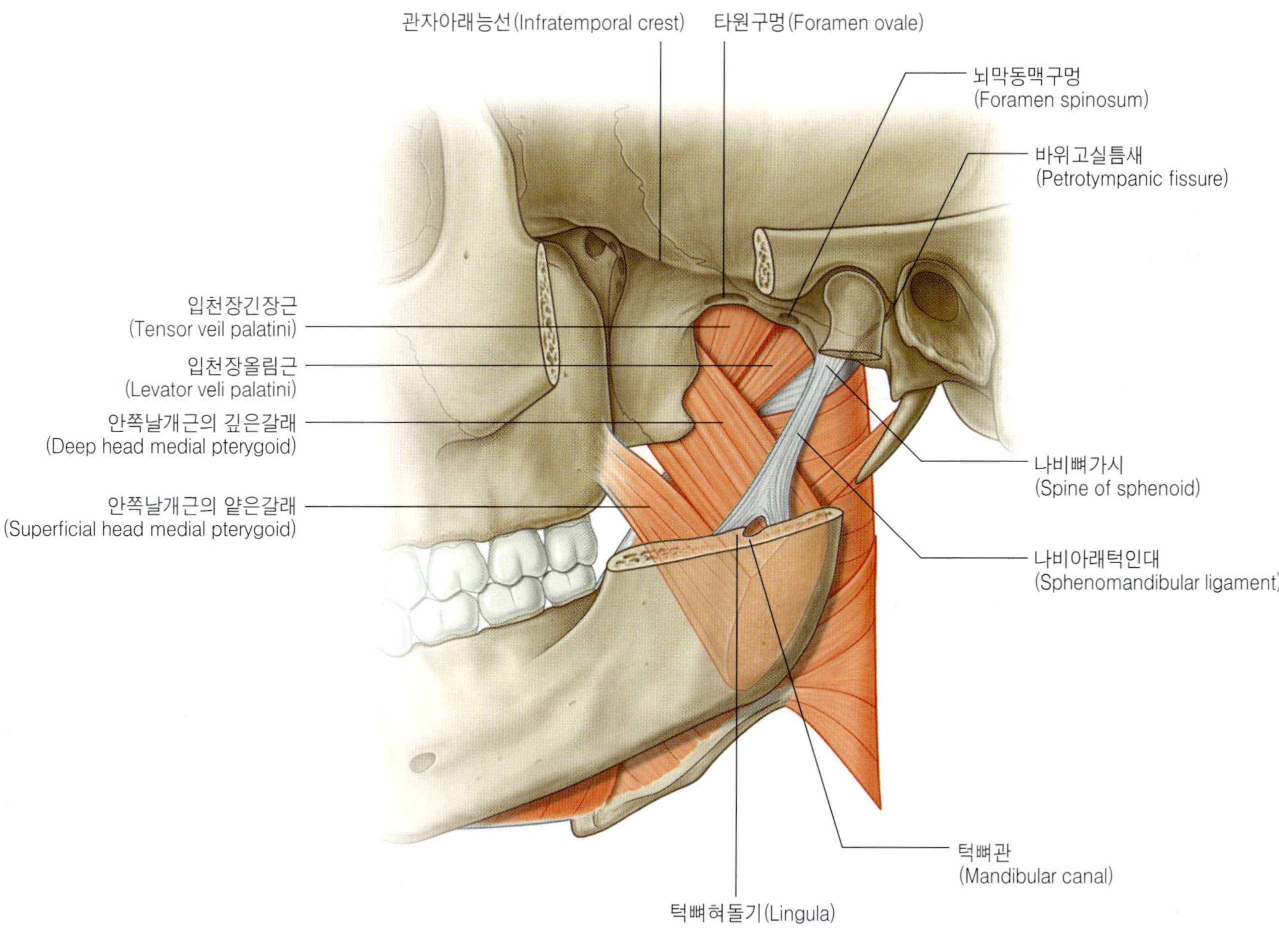

그림 4-11. 안쪽날개근.

가쪽날개근 두 갈래의 근육섬유는 턱뼈목의 날개근오목(pterygoid fovea)과 관절주머니(capsule)가 속으로 관절원반(articular disc)에 붙는 곳에서 턱관절의 관절주머니에 닿는다.

안쪽날개근의 근육섬유는 수직으로 달리는 반면 가쪽날개근은 거의 수평으로 달린다. 이 결과로 가쪽날개근이 수축하면 관절원반과 턱뼈머리를 관절결절(articular tubercle) 쪽으로 잡아당겨 아래턱을 내밀게 하는 데 주된 역할을 한다.

가쪽날개근은 아래턱신경(mandibular nerve[V_3])의 가쪽날개근신경(nerve to lateral pterygoid)에 의해 지배를 받는다.

가쪽 · 안쪽날개근이 한쪽에서만 수축하면 턱이 반대편으로 움직인다. 양쪽 턱관절에서의 상반된 운동은 정교한 씹는(chewing) 운동을 가능하게 한다.

아래턱신경(하악신경, Mandibular nerve[V_3])

아래턱신경은 삼차신경(trigeminal nerve[V])의 세 가지 중 가장 크다.

눈신경(ophthalmic nerve[V_1])과 위턱신경(maxillary nerve[V_2])은 순수한 감각신경이지만 아래턱신경은 운동 및 감각 신경이다.

아래턱신경은 아래턱의 치아와 잇몸, 혀의 앞 2/3 부분, 입안 바닥의 점막, 아래입술, 관자놀이와 아래얼굴의 피부 및 뇌경질막(cranial dura mater)의 일반 지각을 담당할 뿐만 아니라 아래턱을 움직이는 대부분의 근육, 가운데귀에 있는 한 개의 근육(고막긴장근, tensor tympani) 및 물렁입천장의 한 근육(입천장긴장근, tensor veli palatini)의 운동을 지배한다.

아래턱신경의 모든 가지는 관자아래우묵(infratemporal fossa)에서 시작된다.

눈신경과 위턱신경과 마찬가지로 아래턱신경의 감각 부분은 중간머리뼈우묵(middle cranial fossa)에 있는 삼차신경절(trigeminal ganglion)에서 시작된다(그림 4-13).

- 아래턱신경의 감각 부분은 타원구멍(foramen ovalve)을 통해 수직으로 내려가 입천장긴장근)과 가쪽날개근(lateral pterygoid)의 위머리 사이에서 관자아래우묵으로 들어간다.
- 삼차신경의 작은 운동뿌리는 머리안에서 삼차신경절의 안

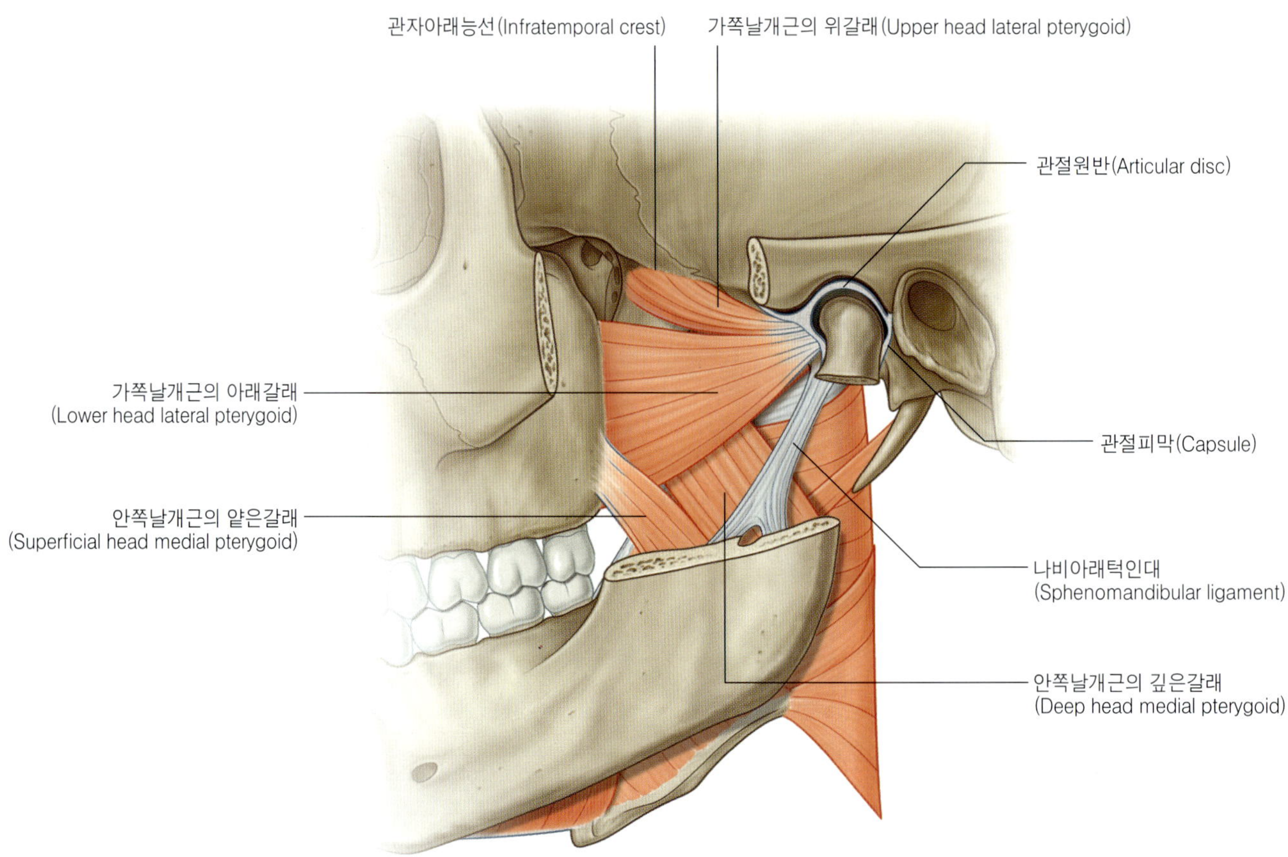

그림 4-12. 가쪽날개근.

쪽을 지나 타원구멍을 지나 바로 아래턱신경의 감각부분과 만난다.

가지(Branches)

감각뿌리와 운동뿌리가 만난 후 아래턱신경은 작은 뇌막가지(meningeal branch)와 안쪽날개근신경(nerve to medial pterygoid)을 내고 앞 · 뒤줄기(anterior and posterior trunks)로 나누어진다(그림 4-13):

- 앞줄기로부터의 가지는 볼신경(buccal nerve), 깨물근신경(masseteric nerve), 깊은관자근신경(deep temporal nerve) 및 가쪽날개근신경(nerve to lateral pterygoid)이 있으며 볼신경(주로 감각신경임)을 제외하고 모두 운동신경이다.
- 뒤줄기로부터의 가지는 귓바퀴관자신경(autoculotemporal nerve), 혀신경(lingual nerve), 아래이틀신경(inferior alveolar nerve)이 있으며 아래이틀신경으로부터의 작은신경(턱목뿔근신경, nerve to mylohyoid)을 제외하고 모두 감각신경이다.

뇌막가지(Meningeal branch)

뇌막가지는 아래턱신경의 안쪽면에서 시작하여 중간뇌막동맥(middle meningeal artery)과 같이 관자아래우묵(infratemporal fossa)을 떠나 뇌막동맥구멍(foramen spinosum)을 통해 머리안으로 다시 들어간다(그림 4-13). 이 가지는 주로 중간머리뼈우묵(middle cranial fossa)의 경질막(dura mater)의 감각을 담당하며, 가운데귀와 교통하는 꼭지벌집(mastoid cells)에도 분포한다.

안쪽날개근신경(Nerve to medial pterygoid)

안쪽날개근신경은 아래턱신경의 안쪽에서 시작된다(그림 4-13). 이 근육은 내려가서 안쪽날개근의 깊은면에 분포한다. 아래턱신경이 시작되는 근처에서 안쪽날개근신경은 두 개의 작은 가지를 낸다:

- 입천장긴장근(tensor veli palatini)에 분포하는 신경
- 관자뼈의 귀인두관(pharyngotympanic tube)에 평행하기 위쪽으로 작은 뼈관에 있는 고막긴장근(tensor tympani)에 가는 신경

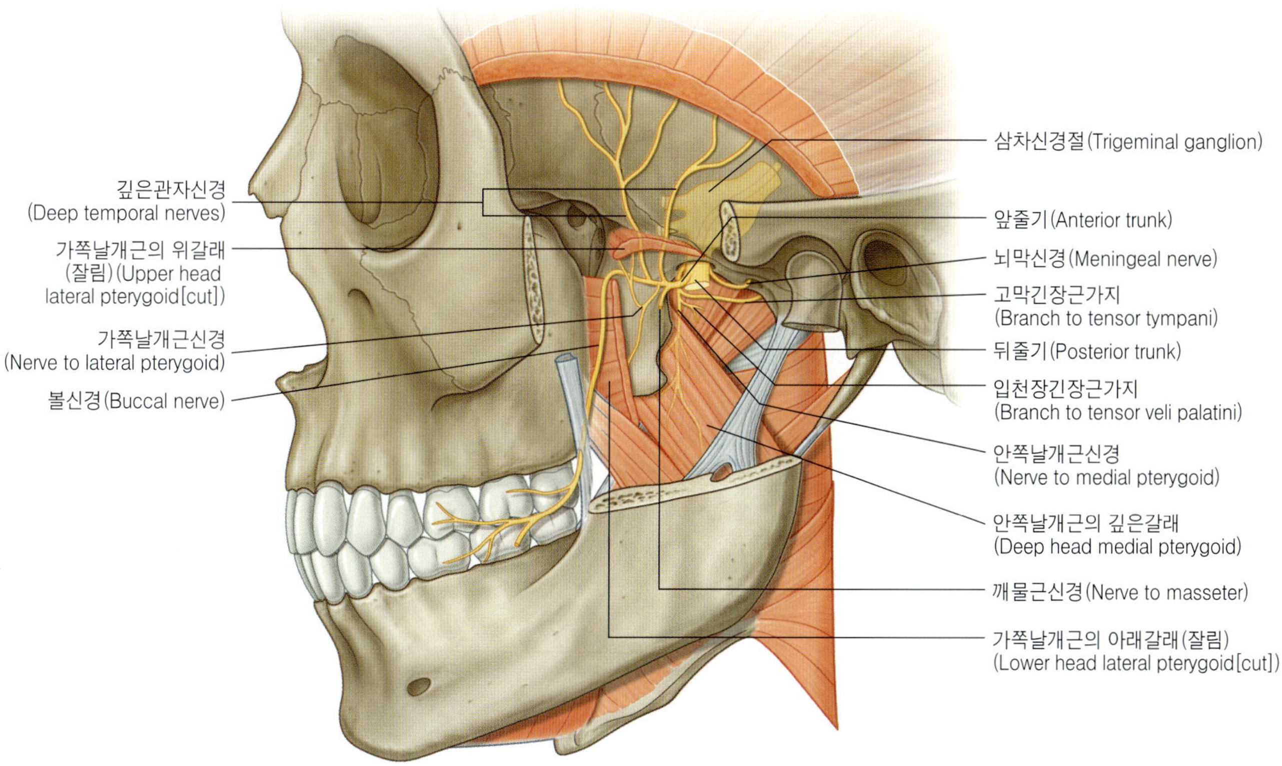

그림 4-13. 아래턱신경. 뇌막신경과 안쪽날개근신경.

볼신경(협신경, Buccal nerve)

볼신경은 아래턱신경의 앞줄기의 한 가지이다(그림 4-13). 이 신경은 대부분 감각신경이며 가쪽날개근(lateral pterygoid)과 관자근(temporalis)의 일부를 지배하는 운동신경도 포함되어 있다.

볼신경은 가쪽날개근의 위·아래갈래 사이에 가쪽으로 달려 관자근이 닿는 앞모서리 주위로 내려와 턱뼈가지(ramus of mandible)의 앞모서리로 가며 때때로 관자근의 인대 속으로 들어가기도 한다. 이 신경은 볼근(buccinator)의 가쪽으로 빠으로 가서 이웃한 피부와 아래쪽 큰어금니의 입안점막(oral mucosa)과 볼잇몸(buccal gingivae)에 분포하는 일반감각신경이다.

깨물근신경(교근신경, Masseteric nerve)

깨물근신경은 아래턱신경 앞줄기의 한 가지이다(그림 4-13). 이 신경은 가쪽날개근 위로 가쪽으로 가서 턱뼈패임(mandibular notch)을 지나 깨물근(masseter)을 뚫고 들어가 분포한다.

깊은관자신경(심측두신경, Deep temporal nerves)

깊은관자신경은 보통 두 개로 아래턱신경 앞줄기로부터 시작된다(그림 4-13). 이 신경은 가쪽날개근 위로 가쪽으로 달려 관자우묵으로 올라가기 위해 아래관자능선(infratemporal crest) 주위를 돌아가 관자근(temporalis)의 깊은면에 분포한다.

가쪽날개근신경(외측익돌근신경, Nerve to lateral pterygoid)

가쪽날개근신경은 아래턱신경의 앞줄기로부터 직접 나오거나 볼신경으로부터 나온다(그림 4-13). 이 신경의 가쪽날개근의 깊은면 안으로 가서 분포한다.

귓바퀴관자신경(이개측두신경, Auriculotemporal nerve)

귓바퀴과자신경은 아래턱신경 뒤줄기의 첫 번째 가지로서 두 개의 뿌리로서 시작되며, 뇌막동맥구멍(foramen spinosum)으로 올라가는 위턱동맥(maxillary artery)의 가지인 중간뇌막동맥(middle meningeal artery) 주위를 감싼 후 다시 하나로 합쳐 뒤를 지나간다(그림 4-14).

귓바퀴관자신경은 처음에 입천장긴장근(tensor veli palatini)과 가쪽날개근(lateral pterygoid) 위갈래 사이를 지나 나비아래턱인대(sphenomandibular ligament)와 턱뼈목(neck of mandible) 사이로 간다. 이 신경은 턱뼈목 주위의 가쪽을 돌아서 턱관절과 귀 사이에서 귀밑샘(parotid gland) 깊숙이 올라간다.

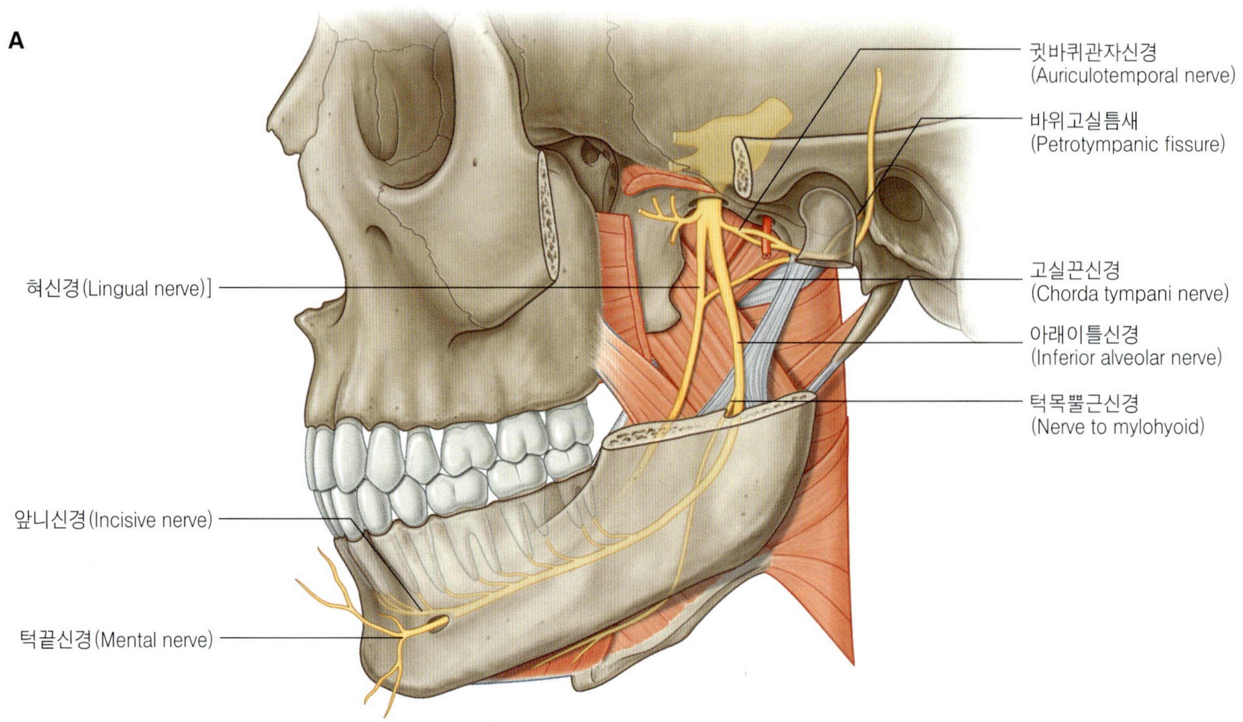

그림 4-14. 아래턱신경 - 뒤줄기. A, 가쪽면.

(계속)

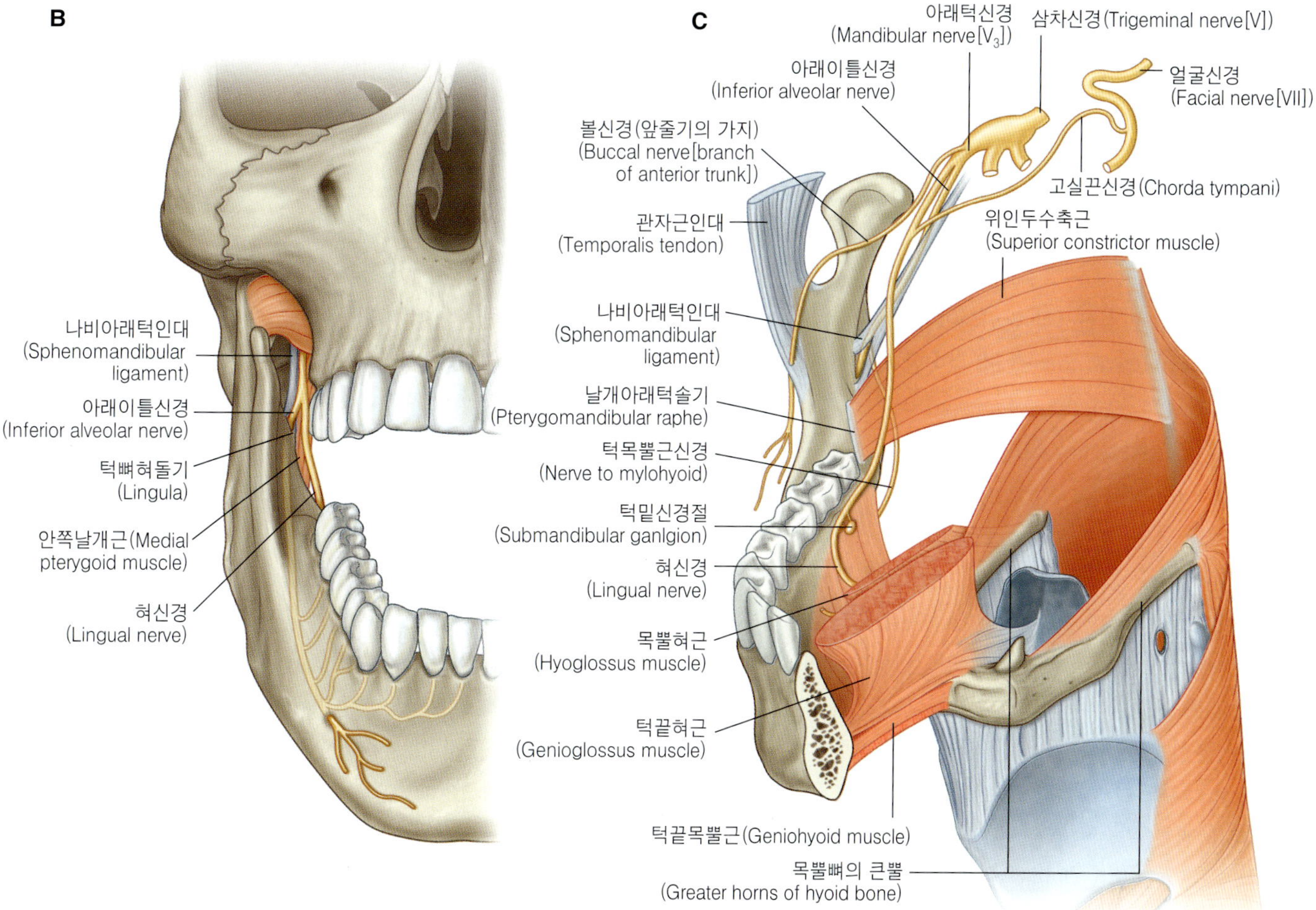

그림 4-14. *(계속)* 아래턱신경. 뒤가지. B, 앞면. C, 앞안쪽면.

귓바퀴관자신경의 종말가지는 관자놀이의 넓은 부위의 피부의 일반감각을 담당한다. 귓바퀴관자신경은 또한 바깥귀, 바깥귀길, 고막 및 턱관절의 감각에 관여한다. 이 신경은 귀밑샘으로 가는 혀인두신경(glossopharyngeal nerve)의 신경절이후 부교감신경섬유를 운반해 주기도 한다.

혀신경(설신경, Lingual nerve)

혀신경은 아래턱신경 뒤줄기의 주요한 감각 가지이다(그림 8-139). 이 신경은 혀 앞 2/3 부분, 입안바닥의 점막 및 아래쪽 치아와 관련된 혀잇몸(lingual gingivae)의 일반 감각을 담당한다.

혀신경은 얼굴신경의 가지인 고실끈신경(chorda tympani)과 관자아래우묵(infratemporal fossa)의 높은 곳에서 만난다. 고실끈신경은 혀 앞 2/3 부분의 미각과 입술틈새(oral fissure) 아래에 있는 침샘에 가는 부교감신경섬유를 운반한다.

혀신경은 처음에 입천장긴장근(tensor veli palatini)과 가쪽날개근(lateral pterygoid) 사이를 내려와 고실끈신경과 만나고 안쪽날개근(medial pterygoid)의 가쪽면을 가로질러 입안으로 들어간다.

혀신경은 턱목뿔근(mylohyoid)이 붙는 턱목뿔근선(mylohyoid line) 뒤쪽 부분과 날개아래턱솔기(pterygomandibular raphe)에 위인두수축근(superior constrictor of the pharynx)이 붙는 부분 사이에서 입안으로 들어간다. 혀신경이 입안바닥으로 들어가서 마지막 큰어금니 바로 아래 아래턱뼈의 안쪽면에 얕은 고랑에 놓인다. 이는 입안 점막을 통해 만져질 수 있으며 큰어금니와 잇몸을 수술할 때 위험하다.

혀신경은 목뿔혀근(hyoglossus)의 가쪽면에서 혀안으로 지나가며, **턱밑신경절(submandibular ganglion)**에 붙는다. 이 신경절은 관자아래우묵에서 혀신경을 통하여 입안 바닥으로 들어가는 고실끈신경의 부교감신경의 둘째 세포체(secondary cell bodies)를 포함하고 있다.

아래이틀신경(하치조신경, Inferior alveolar nerve)

아래이틀신경은 혀신경과 같이 아래턱신경 뒤줄기의 중요한 감각가지이다(그림 4-14). 이 신경은 아래쪽 치아와 이와 관련된 잇몸 뿐 만 아니라 아래입술의 점막과 피부 및 턱의 피부에도 분포한다. 이 신경은 하나의 운동가지가 있어 턱목뿔근(mylohyoid)과 두힘살근(digastic)의 앞힘살(anterior belly)을 지배한다.

아래이틀신경은 혀신경과 관련되어 아래턱신경 뒤줄기로부터 가쪽날개근(lateral pterygoid) 깊숙한 곳에서 시작된다. 이 신경은 안쪽날개근(medial pterygoid)의 가쪽면으로 내려가 나비아래턱인대(sphenomandibular ligament)와 턱뼈가지(ramus of mandible) 사이를 지나 턱뼈구멍(mandibular foramen)을 통해 턱뼈관(mandibular canal)으로 들어간다. 이 신경은 턱뼈구멍으로 들어가기 전에 **턱목뿔근신경(nerve to mylohyoid)**을 내며, 이는 턱뼈구멍 아래 턱목뿔근신경고랑(mylohyoid groove)에 놓여 있고 입안바닥 아래로 앞쪽으로 계속 가서 턱목뿔근과 두힘살근의 앞힘살을 지배한다.

아래이틀신경은 아래턱의 턱뼈관 안에서 앞쪽으로 간다. 턱뼈관과 이들 내용물들은 큰어금니뿌리(roots of molar teeth)의 아래에 위치하며, 이 뿌리가 가끔은 턱뼈관 주변으로 구부러져 있어 치아를 뽑을 때 어렵게 한다.

아래이틀신경은 세 개의 큰어금니, 두 개의 작은어금니(premolar teeth) 및 관련된 입술잇몸(labial gingivae)에 분포를 한 후 다음 두 종말가지로 나누어진다:

- **앞니신경(incisive nerve)**은 턱뼈관으로 계속 가서 첫째작은어금니(first premolar), 앞니(incisor), 송곳니(canine) 및 관련 잇몸에 분포한다.
- **턱끝신경(mental nerve)**은 턱끝구멍(mental foramen)을 통해 아래턱뼈를 빠져나와 아래입술과 턱에 분포한다. 턱끝신경은 만져질 수 있으며, 가끔 작은어금니뿌리 가까운 입안 점막을 통해 관찰될 수 있다.

고실끈신경과 작은바위신경 (고삭신경과 소추체신경, Chorda tympani and the lesser petrosal nerve)

두 개의 뇌신경가지가 관자아래우묵(infratemporal fossa)에서 아래턱신경(mandibular nerve[V_3])의 가지와 만난다(그림 4-15). 이들에는 얼굴신경(facial nerve[VII])의 고실끈신경가지와 혀인두신경(glossopharyngeal nerve[IX])의 가지에서 시작한 가운데귀의 고실얼기(tympanic plexus)의 가지인 작은바위신경이 있다.

A

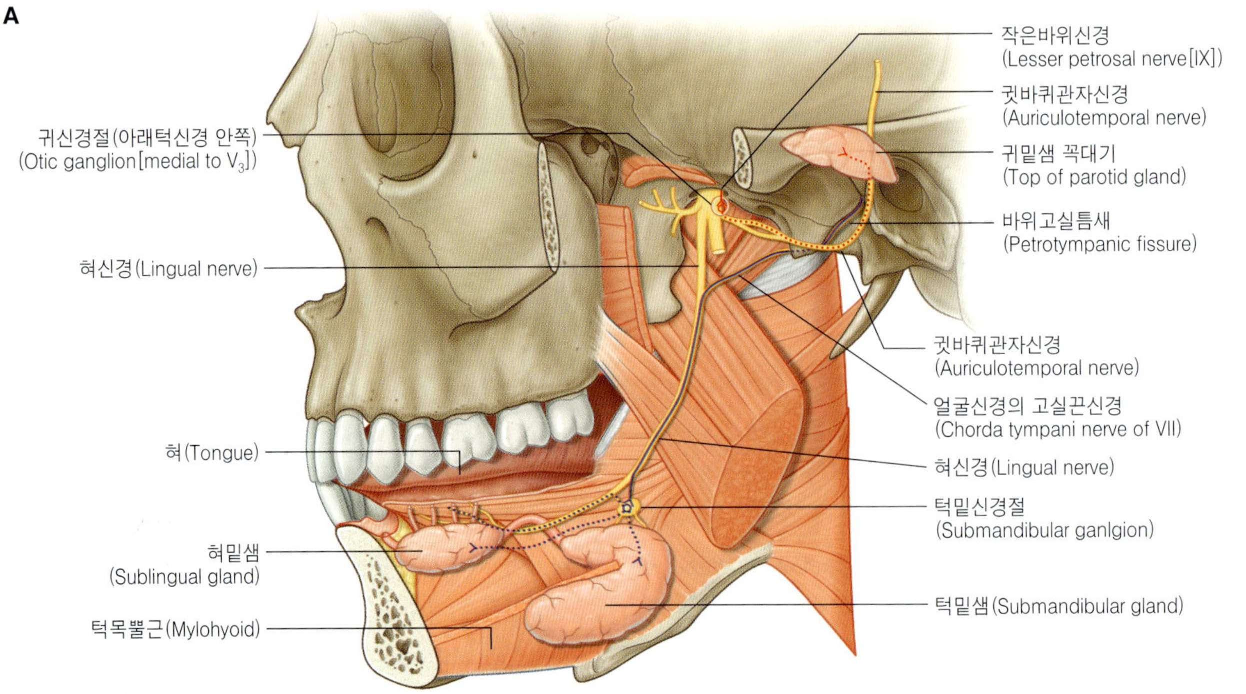

그림 4-15. 고실끈신경과 작은바위신경. A, 머리뼈에서 나온 후의 주행경로.

(계속)

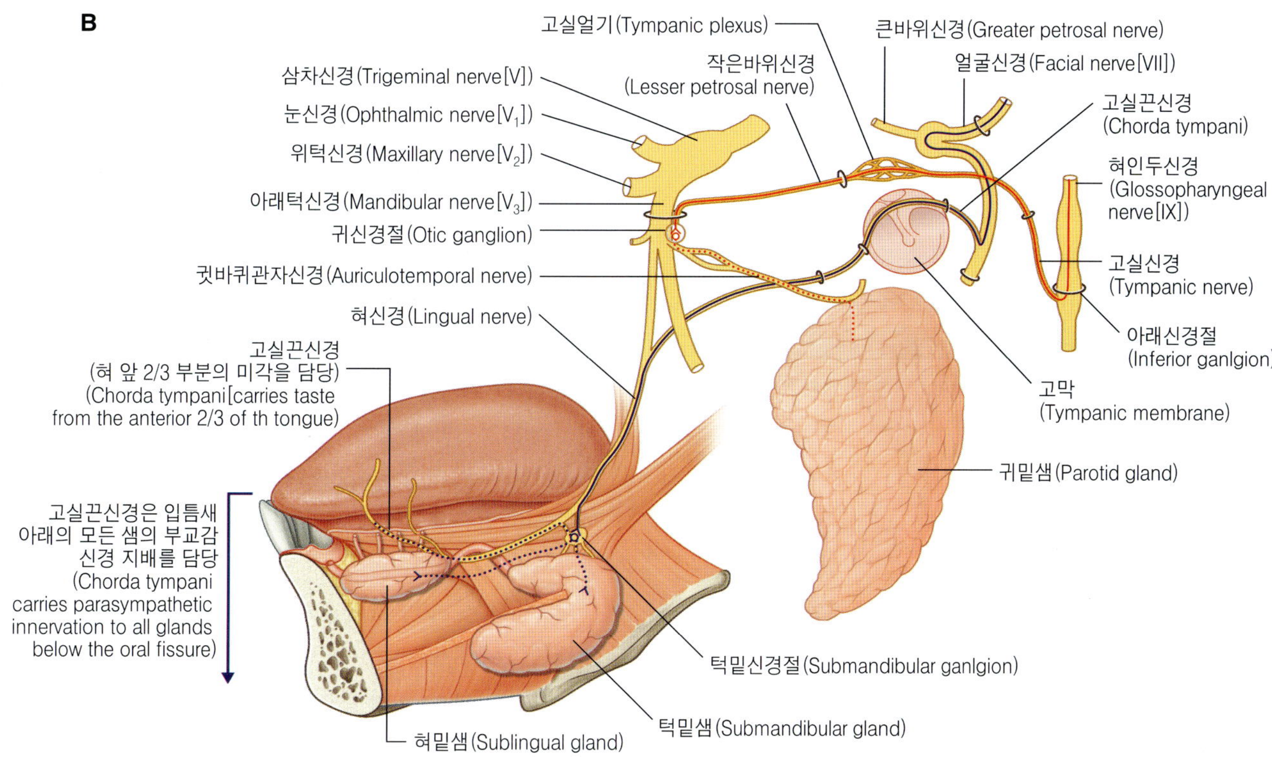

그림 4-15. *(계속)* B, 부교감신경섬유의 주행경로.

고실끈신경(고삭신경, Chorda tympani)

고실끈신경(그림 4-15)은 혀 앞 2/3 부분의 미각과 입술틈새(oral fissure) 아래로 모든 침샘(salivary glands)에 가는 부교감신경을 운반한다.

고실끈신경은 가운데귀의 꼭지벽(mastoid wall)과 관련되어 관자뼈 안에서 얼굴신경으로부터 시작되어 한 작은 구멍을 통해 앞으로 가서 가운데귀의 가쪽으로 들어간다. 이 신경은 앞위쪽으로 가운데귀를 가로질러 갈 때 고막(tympanic membrane)으로부터 망치뼈자루(handle of malleus)에 의해 분리되어 있다. 이 신경은 바위고실틈새(petrotympanic fissure)의 안쪽 끝부분을 통해 가운데귀를 떠나 관자아래우묵(infratemporal fossa)으로 들어가 나비뼈가시(spine of sphenoid)의 안쪽으로 내려가 가쪽날개근(lateral pterygoid)을 지나 혀신경(lingual nerve)과 만난다.

고실끈신경에서 운반되는 신경절이전 부교감신경섬유는 턱밑신경절(submandibular ganglion)에서 신경절이후 부교감신경섬유와 연접을 하며, 이 신경절은 입안바닥에서 혀신경으로 연결되어 있다.

턱밑신경절을 나온 신경절이후 부교감신경절은 다음 두 가지 경로를 취한다:

- 혀신경으로 다시 들어가 각 조직으로 가는 종말가지로 간다.
- 턱밑신경절로부터 직접 침샘으로 간다.

미각신경섬유(taste fibers)는 턱밑신경절을 지나가지 않고 혀신경의 종말가지로서 분포한다.

작은바위신경(소추체신경, Lessor petrosal nerve)

작은바위신경은 주로 귀밑샘(parotid gland)으로 가는 부교감신경섬유를 운반한다(그림 4-15). 신경절이전 부교감신경섬

임상 강의(In the clinic)

혀신경손상(Lingual nerve injury)

관자아래우묵(infratemporal fossa)에서 고실끈신경(chorda tympani)이 만나기 전의 몸쪽의 혀신경이 손상을 받으면 혀 앞 2/3 부분, 입안 점막, 잇몸, 아래입술 및 턱의 일반감각이 소실된다.

고실끈신경의 만난 후 먼쪽의 혀신경이 손상을 받으면 입술틈새(oral fissure) 아래에 있는 침샘의 분비 뿐만 아니라 혀의 앞 2/3 부분의 미각도 소실된다.

유는 머리뼈바닥에서 목정맥구멍(jugular foramen)을 통해 빠져나온 혀인두신경(glossopharyngeal nerve[IX])에 위치한다. 목정맥구멍 안이나 바로 바깥쪽에서 혀인두신경으로부터의 가지는 고실신경(tympanic nerve)이다.

고실신경은 목정맥구멍과 목동맥관(carotid canal)을 분리시켜 주는 뼈능선에 있는 작은 구멍을 통해 관자뼈로 다시 들어가 가운데귀 미로벽(labyrinthine wall)에서 작은 뼈관(아래고실신경관, inferior tympanic canaliculus)을 통해 고실곶(promontory)으로 올라간다. 여기서 고실신경은 고실얼기(tympanic plexus)를 형성하는 데 관여한다. 작은바위신경은 이 얼기의 가지이다.

작은바위신경은 주로 신경절이전 부교감신경섬유를 포함하고 있다. 이 신경은 가운데귀를 떠나 얼굴신경의 큰바위신경(greater petrosal nerve)을 위한 구멍 바로 가쪽 아래쪽에 관자뼈 바위부분의 앞면에 있는 작은 구멍을 통하여 중간머리뼈우묵(middle cranial fossa)으로 들어간다. 작은바위신경은 안쪽으로 가서 아래턱신경(mandibular nerve[V_3])과 같이 타원구멍(foramen ovale)을 통해 내려간다.

관자아래우묵에서 신경절이전 부교감신경섬유는 안쪽날개근신경(nerve to medial pterygoid)이 시작되는 주변에서 아래턱신경의 안쪽면에 위치한 귀신경절(otic ganglion)에서 신경절이후 부교감신경섬유의 세포체와 연접한다. 신경절이후 부교감신경섬유는 귀신경절을 떠나 귓바퀴관자신경(auriculotemporal nerve)과 만나 귀밑샘(parotid gland)에 분포한다.

임상 강의(In the clinic)

치과적 마취(Dental anesthesia)

아래이틀신경(inferior alveolar nerve)의 마취는 대부분의 치과의사들에 의해 널리 행해진다. 아래이틀신경은 아래턱신경의 가장 큰 가지 중의 하나로, 치아와 아래턱뼈로부터의 감각신경섬유를 운반하고 아래턱뼈를 덮고 있는 피부로부터 감각정보를 받는다.

아래이틀신경은 턱뼈관(mandibular canal) 안으로 지나가 아래턱뼈의 골수 안을 지나 턱끝구멍(mental foramen)을 통해 아래턱뼈의 앞면을 뚫고 나온다.

치과적 과정으로서 국소마취제로 아래이틀신경 주변에 침윤이 필요하다. 이 신경을 마취시키기 위하여 바늘을 볼 안에서 목구멍(fauces)의 앞활(anterior arch)의 가쪽에 위치시키고 마취제가 이 부위에 축적되도록 턱뼈몸통(body of mandible)의 아래 1/3 주변부에서 안쪽가장자리를 따라 가게 한다.

마취가 필요하면 눈확아래신경(infra-orbital nerve), 턱끝신경(mental nerve), 앞니신경(incisive nerve) 및 볼신경(buccal nerve)도 마취가 가능하다.

위턱동맥(악동맥, Maxillary artery)

위턱동맥은 목에 있는 바깥목동맥(external carotid artery)의 가장 큰 가지로 코안, 입안의 가쪽벽과 지붕, 모든 치아 및 머리안의 경질막에 혈액을 공급하는 주요동맥이다. 이 동맥은 관자아래우묵(infratemporal fossa)을 지나면서 혈액을 공급하며 날개입천장오목(pterygopalatine fossa)으로 들어가 종말가지를 낸다(그림 4-16).

위턱동맥은 귀밑샘(parotid gland)의 실질안에서 시작하여 턱뼈목(neck of mandible)과 나비아래턱인대(sphenomandibular ligament) 사이에서 앞으로 가서 관자아래우묵으로 들어간다. 이 동맥은 관자아래우묵을 비스듬히 올라가 날개위턱틈새(pterygomaxillary fissure)를 통해 지나가 날개입천장오목으로 들어간다. 이 부분은 가쪽날개근(lateral pterygoid) 아래갈래의 가쪽 또는 안쪽으로 지나간다. 가쪽날개근의 안쪽으로 지나갈 경우에는 위턱동맥이 가쪽날개근 위 · 아래갈래 사이에서 가쪽으로 돌아가 날개위턱틈새로 간다.

가지(Branches)

위턱동맥의 가지는 다음과 같다:

- 턱뼈목과 나비아래턱인대 사이의 부분인 위턱동맥의 첫째 부분은 중간뇌막동맥(middle meningeal artery)과 아래이틀동맥(inferior alveolar artery)의 두 주요한 가지와 깊은귓바퀴동맥(deep auricular artery), 앞고실동맥(anterior tympanic artery) 및 덧뇌막동맥(accessory meningeal artery) 등의 많은 작은 가지를 낸다.
- 가쪽날개근과 관련 있는 위턱동맥의 둘째 부분은 깊은관자가지(deep temporal branch), 깨물근가지(masseteric branch), 볼가지(buccal branch), 날개가지(pterygoid branch)를 내며 아래턱신경(mandibular nerve[V_3])의 가지들과 같이 주행한다.
- 위턱동맥의 셋째 부분은 날개입천장오목에 있다.

중간뇌막동맥(중뇌막동맥, Middle meningeal artery)

중간뇌막동맥은 위턱동맥으로부터 수직으로 올라가 뇌막동맥구멍(foramen spinosum)을 통해 머리안으로 들어간다(그림 4-16). 관자아래우묵에서 중간뇌막동맥은 안쪽으로 나비아래턱인대와 가쪽으로 가쪽날개근 사이에서 위로 올라간다. 뇌막동맥구멍 바로 아래에서 중간뇌막동맥은 아래턱신경에서 시작되는 부분인 귓바퀴관자신경(auriculotemporal nerve)의 두 뿌리 사이를 지나간다.

중간뇌막동맥은 뇌막 혈관 중 가장 크며 많은 부분의 경질막, 뼈 및 머리안의 뼈속질(골수, bone marrow)에 분포한다.

머리안에서 중간뇌막동맥과 이의 가지들은 뼈벽에 단단해 붙어있는 경질막 뼈막(바깥)층(periosteal[outer] layer)에 있다. 중간뇌막동맥의 주요 가지들은 머리안 벽을 타고 위쪽으로 주행하므로 머리 옆쪽에 충격이 가해지면 손상 받을 수 있다. 혈관이 찢어져 혈액이 새면 동맥압이 걸려 경질막(dura mater)과 뼈의 부착을 천천히 분리시켜 경질막바깥혈종(extradural hematoma)을 초래된다.

아래이틀동맥(하치조동맥, Inferior alveolar artery)

아래이틀동맥은 위턱동맥으로부터 내려와 아래이틀신경(inferior alveolar nerve)과 같이 턱뼈구멍과관(mandibular foramen and canal)으로 들어간다(그림 4-16). 이 동맥은 아래이틀신경과 같이 분포하며 모든 아래 치아와 볼잇몸, 턱 및 아래입술 일부에 분포한다.

아래이틀동맥은 작은 턱목뿔근가지(mylohyoid branch)를 내며 턱목뿔근신경(nerve to mylohyoid)을 동반한다.

깊은귓바퀴동맥, 앞고실동맥 및 덧뇌막동맥(Deep auricular artery, anterior tympanic artery, and accessory meningeal artery)

깊은귓바퀴동맥, 앞고실동맥 및 덧뇌막동맥은 위턱동맥 첫 부분의 작은 가지들로 턱관절, 바깥귀길(external acoustic meatus), 고막(tympanic membrane)의 깊은면 및 머리안 경질막에 각각 분포한다.

덧뇌막동맥가지는 경질막에 분포하기 위해 머리안으로 타원구멍(foramen ovale)을 통해 위로 올라가기 전에 관자아래우묵(infratemporal fossa)에서 주변 근육에 작은 가지를 내기도 한다.

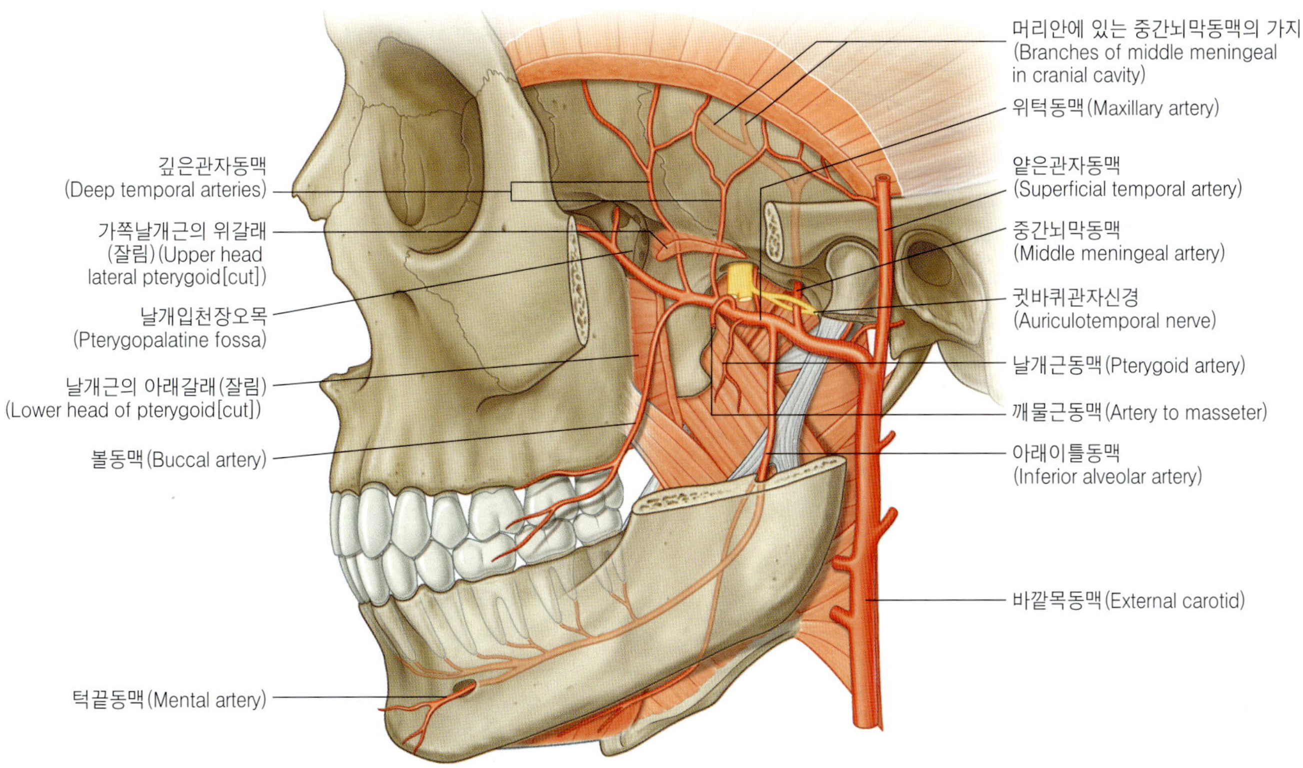

그림 4-16. 위턱동맥.

둘째 부분으로부터의 가지(Branches from the second part)

깊은관자동맥(deep temporal arteries)은 보통 두 개로 위턱동맥의 둘째 부분에서 시작되며, 깊은관자신경과 같이 주행하여 관자우묵(temporal fossa)에 있는 관자근(temporalis)에 분포한다(그림 4-16).

많은 날개동맥(pterygoid arteries)이 위턱동맥으로부터 시작하여 날개근(pterygoid muscles)에 분포한다.

깨물근동맥(masseteric artery)은 위턱동맥 둘째 부분의 가지로 턱뼈패임(mandibular notch)을 통해 가쪽으로 깨물근신경(masseteric nerve)을 동반하여 깨물근(masseter)에 분포한다.

볼동맥(buccal artery)은 볼신경(buccal nerve)과 같이 가서 볼의 피부, 근육 및 입안 점막에 분포한다.

날개근정맥얼기(익돌근정맥총, Pterygoid plexus)

날개정맥얼기는 안쪽과 가쪽날개근사이 및 가쪽날개근과 관자근 사이에 있는 정맥 망(network)이다(그림 4-17).

관자아래우묵과 날개입천장오목에 있는 위턱동맥의 가지가 분포하는 부위로부터의 정맥은 날개정맥얼기와 연결된다. 이들 정맥은 코안, 입안의 지붕 및 가쪽벽, 모든 치아, 관자아래우묵에 있는 근육, 코곁굴(paranasal sinuses) 및 코인두(nasopharynx)로부터 배출된다. 또한 눈확으로부터 아래눈정맥(inferior ophthalmic vein)이 아래눈확틈새(inferior orbital fissure)를 통하여 날개정맥얼기로 배출된다.

중요한 것은 작은 이끌정맥(emissary veins)이 관자아래우묵에 있는 날개정맥얼기와 머리안에 있는 해면정맥굴(cavernous sinus)과 연결되기도 한다. 이러한 이끌정맥은 타원구멍(foramen ovale), 파열구멍(foramen lacerum)의 연골 및 머리뼈 바닥에 날개돌기 가쪽판(lateral plate of pterygoid process)의 안쪽에 있는 나비뼈구멍(sphenoidal foramen)을 통해 지나가며, 날개정맥얼기로 배출되는 구조물(예, 치아)로부터 머리안으로 염증이 파급될 수 있다. 또한, 머리와 목에 있는 정맥에는 밸브가 없어 부주의하게 마취제를 날개근정맥얼기로 압력을 주어 주입할 경우 머리안이나 조직으로 역류될 수 있다.

날개근정맥얼기는 뒤로 짧은 위턱정맥(maxillary vein)을 통해 목에 있는 아래턱뒤정맥(retromandibular vein)과 연결되며, 앞쪽으로 깊은얼굴정맥(deep facial vein)을 통해 얼굴에서 얼굴정맥(facial vein)과 연결되어 있다.

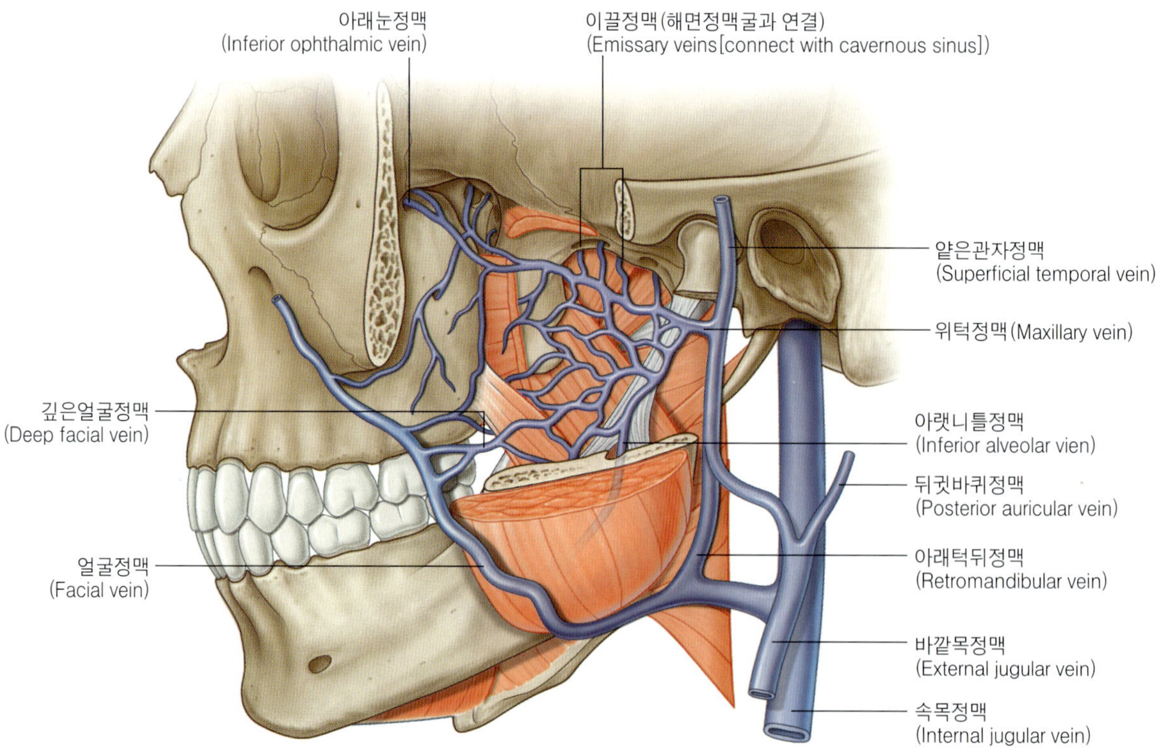

그림 4-17. 날개근정맥얼기.

날개입천장오목 (익구개와, Pterygopalatine Fossa)

날개입천장오목(Pterygopalatine fossa)은 위턱뼈의 바로 뒤쪽에 머리뼈의 가쪽면의 뼈 사이에 있는 거꾸로 된 눈물방울 모양의 공간이다(그림 4-18).

크기는 작지만 날개입천장오목은 벽에 있는 틈새와 구멍들을 통하여 다음의 구조물과 통과한다:

- 중간머리뼈우묵(middel cranial fossa)
- 관자아래우묵(infratemporal fossa)
- 눈확(orbit)의 바닥
- 코안(비강, nasal cavity)의 가쪽벽
- 입인두(oropharynx)
- 입안(oral cavity)의 천장

날개입천장오목은 위턱신경(maxillary nerve[V_2])과 아래턱신경의 끝부분이 분포하는 중요한 장소이다. 또한 얼굴신경(facial nerve[Ⅶ])으로부터의 부교감신경, 첫째가슴척수(T1) 높이에서 시작하는 교감신경섬유들이 날개입천장오목 속에서 위턱신경의 가지들과 합쳐지게 된다.

얼굴신경의 큰바위신경가지(greater petrosal branch) 안에 있는 신경절이후 부교감신경섬유의 신경세포체를 포함하는 날개입천장신경절(pterygopalatine ganglion)은 날개입천장오목내에서 신경절이전 부교감신경섬유와 연접하여 위턱신경의 가지를 형성한다.

모든 위쪽 치아는 날개입천장오목을 통과하는 위턱신경과 위턱동맥(maxillary artery)의 끝 부분으로부터 각각 신경지배와 혈액공급을 받는다.

뼈대틀(Skeletal framework)

날개입천장오목의 벽은 입천장뼈(palatine bone), 위턱뼈(maxilla), 나비뼈(sphenoid bone)의 부분들에 의해 이루어져 있다(그림 4-18):

- 앞쪽벽은 위턱뼈의 뒤쪽면에 의해서 형성된다.
- 안쪽벽은 입천장뼈의 가쪽면에 의해서 형성된다.
- 뒤쪽벽과 천장은 나비뼈의 부분에 의해서 형성된다.

나비뼈(접형골, sphenoid bone)

날개입천장오목의 형성에 관여하는 나비뼈의 부분은 날개돌기(pterygoid process)의 앞위쪽면이다(그림 4-19). 이 면에 두 개의 큰 구멍이 이 있다:

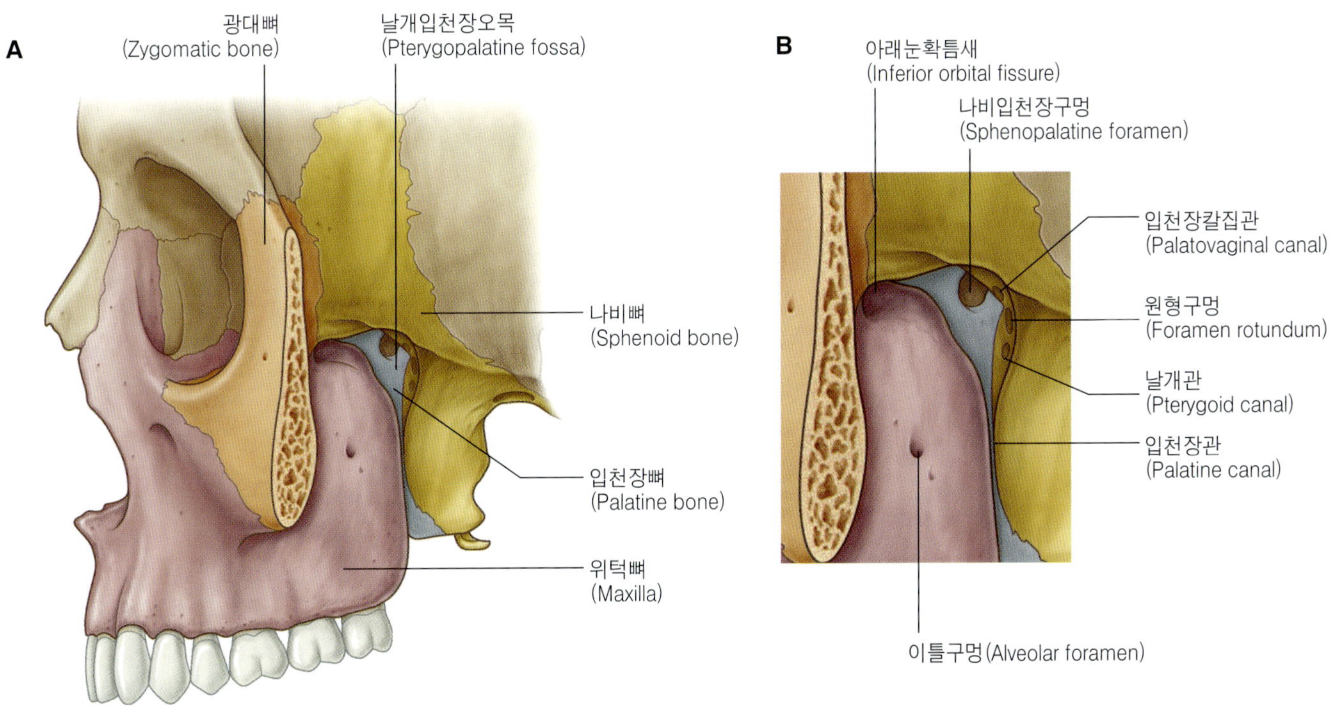

그림 4-18. 날개입천장오목. A, 앞안쪽면. B, 가쪽면.

- 날개입천장오목에서 가장 가쪽, 위쪽을 지나는 위턱신경을 위한 원형구멍(foramen rotundum)은 뒤쪽으로 중간머리뼈우묵과 교통한다(그림 4-19B).
- 얼굴신경에서 나오는 큰바위신경(greater petrosal nerve)과 속목신경얼기(internal carotid plexus)에서 나오는 교감신경섬유들은 날개관신경(pterygoid canal)을 형성하며 더 안쪽, 아래쪽에 있는 구멍(날개관의 앞쪽 구멍)을 통하여 앞쪽으로 진행하여 날개입천장오목으로 들어간다.

날개관(익돌관, Pterygoid canal)

날개관은 날개돌기(pterygoid process)의 뒤쪽면에 열려져 있는 뼈로 된 관으로 파열구멍(foramen lacerum)을 채우고 날개관의 뒤쪽구멍을 둘러싸는 연골 속에서 짧게 위안쪽으로 계속 이어진다. 날개관은 목동맥관(carotid canal)을 통해서 머리안으로 들어오는 혈관인 속목동맥(internal carotid artery)의 바로 앞아래쪽에서 중간머리뼈우묵(middle cranial fossa)으로 열린다(그림 4-19B).

출입구(Gateways)

7개의 구멍과 틈새는 날개입천장오목으로 들어오고 나가는 통로를 제공한다(그림 4-20):

- 원형구멍(foramen rotundum)과 날개관(pterygoid canal)은 중간머리뼈우묵(middle cranial fossa)과 교통하며 뒤쪽벽에 열려있다.
- 작은 **입천장칼집관(palatovaginal canal)**은 뒤쪽벽에 위치해 있으며 코인두(nasopharynx)에 이어진다.
- 입천장관(palatine canal)은 입안의 천장(단단입천장, hard palate)에 이어지며 아래쪽으로 열린다.
- 나비입천장구멍(sphenopalatine foramen)은 코안의 가쪽벽에 열리며 안쪽벽에 위치한다.
- 날개입천장오목(pterygopalatine fossa)은 가쪽방향으로 위턱뼈의 뒤쪽면과 나비뼈의 날개돌기 사이에 크게 갈라진

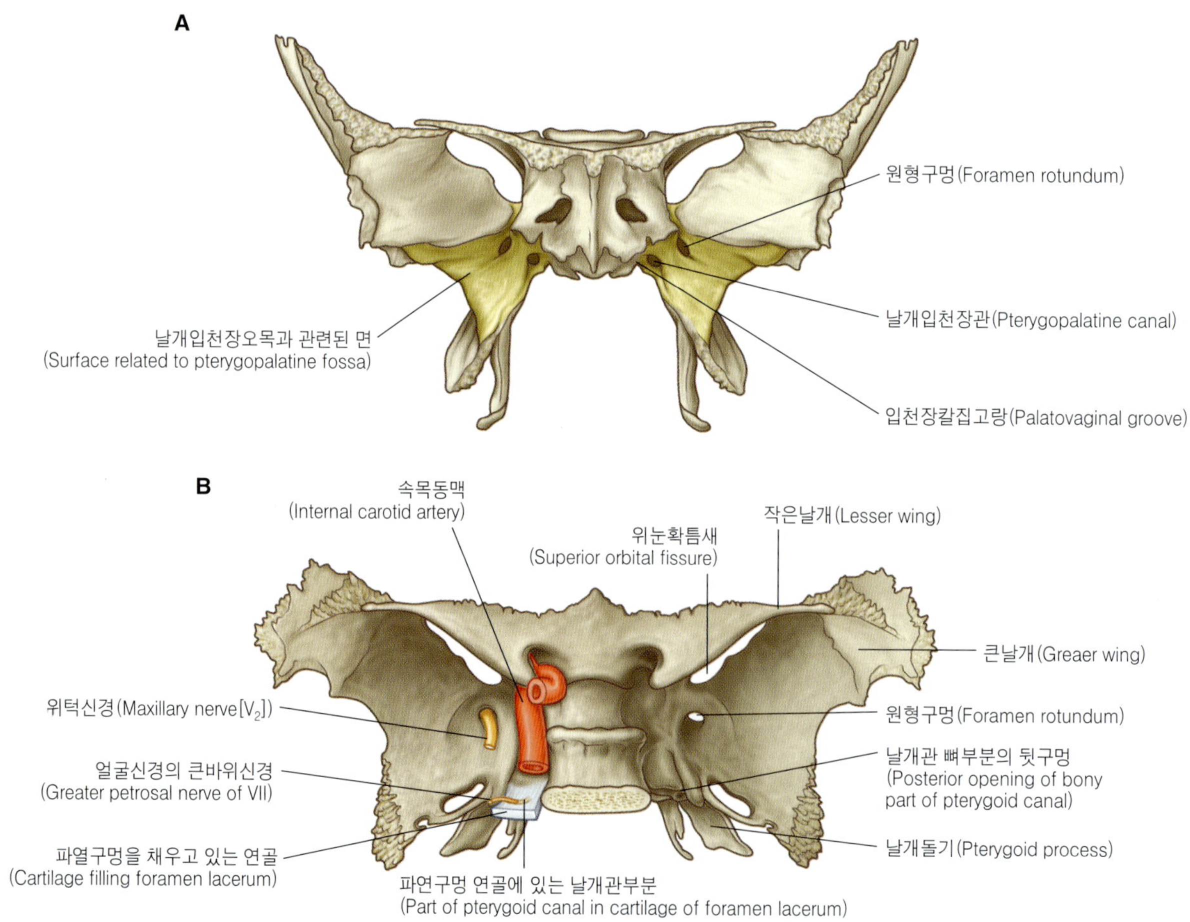

그림 4-19. 나비뼈. A, 앞면. B, 뒤위쪽면.

날개위턱틈새(pterygomaxillary fissure)를 통해 관자아래우묵(infratemporal fossa)과 연속된다.

- 날개입천장오목 앞쪽벽의 위쪽방향에서 아래눈확틈새(inferior orbital fissure)를 경유하여 눈확(orbit)의 바닥으로 열린다.

내용물(Contents)

위턱신경(maxilary nerve[V_2])과 위턱동맥(maxillary artery)의 끝부분이 날개입천장오목(pterygopalatine fossa) 속으로 들어와서 가지를 낸다. 또한 날개관신경(nerve of pterygoid canal)도 이 오목내로 들어와서 다음의 신경을 운반한다:

- 얼굴신경(facial nerve[Ⅶ])의 큰바위가지(greater petrosal branch)에서 나오는 신경절이전 부교감신경섬유.
- 목동맥신경얼기(carotid plexus)의 깊은바위가지(deep petrosal branch)에서 나오는 신경절이후 교감신경섬유.

부교감신경은 위턱신경의 가지와 날개입천장오목 안에서 신경연접을 하고, 교감신경과 신경절이후 부교감신경섬유는 위턱신경의 가지와 이 오목을 빠져나와 주변 부위에 들어간다.

이들 신경과 동맥들에 부가하여 정맥과 림프혈관들도 날개입천장오목을 통하여 지나간다.

위턱신경(상악신경, Maxillary nerve[V_2])

위턱신경은 순수한 감각신경이다. 위턱신경은 머리안의 삼차신경절(trigeminal ganglion)에서 시작하여 중간머리뼈우묵(midde cranial fossa)을 빠져나와 원형구멍(foramen ovale)을 통해서 날개입천장오목(pterygopalatine fossa)으로 들어간다(그림 4-21). 날개입천장오목을 통과해 앞쪽으로 지나가서 아래눈확틈새(inferior orbital fissure)를 통해 눈확아래신경(infra-orbital nerve)이 되어 빠져나간다.

날개입천장오목을 통해서 지나가는 동안 위턱신경은 광대신경(zygomatic nerve), 뒤위이틀신경(posterior superior alveolar nerve)과 두 개의 신경절 가지를 낸다. 두 개의 신경절 가지들은 위턱신경의 아래쪽면에서 시작하여 날개입천장신경절(pterygopalatine ganglion)을 통해서 지나간다.

날개입천장신경절)에서 일어나는 신경절이후 부교감신경섬유는 날개입천장신경절 속에서 위턱신경의 일반지각가지와 합쳐지며 목동맥신경얼기(carotid plexus) 에서 나오는 신경절이후 교감신경섬유도 마찬가지로 합쳐진다. 이들 세 가지 유형의 신경섬유들은 신경절을 떠나 눈확가지(orbital branch), 입천장가지(palatine branch), 코가지(nasal branch), 인두가지(pharyngeal branch)를 형성한다.

가지(Branches)

눈확가지(안와지, Orbital branches)

눈확가지는 작은 가지이며, 아래눈확틈새(infrerior orbital fissure)를 통해서 빠져나가 눈확의 벽, 나비굴(sphenoidal sinus), 벌집굴(ethmoidal sinus) 등에 분포한다.

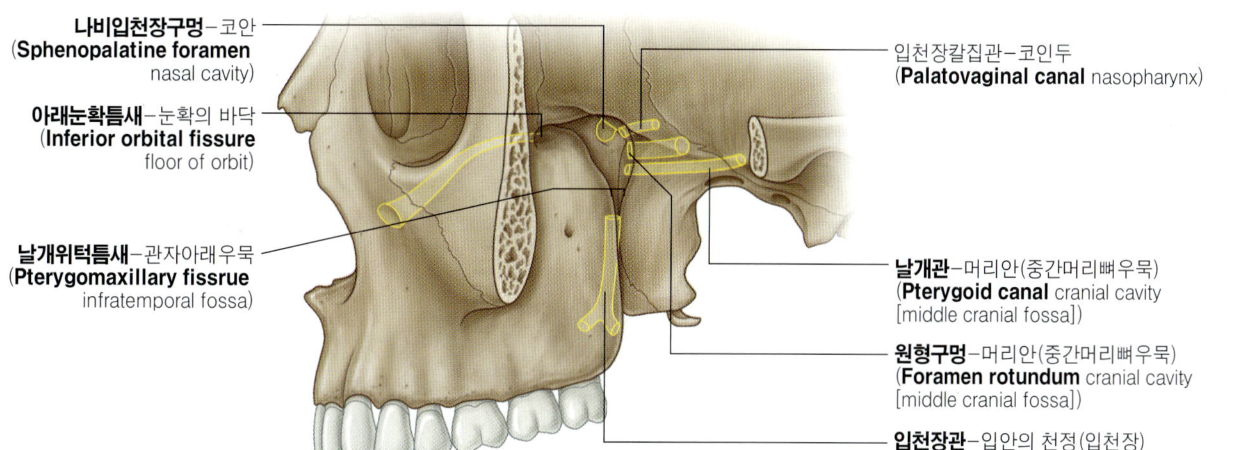

그림 4-20. 날개입천장오목의 통로.

큰 · 작은입천장신경 (대 · 소구개신경, Greater and lesser palatine nerves)

큰 · 작은입천장신경(그림 4-21)은 날개입천장신경절로부터 아래쪽으로 지나서 입천장관(palatine canal)에 들어가서 통과한 후 큰 · 작은입천장구멍(greater and lessor palatine foramen)을 통해서 입천장의 입쪽 면으로 들어간다.

큰입천장신경은 입안의 지붕에서 앞쪽으로 지나가서 단단입천장(hard palate)의 점막과 샘 및 주변의 잇몸, 멀리는 앞니(incisor teeth)까지 분포한다.

입천장관 속에서 큰입천장신경에서 **뒤아래코신경(posterior inferior nasal nerves)**이 나누어지며, 이 신경은 입천장뼈의 수직판(perpendicular plate)에 있는 작은 구멍들을 통해서 안쪽으로 진행하여 가쪽코벽에 분포한다.

작은입천장구멍을 통과한 후 작은입천장신경은 뒤쪽으로 지나가서 물렁입천장(soft palate)에 분포한다.

코신경(비신경, Nasal nerves)

약 7개 정도인 코신경(그림 4-21)은 나비입천장구멍(sphenopalatine foramen)을 통하여 안쪽으로 진행하여 코안에 들어온다. 대부분은 앞쪽으로 가서 코안의 가쪽벽에 분포하며, 나머지는 천장을 가로질러 안쪽벽에 분포한다.

코안의 천장을 가로질러 안쪽벽에 분포하는 신경 중의 하나인 **코입천장신경(nasapalatine nerve)**은 코신경중에서 가장 크며 앞쪽으로 코중격(nasal septum)으로 내려와서 단단입천장(hard palate)에 있는 앞니관(incisive canal)과 앞니오목(incisive fossa)을 통과하여 입안의 천장으로 들어가서 앞니주변의 점막, 잇몸, 샘 등에 분포한다.

인두신경(Pharyngeal nerve)

인두신경은 날개입천장신경절(pterygopalatine ganglion)에서 뒤쪽으로 진행하여 입천장칼집관(palatovaginal canal)을 통해서 날개입천장오목(pterygopalatine fossa)을 빠져나온 후 코인두(nasopharyx)의 점막과 샘에 분포한다.

광대신경(관골신경, Zygomatic nerve)

광대신경(그림 4-21)은 날개입천장오목 속에서 위턱신경(maxillary nerve[V_2])에서 직접 나누어지며 아래눈확틈새(inferior orbital fissure)를 통해서 눈확으로 들어간다. 이 신경은 가쪽 눈확벽에서 앞쪽을 지나 광대관자가지(zygomaticotemporal branch)와 광대얼굴가지(zygomaticofacial branch)로 나누어진다:

- **광대관자가지**는 가쪽 눈확벽의 바닥에서 앞쪽으로 이어지며 광대뼈 속에 있는 작은 뼈로 된 관을 통해 지나간 후, 광대뼈의 이마돌기(frontal process)의 뒷면에 있는 가쪽 눈확모서리에 있는 작은 구멍을 통해 관자우묵(temporal fossa)으로 들어간 다음 얕은층으로 나와 관자놀이 부분의 피부에 분포한다.
- **광대얼굴가지**도 가쪽 눈확벽의 바닥에서 앞쪽으로 지나가

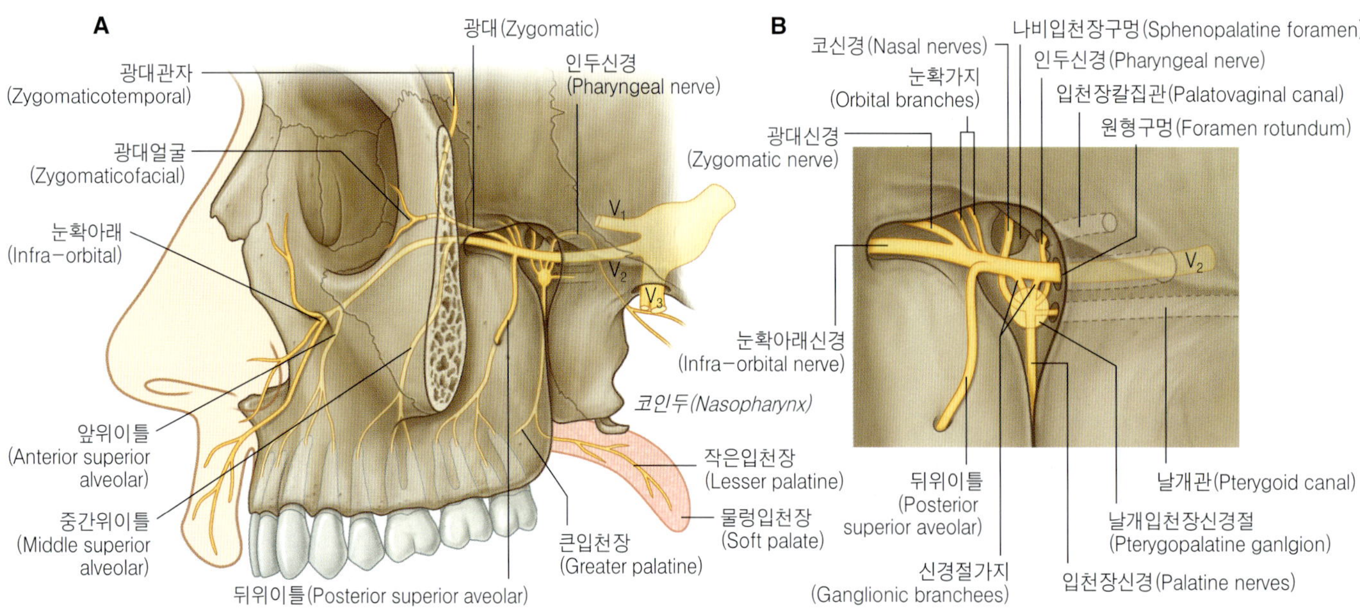

그림 4-21. 위턱신경. A, 종말가지. B, 날개입천장신경절과의 관계.

서 광대뼈의 앞가쪽면에 작은 많은 구멍들에 연결되어 있는 눈확모서리의 작은 뼈로 된 관을 통해 밖으로 나온 후 주변 피부에 분포한다.

뒤위이틀신경 (후상치조신경, Posterior superior alveolar nerve)

뒤위이틀신경(그림 4-21)은 날개입천장오목 속에서 위턱신경으로부터 나누어지며 날개위턱틈새(pterygomaxillary fissure)를 통해 가쪽으로 날개입천장오목을 빠져나온 후, 관자아래우묵으로 들어간다. 가쪽 아래쪽으로 계속 진행하여 마지막 큰어금니(molar tooth)와 아래눈확틈새(inferior orbital fissure) 사이의 중간지점 쯤에 있는 하나의 작은 이틀구멍(alveolar foramen)을 통해서 위턱뼈의 뒷면으로 들어간다. 그 이후 아래쪽으로 진행하여 위턱굴(maxillary sinus) 점막의 바로 깊은 쪽에서 **위치아신경얼기(superior dental plexus)**와 합쳐진다.

뒤위이틀신경은 큰어금니와 주변의 볼잇몸(buccal gingiva)에 분포하고 위턱굴에도 분포한다.

눈확아래신경(안와하신경, Infra-orbital nerve)

눈확아래신경(그림 4-21)은 위턱신경이 앞쪽으로 계속되는 것으로 아래눈확틈새를 통해서 날개입천장오목을 빠져 나온다. 처음에는 눈확바닥에 있는 눈확아래고랑(infra-orbital groove) 속에 위치하며 눈확아래관(infra-orbital canal)에서 앞으로 계속된다.

눈확아래고랑과 눈확아래관 속을 지나는 동안 **중간 · 앞위이틀신경(middle and anterior superior alveolar nerves)**이 각각 분지하며 위쪽 치아에 분포하는 **위이틀신경얼기(superior alveolar plexus)**에 합쳐진다:

- 중간위이틀신경은 위턱굴에도 분포한다.
- 앞위이틀신경에서는 작은 코가지(nasal branch)가 나누어져 코안의 가쪽벽을 통해 안쪽으로 지나가서 코안의 바닥과 벽 부분에 분포한다.

눈확아래신경은 눈확모서리의 아래쪽 있는 눈확아래구멍을 통해 눈확아래관을 빠져나온 후 코가지(nasal branch), 눈꺼풀가지(palpebral branch), 위입술가지(superior labial branch)로 나누어진다:

- 코가지는 바깥코의 가쪽면을 덮고 있는 피부와 코중격의 일부분에 분포한다.
- 눈꺼풀가지는 아래눈꺼풀의 피부에 분포한다.
- 위입술가지는 뺨을 덮고 있는 피부와 위입술, 관련된 입안 점막에 분포한다.

날개관신경과 날개입천장신경절(익돌관신경과 익구개신경절, Nerve of the pterygoid canal and the pterygopalatine ganglion)

날개관신경(그림 4-22)은 중간머리뼈우묵(middle cranial fossa) 속에서 다음의 신경이 합쳐져 형성된다:

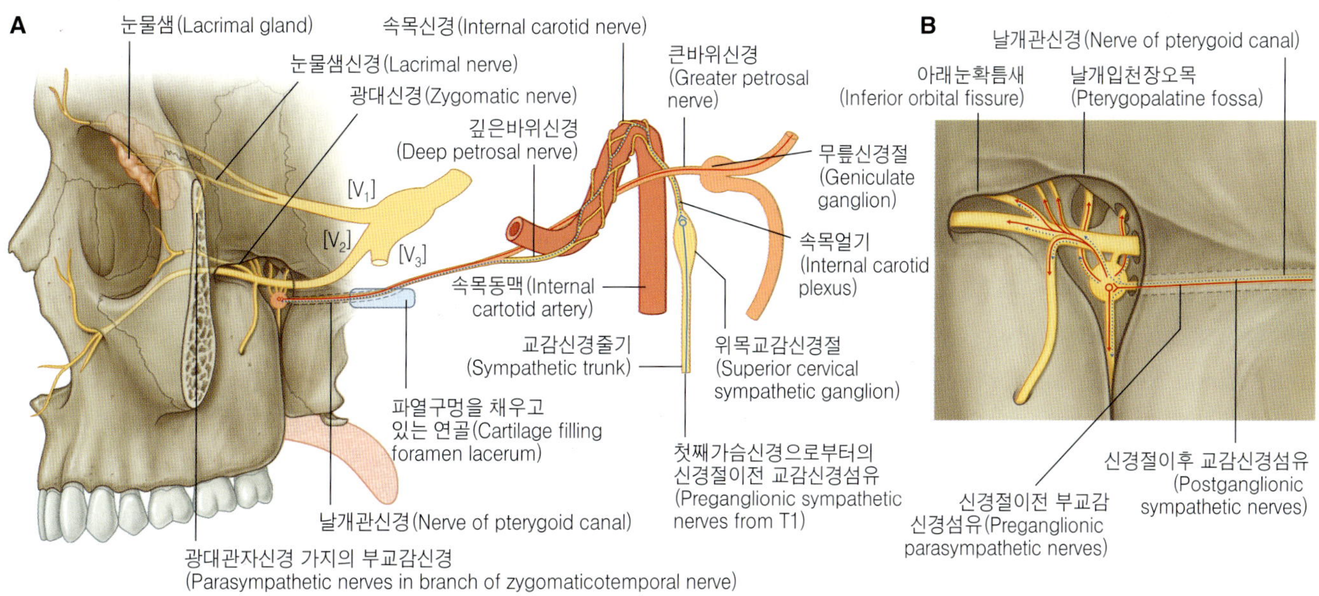

그림 4-22. 날개관의 신경. A, 개관. B, 날개입천장신경절과의 관계.

- 얼굴신경(facial never[Ⅶ])의 가지인 큰바위신경(greater petrosal nerve).
- 속목신경얼기(internal carotid plexus)의 가지인 깊은바위신경(deep petrosal nerve).

날개관신경은 날개입천장오목(pterygopalantine fossa) 속으로 들어가서 날개입천장신경절(pterygopalatine ganglion)에 합쳐지며, 주로 신경절이전 부교감신경섬유와 신경절이후 교감신경섬유를 포함하고 있다.

큰바위신경(대추체신경, Greater petrosal nerve)

큰바위신경은 관자뼈속에 있는 얼굴신경 무릎신경절(geniculate ganglion)에서 시작하여 관자뼈 바위부분의 앞쪽면 위에 있는 틈새로 열리는 하나의 작은 관을 통해서 관자뼈로부터 빠져나온다. 중간머리뼈우묵(middle cranial fossa)의 뒤쪽모서리를 따라 앞안쪽으로 진행하며 파열구멍(foramen lacerum)을 채우고 있는 연골의 위쪽면에 도달할 때까지 속목동맥(interal carotid artery)의 아래쪽으로 주행한다.

큰바위신경은 속목동맥의 아래쪽으로 지나가면서 깊은바위신경과 합쳐져 날개관신경을 형성한다.

큰바위신경은 입술틈새(oral fissure)의 위쪽에 있는 모든 샘에 분포하는 다음의 부교감신경을 포함하고 있다:

- 코안의 점액샘.
- 입안의 위쪽 절반에 있는 침샘.
- 눈확에 있는 눈물샘.

큰바위신경은 또한 작은입천장신경(lesser palatine nerve) 속에 있는 물렁입천장으로부터 나오는 미각신경섬유를 일부 포함하고 있다.

깊은바위신경(심추체신경, Deep petrosal nerve)

깊은바위신경은 목에 있는 **위목교감신경절(superior cervical sympathetic ganglion)**에서 나오며 **속목신경(internal carotid nerve)**으로 신경절에서 빠져나오는 신경절이후 교감신경섬유에 의해서 형성된다.

신경절이전섬유는 첫째 가슴척수에서 나오는 신경절에서 신경연접을 한다.

속목신경은 머리뼈를 통과하여 머리안으로 들어가는 속목동맥을 둘러싸며 속목신경얼기(internal carotid plexus)를 형성한다. 속목신경얼기로부터 나오는 신경섬유 중 일부는 깊은바위신경을 형성하는데 합쳐지며 이들 신경섬유는 중간머리뼈우묵 속에서 속목신경얼기에서 빠져나와 얼굴신경의 큰바위가지와 만나게 된다.

깊은바위신경은 주로 혈관에 작용하는 신경절이후 교감신경섬유를 포함하고 있다.

날개입천장신경절 (익구개신경절, Pterygopalatine ganglion)

날개관신경(pterygoid canal)은 파열구멍(foramen lacerum)을 채우고 있는 연골의 위쪽면으로 들어오며, 연골을 통하여 앞쪽으로 지나가서 나비뼈 날개돌기의 뿌리 쪽에 있는 날개관(pterygoid canal)으로 들어간다. 날개관을 통과한 후 날개입천장오목 속으로 들어가서 위턱신경의 가지들의 주변에 형성되는 날개입천장신경절에 합쳐진다(그림 4-22).

날개입천장신경절은 머리에 있는 4개의 부교감신경절중에서 가장 크며, 큰바위신경과 날개관신경에 의해 전달되는 얼굴신경의 신경절이전 부교감신경섬유와 관련된 신경세포의 세포에의 의해서 형성된다.

날개입천장신경절에서 시작하는 신경절이후섬유는 신경절을 빠져나와서 교감신경섬유와 함께 위턱신경의 신경절가지에서 나오는 신경섬유와 합쳐져서 눈확가지, 입천장가지, 코가지, 인두가지를 형성한다.

나머지 신경절이후 부교감신경섬유와 교감신경섬유는 위턱신경의 신경절가지를 통해 위쪽으로 진행하여 위턱신경의 주요 줄기로 들어가서 광대신경(zygomatic nerve), 뒤위이틀신경(posterior superior alveolar nerve), 눈확아래신경(infra-orbital nerve) 에 분포한다. 광대신경과 함께 눈확속으로 지나가는 신경절이후 부교감신경과 교감신경섬유는 궁극적으로 눈물샘에 신경분포하기 때문에 특히 중요하다.

눈물샘의 신경지배 (Innervation of the lacrimal gland)

눈확벽을 따라서 중간 가까이에서, 신경절이후 부교감신경과 교감신경섬유는 광대신경의 광대관자가지를 내보내며 가쪽 눈확벽을 따라 위쪽으로 이동하여 눈물샘신경(lacrimal nerve)과 합쳐지는 특수한 자율신경을 형성한다(그림 4-22).

눈신경(ophthalmic nerve[V_1])의 주요 일반감각신경가지인 눈물샘신경은 눈확속에서 가쪽벽과 천장사이의 모서리에서 앞쪽으로 지나간다.

신경절이후 부교감신경섬유와 교감신경섬유는 눈물샘신경

과 함께 눈물샘 쪽으로 진행한다.

뇌에서 얼굴신경의 일부분으로 나오며 궁극적으로 눈신경을 따라서 눈물샘으로 운반되는 부교감신경의 경로를 따라서 어느 곳에서라도 병변이 있는 경우에는 눈마름증(dry eye)을 초래되며 결국 침범된 눈에 시력소실을 가져올 수도 있다.

위턱동맥(악동맥, Maxillary artery)

위턱동맥은 목에서 바깥목동맥(external carotid artery)의 주요 가지이다. 턱뼈목(neck of mandible) 가까이에서 시작되며 관자아래우묵(infratemporal fossa)을 통하여 앞쪽으로 진행하여 날개위턱틈새(pterygomaxillary fissure)를 통해 날개입천장오목(pterygopalatine fossa)으로 들어간다(그림 4-23).

위턱동맥의 날개입천장오목부분(셋째부분)은 날개입천장신경절(pterygopalatine ganlgion)의 앞에 있으며 여러 가지가 나와서 위턱신경(maxillary nerve[V$_2$])의 가지와 날개입천장신경절과 동반하게 된다.

위턱동맥의 가지에는 뒤위이틀동맥(posterior superior alveolar artery), 눈확아래동맥(infra-orbital artery), 큰입천장동맥(greater palatine artery), 인두동맥(pharyngeal artery), 나비입천장동맥(sphenopalatine artery), 날개관동맥(artery of pterygoid canal)이 포함된다. 이들 가지들은 코안의 많은 부분, 입안의 천장, 모든 위쪽 치아에 분포한다. 부가적으로 위턱동맥은 코곁굴(paranasal sinus), 입인두(oropharynx), 눈확(orbit) 바닥에도 혈액을 공급한다.

가지(Branches)

뒤위이틀동맥(후상치조동맥, Posterior superior alveolar artery)

뒤위이틀동맥은 날개위턱틈새를 지나가는 위턱동맥에서 시작된다. 뒤위이틀신경(posterior superior alveolar nerve)과 만나서 위턱뼈의 관자아래면(infratemporal surface)에 있는 이틀구멍(alveolar foramen)을 통하여 동행하여 큰 · 작은어금니(molar and premolar teeth), 주변의 잇몸, 위턱굴(maxillary sinus)에 혈액을 공급한다.

눈확아래동맥(안와하동맥, Infra-orbital artery)

눈확아래동맥은 눈확아래신경(infra-orbital nerve)과 함께 앞으로 진행하며 눈확아래틈새(inferior orbital fissure)를 통해 날개입천장오목(pterygopalatine foss)을 빠져나간다. 눈확아래신경과 함께 눈확아래고랑(infra-orbital groove)과 눈확아래관(infra-orbital canal) 속에 놓이며, 눈확아래구멍(infra-orbital foramen)을 빠져나가 얼굴부분에 분포한다.

눈확관(orbital canal)을 지나는 동안에 눈확아래동맥은 다음의 가지를 분지한다:

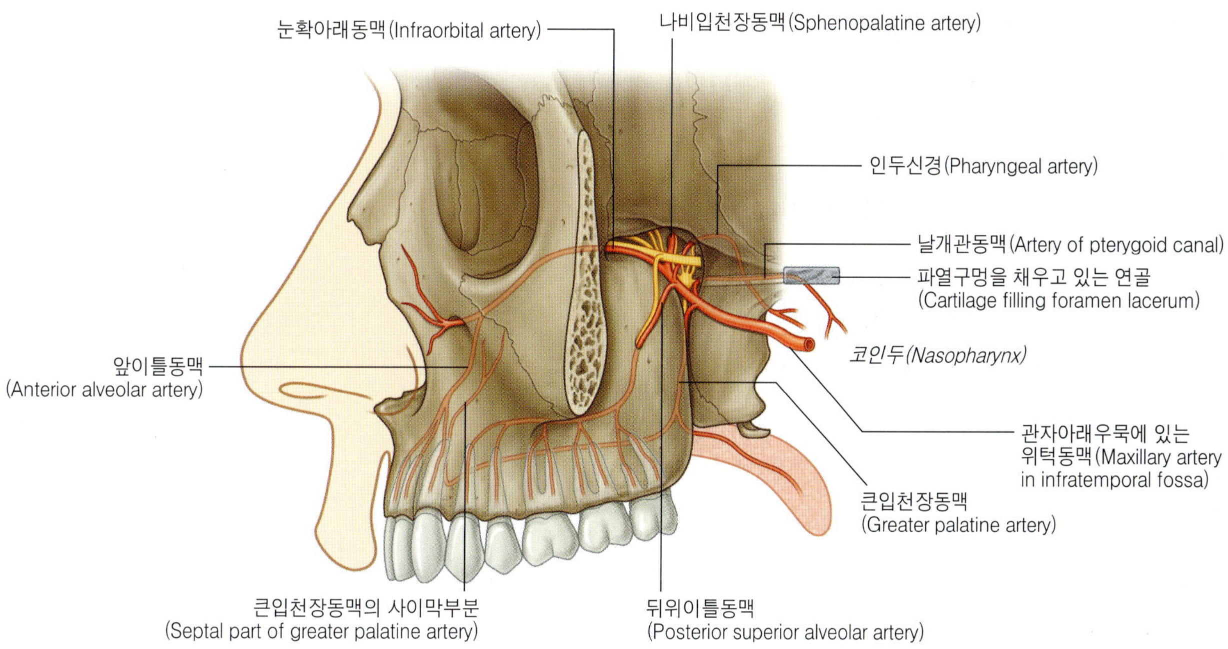

그림 4-23. 날개입천장오목에 있는 위턱동맥.

- 눈확의 바닥 가까이에 있는 구조물인 아래곧은근(inferior rectus), 아래빗근(inferior oblique), 눈물주머니(lacrimal sac)에 혈액을 공급하는 가지.
- 앞니(incisor)와 송곳니(canine) 및 위턱굴(maxillary sinus)에 분포하는 **앞위이틀동맥(anterior superior alveolar arteries)**.

큰입천장동맥(대구개동맥, Greater palatine artery)

큰입천장동맥은 입천장신경(palatine nerve)과 함께 아래쪽으로 진행하여 입천장관(palatine canal)으로 들어간다. 작은입천장구멍(lesser palatine foramen)을 통해 진행하여 물렁입천장(soft palate)에 분포하는 **작은입천장가지(lesser palatine branch)**를 분지하며, 그 이후에는 큰입천장구멍을 통해 계속 가서 단단입천장(hard palate)에 혈액을 공급한다. 후자의 혈관은 입천장의 아래쪽면에서 앞쪽으로 진행하여 앞니오목(incisive fossa)에 들어가고 앞니관(incisive canal)을 통해 위쪽으로 진행하여 코안 중격벽의 앞쪽부분에 혈액을 공급한다.

인두가지(Pharyngeal branch)

위턱동맥의 **인두가지**는 뒤쪽으로 진행하여 인두신경(pharyngela nerve)과 함께 입천장칼집관(palatovaginal canal)을 통해 날개입천장오목을 빠져나간다. 코안의 천장의 뒤쪽부분, 나비굴(sphenoidal sinus), 귀인두관(pharyngotympanic tube)에 혈액을 공급한다.

나비입천장동맥(접구개동맥, Sphenopalatine artery)

나비입천장동맥은 위턱동맥의 종말가지이다. 나비입천장구멍(sphenopalatine foramen)을 통하여 날개입천장오목을 안쪽으로 빠져나와 코신경(nasal nerves)과 동반하며 다음의 가지를 낸다:

- 코안의 가쪽벽과 코곁굴에 혈액을 공급하는 뒤가쪽코동맥(posterior lateral nasal artery).
- 코안의 천장을 가로질러 안쪽으로 진행하여 코중격에 분포하는 뒤중격가지(posterior septal branches)이며, 이들 가지 중 가장 큰 것은 코중격의 앞쪽으로 내려와서 큰입천장동맥(greater palatine artery)의 끝부분과 연결된다.

날개관동맥(익돌관동맥, Artery of pterygoid canal)

날개관동맥은 뒤쪽으로 진행하여 날개관(pterygoid canal)으로 들어간다. 주변 조직에 혈액공급하고 파열구멍(foramen lacerum)을 채우고 있는 연골을 통해서 아래쪽으로 진행한 후 코인두(nasopharynx)의 점막에서 끝난다.

정맥(Veins)

위턱동맥의 끝부분의 가지에 의해서 혈액이 공급되는 지역에서 배출되는 정맥은 일반적으로 날개입천장오목(pterygopalatine fossa)으로 들어간다. 정맥들은 날개입천장오목에서 합쳐져서 날개위턱틈새(pterygomaxillary fissure)를 통하여 가쪽으로 나간 다음 관자아래우묵(infratemporal fossa)에 있는 날개근정맥얼기(pterygoid plexus of veins)와 만나게 된다(그림 4-24).

눈확의 아래쪽 부분에서 배출되는 눈확아래정맥(infraorbital vein)은 아래눈확틈새(inferior orbital fissure)의 가쪽 부분을 통해 날개입천장오목으로 우회하여 직접 관자아래우묵으로 들어가기도 한다.

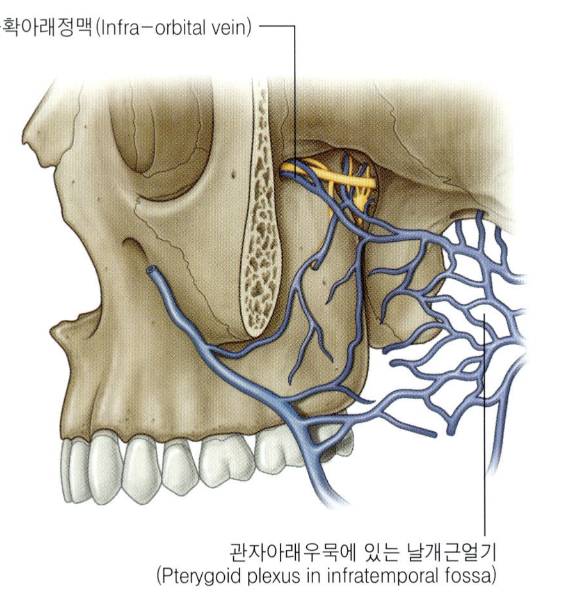

그림 4-24. 날개입천장오목의 정맥.

제 5 장
목과 목삼각

목(Neck)

목은 머리와 몸통을 연결시켜 주는 일종의 관이다. 목은 앞쪽에서는 아래턱뼈의 아래모서리에서 복장뼈자루(manubrium)의 윗면에 걸쳐있으며, 뒤쪽에서는 뒤통수뼈의 위목덜미선(superior nuchal line)에서부터 일곱째목뼈(CVII)와 첫째등뼈(TI) 사이의 척추사이원반(intervertebral disc)에 걸쳐있다. 이 관은 네 개의 구획(compartment)으로 나뉘어 세로로 배열된 체계를 만들고 있다(그림 5-1):

- 내장구획(visceral compartment)은 앞쪽에 위치하고 소화계통, 호흡계통과 여러 개의 내분비샘이 들어있다.
- 척주구획(vertebral compartment)은 뒤쪽에 있고 목뼈, 척수, 목신경 및 척주와 연결된 근육들이 들어있다.
- 두 개의 혈관구획(vascular compartment)은 가쪽에 있고 큰 혈관들과 미주신경[X]이 들어있다.

이 모든 구획들은 특수한 목근막(cervical fascia)에 싸여있다.

서술 목적에 따라 목은 앞삼각(anterior triangle)과 뒤삼각(posterior triangle)으로 나누어진다(그림 5-2):

- **앞삼각(anterior triangle)**의 경계는 목빗근(sternocleidomastoid muscle)의 앞모서리, 아래턱뼈의 아래모서리, 그리고 목의 중간선이다.
- **뒤삼각(posterior triangle)**의 경계는 목빗근의 뒤모서리, 등세모근(trapezius muscle)의 앞모서리, 그리고 빗장뼈의 중간 1/3 이다.

근막(Fascia)

목의 근막은 여러 가지 독특한 특징을 갖고 있다.

목의 **얕은근막(superficial fascia)**은 가슴의 얕은근막에서 일어나서, 아래턱뼈에 닿기 위해 위쪽으로 올라가 얼굴의 근육과 섞이는 얇은 층의 근육(**넓은목근, platysma**)을 가지며, 얼굴신경(Ⅶ)의 목가지에 의해 지배되고, 이곳에서만 볼 수 있다.

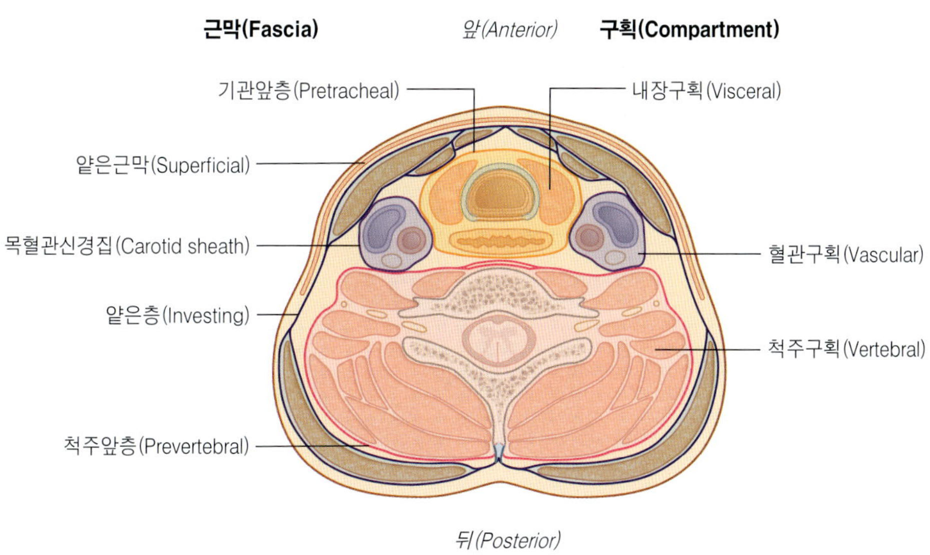

그림 5-1. 목의 구획.

얕은근막의 밑에 있는 깊은목근막(deep cervical fascia)은 몇 개의 뚜렷한 층으로 구성된다(그림 5-1). 이 층들은 다음과 같다:

- 목의 모든 구조물을 둘러싸는 얕은층(investing layer).
- 척주와 등의 깊은근육들을 둘러싸는 척주앞층(prevertebral layer).
- 목의 장기를 둘러싸는 기관앞층(pretracheal layer).
- 다른 세 근막 층과 이어지고 목의 양쪽에서 두 개의 큰 신경혈관다발을 둘러싸는 목혈관신경집(carotid sheath).

얕은층(Investing layer)

얕은층(investing layer)은 목을 완전히 덮고 있다(그림 5-3). 뒤쪽에서 목덜미인대와 일곱째목뼈(CVII)의 가시돌기에 붙는 이 근막층은 등세모근(trapezius muscle)을 둘러싸기 위해 앞쪽으로 나아가면서 분리되고, 뒤삼각의 지붕을 형성하기 위해 하나의 층으로 재결합한 후에 목빗근(sternocleidomastoid muscle)을 둘러싸기 위해 다시 나누어지며, 다른 쪽에서 온 얕은층과 만나 다시 재결합한다.

얕은근막은 앞쪽에서 목뿔아래근육을 둘러싼다.

얕은근막은 다음과 같이 부착된다:

- 위쪽에서는 바깥뒤통수융기(external occipital protuberance)와 위목덜미선.
- 가쪽에서는 꼭지돌기(mastoid process)와 광대활(zygomatic arch).
- 아래쪽에서는 어깨뼈의 가시(spine), 봉우리(acromion), 빗장뼈 및 복장뼈자루.

바깥목정맥(external jugular vein)과 앞목정맥(anterior jugular vein), 작은뒤통수신경(lesser occipital nerve), 큰귓바퀴신경(great auricular nerve), 가로목신경(transverse cervical nerve), 빗장위신경(supraclavicular nerve), 목신경얼기(cervical plexus)의 모든 가지들은 얕은근막을 관통한다.

척주앞층(Prevertebral layer)

척주앞층은 척주를 비롯하여 척주와 연결된 근육들을 둘러싸는 원통형의 근막층이다(그림 5-3). 이에 속하는 근육들은 척주앞근육(prevertebral muscle), 앞, 중간, 뒤목갈비근(scalene muscles)과 등(back)의 깊은근육들이 있다.

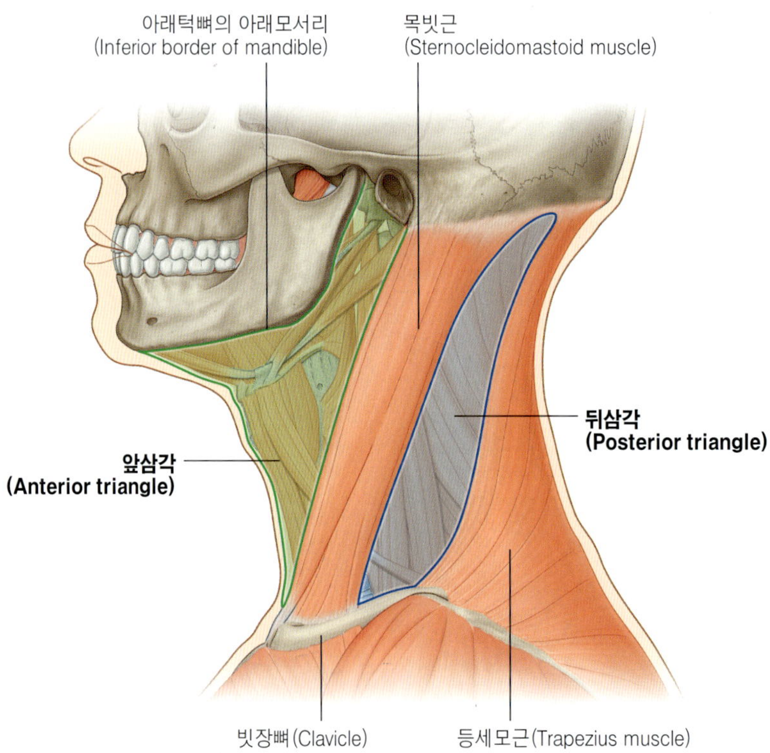

그림 5-2. 목의 앞삼각과 뒤삼각.

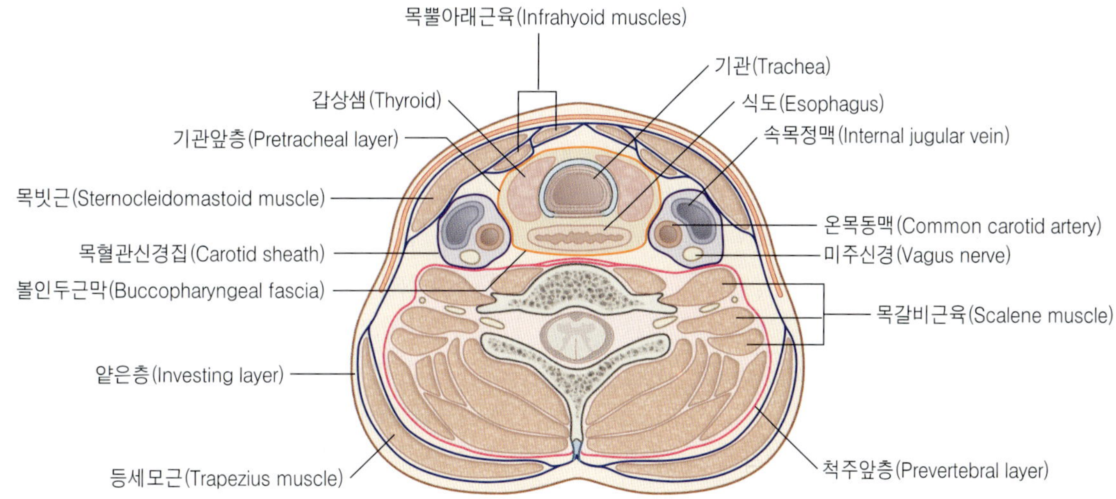

그림 5-3. 목의 근막, 가로면.

척주앞근막은 뒤쪽에서 목덜미인대를 따라가며 부착되고, 위쪽에서는 머리뼈의 바닥에 부착하며 연속적인 원형선(circular line)을 형성한다. 이 원형선은 다음과 같이 형성된다:

- 앞쪽에서는 뒤통수뼈의 바닥부분, 목정맥구멍부분과 목동맥관(carotid canal)에 부착하는 근막에서 시작된다.
- 가쪽으로 계속 나아가 꼭지돌기에 부착된다.
- 뒤쪽에서는 위목덜미선을 계속 따라가다 반대쪽에서 온 근막과 결합하는 바깥뒤통수융기(external occipital protuberance)에서 끝난다.

앞쪽에서 척주앞근막은 첫째목뼈(CI)에서 일곱째목뼈(CVII) 사이의 가로돌기와 몸통 앞쪽면에 부착된다.

가로돌기의 부착점들 사이를 통과하는 척주앞근막은 특이하다. 이 위치에서 척주앞근막은 두 층으로 분리되어 머리뼈 바닥에서 가슴까지 뻗는 느슨한 결합조직을 갖는 세로근막공간을 형성한다(그림 5-3, 5-4).

척주앞근막은 목의 아래부위에서 하나의 부가적인 특수한 구조를 만든다. 앞가쪽에 위치한 척주앞근막은 앞 · 중간목갈비근에서부터 확장되어 겨드랑으로 들어가는 팔신경얼기와 빗장밑동맥을 둘러싼다. 이렇게 확장된 근막이 **겨드랑집(axillary sheath)**이다.

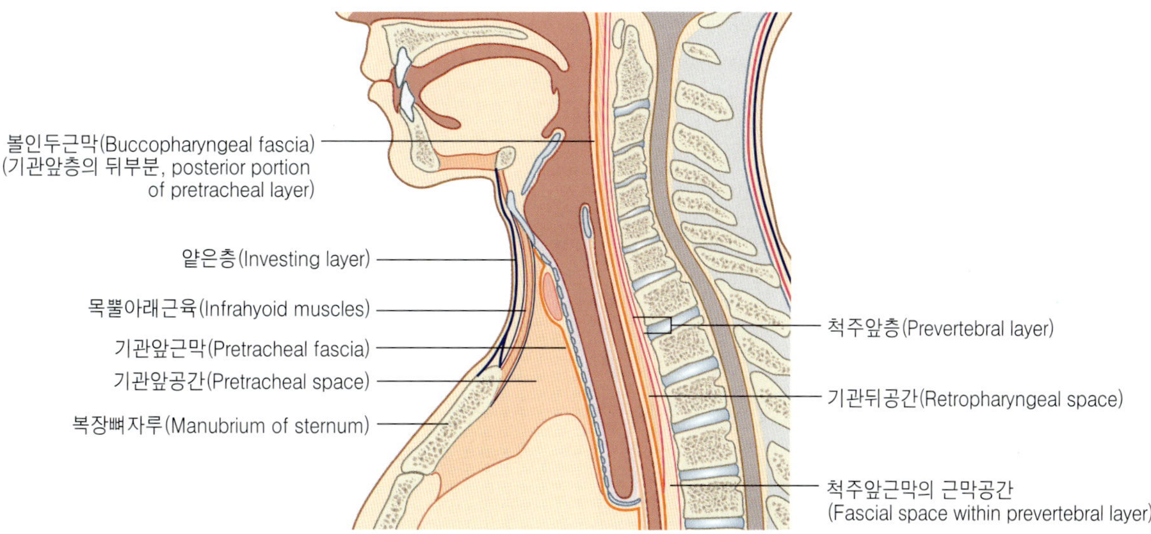

그림 5-4. 목의 근막, 시상면.

기관앞층(Pretracheal layer)

기관앞층(pretracheal layer)은 기관과 식도, 갑상샘을 둘러싸는 근막들로 구성된다(그림 5-3). 앞쪽에서는 목뿔아래근육 바로 뒤에서 목을 가로지르고 기관과 갑상샘을 덮는 기관앞근막으로 구성되어 있다. 기관앞근막은 위쪽의 목뿔뼈에서 시작하여 아래쪽의 위가슴안에 서 끝난다. 이 근막은 가쪽으로 계속 나아가며 갑상샘과 식도를 덮는다.

볼인두근막(buccopharyngeal fascia)은 뒤쪽에서 기관앞층을 형성하고 인두와 식도를 척주앞층으로부터 분리시킨다(그림 5-4).

볼인두근막은 위쪽에서 머리뼈 바닥에서 시작하고 아래쪽에서는 가슴안에서 끝난다.

목혈관신경집(Carotid sheath)

각 **목혈관신경집**(carotid sheath)은 목을 통과하는 구조물인 온목동맥, 속목동맥, 속목정맥, 그리고 미주신경을 둘러싸고 있는 근막기둥이다(그림 5-3).

목혈관신경집은 비록 구성성분에 대한 각 근막층의 기여도는 다를지라도 얕은층, 척주앞층 및 기관앞층에서 구성성분을 받는다.

근막의 구획(Fascial compartments)

다양한 목근막 층의 배열에 의해 목은 네 개의 세로 구획으로 체계적으로 구분된다(그림 5-1):

- 첫째구획은 가장 크고, 다른 세 구획을 포함하며 얕은층에 의해 둘러싸인 구역이다.
- 둘째구획은 척주와 척주에 부착하는 깊은 근육들 구성되며, 척주앞층에 싸인 구역이다.
- 셋째구획(내장구획)은 척주앞층에 의해 덮여있는 인두, 기관, 식도와 갑상샘을 포함한다.
- 마지막으로 머리뼈의 바닥에서 가슴안을 지나는 신경혈관의 구조가 있는 구획(목혈관신경집)이며, 이 구조물을 둘러싸고 있는 신경집은 다른 목근막에서 지원을 받는다.

근막의 공간(Fascial spaces)

목의 근막층 사이에는 목에서 세로칸(mediastinum)까지 감염의 경로가 될 수 있는 공간이 존재한다.

이 과정에 관계될 수 있는 3개의 공간은 다음과 같다(그림 5-4):

- 첫째공간은 목근막의 얕은층(목뿔아래근육의 뒷면을 덮고 있는)과 목과 위세로칸의 앞부분을 지나는 기관앞근막(기관과 갑상샘의 앞면을 덮고 있는)사이에 있는 **기관앞공간**(pretracheal space)이다.
- 둘째공간은 볼인두근막(인두와 식도의 뒷면 위에 있는)과 머리뼈 바닥에서 뒤세로칸의 윗부분까지 연장되어있는 척주앞근막(가로돌기와 목뼈 몸통에 앞면에 있는) 사이에 있는 **인두뒤공간**(retropharyngeal space)이다.
- **셋째공간**(third space)은 목뼈 가로돌기와 몸통의 앞면을 덮고 있는 척주앞층에 있다. 이 층은 두 개의 얇은 판으로 나뉘어 머리뼈 바닥에서 시작하고 뒤세로칸을 통해 가로막까지 연장되는 근막공간을 만든다.

얕은 정맥의 배출 (Superficial venous drainage)

바깥목정맥(external jugular vein)과 앞목정맥(anterior jugular vein)은 목에서 얕은 정맥의 배출을 위한 주된 정맥 통로들이다(그림 5-5).

바깥목정맥(External jugular veins)

바깥목정맥은 **뒤귓바퀴정맥**(posterior auricular vein)과 **아래턱뒤정맥**(retromandibular vein)이 턱뼈각(angle of mandible) 뒤에서 합쳐져 형성된다:

- 뒤귓바퀴정맥은 귀의 위쪽과 뒤쪽에 있는 머리덮개(scalp)로부터 배출된다.
- 아래턱뒤정맥은 **얕은관자정맥**(superficial temporal vein)과 **위턱정맥**(maxillary vein)이 귀밑샘(parotid gland) 안에서 만나 형성되고 턱뼈각까지 내려가서 앞가지와 뒤가지로 나누어진다(그림 5-5). 뒤가지는 뒤귀바퀴정맥과 연결되어 바깥목정맥을 형성한다. 앞가지는 얼굴정맥(facial vein)과 만나 온얼굴정맥(common facial vein)을 형성하는데, 이 정맥은 깊숙이 들어가 속목정맥의 지류가 된다.

바깥목정맥은 형성되자마자 얕은근막 안에서 목을 따라 곧바로 아래쪽으로 내려오며, 목빗근(sternocleidomastoid muscle)을 대각선으로 가로질러 내려오는 동안 내내 목빗근보다 얕게 위치한다.

빗장뼈의 바로 위쪽과 목빗근 바로 뒤쪽에 위치한 목 아래부분에 도달한 바깥목정맥은 목 근막의 얕은층을 뚫은 다음 빗장뼈 밑을 통과해 **빗장밑정맥**(subclavian vein)으로 들어간다.

배출경로에 따라 바깥목정맥이 받아들이는 지류들(tribu-

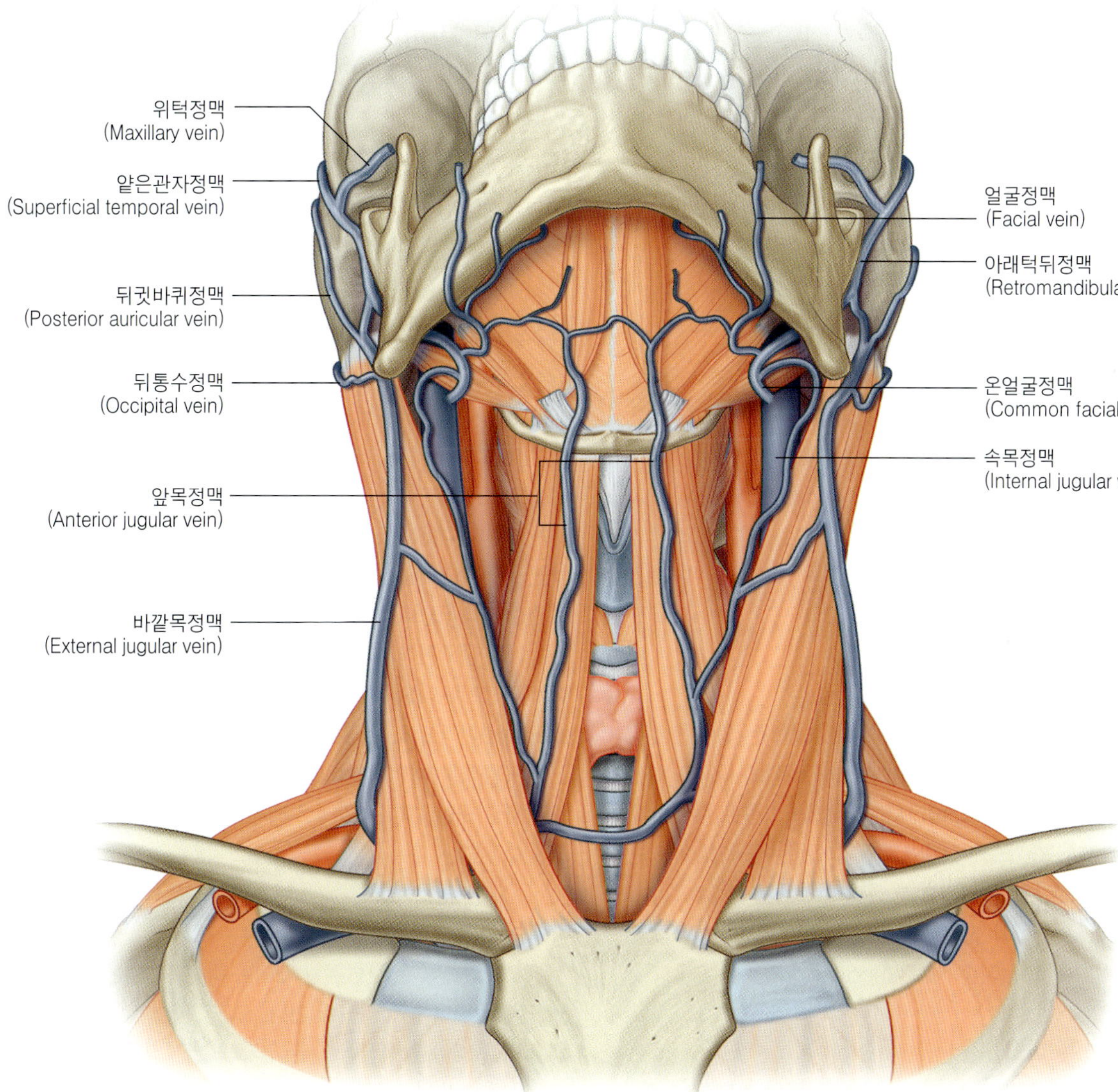

그림 5-5. 목의 얕은 정맥들.

taries)은 **뒤바깥목정맥**(posterior external jugular vein)(등과 목의 얕은 부위에서 배출된), **가로목정맥**(transverse cervical vein)과 **어깨위정맥**(suprascapular vein)(뒤어깨부위에서 배출된)이다.

앞목정맥(Anterior jugular veins)

비록 변이가 많고 일관성은 없지만, **앞목정맥**(anterior jugular vein)은 보통 목의 앞면에서 배출된다고 서술된다(그림 5-5). 작은 정맥으로 시작하는 이 한 쌍의 정맥 통로는 목뿔뼈에서 또는 그 위에서 하나로 합쳐진다. 각 앞목정맥은 형성되고 나서 목의 중간선의 양쪽에서 내려온다.

아래쪽에서는 목빗근(sternocleidomastoid muscle)의 안쪽 이는곳 부근에서 각 앞목정맥은 목근막의 얕은층을 뚫고 빗장밑정맥에 들어간다. 때때로, 앞목정맥은 바깥목정맥(external jugular vein)이 빗장밑정맥에 들어가기 직전에 바깥목정맥으로 들어가기도 한다.

종종, 오른앞목정맥과 왼앞목정맥은 목아래패임(suprasternal notch) 구역에서 **목정맥활**(jugular venous arch)에 의해 연결되어 다른 쪽과 서로 교통한다.

임상 강의(in the clinic)

머리와 목의 근막면 (Fascial planes of the head and neck)

목은 견고한 근막으로 경계 지어지는 일련의 구획을 갖고 있다. 이 모든 구획들은 전체적으로 목근막의 얕은층 안에 있다. 임상적인 관점으로 볼 때 이 구획들의 중요성은 구획이나 여러 근막층 사이의 공간을 따라 감염(infection)이 퍼져나갈 수 있다는 것이다. 예를 들면, 기관앞공간에서 생긴 감염은 아래쪽으로 퍼져 위세로칸으로 들어가서 심장막의 앞쪽에 위치할 수 있다.

얕은층의 염증 파급

목근막 얕은층은 목의 표면에서 가장 얕게 위치하는 강력한 섬유막이기 때문에 염증에 의해 속에 생긴 고름이 바깥쪽 즉 피부쪽으로 밀려나가는 것을 막게 되고 따라서 근막 밑의 고름은 자연히 옆으로 퍼져나가게 된다. 그러나 목의 앞삼각에서는 중력에 의해 근막 밑을 따라 아래로 흘러내려가다가 근막이 그치는 복장뼈위부위(suprasternal region)에 불룩하게 고이게 되며, 때로는 뒤쪽 더 밑으로 내려가 가슴 속의 가슴세로칸(mediastinum)에까지 다다를 수도 있다.

기관앞층의 염증 파급

기관앞층의 배열의 특수성 때문에 머리와 목 특히 척주 부분의 염증이 때로는 기관의 앞과 식도의 뒤로 퍼져 아래로 내려가 가슴 속의 가슴세로칸으로 퍼져 들어갈 수도 있다. 이 경우 염증은 주로 위세로칸(superior mediastinum) 또는 앞세로칸(anterior mediastinum)으로 퍼질 가능성이 있다. 그러나 이 통로로는 때로 공기도 퍼져나갈 수가 있는데 이것은 공기가 들어있는 기관이 파열되거나 기관지 또는 식도에서 올 수도 있고 이때는 위로 퍼져가게 된다.

척주앞층의 염증 파급

척주앞층 뒤에 위치하는 염증의 분비물은 근막을 뚫고 앞으로 나와 인두뒤공간(retropharyngeal space)에 다다를 수 있다. 그러나 척주앞층 뒤에서 근막 밑을 옆으로 퍼져 목의 뒤삼각 바닥을 이루는 근막 밑으로 나타나는 경우가 더 많다. 이 지점은 대략 목빗근 뒤가 되며 여기서 깊은층 근막을 뚫게 되면 피부밑조직에 이르게 된다. 이처럼 근막에 의해 어떤 조직은 갈라지게 되고 어떤 것은 막히게 되므로 염증의 파급경로를 이루거나 저지하기도 하기 때문에 외과의사에게는 매우 중요한 의미를 가진다. 고름이 척주앞층을 앞으로 뚫고 인두뒤공간으로 나오게 되면 이것은 인두뒤농양(retropharyngeal abscess)이라고 하여 인두벽으로 볼록하게 솟아오르게 되며, 이로 인하여 음식을 삼키거나 말을 하는 데 불편을 준다. 물론 이 공간 속의 염증 또는 고름은 아래로 내려가 가슴속의 가슴세로칸으로 퍼질 수도 있다.

바깥목정맥의 팽대

정맥의 압력이 정상 범위일 때에는 바깥목정맥은 목 바깥에서 눈에 띄지 않으나 심장병이 있거나 위대정맥(superior vena cava)이 압박을 받아 정맥혈의 순환이 제대로 안 되고 따라서 정맥압이 올라가게 되면 바깥목정맥이 팽창하여 목 옆에서 이 혈관의 경과가 현저하게 나타난다. 따라서 의사들이 진찰할 때 일시적이 아니고 늘 이 혈관이 팽대된 경우는 가슴속의 이러한 순환장애가 있음을 알리는 신호로 받아들인다. 몹시 화가 나서 흥분하였을 때는 순간적으로 양쪽 바깥목정맥이 팽창이 되는 것을 볼 수 있고 오페라 가수처럼 가슴 속의 압력을 장시간 높이는 사람에게서는 양쪽의 바깥목정맥이 흔히 팽대되어 있다.

임상 강의(in the clinic)

중심정맥접근(central venous access)

대부분의 경우에서, 팔과 다리의 말초정맥 접근방법은 정맥내 약물투여와 체액 투여 및 분석을 위해 혈액을 채취 방법으로는 충분할 것이다. 특별한 상황에서는, 예를 들면 정맥염(phlebitis)을 유발시킬 경향이 있거나 투석(dialysis) 시 비경구성 영양물을 투여할 경우에는 큰 구멍카테터(bore catheter)를 중심정맥에 삽입할 필요성이 있다.

중심정맥접근방법으로는 빗장밑정맥과 목정맥에 대한 '어림천자(blind puncture)' 가 표준 수술법으로 이용되고 있다. 그렇지만 빗장밑정맥천자를 할 때 합병증이 일어날 수 있다. 빗장밑정맥은 빗장뼈 뒤쪽에서 아래로 내려가 폐의 꼭대기(apex of lung) 위를 지난다. 주사바늘이 잘못된 위치로 이 구조물을 통과하게 되면 꼭대기 가슴막(apical pleura)에 구멍이 뚫려 기흉(pneumothorax)이 될 수 있다. 부주의하게 동맥을 뚫거나 정맥을 찢으면 혈기흉(hemopneumothorax)도 일어날 수 있다.

속목정맥천자(그림 5-6)는 덜 위험한 편이지만, 국소적인 혈종과 목동맥 손상과 같은 중요한 합병증이 이차적으로 생길 수 있다.

현재 시행되는 천자수술법은 초음파를 사용해서 큰혈관을 확인하고 여러 가지 뚜렷한 합병증을 피하기 위해 직접 관찰하면서 중심정맥에 접근하는 방법을 사용한다.

A

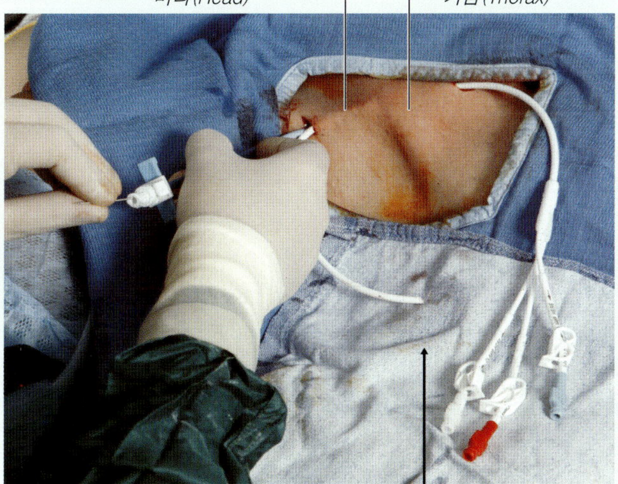

B

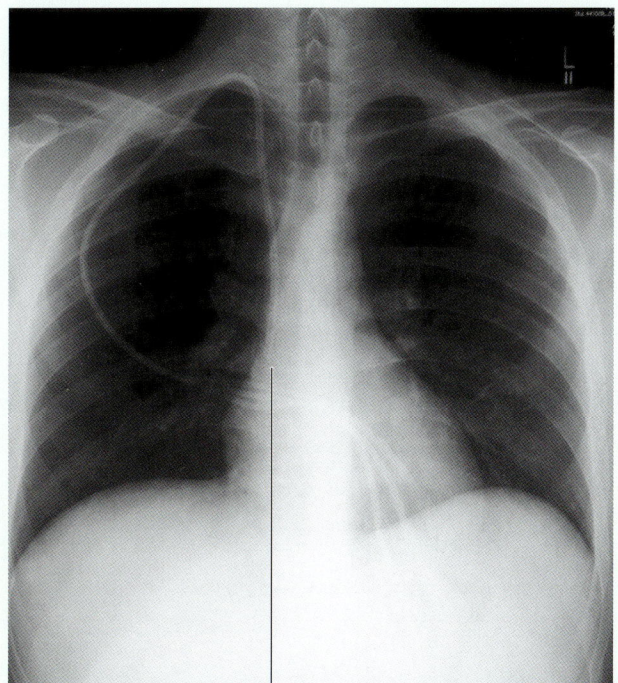

그림 5-6. 목에 중심정맥 카테터가 놓여 있다. A, 임상 수술과정. B, 오른심방에 위치하고 있는 카테터의 끝을 보여 주는 가슴방사선사진.

앞목삼각(Anterior triangle of the neck)

앞목삼각은 바깥쪽에서는 목빗근(sternocleidomastoid muscle)의 앞모서리, 위쪽으로는 아래턱뼈의 아래모서리, 그리고 안쪽에서는 목의 중간선에 의해 경계가 지어진다(그림 5-7). 앞목삼각은 다음과 같은 여러 작은 삼각으로 더 세분화 된다:

- **턱밑삼각(submandibular triangle)**은 위쪽에서는 아래턱의 아래모서리, 아래쪽에서는 두힘살근(digastric muscle)의 앞·뒤힘살에 의해 경계를 이룬다.
- **턱끝밑삼각(submental triangle)**은 아래쪽에서는 목뿔뼈, 가쪽에서는 두힘살근의 앞힘살, 그리고 중간선에 의해 경계를 이룬다.
- **근육삼각(muscular triangle)**은 위쪽에서는 목뿔뼈, 가쪽에서는 어깨목뿔근(omohyoid)의 위힘살과 목빗근(sternocleidomastoid muscle)의 앞모서리, 그리고 중간선에 의해 경계를 이룬다.
- **목동맥삼각(carotid triangle)**은 앞아래쪽에서는 어깨목뿔근의 위힘살, 위쪽에서는 붓목뿔근과 두힘살근의 뒤힘살, 그리고 뒤쪽에서는 목빗근의 앞모서리에 의해 경계를 이룬다.

이 각각의 목삼각들은 하나의 특수한 삼각 안에 있거나, 바깥구역에서 하나의 특수한 삼각을 통과하거나, 하나의 삼각 안에서 시작하여 다른 삼각으로 나가거나, 또는 부위를 지나는 동안 여러 삼각을 지나는 것들로 확인될 수 있는 많은 구조들을 가지고 있다.

그러므로 목의 앞삼각을 설명할 때는 어떤 구역 안에 있는 근육, 혈관과 신경을 설명하는 계통적 접근방법과 각 삼각의 구성요소들을 설명하는 국소적 접근방법이 병행되어야 한다.

근육(Muscles)

앞목삼각의 근육(표 5-1)은 목뿔뼈에 대한 상대적인 위치에 따라 분류될 수 있다:

- 목뿔뼈의 위쪽에 위치한 근육들을 **목뿔위근육(suprahyoid muscles)**으로 분류되고, 붓목뿔근, 두힘살근, 턱목뿔근 및 턱끝목뿔근이 속해 있다.
- 목뿔뼈의 아래에 있는 근육들은 **목뿔아래근육(infrahyoid muscle)**이고 어깨목뿔근, 복장목뿔근, 방패목뿔근 및 복장방패근이 속해 있다.

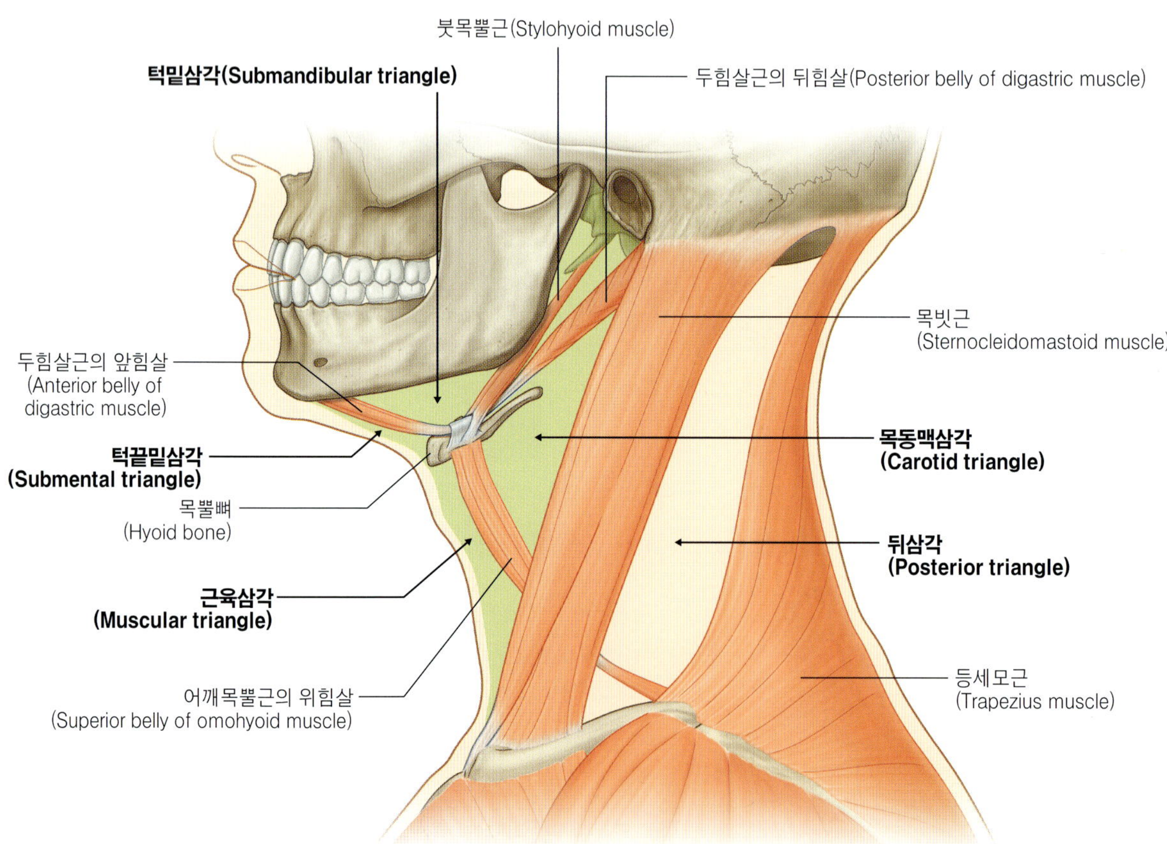

그림 5-7. 앞목삼각의 모서리와 세분화.

표 5-1. 목의 앞삼각 근육

근육	이는곳	닿는곳	신경지배	작용
붓목뿔근 (Stylohyoid)	붓돌기의 바닥	목뿔뼈 몸통의 가쪽구역	얼굴신경[VII]	목뿔뼈를 뒤위쪽방향에서 위쪽으로 당긴다
두힘살근 (Digastric)	아래턱 아래안쪽면의 두힘살근오목	목뿔뼈 몸통에 있는 두힘살 사이의 힘줄부착점	아래턱을 아래로 내려 입을 연다. 목뿔뼈를 올린다	아래턱신경[V_3]의 아래이틀가지에서 온 턱목뿔신경
−앞힘살 (Anterior belly)				
−뒤힘살 (Posterior belly)	관자뼈 꼭지돌기 안쪽면의 꼭지패임			얼굴신경[VII]
턱목뿔근 (Mylohyoid)	아래턱뼈의 턱목뿔근선	목뿔뼈의 몸통과 반대쪽 근육의 섬유	입의 바닥을 지지하고 올림.목뿔뼈 올림	아래턱신경[V_3]의 아래이틀가지에서 온 턱목뿔신경
턱끝목뿔근 (Geniohyoid)	아래턱뼈의 안쪽면의 아래턱끝가시	목뿔뼈 몸통의 앞면	고정된 아래턱을 올리고 목뿔뼈를 앞으로 당김.고정된 목뿔뼈는 아래턱을 아래쪽과 안쪽으로 당긴다	C1의 앞가지에서 온가지(혀밑신경[XII]을 따라 옴)
복장목뿔근 (Sternohyoid)	복장빗장관절과 복장뼈자루의 뒷면 근처	어깨목뿔근 부착점 안쪽에 위치한 목뿔뼈의 몸통	연하 후 목뿔뼈를 내린다	목신경고리를 지나는 C1-C3 앞가지
어깨목뿔근 (Omohyoid)	어깨위패임 안쪽의 어깨뼈 위모서리	어깨목뿔근의 부착점 가쪽에 위치한 목뿔뼈 몸통의 아래모서리	목뿔뼈를 내리고 고정시킨다	목신경고리를 지나는 C1-C3 앞가지
방패목뿔근 (Thyrohyoid)	방패연골판의 빗선	큰뿔과 근처의 목뿔뼈 몸통의 면	목뿔뼈를 내린다. 그러나 목뿔뼈가 고정되어 있을 때 후두를 올린다	혀밑신경[XII]을 따라 이동한 C1 앞가지에서 온 신경섬유
복장방패근 (Sternothyroid)	복장뼈자루의 뒷면	방패연골판의 빗선	후두(방패연골)를 아래로 끌어당긴다	목신경고리를 지나는 C1-C3 앞가지

목뿔위근육(Suprahyoid muscles)

네 개의 목뿔위근육은 턱끝삼각과 턱밑삼각에 있다(그림 5-7). 이들은 목뿔뼈에서 머리뼈나 아래턱까지 위쪽 방향으로 달리며, 음식을 삼키는 동안 목뿔뼈를 올린다.

붓목뿔근(경돌설골근, Stylohyoid)

붓목뿔근(stylohyoid)은 붓돌기(styloid process)의 바닥에서 일어나고 앞가쪽을 지나 목뿔뼈 몸통의 가쪽구역에 닿는다(그림 5-8). 음식물을 삼키는 동안 목뿔뼈를 뒤위쪽으로 당기며 얼굴신경[VII]이 지배한다.

두힘살근(악이복근, Digastric)

두힘살근(digastric)은 목뿔뼈 몸통에 붙는 힘줄에 의해 연결되는 두 개의 힘살을 가지고 있다(그림 5-8):

- **뒤힘살(posterior belly)**은 관자뼈 꼭지돌기의 안쪽면에 위치한 꼭지패임(mastoid notch)에서 일어난다.
- **앞힘살(anterior belly)**은 아래턱뼈의 아래안쪽면에 위치한 두힘살근오목(digastric fossa)에서 일어난다.

목뿔뼈의 몸통에 붙는 두힘살 사이의 힘줄은 두 힘살이 닿는 곳이 된다. 이 배열 때문에 근육은 고정된 뼈에 의지하여 다양한 작용을 할 수 있다:

- 아래턱뼈가 고정되어 있을 때 두힘살근은 목뿔뼈를 들어 올린다.
- 목뿔뼈가 고정되어 있을 때 두힘살근은 아래턱뼈를 아래로 당겨 입을 연다.

두힘살근은 두 개의 다른 뇌신경에 의해 지배를 받는다.

두힘살근의 뒤힘살은 얼굴신경[VII]에 의해 지배되는 반면 앞힘살은 삼차신경[VII]에 의해 지배된다.

턱목뿔근(악설골근, Mylohyoid)

턱목뿔근(mylohyoid)은 두힘살근의 앞힘살보다 위에 있고, 반대쪽에 있는 근육의 짝과 함께 입의 바닥을 형성한다(그림 5-8). 이 근육은 아래턱뼈의 턱목뿔근선(mylohyoid line)에서 일어나 목뿔뼈에 닿으며 또한 반대쪽에서 온 턱목뿔근과 섞인다.

이 턱목뿔근은 입의 바닥을 이루고 목뿔뼈를 들어올린다. 이 근육은 삼차신경[V]에 의해 지배된다.

턱끝목뿔근(이설골근, Geniohyoid)

턱끝목뿔근(geniohyoid)은 목뿔위근육들 중 마지막 근육이다(그림 5-8). 폭이 좁은 이 근육은 각 턱목뿔근의 안쪽 부분의 위쪽에 위치한다. 양쪽의 근육은 중간선를 사이에 두고 서로 옆에 있다.

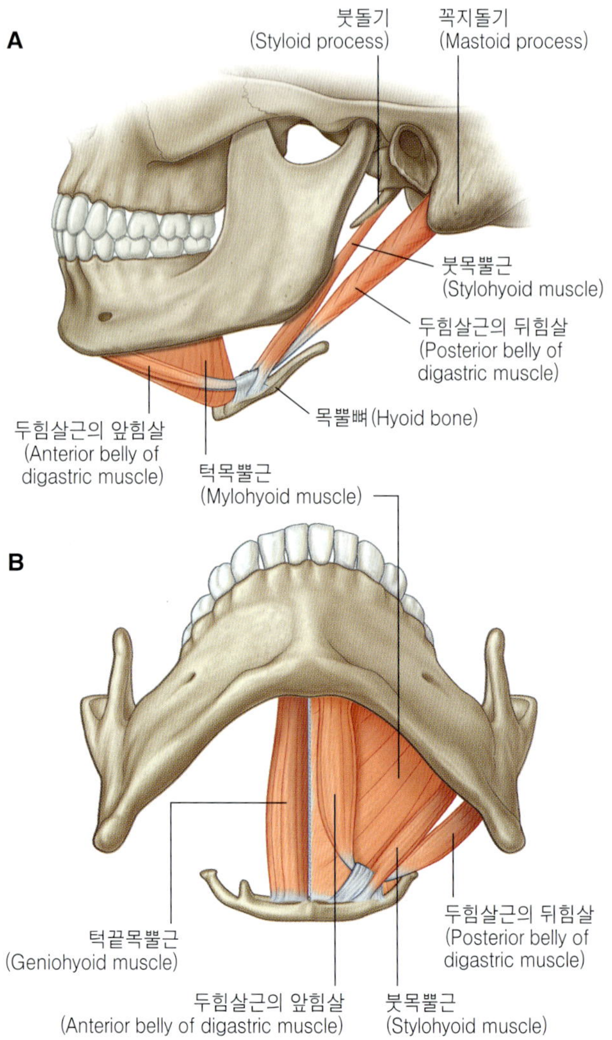

그림 5-8. 목뿔위근육. A, 가쪽면. B,. 아랫면.

턱끝목뿔근은 아래턱의 아래턱끝가시(inferior mental spine)에서 일어나서 뒤쪽과 아래쪽으로 지나 목뿔뼈의 몸통에 닿는다.

뼈의 고정에 따라 두 가지 기능을 가진다:

- 아래턱이 고정되면 목뿔뼈를 앞으로 올리고 당긴다.
- 목뿔뼈가 고정되면 아래턱뼈를 아래쪽과 안쪽으로 당긴다.

턱끝목뿔근은 혀밑신경[XII]을 따라 온 첫째목신경(C1)의 앞가지에서 나온 신경가지에 의해 지배된다.

목뿔아래근육(Infrahyoid muscles)

네 개의 목뿔아래근육은 근육삼각에 위치해 있다(그림 5-7). 이 근육들은 목뿔뼈를 아래쪽 구조물에 붙여주며 목뿔뼈를 아래로 내린다. 이들은 또한 목뿔뼈위근육을 위한 안정된 부착점을 제공한다. 이 근육들의 겉모양 때문에 때때로 **'띠근육(strap muscles)'** 이라고 불린다.

복장목뿔근(흉골설골근, Sternohyoid)

복장목뿔근은 복장빗장관절의 뒷면과 인접한 복장뼈자루에서 이는 길고 가는 근육이다(그림 5-9). 목뿔뼈의 몸통에 닿기 위하여 올라간다. 목뿔뼈를 끌어내리고 목신경고리(ansa cervicalis)를 지나 첫째목신경(C1)에서 셋째목신경(C3) 앞가지에 의해 지배된다.

어깨목뿔근(견갑설골근, Omohyoid)

복장목뿔근의 바깥쪽에 어깨목뿔근이 있다(그림 5-9). 목의 양쪽 뒤삼각과 앞삼각에서 중간힘줄(intermediate tendon)을 갖는 두 힘살로 구성되어 있다:

- **아래힘살**(inferior belly)은 어깨뼈의 위모서리에 위치한 어깨위패임(suprascapular notch)의 안쪽에서 일어나 중간 힘줄에서 끝난다.
- **위힘살**(superior belly)은 중간 힘줄에서 시작하고 복장목뿔근의 부착점 가쪽에 목뿔뼈의 몸통에 부착하기 위해 상행한다.
- 중간힘줄은 근막걸이(fascial sling)에 의해 빗장뼈의 안쪽 끝 근처에 붙는다.

어깨목뿔근은 목뿔뼈를 끌어내리고 고정시킨다. 이 근육은 목신경고리를 지나는 첫째목신경(C1)에서 셋째목신경(C3) 앞가지에 의해 지배된다.

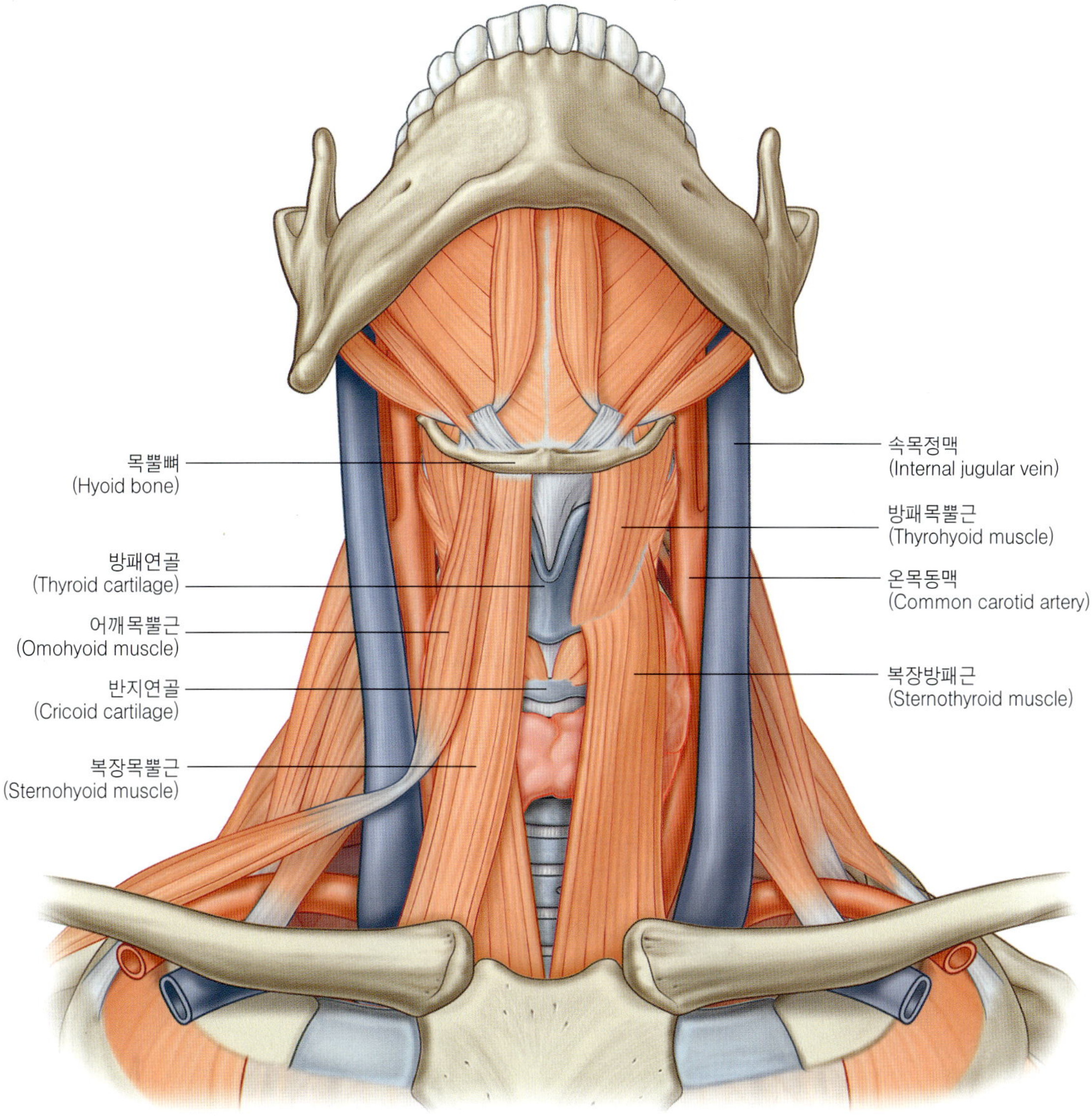

목뿔뼈
(Hyoid bone)
방패연골
(Thyroid cartilage)
어깨목뿔근
(Omohyoid muscle)
반지연골
(Cricoid cartilage)
복장목뿔근
(Sternohyoid muscle)
속목정맥
(Internal jugular vein)
방패목뿔근
(Thyrohyoid muscle)
온목동맥
(Common carotid artery)
복장방패근
(Sternothyroid muscle)

그림 5-9. 목뿔아래근육.

방패목뿔근(갑상설골근, Thyrohyoid)

방패목뿔근은 어깨목뿔근의 윗부분과 복장목뿔근의 밑에 위치해 있다(그림 5-9). 방패연골판의 빗선(oblique line)에서 일어난 방패목뿔근은 위쪽으로 올라가 큰뿔과 근처의 목뿔뼈의 몸통에 닿는다.

이 방패목뿔근은 뼈의 고정에 따라 다양한 기능을 갖는다. 일반적으로 이 근육은 목뿔뼈를 끌어내리지만 목뿔뼈가 고정되었을 때는 후두를 끌어올린다(예, 높은 음계로 노래 할 때). 혀밑신경[XII]을 따라 온 첫째목신경(C1)의 앞가지에서 온 신경섬유에 의해 지배된다.

복장방패근(흉골갑상근, Sternothyroid)

복장목뿔근의 밑에 위치하고, 방패목뿔근과 연결되어 있는 복장방패근은 목뿔아래근육 중 마지막 근육이다(그림 5-9). 이 근육은 복장뼈자루의 뒷면에서 일어나서 위로 올라가 방패연골판의 빗선에 닿는다.

복장방패근은 후두(방패연골)를 아래로 끌어당기며 목신경고리를 지나는 첫째에서 셋째목신경(C1~C3) 앞가지에 의해 지배된다.

혈관(Vessels)

앞목삼각을 지나는 동맥들로는 온목동맥(common carotid artery)과 그 가지들인 바깥목동맥과 속목동맥이 있다. 이 혈관들은 머리와 목의 모든 구조들에게 혈액을 공급한다.

이 동맥계통과 함께 지나는 속목정맥과 그 지류가 있다. 이 혈관들은 머리와 목의 모든 구조들로부터 혈액을 받는다.

목동맥계통(Carotid system)

온목동맥(Common carotid arteries)

온목동맥(common carotid arteries)은 목동맥계통이 시작되는 부위이다(그림 5-10):

- **오른온목동맥**(right common carotid arteries)은 오른복장빗장관절 바로 뒤에 있는 팔머리동맥(brachiocephalic trunk)에서 시작하고 경로는 목 전체에 걸쳐있다.
- **왼온목동맥**(left common carotid arteries)은 대동맥활(arch of aorta)에서 직접 나온 가지로 가슴에서 시작하여 위로 올라가 왼복장빗장관절 근처에서 목으로 들어간다.

오른 · 왼온목동맥은 근막구획(목혈관신경집)에 싸여 기관과 식도의 바로 가쪽을 따라 목을 타고 올라간다. 이 동맥들은 목을 올라가면서 가지를 내지 않는다.

방패연골의 위모서리 근처에서 각 온목동맥은 두 종말가지인 **바깥목동맥**(external carotid artery)과 **속목동맥**(internal carotid artery)으로 나누어진다(그림 5-11).

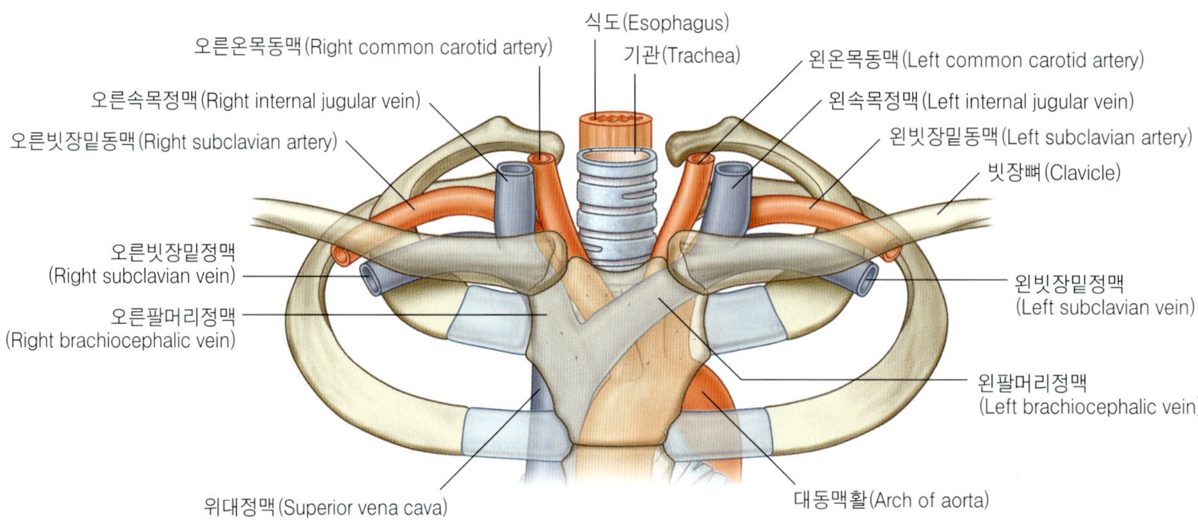

그림 5-10. 온목동맥의 시작부위.

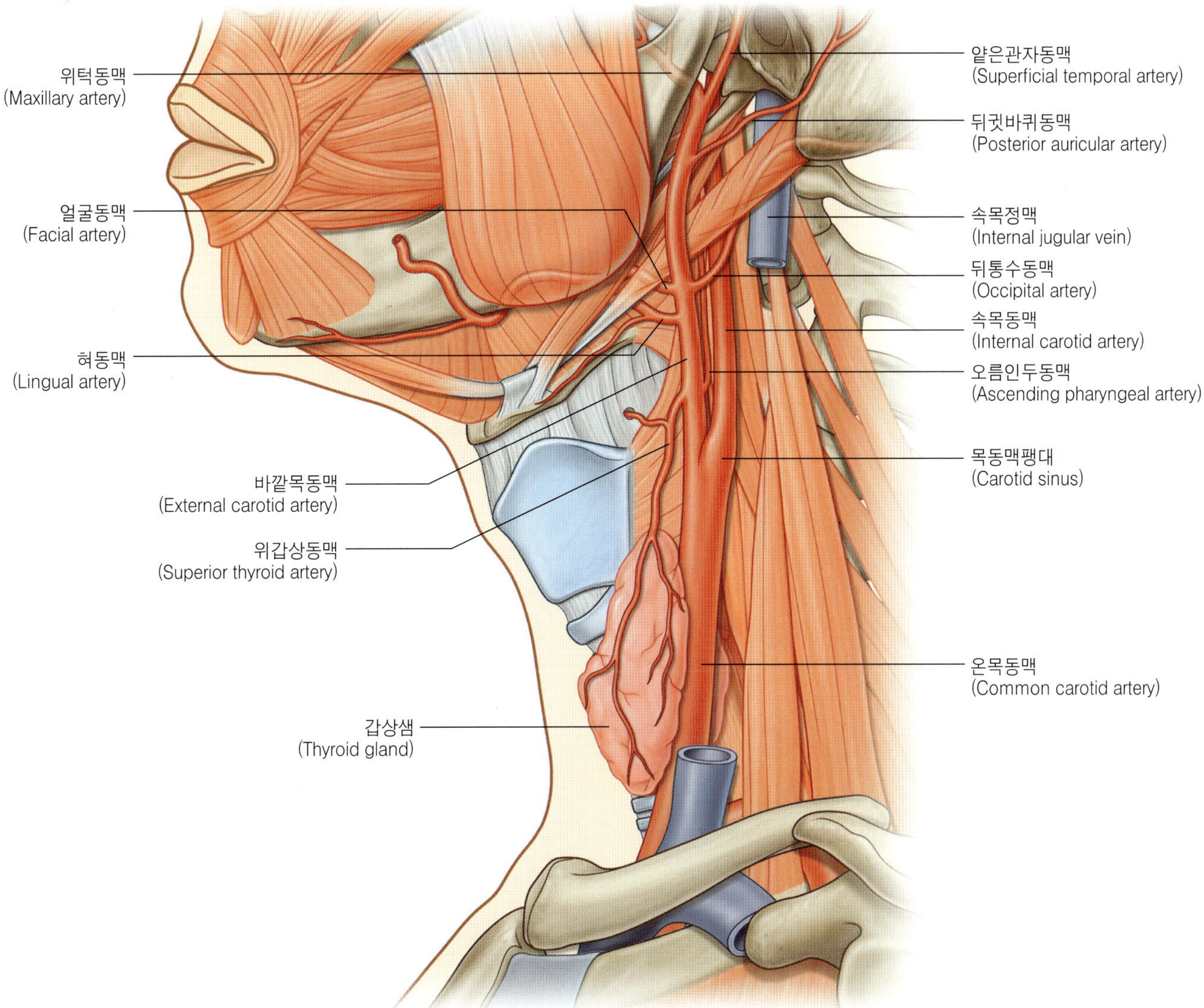

그림 5-11. 목동맥계통.

각 온목동맥의 윗부분과 그 동맥의 가지인 바깥목동맥과 속목동맥은 앞목삼각의 세분된 삼각인 목동맥삼각(carotid triangle)(그림 5-12)에 놓여있다.

갈림(bifurcation)부위에서 온목동맥과 속목동맥의 시작부위는 팽창되어있다. 이 팽창된 부위가 **목동맥팽대(carotid sinus)**이고 혈압 변화를 감지하는 수용기를 갖고 있으며, 혀인두신경[IX]의 가지에 의해 지배된다.

갈림부위에 있는 다른 수용기들은 혈액의 화학적 변화, 즉 산소량의 변화를 인지할 수 있다. 이것이 **목동맥토리(carotid body)**이며 혀인두신경[IX]과 미주신경[X]에서 온 신경가지에 의해 지배된다.

속목동맥(Internal carotid arteries)

속목동맥은 시작되고 난후 머리뼈의 바닥으로 올라간다(그림 5-11). 이 동맥은 목에서는 가지를 내지 않고 관자뼈의 바위부분에 있는 목동맥관(carotid canal)을 통해 머리안(cranial cavity)으로 들어간다.

속목동맥은 대뇌반구, 눈과 눈확의 내용물 및 이마에 혈액을 공급한다.

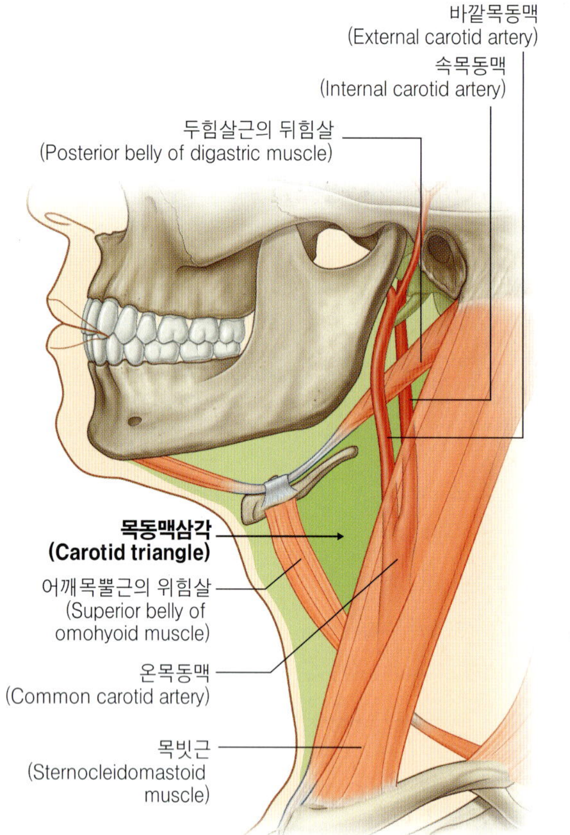

그림 5-12. 목동맥삼각.

바깥목동맥(외경동맥, External carotid arteries)

바깥목동맥은 다음과 같이 온목동맥 갈림(bifurcation)이후 바로 가지들을 내기 시작한다(그림 5-11; 표 5-2):

- **위갑상동맥(superior thyroid artery)**은 첫째가지로서, 거의 목동맥갈림이나 근처의 앞면에서 시작하고 아래쪽과 앞쪽 방향으로 나아가 갑상샘 위극(superior pole)에 도달한다.
- **오름인두동맥(ascending pharyngeal artery)**은 둘째가지로서 가장 작으며, 바깥목동맥 뒷면에서 시작하고 속목동맥과 후두사이로 올라간다.
- **혀동맥(lingual artery)**은 목뿔뼈 높이에서 위갑상동맥 바로 위에 위치한 바깥목동맥의 앞면에서 시작하고, 혀밑신경[XⅡ]의 밑을 지나, 중간수축근과 목뿔혀근 사이를 통과한다.
- **얼굴동맥(facial artery)**은 바깥목동맥의 셋째 앞쪽가지이고, 혀동맥 바로 위에서 일어나며, 붓목뿔근과 두힘살근의 뒤힘살 밑을 통과하고, 턱밑샘과 아래턱사이 밑으로 계속 나아가 깨물근 바로 앞쪽의 아래턱 가장자리로 나와 얼굴로 들어간다.

표 5-2. 바깥목동맥의 가지

가지	공급 부위
위갑상동맥 (Superior thyroid artery)	방패목뿔근, 후두의 속구조, 목빗근과 반지방패근, 갑상샘
오름인두동맥 (Ascending pharyngeal artery)	인두수축근, 붓인두근, 입천장, 편도, 귀인두관, 뒤머리뼈우묵의 뇌막
혀동맥 (Lingual artery)	혀의 근육들, 입천장편도, 물렁입천장, 후두덮개, 입의 바닥, 혀밑샘
얼굴동맥 (Facial artery)	깨물근 앞쪽 아래턱뼈의 아래모서리에서 눈의 안쪽구석에 이르는 얼굴에 있는 모든 구조들, 물렁입천장, 입천장편도, 귀인두관, 턱밑샘
뒤통수동맥 (Occipital artery)	목빗근, 뒤머리뼈우묵의 뇌막, 꼭지벌집(mastoid cells), 등(back)의 깊은 근육들, 뒤쪽의 머리덮개
뒤귓바퀴동맥 (Posterior auricular artery)	귀밑샘과 근처의 근육, 바깥귀와 귀 뒤쪽의 머리덮개, 중간귀와 속귀의 구조들
얕은관자동맥 (Superficial temporal artery)	귀밑샘 · 관, 깨물근, 가쪽얼굴, 바깥귀의 앞부분, 관자근, 마루우묵과 관자우묵
위턱동맥 (Maxillary artery)	바깥귀길, 고막의 가쪽과 안쪽면, 턱관절, 머리뼈 가쪽벽과 속판의 경질막, 삼차신경절과 근처의 경질막, 턱목뿔근, 아래턱치아, 턱의 피부, 관자근, 관자오목의 머리뼈 바깥판, 관자아래우묵의 구조들, 위턱굴, 윗니와 잇몸, 눈확아래피부, 입천장, 인두의 지붕, 코안

- **뒤통수동맥**(occipital artery)은 얼굴동맥의 일어나는 곳 높이 근처에 있는 바깥목동맥 뒷면에서 시작하고 두힘살근의 뒤힘살 밑에서 위쪽과 뒤쪽으로 지나가며, 머리덮개의 뒷면으로 나온다.
- **뒤귓바퀴동맥**(posterior auricular artery)은 바깥목동맥의 뒷면에서 분지하는 작은 가지이며, 위쪽과 뒤쪽으로 지나간다.
- **얕은관자동맥**(superficial temporal artery)은 바깥목동맥이 위쪽으로 이어지는 종말가지들 중의 하나이고, 아래턱뼈의 목(neck) 뒤쪽에서 시작하여 귀 앞쪽으로 지나며 관자뼈의 광대돌기(zygomatic process)를 가로지르고 이 지점 위쪽에서 앞가지와 뒷가지로 나누어진다.
- **위턱동맥**(maxillary artery)은 바깥목동맥의 두 개의 종말가지 중 큰 가지로서, 아래턱뼈의 목 뒤쪽에서 일어나 귀밑샘을 통과하고, 아래턱뼈의 목 안쪽을 지나 관자아래우묵(infratemporal fossa)을 관통한 후 날개입천장오목(pterygopalatine fossa)으로 들어간다.

정맥(Veins)

머리뼈, 뇌, 얕은얼굴과 목부분에서 온 혈액이 모여 유입되는 **속목정맥**(internal jugular vein)은 경질막정맥동굴인 구불정맥굴(sigmoid sinus)과 팽대되어 연결됨으로써 시작된다. 시작부위의 팽대된 부분을 **위목정맥팽대**(superior bulb)라고 부르며, 이 팽대가 형성되자마자 다른 경질막정맥동굴(**아래바위정맥동굴, inferior petrosal sinus**)을 받아들인다. 이 정맥은 혀인두신경[IX], 미주신경[X], 더부신경[XI]과 함께 목정맥구멍(jugular foramen)을 통과하여 머리뼈에서 나와 목혈관신경집으로 들어간다.

목혈관신경집 안에 들어있는 속목정맥은 처음에는 속목동맥 바로 뒤에서 목을 가로지르지만, 아래쪽에서는 더 가쪽으로 통과한다. 뒤쪽에 있고 일부분은 두 혈관사이에 위치한 미주신경[X]과 함께 나머지 목을 통과할 때 속목정맥은 온목동맥의 가쪽에 위치한다.

한 쌍의 속목정맥은 빗장뼈의 복장끝 뒤쪽에서 빗장밑정맥과 연결되어 오른 · 왼**팔머리정맥**(brachiocephalic veins)을 형성한다(그림 5-10).

각 속목정맥의 지류에는 아래바위정맥동굴과 **얼굴정맥**(facial vein), **혀정맥**(lingual vein), **인두정맥**(pharyngeal vein), **뒤통수정맥**(occipital vein), **위갑상정맥**(superior thyroid vein)과 **중간갑상정맥**(middle thyroid vein)이 있다.

임상 강의(In the clinic)

목정맥 맥박(Jugular venous pulse)

목정맥 맥박은 내과의사가 정맥혈압과 파형을 측정할 수 있는 중요한 임상적 증상이고 심장의 오른쪽 기능을 반영한다.

온목동맥과 뇌기능:

온목동맥은 목에서 뇌로 가는 중요한 혈관 통로이므로 이 혈관의 일시적 막힘은 다른 혈관과 달라서 매우 심각한 결과를 가져온다. 뇌로 가는 혈류가 적어지면 뇌에 빈혈상태를 일으켜 어지럽게 되고 심하면 실신을 하게 된다. 혈류가 10~12초 가량 멈추게 되면 의식을 잃는 상태(unconsciousness)가 되고 몇 분이 지나게 되면 의식에서 깨어나더라도 중추신경세포에 큰 타격을 주어 해당되는 신경기능을 영원히 잃는 경우도 있다.

속목정맥과 뇌신경 전도:

속목정맥의 위쪽 부분은 속목동맥의 뒤 가쪽에 위치하고 있으며, 두 혈관 사이에는 마지막 네 뇌신경이 있기 때문에 속목정맥의 위팽대에 염증(혈전정맥염 thrombophlebitis)이 있게 되면 정맥에 피가 많이 정체되어(울혈 congestion) 그 압력으로 신경이 압박을 받아 신경자극의 전도에 지장을 주게 되는 수가 있다.

신경(Nerves)

많은 뇌신경과 말초신경은:

- 이들의 최종 목적지까지 가기 위해 앞목삼각을 통과한다.
- 앞목삼각의 안에 있거나 경계를 이루는 구조들에게 신경가지를 보낸다.
- 앞목삼각 안에 있는 신경들은 근처의 구조물에게 신경가지를 보낸다.

이 범주에 속하는 뇌신경들은 얼굴신경[VII], 혀인두신경[IX], 미주신경[X], 더부신경[XI] 및 혀밑신경[XII]이다.

이 범주에 속하는 말초신경들은 목신경얼기에서 온 가로목신경(transverse cervical nerve)과 목신경고리(ansa cervicalis)의 위뿌리와 아래뿌리이다.

얼굴신경(안면신경, Facial nerve[VII])

붓꼭지구멍(stylomastoid foramen)으로부터 나온 후에, 얼굴신경[VII]은 앞목삼각과 관련된 두 개의 근육에 신경가지를 보낸다.

- 두힘살근의 뒤힘살.
- 붓목뿔근(stylohyoid).

혀인두신경 (설인두신경, Glossopharyngeal nerve[IX])

혀인두신경[IX]은 목정맥구멍을 통해 머리안에서 나온다. 붓돌기와 붓돌기와 관련된 근육들 밑에 놓여 있는 속목동맥과 속목정맥사이를 따라 혀인두신경은 내려오기 시작한다. 혀인두신경[IX]은 속목동맥과 바깥목동맥 사이를 지나 앞쪽으로 나아가 붓인두근육의 가쪽모서리 주위로 돌아내려가 멈춘다(그림 5-13). 혀인두신경은 이 지점에서 목뿔혀근 밑을 지나며, 앞쪽으로 나아가 혀의 바닥과 목구멍편도 구역에 도달한다.

혀인두신경[IX]은 앞목삼각 구역을 통과할 때 붓인두근을 지배하고, 목동맥팽대에 가지를 내며, 인두에 감각신경가지를 제공한다.

미주신경(Vagus nerve[X])

미주신경[X]은 혀인두신경[IX]과 더부신경[XI] 사이에서 목정맥구멍을 통해 머리안(cranial cavity)에서 나온다.

머리뼈의 바깥에서 미주신경[X]은 목혈관신경집으로 들어가고, 이 구조물로 둘러싸인 채 속목정맥과 속목동맥과 온목동맥 뒤에서 목을 따라 내려간다(그림 5-14). 앞목삼각을 지나는 미주신경[X]의 가지들로는 인두로 가는 운동가지, 목동맥토리가지, 위후두신경(바깥 · 속후두신경가지로 나뉘는)이 있으며, 심장가지도 낼 수 있다.

더부신경(Accessory nerve[XI])

더부신경[XI]은 목정맥구멍을 통과해 머리안을 나오는 세 개의 뇌신경 중에서 가장 뒤쪽에 위치해 있다. 더부신경은 속목정맥의 안쪽에서 내려오기 시작하여 속목정맥과 속목동맥 사이를 빠져나와 속목정맥의 가쪽을 가로지른 후에, 아래쪽과 뒤쪽을 통과하여 목빗근(sternocleidomastoid muscle)의 앞모서리 또는 바로 밑으로 들어간다.

더부신경은 앞목삼각을 지나면서 가지를 내지 않는다.

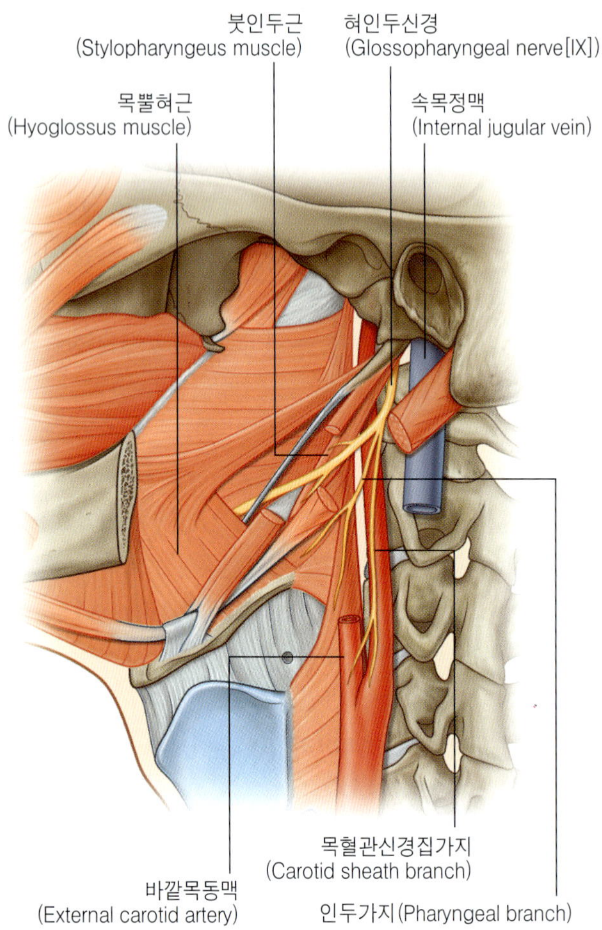

그림 5-13. 앞목삼각의 혀인두신경[IX].

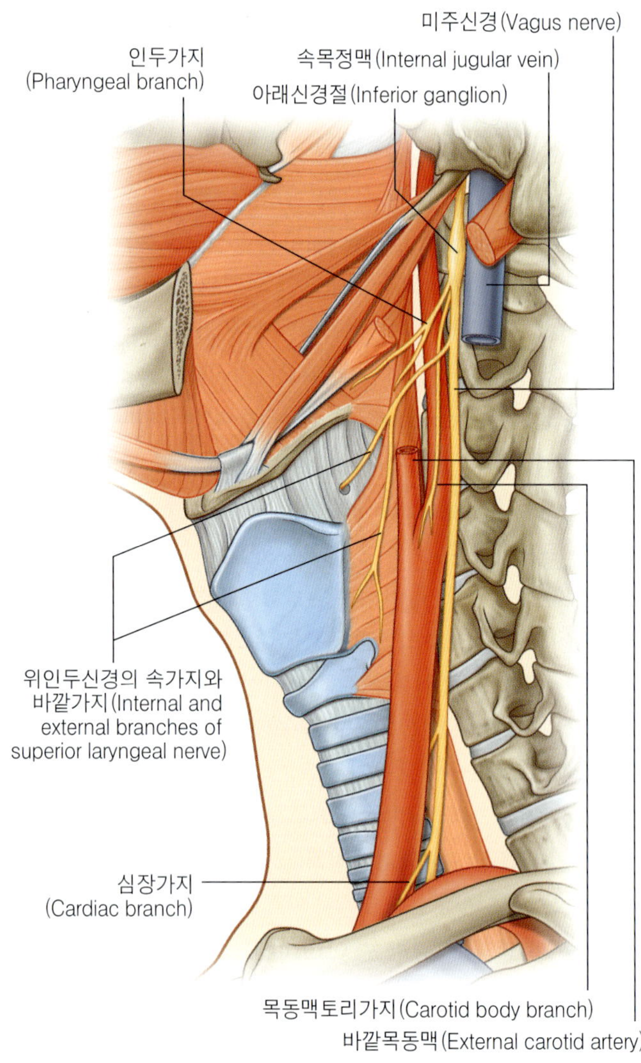

그림 5-14. 앞목삼각의 미주신경[X].

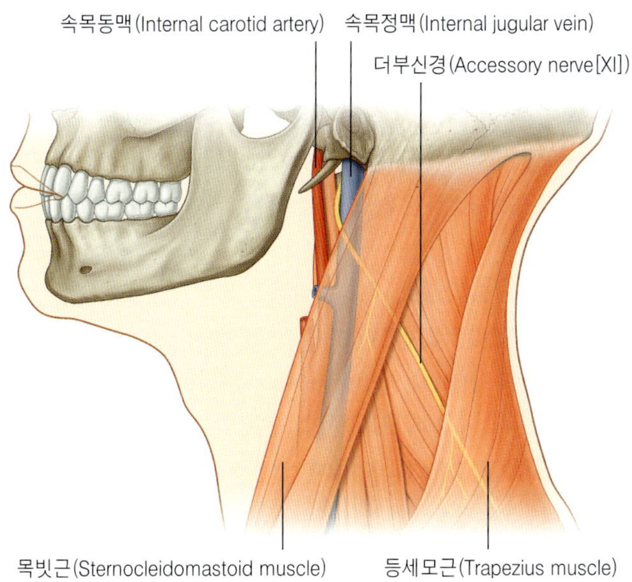

그림 5-15. 앞목삼각의 더부신경[XI].

혀밑신경(설하신경, Hypoglossal nerve[XⅡ])

혀밑신경[XII]은 혀밑신경관(hypoglossal canal)을 통해 머리안에서 나오며 머리뼈 바로 바깥면의 속목정맥과 속목동맥 안쪽에 놓인다. 이 신경은 속목정맥과 속목동맥 사이에서 바깥쪽으로 지난다(그림 5-16). 이 지점에서 혀밑신경은 뒤통수동맥 주위를 갈고리모양으로 걸면서 앞으로 나아가며, 속목동맥과 바깥목동맥, 혀동맥의 가쪽면을 가로지르고 두힘살근 앞힘살과 붓목뿔근 밑을 지나 목뿔혀근의 안쪽으로 사라진다.

혀에 분포하는 혀밑신경[XⅡ]은 앞목삼각을 지날 때 가지를 내지 않는다.

가로목신경
(횡경신경, Transverse cervical nerve)

가로목신경은 둘째와 셋째목신경(C2, C3)의 앞가지에서 나오는 목신경얼기의 가지이다. 이 신경은 목빗근(sternocleidomastoid muscle)의 중간 근처에 위치하는 뒤모서리 밑에서 빠져 나와서, 목빗근 주위에 고리를 만들며 가로방향으로 목빗근 앞면을 가로지른다(그림 5-17). 가로목신경은 목을 계속 가로질러 이 구역의 피부 신경지배를 담당한다.

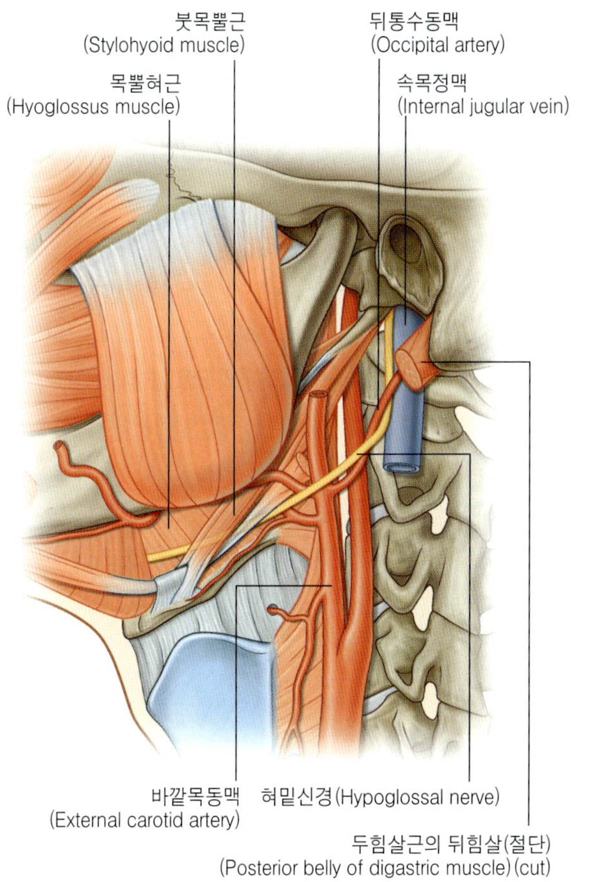

그림 5-16. 앞목삼각의 혀밑신경[XII].

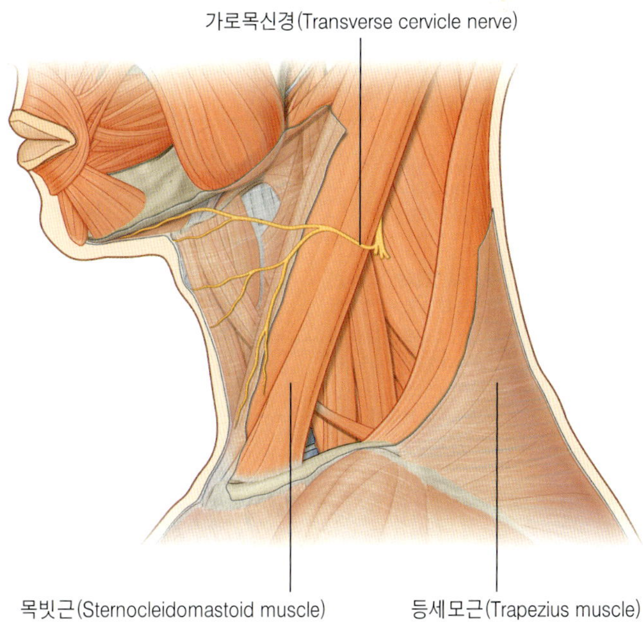

그림 5-17. 앞목삼각의 가로목신경

목신경고리(경신경고리, Ansa cervicalis)

목신경고리는 앞목삼각의 근육을 지배하는 첫째에서 셋째목신경(C1~C3)에서 나오는 신경섬유의 고리이다(그림 5-18). 첫째목신경(C1) 가지가 머리뼈에서 빠져 나온 후 바로 혀밑신경과 만나면서 목신경고리가 시작된다.

혀밑신경이 하행을 마치고 속목동맥과 바깥목동맥을 가로질러 앞쪽으로 주행하기 시작할 때 목신경섬유의 일부가 나와 속목정맥과 속목동맥사이를 하행하다 온목동맥까지 내려온다. 이 신경섬유들이 목신경고리의 **위뿌리**(superior root)이며, 어깨목뿔근의 위힘살, 복장목뿔근과 복장방패근의 윗부분을 지배한다.

둘째와 셋째목신경(C2, C3)에서 나온 신경섬유를 함유하는 목신경얼기에서 직접 나온 가지로 인해 목신경고리가 완성된다(그림 5-18). 이것이 목신경고리의 **아래뿌리**(inferior root)이다. 아래뿌리는 위쪽뿌리와 만나기 위해 안쪽으로 방향을 바꾸기 전에 속목정맥의 안쪽이나 바깥쪽으로 내려간다. 이 위치에서, 목신경고리는 어깨목뿔근의 아래힘살과 복장목뿔근과 복장방패근의 아래부분을 신경지배하기 위한 가지를 낸다.

갑상샘과 부갑상샘 (Thyroid and Parathyroid glands)

갑상샘과 부갑상샘은 목의 앞쪽에 위치하는 내분비샘이다.

두 샘은 발생이 지속되는 동안 인두의 성장에 맞춰 두 샘의 최종 위치인 꼬리쪽으로 이동하기 시작한다. 갑상샘은 크고, 한 개이지만, 부갑상샘은 일반적으로 4개이며, 작고 갑상샘 뒤쪽면에 위치해 있다.

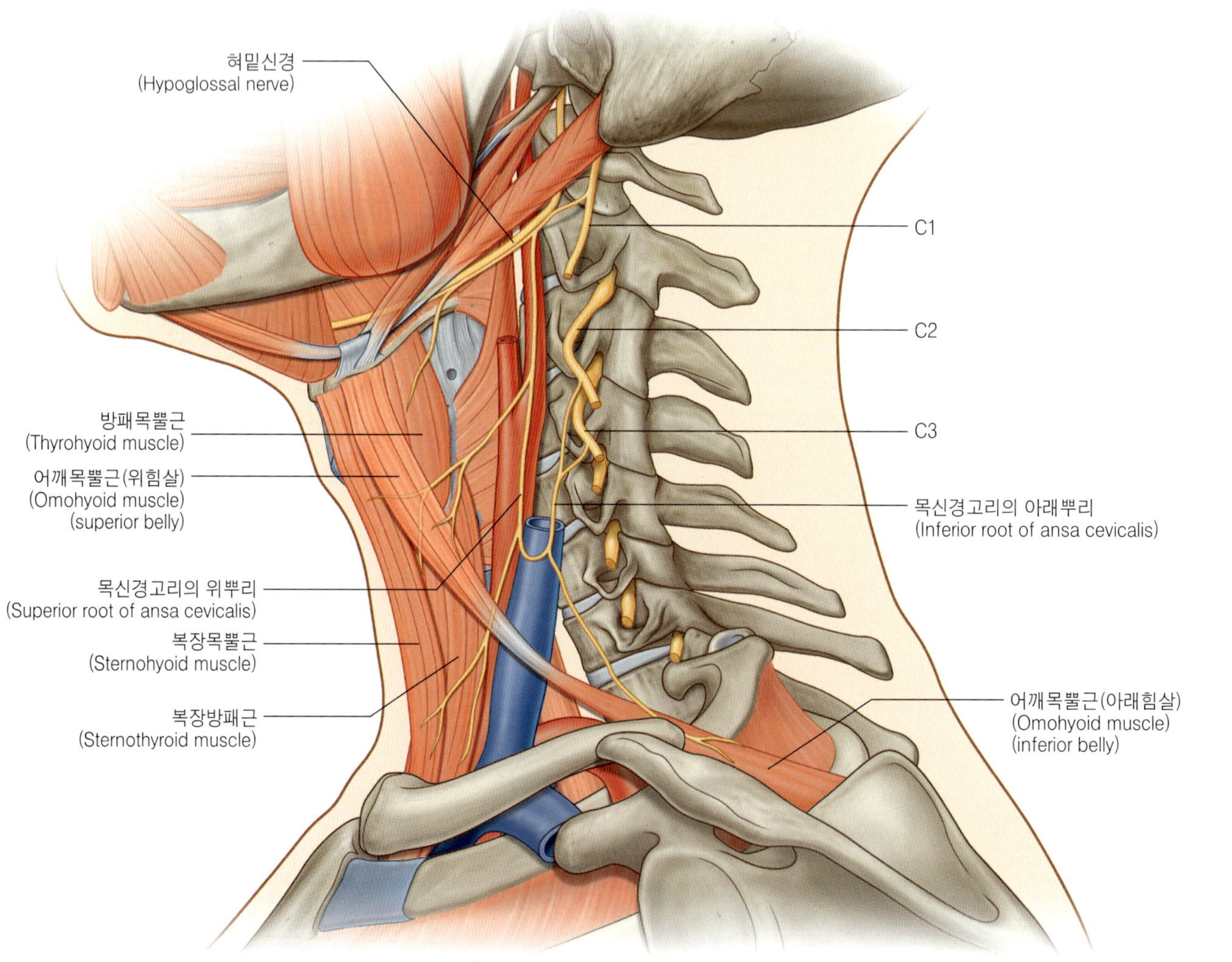

그림 5-18. 목신경고리.

갑상샘(Thyroid gland)

갑상샘은 목의 아래쪽 앞면과 방패연골(갑상연골, thyroid cartilage)의 가쪽에 있다(그림 5-19). 갑상샘은 두 개의 가쪽 **엽**(lateral **lobes**)(기관, 반지연골 및 방패연골의 아래부분의 앞바깥면을 덮고 있는)과 가쪽엽을 연결시키고 둘째 · 셋째 기관연골의 앞면을 가로 지르는 **갑상샘잘룩(isthmus)**으로 구성되어 있다.

복장목뿔근, 복장방패근 및 어깨목뿔근 밑에 놓여있는 갑상샘은 목의 내장구획 안에 위치해 있다. 이 내장구획에는 또한 인두, 기관 및 식도가 들어 있으며, 기관앞층으로 싸여 있다.

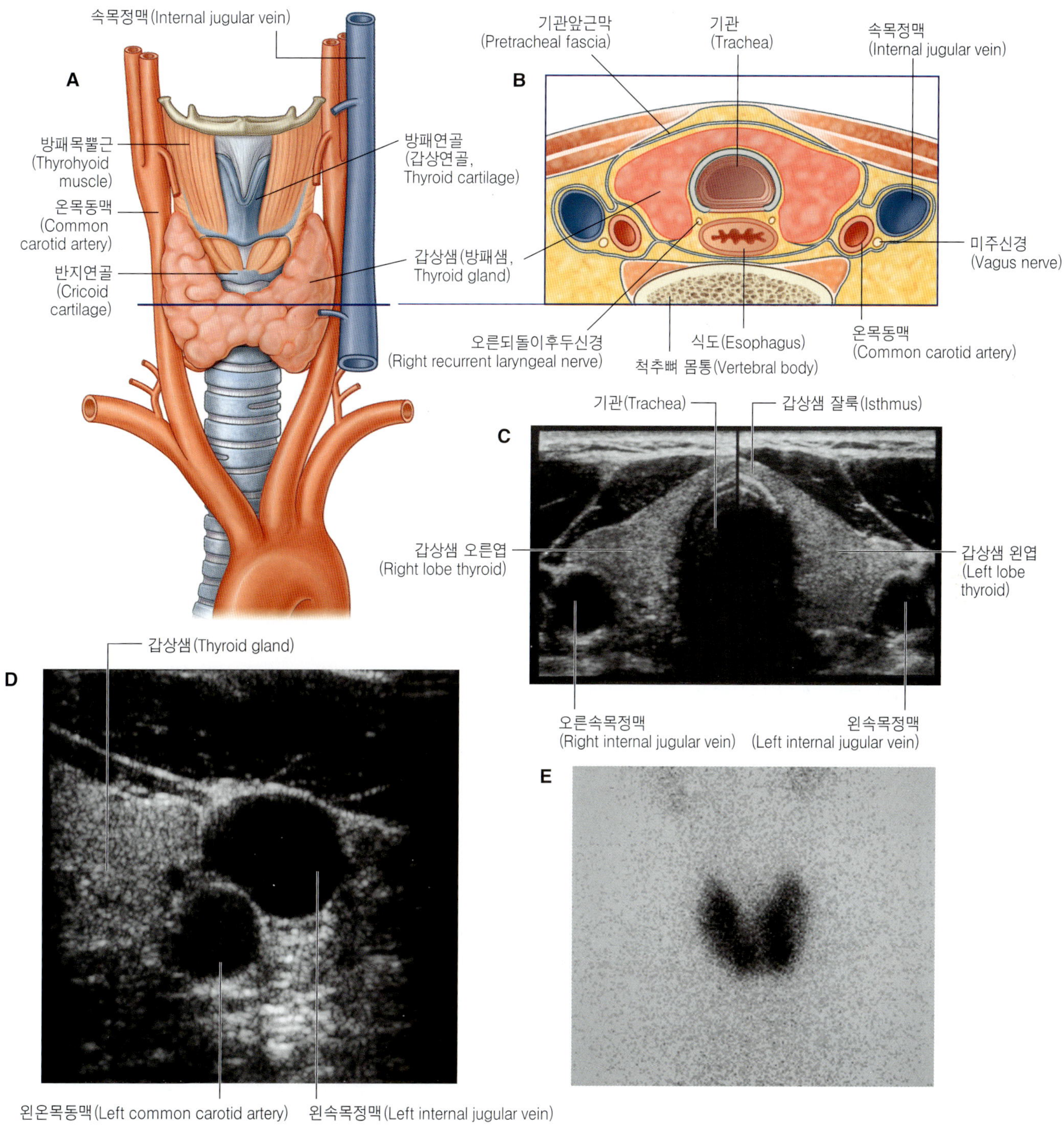

그림 5-19. 앞목삼각의 갑상샘. **A**, 앞면. **B**, 가로면. **C**, 초음파 스캔 – 목의 복합축면. **D**, 초음파 스캔 – 목의 축면. **E**, 핵의학 스캔 – 목에서 퍼테크니테이트(pertechnetate)를 흡수한 정상 갑상샘.

갑상샘은 혀의 바닥(base) 근처의 인두 바닥에서 정중 성장물로서 생성된다. 혀막구멍(foramen caecum)은 시작위치를 가르키며, 갑상혀관(thyroglossal duct)은 갑상샘의 성인에서의 최종 위치까지 갑상샘의 이동로를 표지해 준다. 갑상혀관은 보통 성장시 일찍 사라지지만, 흔적은 주머니(cyst)나 혀막구멍(예, 샛길, fistula)으로 연결되어 남아 있을 수 있다.

또한 다음과 같은 갑상샘의 잔존물이 있을 수 있다:

- 혀와 관련(혀갑상샘, lingual thyroid).
- 이동로를 따라.
- 갑상혀관의 길을 따라 갑상샘에서 위쪽(피라밋엽, pyramidal lobe).

동맥공급(Arterial supply)

두 개의 큰 동맥이 갑상샘에 혈액을 공급한다.

위갑상동맥(Superior thyroid artery)

위갑상동맥은 바깥목동맥의 첫째가지이다(그림 5-20). 위갑상동맥은 방패목뿔근의 가쪽모서리를 따라 내려가서 갑상샘의 가쪽엽(lateral lobe)의 위극(superior pole)에 도착하고, 그곳에서 앞과 뒤샘가지(anterior and posterior glandular branches)로 나누어진다.

- **앞샘가지(anterior glandular branch)**는 갑상샘의 위쪽모서리를 따라 혈액을 공급하며 갑상샘잘룩을 가로질러 반대쪽에서 온 짝과 연결된다.
- **뒤샘가지(posterior glandular branch)**는 갑상샘의 뒷면을 통과하고 아래갑상동맥과 연결되기도 한다(그림 5-21).

아래갑상동맥(Inferior thyroid artery)

아래갑상동맥(inferior thyroid artery)은 빗장밑동맥의 첫째 부분에서 일어난 **갑상목동맥(thyrocervical trunk)**의 가지이다(그림 5-20, 5-21). 아래갑상동맥은 앞목갈비근의 안쪽모서리를 따라 올라가고, 목혈관신경집의 뒤쪽을 지나 갑상샘 가쪽엽의 아래극(inferior pole)에 도달한다.

갑상샘에서 아래갑상동맥은 다음과 같이 나누어진다:

- 갑상샘의 아래부분에 공급하고 위갑상동맥의 뒷가지와 연결되는 아래가지.
- 부갑상샘에 공급하는 오름가지.

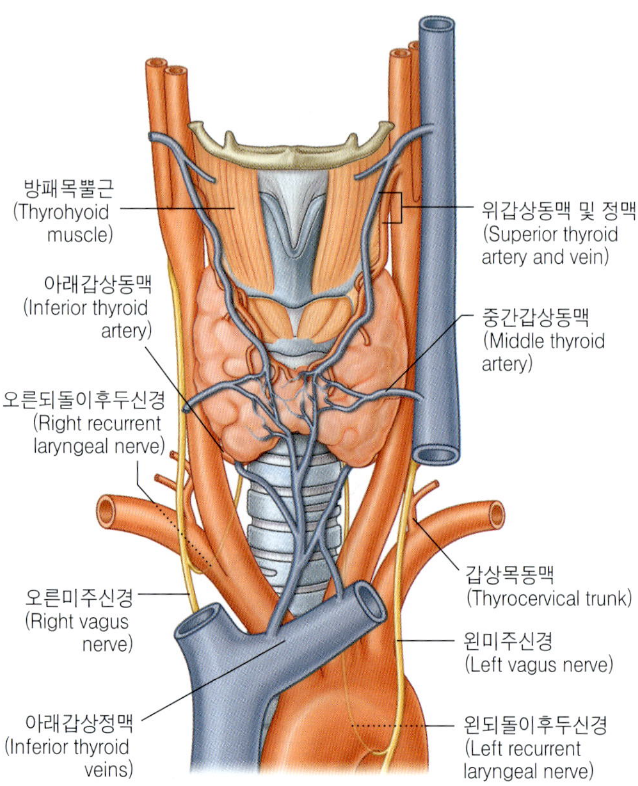

그림 5-20. 갑상샘의 혈관.

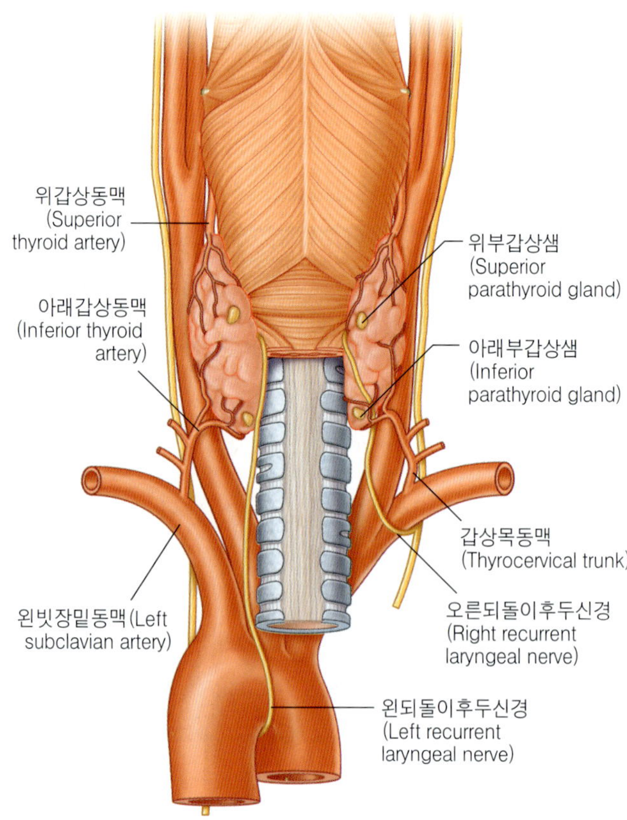

그림 5-21. 위 · 아래갑상동맥과 왼 · 오른되돌이후두신경.

맨아래갑상동맥(Thyroid ima artery)

가끔 작은 **맨아래갑상샘동맥(thyroid ima artery)**은 팔머리동맥(brachiocephalic trunk)이나 대동맥활(arch of aorta)에서 일어나 기관(trachea)의 앞면을 따라 올라가 갑상샘에 혈액을 공급한다.

정맥과 림프의 배출 (Venous and lymphatic drainage)

세 개의 정맥이 갑상샘에서 배출된다(그림 5-20).

- **위갑상정맥(superior thyroid vein)**은 위갑상동맥이 공급하는 구역에서 주로 배출된다.
- 중간과 아래갑상정맥(middle and inferior thyroid vein)은 갑상샘의 나머지 구역에서 배출된다.

위와 중간갑상정맥은 속목정맥으로 배출되고, 아래갑상정맥은 왼·오른팔머리정맥으로 각각 배출된다.

갑상샘의 림프는 기관주위림프절(paratracheal node)로 배출되고 속목정맥을 따라 어깨목뿔근의 밑에 있는 깊은목림프절(deep cervical node)로 배출된다.

되돌이후두신경(Recurrent laryngeal nerves)

갑상샘은 되돌이후두신경(recurrent laryngeal nerves)과 매우 밀접하게 관계되어 있다. **되돌이후두신경(recurrent laryngeal nerves)**은 미주신경[X]으로부터 분지되어 오른빗장밑동맥과 왼쪽의 대동맥활 주변을 돌아 기관과 식도사이의 고랑을 따라 올라간다(그림 5-21). 되돌이후두신경은 갑상샘 가쪽엽의 뒤안쪽면(posteromedial surface) 밑을 지나고 아래인두수축근의 아래모서리 밑을 통과하여 후두로 들어간다.

부갑상샘(Parathyroid glands)

부갑상샘은 두 쌍으로 갑상샘의 가쪽엽 깊은면에 있는 작으며, 타원형의 노란색을 띠는 구조이다. 부갑상샘은 위와 아래부갑상샘으로 되어있다(그림 5-21). 그러나 부갑상샘의 위치는 매우 다양하여 위로는 목동맥갈림에서부터, 아래쪽으로는 가슴세로칸(mediastinum)까지 어느 위치에나 있을 수 있다.

인두주머니(pharyngeal pouch)의 셋째주머니(아래부갑상샘)와 넷째주머니(위부갑상샘)에서 기원하는 이런 쌍으로 된 구조는 최종적으로 성인 위치로 이동하고 거기에 따라 이름이 붙여진다.

부갑상샘에 혈액을 공급하는 동맥은 아래갑상동맥이고, 정맥과 림프 배출은 갑상샘에서 설명하였다.

임상 강의(In the clinic)

갑상샘(Thyroid gland)

갑상샘은 혀의 바닥 근처에 있는 조직의 작은 부분에서 발생한다. 이 조직은 혀의 뒷면에 있는 혀막구멍(맹공, foramen caecum)에서 나온 갑상혀관(thyroglossal duct)을 따라 목뿔뼈 중간의 앞면 근처로 내려간다. 갑상샘 조직은 아래쪽으로 계속 이동하여 결국 목뿌리에 있는 기관의 앞면에서 멈춘다.

결론적으로 갑상샘 조직의 이동은 갑상샘의 발생학적 경로를 따라 가다 어느 곳에서든지 진행을 멈출 수 있다. 딴곳갑상샘조직(ectopic thyroid tissue)은 비교적 드문 편이다. 좀 더 자주 보이는 것은 갑상혀관에서 발생하는 낭변화(cystic change)이다. 갑상혀관낭(thyroglossal cyst)은 전형적으로 중간선에서 덩어리로 나타난다. 초음파로 이들의 상태와 위치를 쉽게 파악할 수 있으며 치료는 외과적 절제에 의한다. 재발을 방지하기 위해 목뿔뼈 앞면의 작은 부위뿐 만 아니라 갑상혀관 전체를 절제해 내야 한다.

임상 강의(In the clinic)

갑상샘절제술(Thyroidectomy)

갑상샘절제술은 비교적 일반적인 외과적 방법이다. 대부분의 경우 일부를 제외하고는 갑상샘의 일부분이나 전체를 절제하게 된다. 이러한 외과적 방법은 다결절성 갑상샘종(multinodular goiter)과 같은 양성질병(benign diseases)에서 수행된다. 드물기는 하지만 갑상샘암에서도 갑상샘절제술이 시행되기도 한다.

갑상샘의 위치가 확실해도, 절제술이 시행될 때 다른 기관, 예를 들면 부갑상샘(갑상샘종양 안에 위치할 때), 되돌이후두신경, 교감신경과 드물게는 목혈관신경집의 신경이 손상될 가능성이 있다.

임상 강의(In the clinic)

갑상샘 병리학(Thyroid gland pathology)

갑상샘 병리학은 매우 복합적이다. 본질적으로 갑상샘 병리학은 두 가지 관점에서 평가되어야 한다. 첫째, 갑상샘은 많은 병인들로 인해 널리 또는 병소적으로 확대될 수 있다. 둘째, 갑상샘은 티록신 호르몬이 과소분비 또는 과대 분비될 수 있다.

가장 일반적인 갑상샘 질환 중의 하나는 **다결절성 갑상샘종**(multinodular goiter)으로, 갑상샘 비대 구역과 콜로이드낭을 갖는 널고 불규칙하게 갑상샘이 확대된 것이다. 대부분 환자의 갑상샘 기능은 정상이다(즉, 정상의 혈청티록신 수치를 가지고 있다). 전형적으로 나타나는 증상은 목에 퍼진 조직덩어리이며, 그 덩어리가 환자의 생활에 영향을 미치거나 호흡문제를 일으킬 만큼 크다면 치료를 받거나 수술적 절제가 필요할 수도 있다.

갑상샘의 고립된 결절은 다결절샘에서 우세한 결절이 되거나 갑상샘종양이 될 수도 있다. 고립된 종양은 세포형태학에 따라 티록신을 분비할 수도 있고 하지 않을 수도 있다. 치료는 대개 절제에 의한다.

면역질환은 갑상샘에 영향을 미칠 수 있고 과다한 티록신 생산을 자극할 수 있다. 이러한 질병은 갑상샘 과다의 표시인 안구돌출, 정강뼈앞점액부종(pretibial myxedema), 손톱의 변화와 연관이 있다. 넓게 퍼진 갑상샘 자극의 다른 원인들은 바이러스가 원인인 갑상샘염이 포함된다. 몇 가지 질병은 티록신 감소로 발생되는 갑상샘의 기능감퇴에서 발생된다(**점액부종, myxedema**).

앞목삼각의 부위별 구조의 위치 (Location of structures in different regions of the anterior triangle of the neck)

앞목삼각에서 중요한 구조의 부위별 위치는 표 5-3에 요약되어 있다. 구조들을 정의하는 기준은, 특별히 세분된 목삼각에 위치하는지, 바깥구역에서 특별히 세분된 목삼각으로 들어오는지, 하나의 세분된 목삼각에서 시작하여 세분된 목삼각으로 가는지, 또는 구역을 가로지르는 동안 여러 개의 세분된 목삼각을 통과하는지에 따라 결정될 수 있다.

뒤목삼각 (Posterior triangle of the neck)

뒤목삼각은 팔(상지, upper limb)과 직접 연결되어 있는 목의 가쪽면에 있다. 뒤목삼각은 다음과 같이 경계지어진다:

- 앞쪽에서는 목빗근(sternocleidomastoid muscle)의 뒤모서리.
- 뒤쪽에서는 등세모근(trapezius muscle)의 앞모서리.
- 바닥(base)은 빗장뼈의 중간 1/3.
- 꼭대기(apex)는 등세모근과 목빗근이 만나는 꼭지돌기(mastoid process) 바로 뒤에 있는 뒤통수뼈이다(그림 8-171).

뒤목삼각의 지붕(roof)은 목빗근과 등세모근을 둘러싸는 목근막의 얕은층으로 구성되어 있다.

표 5-3. 앞목삼각의 세분 - 국소적 접근

세분	경계	내용물
턱끝삼각 (Submental triangle) (쌍이 아님)	턱뼈결합; 두힘살근의 앞힘살; 목뿔뼈의 몸통	턱끝림프절; 앞목정맥을 형성하는 정맥지류
턱밑삼각 (Submandibular triangle) (쌍)	아래턱뼈의 아래모서리; 두힘살근의 앞힘살; 두힘살근의 뒤힘살	턱밑샘; 턱밑림프절; 혀밑신경; 목뿔근신경; 얼굴동맥 · 정맥
목동맥삼각 (Carotid triangle) (쌍)	두힘살근육의 뒤힘살; 어깨목뿔근의 위힘살; 목빗근의 앞모서리	온얼굴정맥의 지류, 얼굴신경의 목가지, 온목동맥, 바깥 · 속목동맥, 오름인두동맥, 혀동맥, 얼굴동맥, 뒤통수동맥, 속목정맥, 미주신경, 부신경, 혀밑신경, 목신경고리의 위 · 아래뿌리, 가로목신경
근육삼각 (Muscular triangle) (쌍)	목의 중간선; 어깨목뿔근의 위힘살; 목빗근의 앞모서리	복장목뿔근, 어깨목뿔근, 복장목뿔근과 방패목뿔근, 갑상샘과 부갑상샘, 인두, 코안

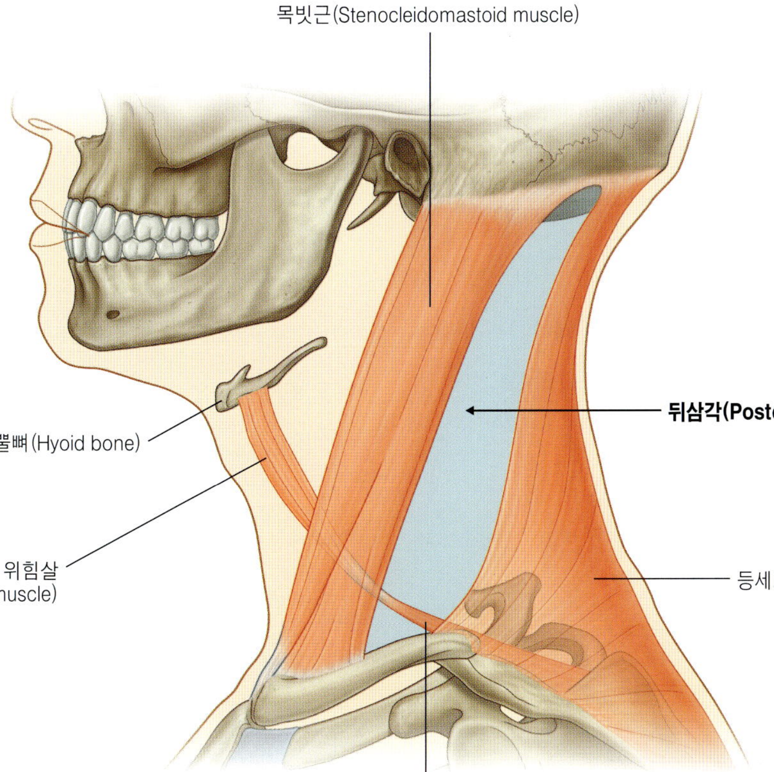

그림 5-22. 뒤목삼각의 경계.

뒤목삼각의 근육 바닥은 목근막의 척추앞층으로 덮여있다. 위에서 아래쪽으로 머리널판근과 어깨올림근과 뒤목갈비근, 중간목갈비근, 앞목갈비근이 놓인다.

근육(Muscles)

이미 설명한 많은 근육들(899쪽 참조)이 뒤목삼각의 바닥을 형성시킨다(표 5-4).

이에 더하여 **어깨목뿔근(omohyoid)**은 목빗근 밑으로 사라지기 전에 뒤목삼각의 아래부분을 가로지르고 앞목삼각에서 나타난다(그림 5-23). 어깨목뿔근은 목근막의 얕은층에 싸여있고, 이 근육이 위쪽 방향으로 올라갈 때 가쪽에서 안쪽으로 뒤목삼각을 가로지른다. 이 근육은 어깨패임(scapular notch)의 바로 안쪽에 있는 어깨뼈 위모서리에서 일어나 결국은 목뿔뼈 몸통의 아래모서리에 닿는다. 이 근육은 근막걸이(fascial sling)에 의해 빗장뼈에 매달려 있는 힘줄(tendon)에 의해 연결되는 두 개의 힘살(belly)을 가지고 있다:

- **위힘살(superior belly)**은 앞목삼각에 있다.
- **아래힘살(inferior belly)**은 뒤삼각을 지나며 아래쪽에서는 작은 어깨밑삼각(subclavian triangle)과 위에서는 더 큰 뒤통수삼각(occipital triangle)으로 뒤삼각을 세분화시킨다.

어깨목뿔근은 목신경고리(첫째에서 셋째목신경[C1~C3]의 앞가지)의 가지에 의해 지배되고, 이 근육은 목뿔뼈를 내린다.

표 5-4. 목의 뒤삼각과 관련된 근육. 괄호는 가능성을 나타낸다

근육	이는곳	닿는곳	신경지배	작용
목빗근 (Sternocleidomastoid) -복장머리 (Sternal head)	복장뼈자루의 앞면의 윗부분	위목덜미선의 가쪽 1/2	더부신경과 C1~ C4의 앞가지에서 온 가지들	개별적으로 작용하면 머리는 같은 쪽 어깨로 숙이고 얼굴은 반대쪽으로 돌림. 함께 작용하면 머리를 앞으로 숙임
- 빗장머리 (Clavicular head)	빗장의 1/3의 윗면	꼭지돌기의 가쪽면		
등세모근 (Trapezius)	위목덜미선.바깥뒤통수 융기, 목덜미인대, C7~T12의 가시돌기	빗장뼈 가쪽 1/3, 어깨봉우리, 어깨뼈가시	운동 - 더부신경, 고유감각 - C3과 C4	수평위에서 위팔뼈가 벌려져 있을 때 어깨를 돌리는 데 도움을 준다. 위섬유 - 올림 중간섬유 - 모음 아래섬유 - 어깨뼈를 내림
머리널판근 (Splenius capitis)	목덜미인대 아래 1/2, C7~T4의 가시돌기	꼭지돌기, 위목덜미선 가쪽 1/3 아래 머리뼈	중간목신경의 뒷가지	함께 작용하면 머리를 뒤로 젖힘, 개별적으로 작용하면 머리를 한쪽으로 당기고 돌림(얼굴을 같은 방향으로 돌림)
어깨올림근 (Levator scapulae)	C1~C4의 가로돌기	어깨뼈 안쪽모서리 윗부분	C3,C4; 등어깨신경(C4, C5)	어깨뼈를 올림
뒤목갈비근 (Posterior scalene)	C4~C6 가로돌기 뒤쪽의 결절들	둘째갈비뼈의 위면	C5~C7의 앞가지	둘째갈비뼈를 올림
중간목갈비근 (Middle scalene)	C2~C7의 가로돌기	결절과 빗장밑동맥의 고랑 사이의 첫째갈비뼈의 윗면	C3~C7의 앞가지	첫째갈비뼈를 올림
앞목갈비근 (Anterior scalene)	C3~C6 가로돌기의 앞결절	목갈비결절과 첫째 갈비뼈의 윗면	C4~C7까지의 앞 가지	첫째갈비뼈를 올림
어깨목뿔근 (Omohyoid)	어깨뼈패임 안쪽의 어깨뼈 위모서리	목뿔뼈 몸통의 아래모서리	목신경고리. C1~C3의 앞가지	목뿔뼈를 내림

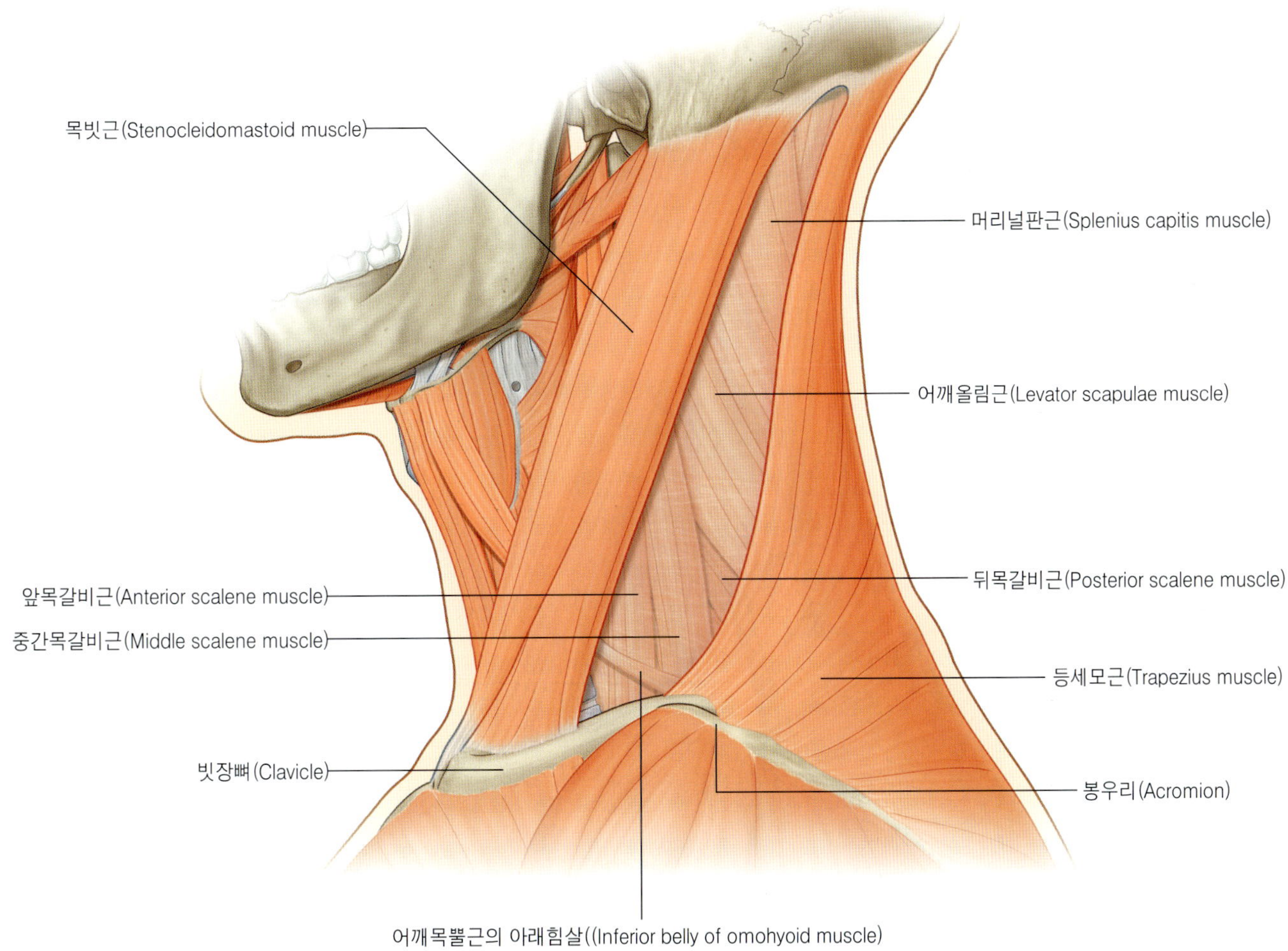

그림 5-23. 뒤목삼각의 근육.

혈관(Vessels)

바깥목정맥(외경정맥, External jugular vein)

뒤목삼각을 통과하는 가장 얕은 구조중의 하나는 바깥목정맥이다(그림 5-24). 이 커다란 정맥은 아래턱뒤정맥과 뒤귓바퀴정맥이 만나는 곳인 턱뼈각(angle of mandible) 근처에서 형성되고 얕은근막안에서 목을 따라 내려간다.

목빗근(sternocleidomastoid muscle)을 통과한 바깥목정맥은 뒤목삼각으로 들어가서 수직으로 계속 내려간다.

뒤목삼각의 아래부분에서 바깥목정맥은 목근막의 얕은층을 뚫고 빗장밑정맥으로 들어가며 끝난다.

바깥목정맥이 뒤목삼각을 통과하는 동안 바깥목정맥으로 들어오는 지류들은 가로목정맥과 어깨위정맥 및 앞목정맥(anterior jugular vein)이다.

빗장밑동맥과 가지들 (Subclavian artery and its branches)

여러 개의 동맥들이 뒤목삼각의 경계 안에서 발견된다. 가장 큰 것은 뒤목삼각 바닥을 지나는 빗장밑동맥의 셋째부분이다(그림 5-25).

빗장밑동맥의 첫째부분(first part of subclavian artery)은 오른쪽에서는 오른팔머리정맥에서 나오고 왼쪽에서는 대동맥활에서 직접 나와 앞목갈비근의 안쪽모서리로 올라간다. 빗장밑동맥은 많은 가지를 가지고 있다.

빗장밑동맥의 둘째부분(second part of subclavian artery)은 앞목갈비근과 중간목갈비근 사이의 가쪽으로 지나가고 하나의 가지가 여기에서 일어나기도 한다.

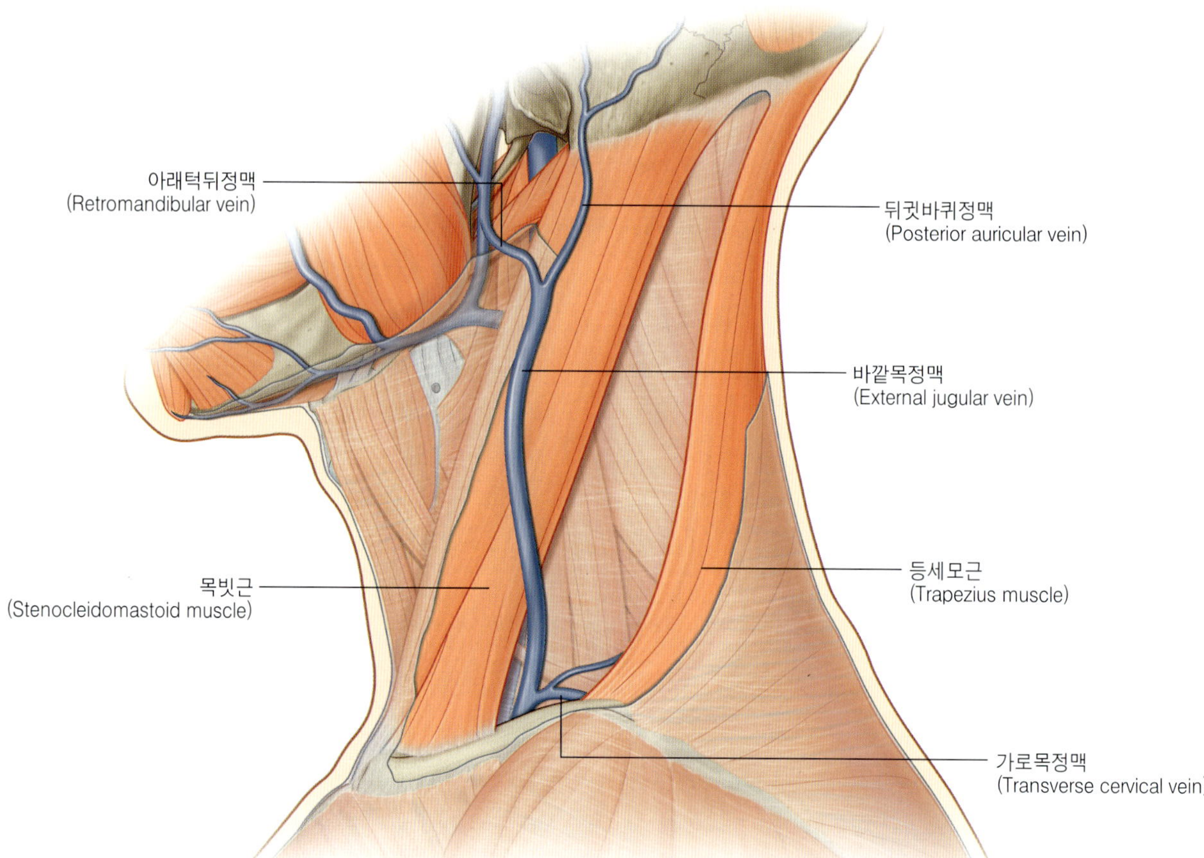

그림 5-24. 뒤목삼각의 바깥목정맥.

빗장밑동맥의 셋째부분(third part of subclavian artery)은 앞목갈비근과 중간목갈비근 사이에서 나타나고 뒤목삼각 바닥을 가로 지른다. 빗장밑동맥 셋째부분은 앞목갈비근의 가쪽모서리에서 첫째갈비뼈의 가쪽모서리로 뻗은 뒤 겨드랑이동맥(axillary artery)이 되고 팔로 계속 이어진다(그림 5-25).

하나의 가지(**등어깨동맥, dorsal scapular artery**)가 빗장밑동맥의 셋째부분에서 나올 수 있다. 이 가지는 뒤가쪽을 지나 어깨뼈의 위각(superior angle)에 도달한 후 마름근의 뒤쪽에 있는 어깨뼈 안쪽모서리(medial border)를 따라 내려간다.

가로목동맥과 어깨위동맥(Transverse cervical and suprascapular arteries)

두 개의 다른 작은 동맥들도 뒤목삼각의 바닥을 지나간다. 이들은 가로목동맥과 어깨위동맥이다(그림 5-25). 이 동맥들은 빗장밑동맥의 첫째부분에서 일어난 갑상목동맥의 두 개의 가지이다.

갑상목동맥에서 가지쳐 나온 **가로목동맥(transverse cervical artery)**은 앞목갈비근과 팔신경얼기 앞쪽에 있는 뒤목삼각 바닥의 가쪽과 약간 뒤쪽으로 통과한다. 등세모근(trapezius muscle)의 밑면에 도달한 가로목동맥은 얕은가지와 깊은가지로 나뉘게 된다:

- **얕은가지(superfical branch)**는 등세모근(trapezius muscle)의 밑면과 이어진다.
- **깊은가지(deep branch)**는 어깨뼈 안쪽모서리 근처에서 마름근의 밑면과 이어진다.

어깨위동맥(suprascapular artery)도 또한 갑상목동맥의

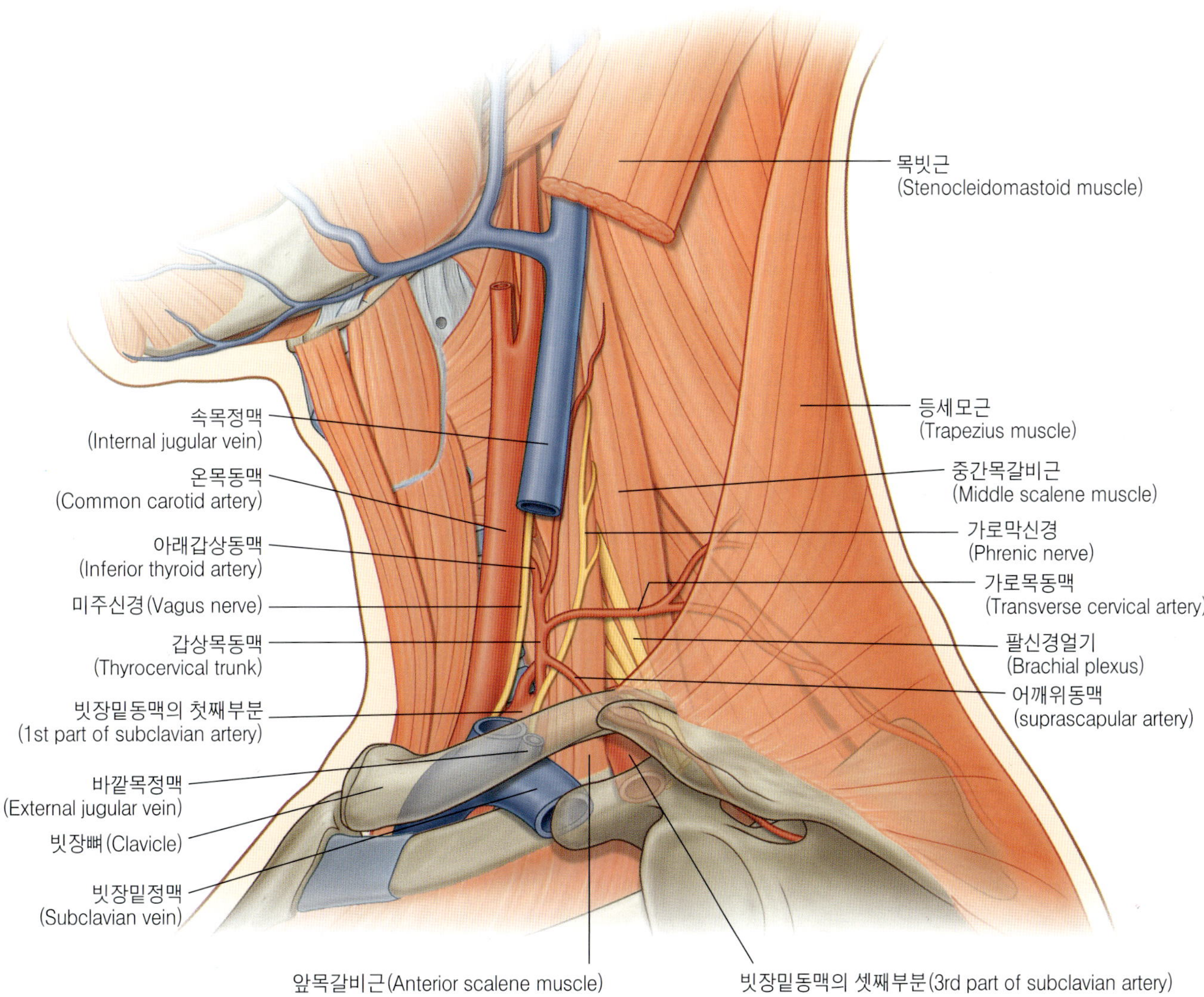

그림 5-25. 뒤목삼각의 동맥들.

가지이고 뒤목삼각의 가장 아래 부분을 약간 아래쪽과 가쪽으로 통과하고 빗장뼈 뒤쪽 위에서 끝난다. 어깨뼈의 어깨위패임 근처에 도달한 어깨위동맥은 어깨의 등쪽면의 근육에 혈액을 공급한다.

정맥(Veins)

정맥은 위에서 설명한 모든 동맥과 함께 동행한다.

빗장밑정맥(subclavian vein)은 겨드랑정맥의 연속이며 첫째갈비뼈의 가쪽모서리에서 시작된다. 이 정맥이 뒤목삼각의 바닥을 지나갈 때 바깥목정맥(external jugular vein)과 어깨위정맥, 가로목정맥이 빗장밑정맥으로 들어간다(그림 5-25). 이 정맥은 복장빗장관절(sternoclavicular joint) 근처에서 속목정맥과 만나 팔머리정맥(brachiocephalic vein)을 형성하고 끝난다. 뒤삼각에서 빗장밑정맥은 빗장밑동맥보다 약간 아래쪽과 앞쪽에 위치하며, 앞목갈비근의 앞쪽을 지나간다.

가로목정맥과 어깨위정맥은 같은 이름의 동맥과 서로 유사한 경로를 가진다. 이 정맥들은 바깥목정맥이나 빗장밑정맥의 시작부분의 지류가 된다.

신경(Nerves)

다양한 신경은 뒤목삼각을 통과하거나 뒤삼각 안에 있다. 이에 속하는 신경들은 더부신경[XI], 목신경얼기의 가지, 팔신경얼기의 구성성분, 팔신경얼기의 가지들이다.

더부신경(부신경, Accessory nerve)

더부신경은 목정맥구멍(jugular foreman)을 통해 머리안(cranial cavity)을 떠난다. 더부신경은 뒤쪽으로 목을 통과해 내려가서 목빗근(sternocleidomastoid muscle)의 위모서리에 도달한다. 목빗근의 밑으로 지나거나 또는 관통하며 목빗근을 지배하고 더부신경은 계속 내려가다 뒤목삼각으로 들어간다(그림 5-26). 더부신경은 뒤목삼각을 통과할 때 여전히 비스듬히 아래로 내려가며, 목빗근과 등세모근(trapezius muscle) 사이에 있는 목근막의 얕은층 속을 통과한다. 더부신경[XI]이 등세모근 앞모서리에 도달할 때 더부신경은 등세모근으로 밑으로 들어가 분포한다. 더부신경이 뒤목삼각을 지날 때 더부신경은 얕게 위치하기 때문에 손상받기 쉽다.

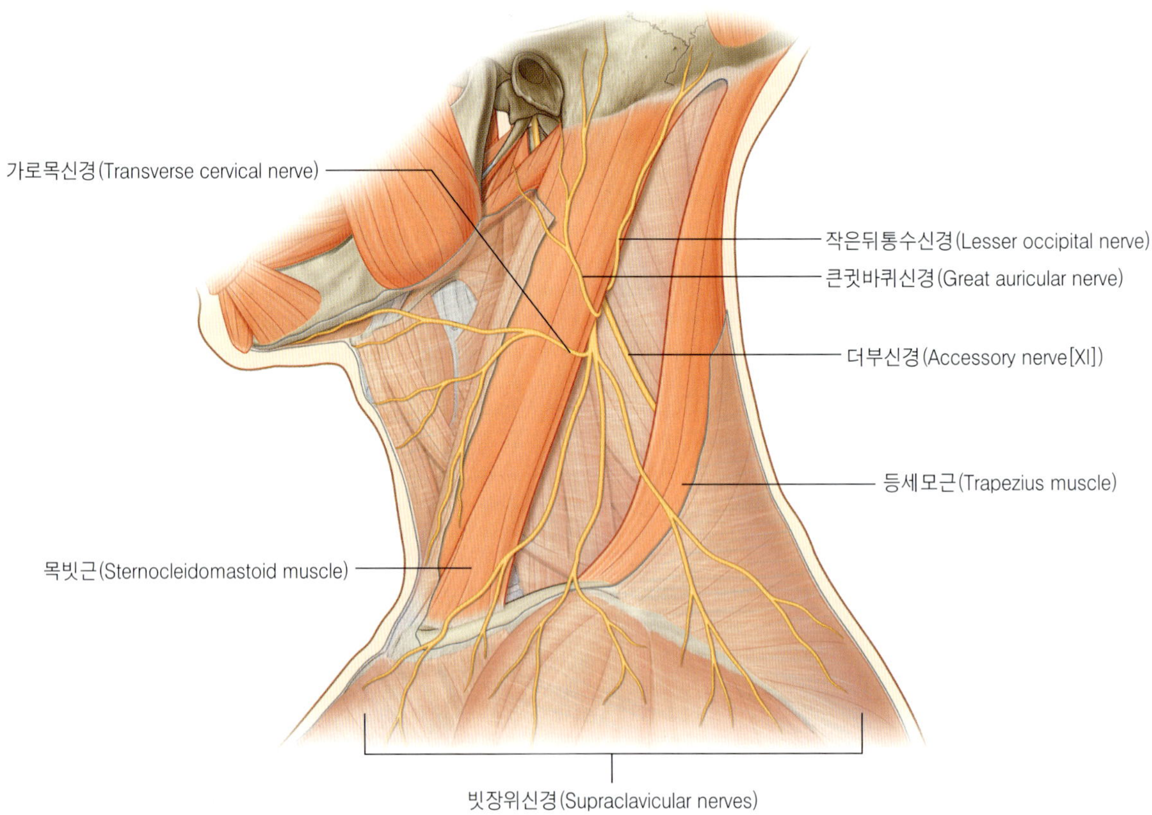

그림 5-26. 뒤목삼각의 더부신경.

목신경얼기(경신경총, Cervical plexus)

목신경얼기는 둘째에서 넷째목신경(C2~C4)의 앞가지들과 또는 첫째목신경(C1)의 앞가지로 형성된다(그림 5-27).

목신경얼기는 목근막의 척주앞층 안에 있는 뒤삼각의 바닥을 만드는 근육들을 위해 형성되며, 구성은 다음과 같다:

- 근육가지(muscular branch).
- 피부가지(cutaneous branch).

피부가지는 목빗근의 뒤모서리 밑에 나타나는 뒤목삼각에서 볼 수 있다.

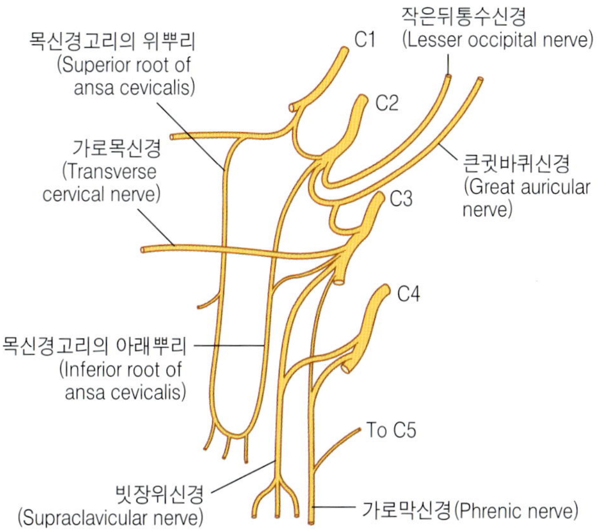

그림 5-27. 목신경얼기.

근육가지(Muscular branches)

목신경얼기의 근육(깊은)가지는 몇 가지 근육무리(groups of muscles)에 신경가지를 준다. 중요한 가지는 **가로막신경(phrenic nerve)**이며, 가로막(횡격막, diaphragm)에 감각신경과 운동신경을 보낸다(그림 5-27). 가로막신경은 셋째에서 다섯째목신경(C3~C5)의 앞가지에서 만들어진다. 앞목갈비근의 위가쪽 모서리를 휘감아 돌며, 가로막신경은 척주앞근막(prevertebral fascia) 안에서 앞목갈비근의 앞면을 가로질러 아래로 내려가 가슴으로 들어간다(그림 5-25). 가로막신경이 목을 따라 내려갈 때 가로목동맥과 어깨위동맥에 의해 앞목갈비근에 '고정된다(pinned)'.

목신경얼기의 여러 근육가지들은 앞머리곧은근(rectus capitis anterior), 목긴근(longus colli), 머리긴근(longus capitis)과 같은 척주앞근육(prevertebral muscle) 및 가쪽척주근육에 분포한다(그림 5-28; 표 5-5).

목신경얼기는 목신경고리의 위뿌리와 아래뿌리를 형성하는데 기여한다(그림 5-27). 이 신경고리는 첫째에서 셋째목신경(C1~C3)의 앞가지에 의해 형성되며, 목뿔아래근육을 지배한다.

피부가지(Cutaneous branches)

목신경얼기의 피부(얕은)가지는 목빗근의 뒤모서리에서 바깥쪽으로 지나갈 때 뒤삼각에서 보인다(그림 5-26, 5-27):

표 5-5. 척주앞근육과 가쪽척주근육

근육	이는곳	닿는곳	신경지배	작용
앞머리곧은근 (Rectus capitis anterior)	고리뼈의 가쪽 부분의 앞면과 가로돌기	뒤통수뼈의 바닥부분의 아래면	목신경 C1, C2 앞가지에서 온 가지들	고리뒤통수관절에서 머리를 굽힘
가쪽머리곧은근 (Rectus capitis lateralis)	고리뼈의 가로돌기의 윗면	뒤통수뼈의 목정맥돌기 아랫면	목신경 C1, C2 앞가지에서 온 가지들	같은 쪽으로 머리를 가쪽으로 굽힘
목긴근 (Longus colli) –윗빗근부분 (Suprerior oblique part)	목뼈 C3~C5 가로돌기의 앞결절	고리뼈 앞활의 결절	목신경 C2~C6 앞가지에서 온 가지들	목을 앞쪽과 가쪽으로 굽히고 반대쪽으로 약간 돌림
–아래빗근부분 (Inferior oblique part)	등뼈 T1~T2와 또는 T3 몸통의 앞면	목뼈 C5와 C6 몸통의 가로돌기 앞면		
–수직부분 (Vertical part)	등뼈 T1~T3과 목뼈 C5~C7 몸통의 앞면	목뼈 C2~C6 몸통의 앞면		
머리긴근 (Longus capitis)	목뼈 C3~C6의 가로돌기에 붙는 힘줄 조각	뒤통수뼈의 바닥부분의 아래면	C1~C3 앞가지에서 온 가지들	머리를 굽힘

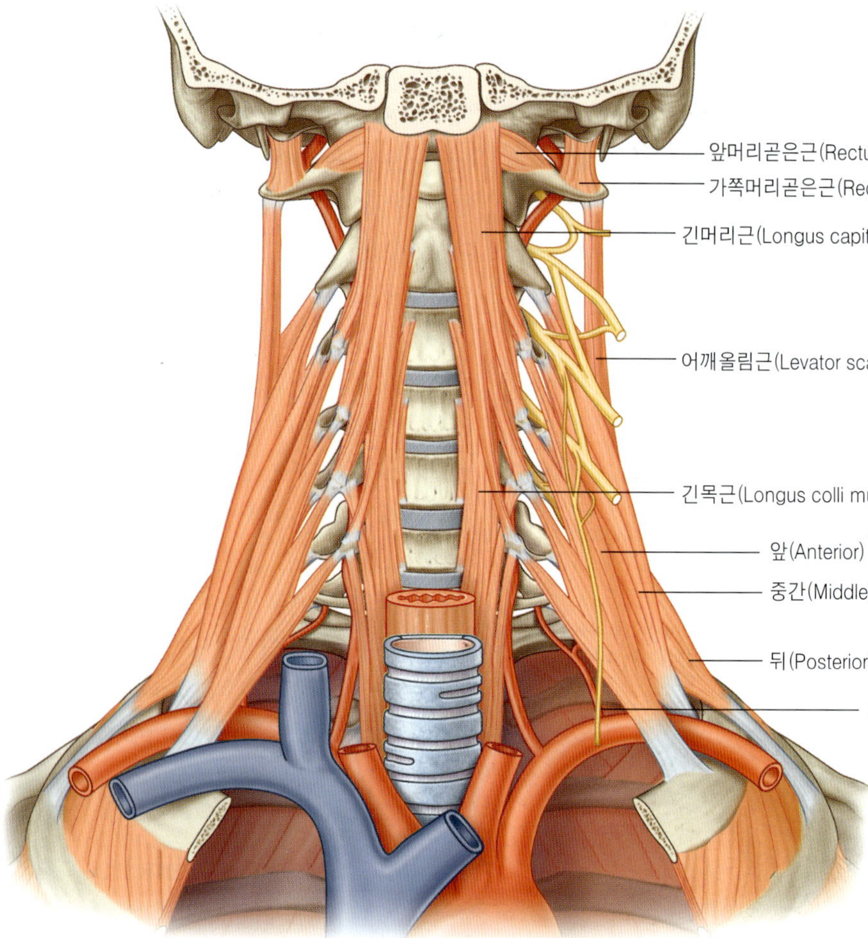

그림 5-28. 목신경얼기에 의해 신경지배되는 척주앞과 척주가쪽 근육들.

- **작은뒤통수신경**(lesser occipital nerve)은 둘째목신경(C2)으로 구성되고(그림 5-27), 목빗근의 뒤모서리를 따라 올라가며 목의 피부와 귀 뒤쪽의 머리덮개(두피, scalp)에 분포한다.
- **큰귓바퀴신경**(great auricular nerve)은 둘째와 셋째목신경(C2, C3)의 가지들로 구성되어지며, 목빗근의 뒤모서리로 나와 이 근육을 가로질러 귀의 바닥으로 올라가서 귀밑샘의 피부와 귀, 꼭지돌기 구역에 분포한다.
- **가로목신경**(transverse cervical nerve)은 둘째와 셋째목신경(C2, C3)의 가지들로 구성되고, 목빗근의 중간부분 주위를 가로 지르며 수평으로 계속 나가가 목의 가쪽과 앞쪽에 있는 근육에 분포한다.
- **빗장위신경**(supraclavicular nerves)은 셋째와 넷째목신경(C3, C4)에서 나오는 피부신경의 무리로 목빗근의 뒤모서리 밑에서 나타난 뒤 둘째갈비뼈 높이까지 아래쪽으로 내려와 빗장뼈와 어깨를 덮는 피부에 분포한다.

팔신경얼기(Brachial plexus)

팔신경얼기는 다섯째에서 여덟째목신경(C5~C8)과 첫째가슴신경(T1)의 앞가지로 형성된다. 앞 · 중간목갈비근육 사이에 있는 이 각각의 신경들은 팔신경얼기의 **뿌리들(roots)**이다. 그 뿌리들이 이 근육들 사이에서 나타날 때 뿌리들은 다음과 같이 팔신경얼기의 구성요소(**줄기들, trunks**)를 형성한다:

- 다섯째와 여섯째목신경(C5, C6)의 앞가지는 위줄기(upper trunk)를 형성한다.
- 일곱째목신경(C7)의 앞가지는 중간줄기(middle trunk)를 형성한다.
- 여덟째목신경(C8)과 첫째가슴신경(T1)의 앞가지는 아래줄기(lower trunk)를 형성한다.

줄기는 뒤목삼각의 바닥을 지나간다(그림 5-26). 팔신경얼기의 여러 신경가지가 뒤목삼각에 나타난다. 이 신경가지들은 다음과 같다:

- 마름근으로 가는 **등쪽어깨신경**(dorsal scapular nerve).
- 앞톱니근(serratus anterior muscle)으로 가는 **긴가슴신경**(long thoracic nerve).
- 빗장밑근육(subclavius)으로 가는 신경.
- 가시위근(supraspinatus)과 가시아래근(infraspinatus)으로 가는 **어깨위신경**(suprascapular nerve).

목의 뿌리(Root of the neck)

목의 뿌리(그림 5-29)는 위가슴구멍(superior thoracic aperture)과 겨드랑입구(axillary inlet)의 바로 위쪽 구역이다. 목뿌리의 경계는 다음과 같다:

- 앞쪽경계는 복장뼈자루의 꼭대기와 빗장뼈 위모서리.
- 뒤쪽경계는 첫째등뼈(T1)의 꼭대기와 어깨뼈의 위모서리와 부리돌기(coracoid process).

목의 뿌리에는 목과 가슴, 팔 사이를 지나가는 구조들이 위치해 있다. 또한 목의 뿌리에서 가슴안(thoracic cavity)에서 목으로 들어가는 구조들도 있다. 이것은 양쪽의 가슴막공간(pleural cavity)이 목으로 올라간 벽쪽가슴막의 목부분(꼭대기, cupula)과 양쪽 폐의 위엽의 꼭대기부분(apical part)이다.

앞쪽에서 가슴막공간은 복장뼈자루와 첫째갈비뼈의 꼭대기 위로 확장되는 반면, 뒤쪽으로는 위가슴구멍이 아래로 기울어 있기 때문에 가슴막공간은 첫째등뼈(T1)의 꼭대기 아래에 위치한다.

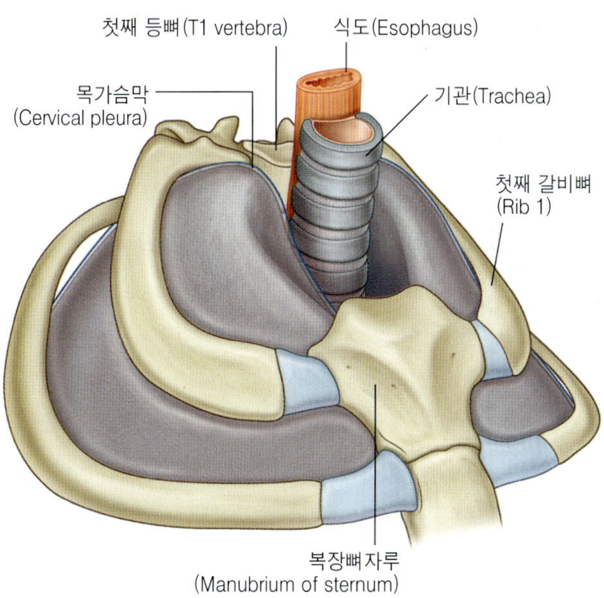

그림 5-29. 목의 뿌리.

혈관(Vessels)

빗장밑동맥(쇄골하동맥, Subclavian arteries)

양쪽의 빗장밑동맥은 활모양을 하며 가슴에서 밖으로 나와 목의 뿌리로 들어간다(그림 5-30).

오른빗장밑동맥(right subclavian artery)은 팔머리동맥(brachiocephalic trunk)의 두 개의 종말가지 중 하나로 복장빗장관절의 뒤에서 시작된다. 오른빗장밑동맥은 활모양을 이루며, 목뿌리 안에 있는 가슴막공간이 팽대된 부위 앞쪽에서 위쪽과 가쪽으로 통과한 뒤 앞목갈비근의 뒤로 지나간다. 첫째갈비뼈를 지나 계속 주행하는 오른빗장밑동맥은 첫째갈비뼈 가쪽모서리를 지나면서 겨드랑동맥(axillary artery)이 된다.

왼빗장밑동맥(left subclavian artery)은 대동맥활(arch of aorta)에서 직접 나온 가지로 오른빗장동맥보다 더 아래쪽 가슴부분에서 시작된다. 왼온목동맥의 뒤쪽과 기관의 가쪽에 놓여 있는 왼빗장밑동맥은 위로 올라가며 가쪽으로 활을 이루면서 확장된 가슴막공간의 앞쪽과 앞목갈비근의 뒤쪽을 지나간다. 왼빗장밑동맥은 첫째갈비뼈 위를 가쪽으로 넘어 주행하다가 첫째갈비뼈의 바깥 모서리를 지나면서 겨드랑동맥이 된다.

두 개의 빗장밑동맥은 앞목갈비근에 의해 세 개 부분으로 나뉜다(그림 5-30):

- 첫째부분은 동맥이 시작하는 곳에서 앞목갈비근까지이다.
- 둘째부분은 앞목갈비근 뒤의 동맥부분이다.
- 셋째부분은 동맥이 첫째갈비뼈의 가쪽 모서리에 도달하기 전의 앞목갈비근의 가쪽부분이다. 왼·오른빗장밑동맥의 모든 가지들은 동맥의 첫째부분에서 생성된다(그림 5-30). 이 동맥 가지들은 척추동맥(vertebral artery), 갑상목동맥(thyrocervical trunk), 속가슴동맥(internal thoracic artery), 목갈비동맥(costocervical trunk)이다.

척추동맥(추골동맥, Vertebral artery)

척추동맥(vertebral artery)은 척추동맥이 목뿌리로 들어 올 때 빗장밑동맥의 첫째가지가 된다(그림 5-30). 앞목갈비근의 안쪽에 위치한 빗장밑동맥의 첫째부분에서 나온 큰 가지인 척추동맥은 위로 올라가서 여섯째목뼈(C6)의 가로돌기(transverse process)안의 구멍(가로구멍, foramen transversarium)으로 들어간다. 척추동맥은 다섯째에서 첫째목뼈(C5~C1)의 가로구멍을 통과하며 위로 계속 주행한다. 첫째목뼈(C1)(고리뼈, atlas)의 위모서리에서 동맥은 안쪽으로 돌아 고리뼈(C1)의 뒤활(posterior arch)을 가로지른다. 여기에서 척추동맥은 큰구멍(foramen magnum)을 통과하여 뒤머리뼈우묵(pos-

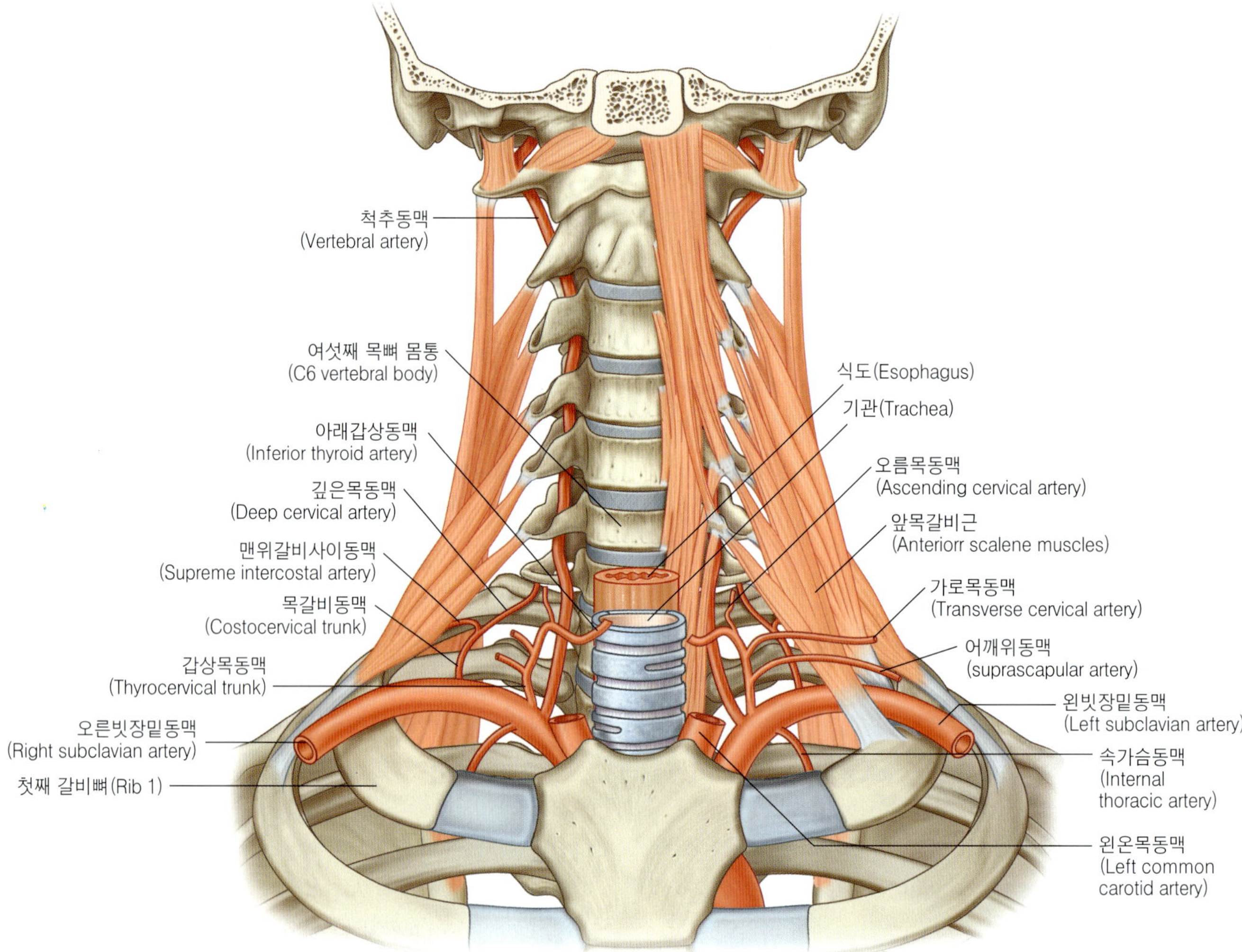

그림 5-30. 목뿌리의 혈관들.

terior cranial fossa)으로 들어간다.

갑상목동맥(갑상경동맥, Thyrocervical trunk)

빗장밑동맥의 둘째가지는 갑상목동맥(thyrocervical trunk)이다(그림 5-30). 갑상목동맥은 앞목갈비근의 안쪽에 위치한 빗장밑동맥의 첫째부분에서 일어나고 세 개의 가지 즉, 아래갑상동맥, 가로목동맥, 어깨위동맥으로 나뉜다.

아래갑상동맥(하갑상동맥, Inferior thyroid artery)

아래갑상동맥(inferior thyroid artery)(그림 5-30)은 갑상목동맥에서 위쪽으로 계속 주행한다. 이 동맥은 앞목갈비근 앞쪽에서 올라가고 최종적으로 안쪽으로 돌아 목혈관신경집과 그 속의 내용물의 뒤쪽과 척추동맥의 앞쪽을 가로질러 주행한다. 갑상샘의 뒤면에 도달한 이 동맥은 갑상샘에 혈액을 공급한다.

아래갑상동맥이 안쪽으로 돌 때 이 동맥은 하나의 중요한 가지(**오름목동맥, ascending cervical artery**)를 내는데, 이 오름목동맥은 척주앞근육의 앞부분을 따라 올라가며 이 근육들에 분포하며 척수에 가지를 보낸다.

가로목동맥(횡경동맥, Transverse cervical artery)

갑상목동맥의 중간가지는 **가로목동맥(transverse cervical artery)**이다(그림 5-30). 가로목동맥은 가쪽으로 주행하여 앞목갈비근의 앞면을 가로지른 후 뒤목삼각의 바닥으로 들어가 횡단한다. 이 동맥은 등세모근(trapezius muscle)의 깊은면으로 들어가 얕은가지와 깊은가지로 나뉜다.

- **얕은가지(superficial branch)**는 등세모근의 밑면을 주행한다.
- **깊은가지(deep branch)**는 어깨뼈 안쪽모서리 근처에 있는 마름근의 밑면을 주행한다.

어깨위동맥(견갑상동맥, Suprascapular artery)

갑상목동맥의 가장 아래에 있는 가지는 **어깨위동맥(suprascapular artery)**이다(그림 5-30). 이 가지는 앞목갈비근, 가로막신경, 빗장밑동맥의 셋째부분과 팔신경얼기의 줄기들(trunks) 앞쪽을 가로질러 가쪽으로 주행한다. 어깨뼈 위모서리에서, 어깨위동맥은 위가로어깨뼈인대(superior transverse scapular ligament)를 건너 가시위오목(supraspinatus fossa)으로 들어간다.

속가슴동맥(내흉동맥, Internal thoracic artery)

빗장밑동맥의 셋째 가지는 **속가슴동맥(internal thoracic artery)**이다(그림 5-30). 이 동맥은 빗장밑동맥의 아래모서리에서 나와 아래로 내려간다. 이 동맥은 그 구역에 있는 큰정맥의 뒤쪽과 가슴막공간 앞쪽을 지나간다. 속가슴동맥은 갈비뼈 뒤와 가로가슴근(transverse thoracic muscle) 앞쪽에서 가슴안으로 들어가서 많은 가지들을 낸다.

목갈비동맥(늑경동맥간, Costocervical trunk)

목뿌리 안에 있는 빗장밑동맥의 마지막 가지는 **목갈비동맥(costocervical trunk)**이다(그림 5-30). 목갈비동맥은 왼쪽과 오른쪽에 따라 시작되는 위치가 약간씩 다르다:

- 왼쪽에서는, 앞목갈비근의 바로 안쪽 있는 빗장밑동맥의 첫째부분에서 일어난다.
- 오른쪽에는, 빗장밑동맥의 둘째부분에서 일어난다.

양쪽의 목갈비동맥은 가슴막공간 돔(dome)의 뒤쪽을 지나 올라가고 앞목갈비근 뒤에서 뒤쪽으로 이어진다. 결국, 이 동맥은 두 개의 가지로 나뉘어진다-깊은목동맥과 맨위갈비사이동맥:

- **깊은목동맥(deep cervical artery)**은 목의 뒤에서 올라가고 뒤통수동맥(occipital artery)의 내림가지와 연결된다.
- **맨위갈비사이동맥(supreme intercostal artery)**은 첫째갈비뼈 앞으로 내려가고 첫째와 둘째 갈비사이공간에서 나뉘어져 뒤갈비사이동맥(posterior intercostal artery)을 형성한다.

정맥(Veins)

많은 정맥들이 목뿌리를 통과한다. 작은 크기의 정맥들은 위에서 설명한 각각의 동맥과 동행하고 큰 정맥들은 주요 배출통로를 만든다.

빗장밑정맥(subclavian vein)은 **겨드랑정맥(axillary vein)**과 첫째갈비뼈 가쪽모서리에서 연결되면서 시작된다. 앞목갈비근의 바로 앞쪽을 지나는 양쪽의 빗장밑정맥은 속목정맥과 합쳐져서 팔머리정맥을 형성한다.

빗장밑정맥에 유일한 지류(tributary)는 바깥목정맥(external jugular vein)이다.

이 구역에서 많은 동맥과 동행하는 정맥들은 다른 정맥들로 배출된다.

신경(Nerves)

여러 신경들과 신경계통의 구성성분들이 목뿌리를 통과한다.

가로막신경(횡경막신경, Phrenic nerves)

가로막신경은 목신경얼기의 가지이며 셋째에서 다섯째목신경(C3~C5)의 뒤가지가 결합되어 양쪽에서 생성된다. 양쪽 앞목갈비근의 위가쪽모서리 지나는 가로막신경은 목근막의 척주앞층 안에 있는 양쪽 앞목갈비근을 아래를 가로질러 계속해서 지나간다(그림 5-31). 앞목갈비근의 아래모서리를 떠난 양쪽의 가로막신경은 빗장밑정맥과 빗장밑동맥사이를 지나 가슴으로 들어가고 가로막으로 계속 이어진다.

미주신경(Vagus nerves[X])

미주신경은 온목동맥과 속목정맥사이 바로 뒤쪽의 목혈관신경집 안에서 목을 따라 내려간다.

목의 아래부분에서 미주신경[X]은 **심장가지들(cardiac branches)**을 내고 아래 안쪽으로 계속 하행하여 빗장밑동맥 뒤를 지나 가슴으로 들어간다.

목뿌리에서 양쪽 미주신경[X]이 가슴으로 들어갈 때 빗장밑동맥 앞쪽과 빗장밑정맥의 뒤쪽으로 지나간다(그림 5-31).

되돌이후두신경 (반회신경, Recurrent laryngeal nerves)

왼·오른되돌이후두신경은 목뿌리에서 후두신경이 시작(왼되돌이후두신경)되거나 목뿌리를 통과할 때(오른되돌이후두신경) 보인다.

오른되돌이후두신경(right recurrent laryngeal nerve)은 목뿌리에 있는 빗장밑동맥 첫째부분의 아래모서리에 도달한 오른미주신경[X]의 가지이다(그림 5-31). 이 신경은 빗장밑동맥 주위를 지나고, 기관과 식도사이의 고랑에서 위쪽과 안쪽을 지나 후두로 들어간다.

왼되돌이후두신경(**left recurrent laryngeal nerve**)은 위세로칸(superior mediastinum)에서 대동맥활을 지나가는 왼미주신경의 가지이다. 이 신경은 대동맥활의 뒤와 아래를 지나며 기관(trachea)의 옆을 따라 후두로 들어간다.

교감신경계통(Sympathetic nervous system)

교감신경계통의 다양한 구성요소가 목뿌리를 통과할 때 보인다. 구성요소들은 다음과 같다:

- 교감신경줄기(sympathetic trunk)의 목부분(cervical part).
- 교감신경줄기 목부분과 연결된 신경절들(ganglia).
- 교감신경줄기 목부분에서 갈라져 나온 심장신경(cardiac nerves).

교감신경줄기는 머리뼈의 바닥에서부터 꼬리뼈(coccyx)에 이르는 두 개의 평행을 이루는 끈(cord)이다. 중추신경계통 바깥에 있는 신경세포몸통(cell bodies)의 집합체인 신경절이 교감신경줄기를 따라 점을 찍은 것처럼 위치해 있다.

교감신경줄기의 목부분 (Cervical part of the sympathetic trunk)

교감신경줄기의 목부분(cervical part of sympathetic trunk)은 목긴근과 머리긴근의 앞쪽에, 목혈관신경집 안의 온목동맥, 속목동맥 뒤쪽에 놓여있다. 이것은 회색교통가지(gray ramus communicantes)에 의해 목척수신경(cervical spinal nerve)과 연결된다. 목부분에는 흰색교통가지(white ramus communicantes)가 없다.

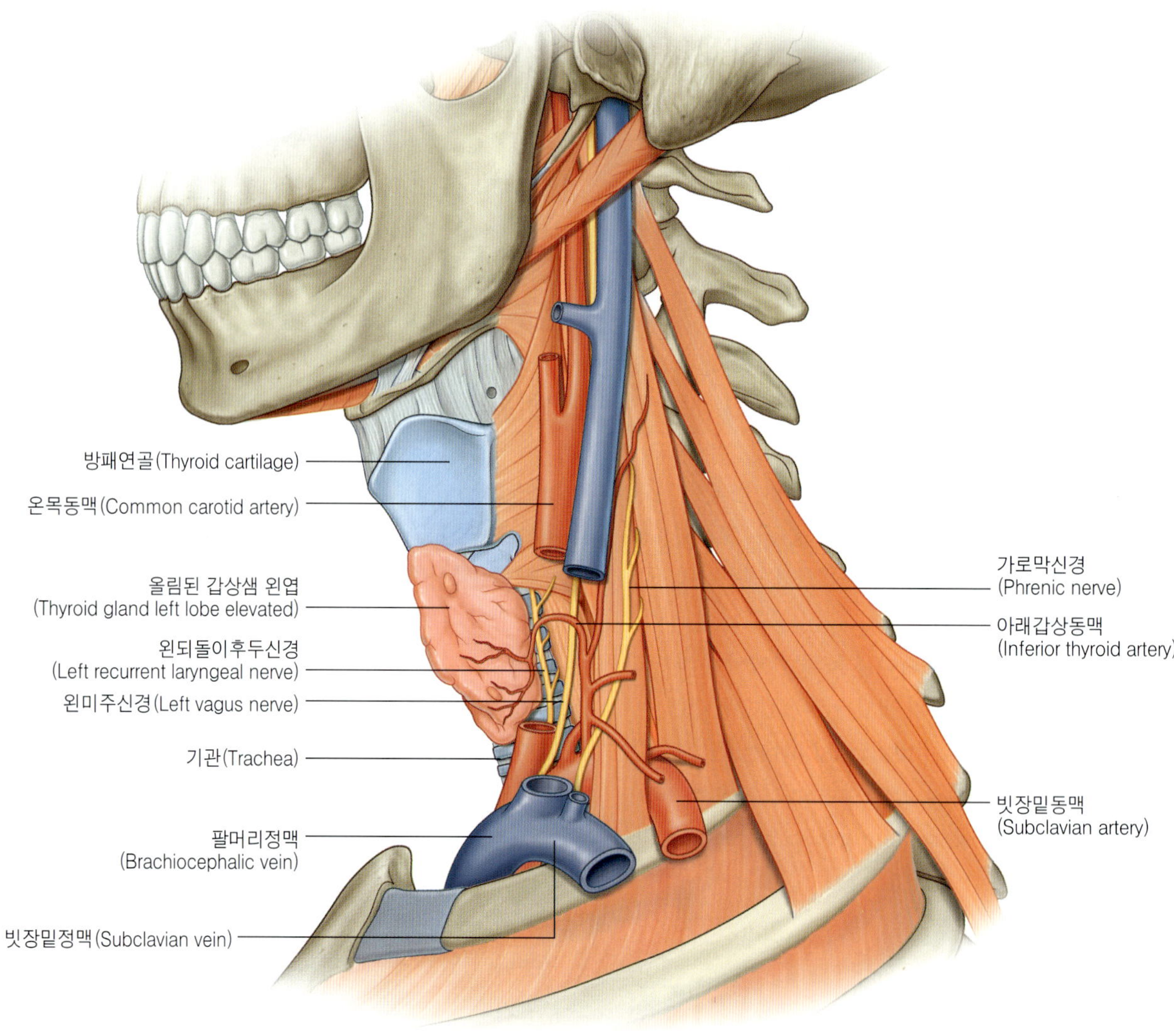

그림 5-31. 목뿌리의 신경들.

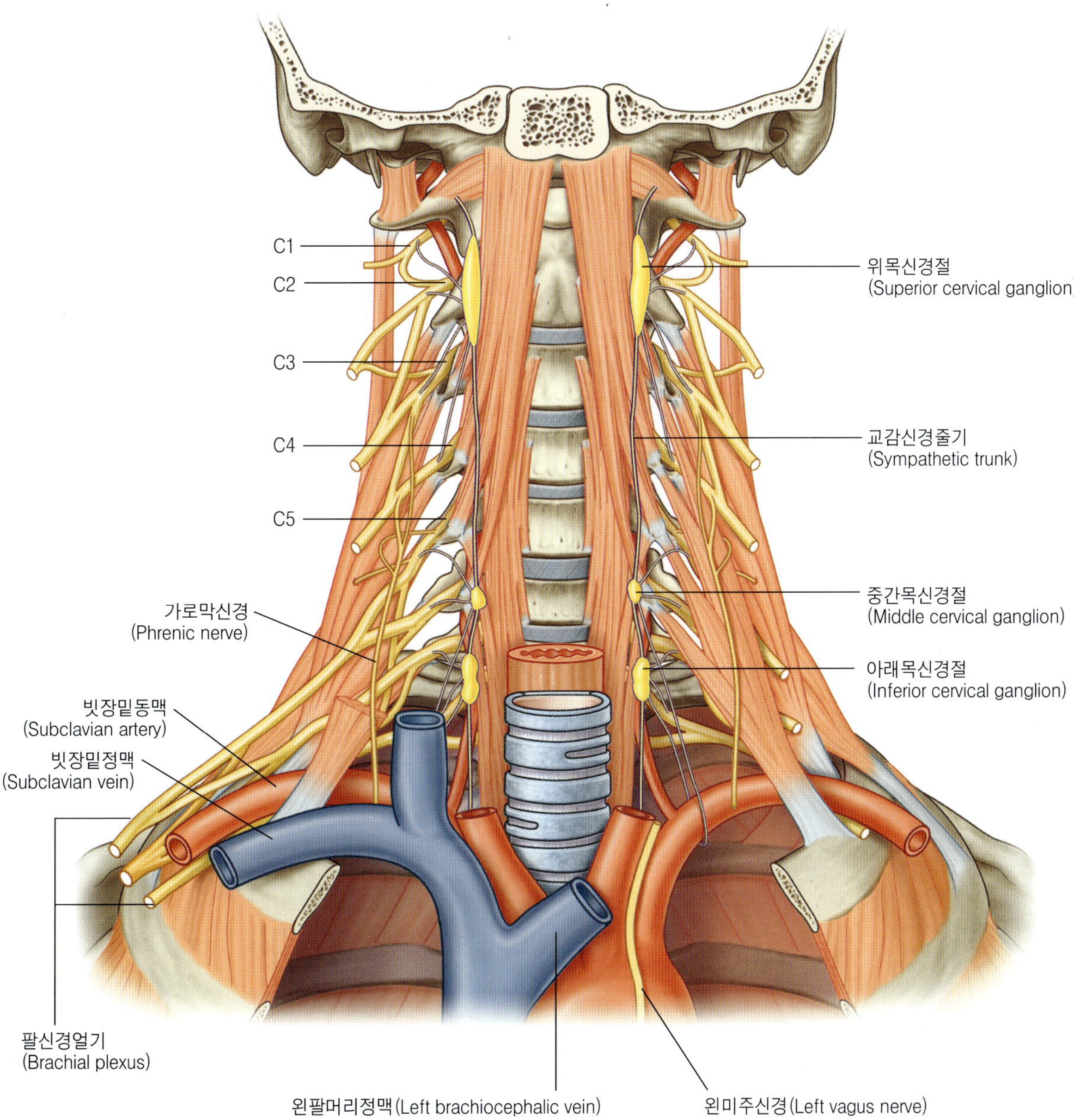

그림 5-32. 목뿌리의 교감신경계통 성분.

신경절(Ganglia)

목부위에서는 교감신경줄기를 따라 위치해 있는 세 개의 신경절들이 일반적으로 설명되며, 이 신경절들 안에서 위가슴척수(upper thoracic spinal cord) 높이에서 올라 온 신경절이전 교감신경섬유(preganglionic sympathetic fiber)가 신경절이후 교감신경섬유(postganglionic sympathetic fiber)와 연접(synapse)한다. 이 신경절에서 나온 신경가지에는 신경절이후 교감신경섬유가 분포되어 있다.

위목신경절(상경신경절, Superior cervical ganglion)

첫째와 둘째목뼈(cervical vertebrae C1, C2)사이에 있는 매우 커다란 **위목신경절(superior cervical ganglion)**은 교감신경줄기가 위쪽으로 팽대된 것이다(그림 5-32, 5-33). 위목신경절의 가지는 다음의 구조들로 들어간다:

- 속목동맥과 바깥목동맥을 지나며 주위에 신경얼기를 형성한다.
- 회색교통가지를 통해 첫째에서 넷째목신경(C1~C4)으로 감.
- 인두(pharynx).
- 위심장신경(superior cardiac nerves)을 통해 심장으로 간다.

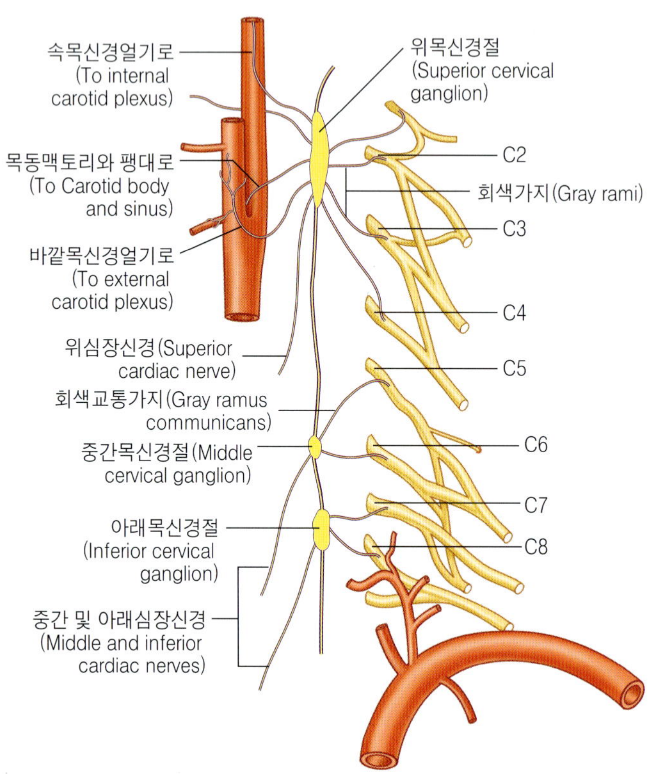

그림 5-33. 교감신경줄기의 목부분.

중간목신경절(중경신경절, Middle cervical ganglion)

교감신경줄기를 따라 위치해 있는 위목신경절의 아래쪽에는 둘째신경절(중간목신경절, middle cervical ganglion)이 있으며 대략 여섯째목뼈(C6) 높이에 위치한다(그림 5-32, 5-33). 이 신경절에서 나온 가지들은 다음 구조로 들어간다:

- 회색교통가지를 통해 다섯째와 여섯째목신경(C5, C6)으로 들어간다.
- **중간심장신경(middle cardiac nerves)**을 통해 심장으로 간다.

아래목신경절 (하경신경절, Inferior cervical ganglion)

교감신경줄기 목부분의 아래 끝에는 또 다른 신경절(아래목신경절)이 있다. 이것은 첫째가슴신경절과 만나 매우 커져서 **목가슴신경절(cervicothoracic ganglion)(별신경절, stellate ganglion)**을 형성한다. 아래목신경절(그림 5-32, 5-33)은 첫째갈비뼈의 목(neck)과 일곱째목뼈(C7)의 앞에 있고, 빗장밑동맥의 첫째부분과 척추동맥 시작부분의 뒤쪽에 있다.

이 신경절에서 나온 가지들은 다음 구조로 들어간다:

- 회색교통가지를 통해 일곱째목신경에서 첫째가슴신경(C7~T1)으로 간다.
- 척추동맥으로 가서 이 혈관 주위에 신경얼기를 만든다.
- **아래심장신경(inferior cardiac nerves)**을 통해 심장에서 간다.

이 신경절은 첫째가슴신경(T1), 때때로 둘째가슴신경(T2)으로 부터 흰색교통가지를 받을 수 있다.

림프관(Lymphatics)

가슴관(흉관, Thoracic duct)

가슴관(thoracic duct)은 배에서 시작하여 가슴을 통해 위로 올라가서 목의 정맥통로에서 끝나는 중요한 림프 통로이다. 가슴관은 아래가슴안에서 중간선을 따라 통과한다:

- 왼쪽에는 가슴대동맥(thoracic aorta).
- 오른쪽에는 홀정맥(azygos vein).
- 앞쪽에는 식도.

다섯째등뼈(T5) 높이에서 가슴관은 왼쪽으로 지나고 식도의 바로 왼쪽에서 계속 올라간다. 가슴관은 위세로칸을 통과하여 식도의 왼쪽에서 목뿌리로 들어간다(그림 5-34). 가쪽으로 활을 그리면서, 가슴관은 목혈관신경집 뒤를 지나 갑상목동맥,

가로막신경과 척추동맥 앞에서 아래쪽으로 방향을 바꾼다.

가슴관은 왼속목정맥과 왼빗장밑정맥이 만나는 합류점에서 끝난다. 이 지점에서 정맥계통과 림프계통은 다음과 같이 합류된다:

- 머리와 목의 왼쪽에서 온 림프는 **왼림프관줄기(left jugular trunk)**로 배출된다.
- 왼쪽 위팔에서 온 림프는 **왼빗장밑림프관줄기(left subclavian trunk)**로 배출된다.
- 가끔, 가슴 구조의 왼쪽 절반에서 온 림프는 **왼기관지세로칸림프관줄기(left bronchomediastinal trunk)**로 배출된다(그림 5-35).

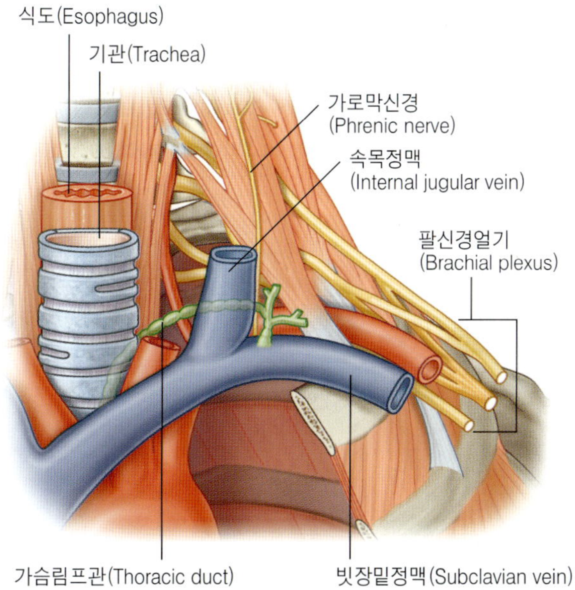

그림 5-34. 목뿌리의 가슴림프관.

세 개의 림프관줄기의 비슷한 합류점이 몸통의 오른쪽에도 생겨난다. 오른속목정맥과 오른빗장밑정맥사이의 합류점으로 흘러드는 림프관은 다음과 같다:

- 머리와 목에서 오는 **오른림프관줄기(right jugular trunk)**.
- 오른쪽 팔에서 오는 **오른빗장밑림프관줄기(right subclavian trunk)**.
- 때로는 가슴안의 오른쪽 절반의 구조와 오른쪽 위갈비사이 공간에서 온 림프의 이동통로인 **오른기관지세로칸림프관줄기(right bronchomediastinal trunk)**.

이 림프관줄기들이 정맥으로 들어가는 방법은 다양하다. 이들은 정맥계통으로 들어가기 위해 하나의 오른림프관으로 합쳐지거나 또는 세 개의 분리된 줄기로서 들어가기도 한다.

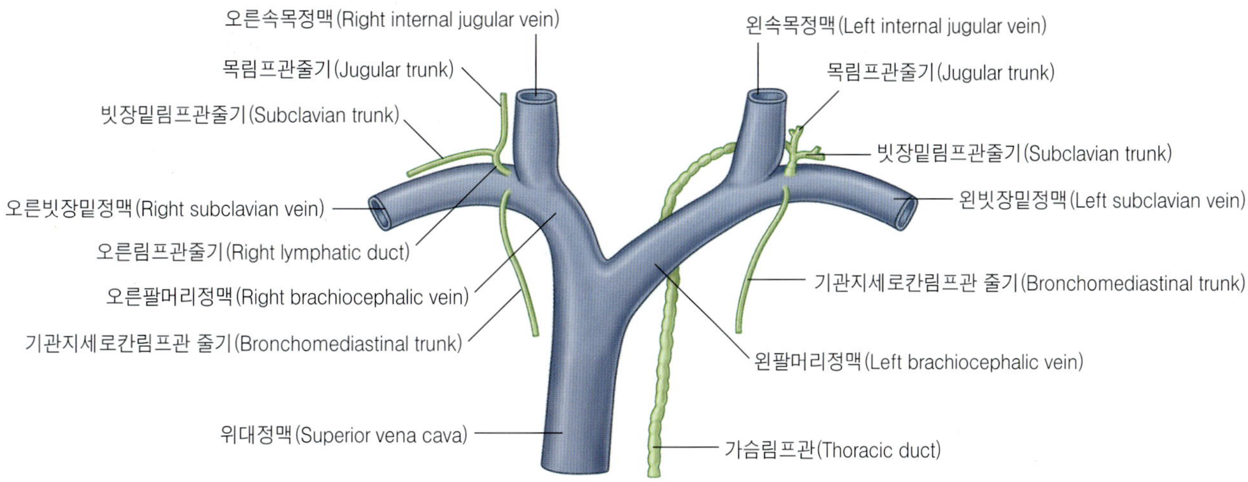

그림 5-35. 목뿌리의 림프관줄기의 종말.

목의 림프관(Lymphatics of the neck)

목의 림프계통의 구성에 대한 설명은 머리와 목의 림프계통에 대한 요약이 된다. 두 부위(머리와 목)를 나누는 것은 불가능하다. 림프계통의 구성요소는 머리 주변의 얕은림프절, 바깥목정맥(external jugular vein)을 따라 있는 얕은목림프절(superficial lymph nodes), 속목정맥을 따라 체인모양을 형성하고 있는 깊은목림프절(deep cervical lymph nodes)이다(그림 5-36).

배출의 기본 방식은 얕은림프관(superficial lymphatic vessel)을 얕은림프절로 배출시키는 것이다. 이 들 중 몇 몇은 얕은목림프절을 거쳐 깊은목림프절로 배출시키는 방식이고, 나머지는 깊은목림프절로 직접 배출시키는 방식이다.

얕은림프절(Superficial lymph nodes)

다섯 개의 얕은림프절 집단은 머리 둘레에서 고리모양을 만들며 주로 얼굴과 머리덮개의 림프를 배출시키는 역할을 한다. 이들의 배출 양식은 림프절들이 위치해 있는 부위 근처의 동맥의 분포와 매우 비슷하다.

이 림프절 집단들을 뒤쪽에서부터 열거하면 다음과 같다(그림 5-36):

- **뒤통수림프절**(occipital nodes)은 등세모근(trapezius muscle)이 머리뼈에 붙는 곳 가까이 있고, 뒤통수동맥과 함께 있다-뒤머리덮개와 목에서 온 림프를 배출시킨다.
- **꼭지림프절**(mastoid nodes)(**귓바퀴뒤/뒤귓바퀴림프절, retroauricular/posterior auricular nodes**)은 목빗근이

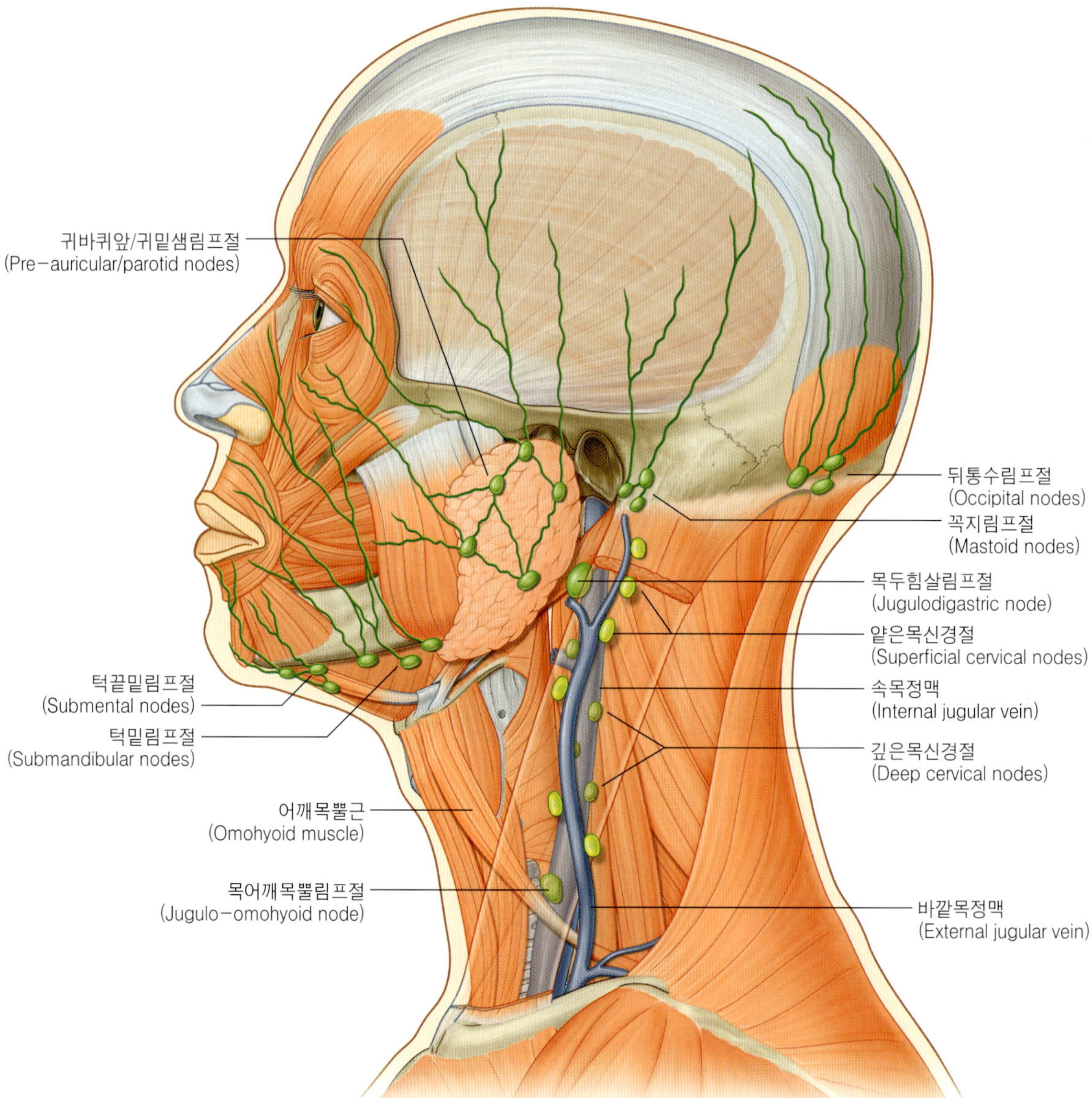

그림 5-36. 목의 림프계통.

붙는 곳 근처의 귀 뒤쪽에 있고, 뒤귓바퀴동맥과 함께 있다-머리덮개의 뒤가쪽 절반에서 온 림프를 배출시킨다.

- **귓바퀴앞림프절(pre-auricular node)과 귀밑샘림프절(parotid node)**은 귀의 앞부분에 있고 얕은관자동맥(superficial temporal artery)과 가로얼굴동맥(transverse facial artery)과 함께 있다-귓바퀴(auricle)의 앞부분과 앞가쪽 머리덮개, 얼굴의 위쪽절반, 눈꺼풀, 뺨에서 온 림프를 배출시킨다.
- **턱밑샘림프절(submandibular nodes)**은 아래턱뼈 몸통의 아래와 뒤쪽에 있고, 얼굴동맥과 함께 있다-잇몸과 치아, 혀뿐 만 아니라 이마 높이까지의 얼굴동맥(facial artery) 경로에 위치한 구조들에서 온 림프를 배출시킨다.
- **턱끝밑림프절(submental nodes)**은 턱의 뒤아래쪽에 있다. 아래입술의 중앙부분과 턱, 입의 바닥, 혀끝과 아래 앞니에서 온 림프를 배출시킨다.

이런 얕은림프절에서 나온 림프는 여러 방향으로 배출된다.

- 뒤통수림프절과 꼭지림프절에서 나온 림프는 바깥목정맥(external jugular vein)을 따라 얕은목림프절로 배출된다.
- 귓바퀴앞림프절과 귀밑샘림프절, 턱밑샘림프절, 턱끝밑림프절에서 나온 림프는 깊은목림프절로 배출된다.

얕은목림프절 (천경임파절, Superficial cervical lymph nodes)

얕은목림프절(superficial cervical lymph nodes)은 목빗근(sternocleidomastoid muscle)의 얕은면에 있는 바깥목정맥(external jugular vein)을 따라 배열된 림프절의 집합체이다(그림 5-36). 얕은목림프절은 뒤통수림프절과 꼭지림프절을 통해 머리덮개의 뒤쪽과 뒤가쪽 부위에서 온 림프관을 주로 받으며 깊은목림프절로 림프관을 보낸다.

깊은목림프절 (심경임파절, Deep cervical lymph nodes)

깊은목림프절(deep cervical lymph nodes)은 속목정맥을 따라 사슬모양으로 형성된 림프절의 집합체이다(그림 5-36). 깊은목림프절은 어깨목뿔근의 중간힘줄이 온목동맥과 속목정맥을 가로지르는 곳에서 위무리(superior group)와 아래무리(inferior group)로 나뉜다.

위쪽의 깊은목림프절군에서 가장 위에 있는 림프절은 **목정맥두힘살근림프절(jugulodigastric node)**이다(그림 5-36). 이 큰 림프절은 두힘살근의 뒤힘살이 속목정맥을 지나는 곳에 있고 편도와 편도부위에서 나온 림프관을 받는 곳이다.

또 다른 큰 림프절은 아래쪽의 깊은목림프절무리에 속하고 어깨목뿔근의 중간힘줄이나 바로 아래에 있는 목정맥어깨목뿔림프절(juguloomohyoid node)이다(그림 5-36). 이 림프절은 혀에서 온 림프관을 받는다.

깊은목림프절은 결국 직접 또는 주변 부위의 림프절무리를 통해 머리와 목에서 림프관을 받는다.

깊은목림프절에서 나온 림프관은 오른 · 왼목림프줄기를 형성하고, 오른쪽에서는 오른림프관으로 들어가거나 왼쪽에서는 가슴관(thoracic duct)으로 들어간다.

임상 강의(In the clinic)

머리와 목의 임상적 림프 배출(Clinical lymphatic drainage of the head and neck)

목림프절의 팽대(목림프절병증, cervical phadenopathy)는 목과 머리에서 흔히 나타나는 질병과정의 징후이다. 목림프절병증은 또한 림프종(lymphoma)과 유육종증(sarcoidosis)과 같은 인체의 광범위한 질병(diffuse diseases)과 인체면역결핍바이러스(HIV) 감염과 선열(glandular fever)(=전염단핵구증, infectious mononucleosis)과 같은 바이러스감염의 특정 유형에서 나타나는 흔한 징후이다.

목림프절의 평가는 림프절의 팽대를 만드는 초기 질병 과정의 병인과 성질을 결정하는 데 매우 중요하다.

임상평가는 특별히 머리와 목의 증상과 관련된 일반 건강평가를 포함하고 있다. 림프절 검사는 종종 의사에게 병리학적 과정의 본질에 대한 단서를 제공해준다:

- 연하고, 무른, 염증이 있는 림프절은 대부분 감염성이 높은 급성 염증 과정이다.
- 단단하고 다결절성이며, 큰 부피의 탄성이 있는 림프절은 흔히 림프종으로 진단할 수 있다.

검사는 위빗장오목(supraclavicular fossae), 겨드랑, 배막뒤공간(retroperitoneum), 샅굴부위(서혜부, inguinal region)와 같은 다른 림프절 부위를 또한 주의 깊게 평가해야 한다.

이밖에 소화관내시경(endoscopy), 가슴방사선촬영, CT촬영과 같은 더 많은 검사를 할 수 있다.

대부분의 목림프절은 쉽게 촉진되며 조직 진단을 위한 생검(biopsy)을 하기에 적당하다. 생검시 초음파를 이용하여 림프절의 위치를 미리 확인하면 좋은 림프절 표본을 얻을 수 있다.

목의 림프배출은 임상적으로는 다소 복잡하다. 상대적으로 간단한 림프절 팽대 계통의 '수준(level)'은 초기의 머리와 목 종양이 퍼진 림프절을 평가하는 데 굉장히 도움이 되게 설계되어 있다. 림프절의 수준의 수와 림프절의 크기가 결정되면 가장 좋은 치료법도 수립될 수 있다. 수술, 방사선요법, 화학적요법이 치료방법이 될 수 있다. 림프절 단계는 또한 예후(prognosis)를 추측할 수 있다. 수준은 다음과 같다:

- 1수준 – 턱끝밑삼각의 중간선에서 턱밑샘의 높이까지이다.
- 2수준 – 머리뼈 바닥에서 목빗근(sternocleidomastoid muscle)의 뒤모서리 앞쪽에 있는 목뿔뼈 높이까지이다.
- 3수준 – 목뿔근의 아래면에서 반지활바닥(bottom cricoid arch)과 중간선까지 올라가는 목빗근 뒤모서리의 앞까지이다.
- 4수준 – 반지연골의 아래면에서 복장뼈자루의 꼭대기와 목빗근의 뒤모서리의 앞까지이다.
- 5수준 – 빗장뼈 높이의 위에서 목빗근의 뒤쪽과 등세모근(trapezius muscle) 앞쪽까지이다.
- 6수준 – 목뿔뼈 아래와 중간선에서 복장뼈패임의 위.
- 7수준 – 복장뼈패임 수준의 아래.

임상 강의(In the clinic)

목피부의 분할선과 절개 방향

목의 피부의 분할선(cleavage line)이 목에서는 수평 방향을 이루기 때문에 생체에서 피부를 절개할 때 분할선과 평행이 되게 가로로 절개하면 이 피부밑에 놓여있는 아교섬유(collagenous fibers)의 다발은 섬유의 장축인 세로의 방향으로 잘려짐으로써 상처가 아물 때 흔적을 최소화할 수 있다.

목의 상처와 피부 감각 마비

목과 뒷머리의 감각을 맡고있는 목신경얼기의 얕은 가지는 넓은목근 바로 밑에 위치하기 때문에 목의 깊은 상처는 이 부위의 피부감각을 잃게 한다. 또한 외과적인 수술을 하기 위하여 국소마취제를 이 목신경얼기에서 나온 가지 주변에 주사하는 경우가 있다. 이 국소마취는 신경이 나오는 부위인 목빗근 뒷모서리에서 이 근육의 위와 중간 1/3, 즉 더부신경이 나오는 부위 근처가 대상이 되는데 이 마취로 근처에 있는 가로막신경도 동시에 마취가 되어 흔히 가로막의 마비가 따르기 때문에 호흡곤란이나 심장질환이 있는 환자에서는 피하는 것이 원칙이다.

팔신경얼기와 마취

팔을 마취시키기 위해 팔신경얼기가 지나가는 목 부위에 국소마취제를 주사하는 경우가 있다. 이것은 빗장뼈의 중간 점 바로 위에서 안쪽 앞쪽으로 주사바늘을 넣어 이 신경이 지나가는 자리에 주입하는데 신경 바로 앞에는 빗장밑동맥이 놓여있으므로 이것을 피하도록 신경을 써야 한다.

빗장밑동맥의 압박

빗장뼈 바로 위의 빗장위삼각 속에는 팔로 가는 빗장밑동맥이 지나가고 있기 때문에 팔의 심한 출혈이 있을 경우 팔로 가는 주동맥인 이 빗장밑동맥을 빗장위오목에서 동맥 바로 아래에 있는 첫번째 갈비뼈에 대고 압박을 하면 일시적으로 출혈을 억제할 수 있다.

앞목갈비근의 임상적 의의

앞목갈비근과 중간목갈비근 사이로는 빗장밑동맥과 팔신경얼기가 지나가고 있어 이 앞목갈비근이 어떤 원 인에 의해 경련을 일으키거나 비대해지면 위팔로 가는 이 혈관과 신경들을 압박하여 이에 따른 증후군(scalenus neurocirculatory compression syndrome)이 나타나 때로는 이 증상의 완화를 위해 그 근육이 닿는 곳 가까이에서 앞목갈비근을 자르기도 한다. 앞목갈비근과 중간목갈비근 사이에는 고랑이 지어져있는데 환자가 드러누워 있는 상태에서 검사하려는 쪽으로 고개를 돌리게 하고 목빗근의 뒷모서리 중간쯤에서 약간 내려온 곳을 만져보면 이 고랑이 감지된다. 이 고랑으로는 팔신경얼기가 나와 목의 뒤목삼각을 통과하게 되므로 손상을 입기 쉽다는 점에서 임상적으로 매우 중요하다.

가로막신경의 마비와 경련

목을 지나가는 경과 중의 가로막신경이 절단되거나 압박되어 기능을 상실하면 해당되는 쪽의 가로막에 마비가 오게 되고 이 마비로 호흡에 불편을 가져오게 한다. 딸꾹질(hiccups)은 가로막이 경련을 일으키며 강하게 수축하는 것으로서 일시적인 것은 자연히 멈춰지게 되나 심한 경우에는 치료 목적으로 한쪽 가로막을 마비시켜 가라앉히기 위해 가로막신경에 마취약을 주사하는 경우도 있다. 이 주사는 이 신경이 지나가는 빗장뼈의 1~2cm 위 앞목갈비근(scalenus anterior muscle)의 중간 부위 앞면 주위에 놓게 된다. 더욱 심한 상태에서는 이 신경을 절단시키기도 한다.

목의 교감신경줄기와 호오너증후군

목에서 좌우 중 어느 한쪽의 교감신경줄기에 손상을 입으면 그 기능장애가 머리의 해당되는 한 쪽에서 일어난다. 호오너증후군(Horner's syndrome)은 교감신경 기능장애의 결과로 나타나는 대표적인 것으로서 교감신경이 지배하던 부분의 기능 상실로 아래와 같은 증상이 나타난다. 즉 (1) 동공확대근(dilator muscle of pupil)의 마비로 동공수축이 오고, (2) 위눈꺼풀올림근과 함께 눈꺼풀을 들어올리는 일을 하던 위눈꺼풀판근(superior tarsal muscle)이 마비됨으로써 위눈꺼풀이 늘어지는 상태와, (3) 눈확 속의 얇은 민무늬근인 눈확근(orbital muscle)의 마비로 인하여 눈이 약간 들어가는(가라앉는) 상태, (4) 혈관과 땀샘에 분포되는 교감신경 기능의 결여로 얼굴의 혈관이 확장되어 붉어지고 얼굴에 땀이 나지 않는 등의 종합적인 현상이 나타나게 되는 것을 말한다.

제 6 장

구강과 코안

구강(입안, Oral Cavity)

구강(입안)은 코안의 아래에 있다(그림 6-1A). 구강은 지붕, 바닥, 가쪽벽들로 이루어져 있고, 입술틈새(구열, oral fissure)를 통해 얼굴 앞쪽으로 열려있고, 목구멍(입인두잘룩, oropharyngeal isthmus)에서 인두안과 연결된다.

구강의 지붕은 단단입천장(경구개)과 물렁입천장(연구개)으로 구성된다. 구강바닥(floor)은 주로 근육가로막과 혀와 같은 연조직으로 형성된다. 가쪽벽(볼, cheek)은 근육성이고 **입술틈새(oral fissure)** 주위를 둘러싸는 입술과 앞쪽에서 연결된다.

구강의 뒷구멍은 인두의 구강부분으로 열리는 목구멍잘룩(oropharyngeal isthmus)이다.

구강은 그들을 지지하는 치아와 이틀뼈(치조골, alveolar bone)로 구성된 위와 아래이틀활(치궁, dental arch)에 의해 두부위로 나누어진다(그림 6-1B):

- 바깥쪽의 **입안뜰(구강전정, oral vestibule)**은 말발굽 모양이고, **이틀활(치궁, dental arch)**과 볼과 입술의 깊은면 사이에 있다-입술틈새는 이곳으로 열려 있고, 얼굴 표정근과 아래턱의 작용에 의해 열리거나 닫힐 수 있다.
- 안쪽의 고유구강(고유입안, oral cavity proper)은 이틀활(치조궁)로 둘러 싸여있다.

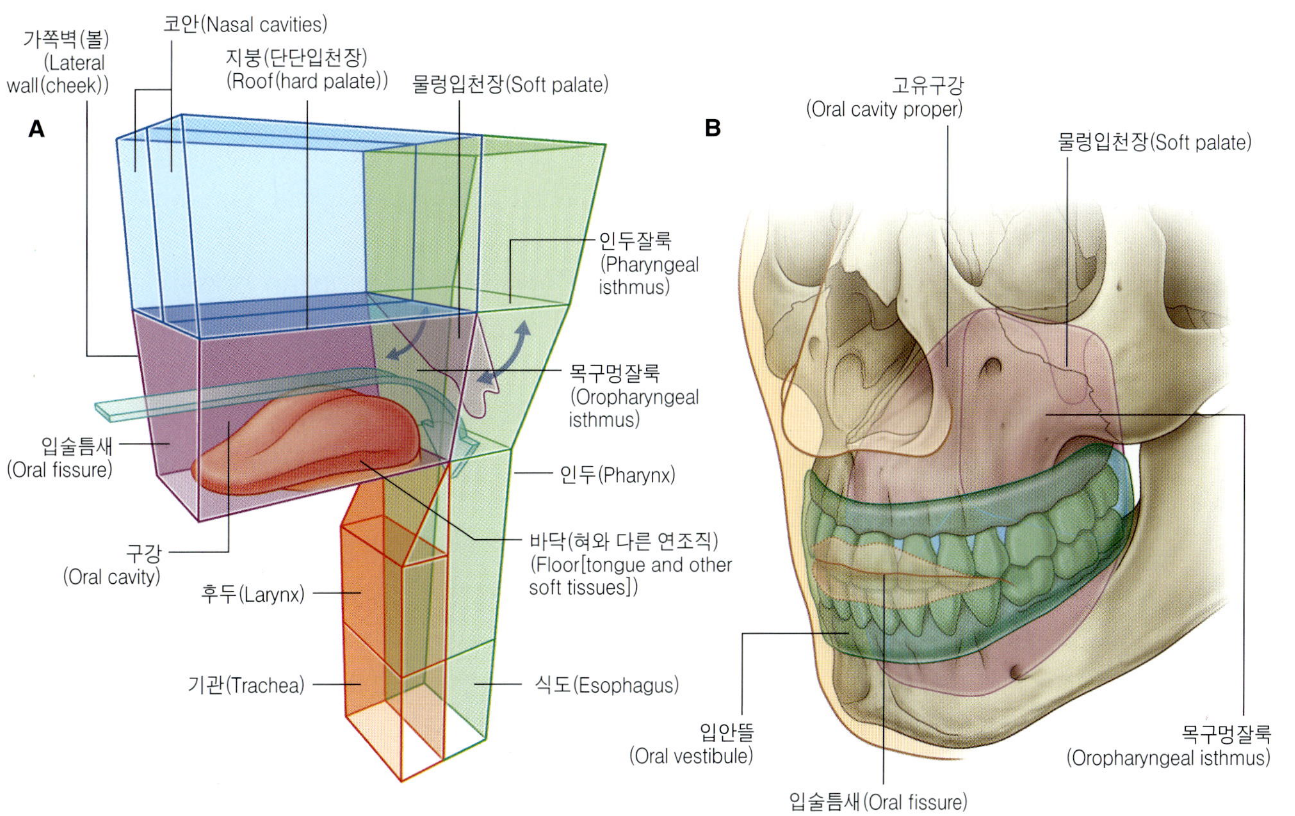

그림 6-1. 구강. **A**, 다른 공간과의 관계. **B**, 입안뜰과 고유구강.

위이틀활(상악치조궁)과 아래이틀활(하악치조궁)이 벌어지는 각도는 턱관절(악관절, temporomandibular joint)에서 아래턱이 올라가고 내려오는 정도에 의해 결정된다. 고유구강 뒤쪽에 있는 목구멍잘룩은 물렁입천장과 혀와 같은 구강주위를 둘러싼 연조직에 의해 열리고 닫힐 수 있다.

구강은 다양한 기능을 갖는다:

- 구강은 침샘 분비의 도움으로 음식의 초기 소화과정을 일으키는 소화계통의 입구이다.
- 구강은 후두에서 만들어진 소리를 언어로 바꿔준다.
- 구강은 음식물과 공기가 동시에 지나는 공통 통로인 인두로 열리기 때문에 호흡에도 사용될 수 있다. 이런 이유로 입안은 내과의사가 아래기도로 접근하는 데 이용될 수 있고, 치과의사들은 삭제된 이 파편 같은 이물질들이 목구멍과 후두를 통해 식도나 아래기도로 넘어가는 것을 막기 위해 '러버댐(rubber dam)'을 장착한다.

구강에 분포하는 신경(Multiple nerves innervate the oral cavity)

일반 감각신경들은 대부분 삼차신경[Ⅴ]의 가지를 타고 온다:

- 입천장과 윗니와 같은 입안의 위부분은 위턱신경(상악신경)[V_2]의 가지에 의해 지배된다.
- 치아와 혀의 구강부분(oral part)과 같은 아래부분은 아래턱신경(하악신경, mandibular nerve)[V_3]의 가지에 의해 지배된다.
- 구강부분이나 혀의 앞 2/3에서 온 맛(특수들신경, special afferent-SA)은 삼차신경[Ⅴ]의 가지와 연결되고 분지된 얼굴신경(안면신경, facial nerve)[Ⅶ] 가지에 의해 지배된다.
- 구강의 샘으로 가는 부교감신경섬유는 또한 삼차신경[Ⅴ]의 가지와 연결되고 분지된 얼굴신경[Ⅶ] 가지에 의해 지배된다.
- 구강의 교감신경섬유는 최종적으로 첫째가슴척수(T1)에서 나오고, 위목교감신경절에서 연접하고, 결국 삼차신경의 가지를 따라가거나 직접 혈관을 따라가다가 구강에 분포한다.

미주신경[Ⅹ]에 지배되는 입천장혀근(구개설근, palatoglossus)을 제외한 혀의 모든 근육들은 혀밑신경(설하신경, hypoglossal nerve)[XII]에 의해 지배된다.

아래턱신경[V_3]의 가지에 의해 지배되는 입천장긴장근(구개장근, tensor veli palatini)을 제외한 물렁입천장의 모든 근육은 미주신경[X]에 의해 지배된다. 입안바닥을 형성하는 턱목뿔근(이설골근, mylohyoid)은 아래턱신경[V_3]에 의해 지배된다.

구강을 구성하는 뼈(Skeletal framework)

구강의 뼈대틀을 구성하거나 해부학적 구조와 관련된 뼈들은 다음과 같다:

- 쌍을 이루는 뼈인 위턱뼈와 입천장뼈 및 관자뼈.
- 하나의 뼈로 된 아래턱뼈, 나비뼈 및 목뿔뼈.

이 밖에 머리뼈 바닥의 아래면에 위치한 귀인두관(인두고실관, pharyngotympanic tube)의 연골부분은 물렁입천장 근육들이 부착하는 곳이다.

위턱뼈(상악골, Maxillae)

두 개의 위턱뼈는 튼튼한 입안천장을 만드는 데 기여한다. 천장을 형성하는 부분들은 이틀돌기(치조돌기, alveolar process)와 입천장돌기(구개돌기, palatine process)이다(그림 6-2A 참조).

입천장돌기는 각 위턱뼈의 안쪽면에서 돌출한 수평선반이다. 입천장돌기는 이틀돌기의 안쪽면의 바로 위에서 일어나고 중간선으로 확대되어 반대쪽에서 온 입천장돌기와 만나 봉합을 형성한다. 두 입천장돌기는 함께 단단입천장(경구개)의 앞쪽 2/3를 형성한다.

단단입천장의 아래면에 있는 중간선과 위턱뼈사이 봉합 앞끝에는 앞니 뒤쪽에 위치하는 하나의 작은 앞니오목(절치와, incisive fossa)이 있다. 양쪽에 하나 씩 있는 두 개의 앞니관은 이 오목의 천장에서 뒤위쪽으로 연장되어 코안 바닥으로 개구한다. 앞니관과 앞니오목은 큰입천장혈관들과 코입천장신경(비구개신경, nasopalatine n.)이 지나는 통로가 된다.

입천장뼈(구개골, Palantine bone)

구강천장에 있는 'L' 자 모양의 입천장뼈의 각 부분은 수평판(horizontal plate)과 피라밋돌기(추체돌기, pyramidal process)이다(그림 6-2A 참조).

수평판은 입천장뼈 아래면에서 안쪽으로 돌출되어 있고, 중간선에서는 다른 쪽 수평판과 봉합에 의해 연결되어 있고, 같은 쪽에서는 위턱뼈 입천장돌기와 앞쪽에서 결합되어 있다.

뒤코가시(후비극, posterior nasal spine)는 두 개의 수평판이 중간선에서 만나 형성되며, 단단입천장 모서리에서 뒤쪽으로 돌출되어 있다. 수평판의 뒤모서리와 뒤코가시는 물렁입천장이 붙는 곳이다.

주로 입천장뼈 수평판에 의해 형성되고, 가쪽에 있는 인접 위턱뼈 부분에 의해 완성되는 큰입천장구멍(대구개공, greater palatine foramen)은 수평판의 뒤가쪽면으로 열린다. 이 구멍은 위쪽으로는 날개입천장오목으로 계속되고 입천장으로 가는 큰입천장신경과 혈관들이 통과하는 입천장관(구개관, palatine canal)의 아래구멍이다.

또한 입천장뼈에는 작은입천장구멍(소구개공, lesser palatine foramen)이 있다. 이 구멍은 큰입천장관으로부터 분지하며 물렁입천장으로 가는 작은입천장신경과 혈관들이 통과하는 작은입천장관의 아래구멍이다.

피라밋돌기는 뒤쪽으로 돌출되어 있고 나비뼈 날개돌기의 안쪽판과 가쪽판의 아래끝 사이의 공간을 채우고 있다.

나비뼈(접형골, Sphenoid bone)

나비뼈의 날개돌기(pterygoid process)와 나비뼈가시(접형골극, spines of sphenoid bone)는 구강의 천장 부분을 형성하는 물렁입천장과 관련된 구조물과 연결된다(그림 6-2A).

양쪽에 하나씩 있는 날개돌기는 나비뼈몸통의 가쪽면에서 내려간다. 각 돌기는 안쪽판(내측판, medial plate)과 가쪽판(외측판, lateral plate)을 가지고 있다. 수직으로 달리는 이 두 개의 판은 날개돌기 뒤면에서 돌출되어 있다. 두 판 사이의 아래쪽에 있는 V자 형태의 틈은 입천장뼈 날개패임돌기에 의해 채워진다.

날개돌기 안쪽판의 아래모서리는 뒤가쪽으로 긴 갈고리 모양의 날개갈고리(익돌구, pterygoid hamulus)가 돌출되어있다. 이 갈고리는 이틀활의 바로 뒤쪽과 단단입천장 뒤모서리의 아래쪽에 위치해 있다. 이 갈고리는:

- 물렁입천장 근육들 중 하나인 입천장긴장근(구개장근, tensor veli palatini)를 위한 '도르래' 이다.
- 아래턱 아래에 부착하고 인두의 위인두수축근과 볼의 볼근(협근, buccinator)을 함께 연결하는 날개아래턱솔기(익돌하악봉선, pterygomandibular raphe)의 위쪽 끝이 붙는 곳이다.

머리뼈 바닥에 있는 날개돌기 안쪽판 뿌리에는 작은 카누모양의 배오목(주상와, scaphoid fossa)있는데, 이것은 타원구멍(난원공, foramen ovale) 바로 안쪽에서 시작하고 날개돌기의 안쪽판 뿌리의 앞쪽과 안쪽으로 내려간다(그림 6-2A). 이 오목은 물렁입천장 근육들 중 하나인 입천장긴장근(구개장근, tensor veli palatini)이 붙는 곳이다.

양쪽에 하나씩 있는 나비뼈가시(접형골극, spine of sphenoid)는 나비뼈 큰날개(대익, greater wing) 아래면에서 수직으로 돌출된다(그림 6-2A). 각 가시는 뇌막동맥구멍(극공, foramen spinosum)의 바로 뒤안쪽에 있다. 가시의 안쪽면은 물렁입천장에 있는 입천장긴장근의 가장 가쪽부분이 붙는 곳이다.

관자뼈(측두골, Temporal bone)

붓돌기(경상돌기, styloid process)와 관자뼈 바위부분(추체부, petrous part)의 아래면은 각각 혀와 물렁입천장과 관련된 근육들이 붙는 곳들이다.

붓돌기는 관자뼈 아래면에서 앞아래쪽으로 돌출되어 있다. 붓돌기의 길이는 약 2.5cm(1인치)이며, 붓목뿔인대(경돌설골인대, stylohyoid ligament)가 붙는 목뿔뼈 작은뿔쪽으로 향해 있다(그림 6-2B). 붓돌기의 뿌리는 붓꼭지구멍(경유돌공, stylomastoid foramen) 바로 앞쪽과 목정맥구멍(경정맥공, jugular foramen) 가쪽에 있다. 혀의 붓목뿔근은 붓돌기의 앞가쪽면에 부착한다.

관자뼈의 아래면은 목동맥관 구멍 바로 앞안쪽에 삼각형의 거친 구역을 가지고 있다(그림 6-2A). 물렁입천장의 입천장올림근(구개거근, levator palatini)이 여기에 붙는다.

인두귀관의 연골부위(Cartilaginous part of the pharyngotympanic tube)

트럼펫 모양의 귀인두관(인두고실관, pharyngotympanic tube, auditory tube)의 연골부분은 관자뼈 바위부분 앞모서리와 나비뼈 큰날개 뒤모서리 사이의 고랑에 있다(그림 6-2A).

인두귀관의 연골부분 안쪽벽과 가쪽벽은 주로 연골로 이루어져 있는데, 더 아래가쪽벽은 섬유질이 더 많아져서 막판(membranous lamina)이라고 부른다.

귀인두관 연골부분의 꼭대기는 가쪽에서 관자뼈 뼈부분의 구멍과 접한다.

귀인두관 연골부분의 넓어진 안쪽끝은 날개돌기 안쪽판의 위모서리 바로 뒤쪽에 있고 코인두(비인두, nasopharynx)로 열려있다.

귀인두관의 연골부분은 입천장올림근이 관자뼈 바위부분에 붙는 부착점의 가쪽에 있고, 나비뼈가시의 안쪽에 위치한다.

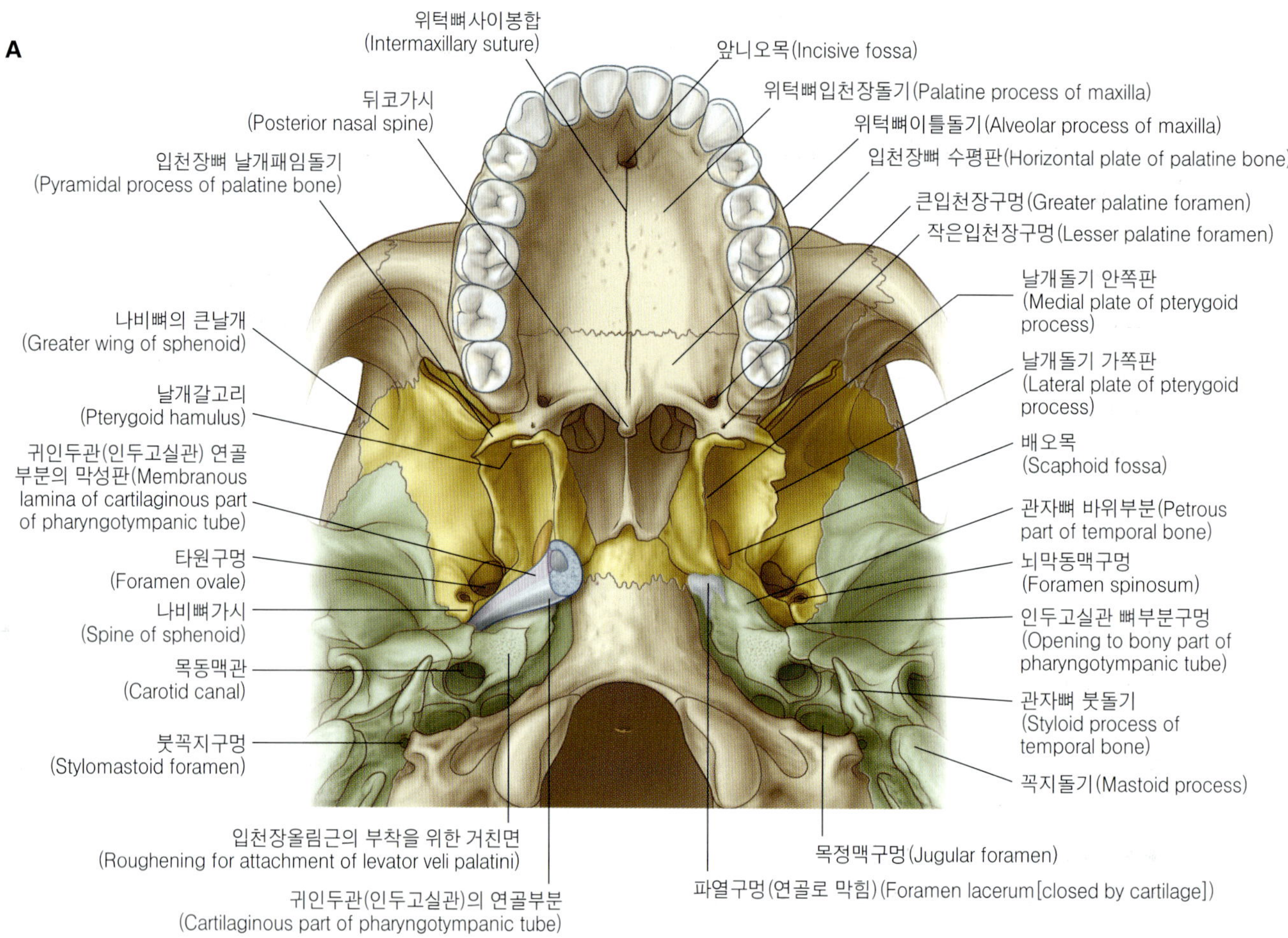

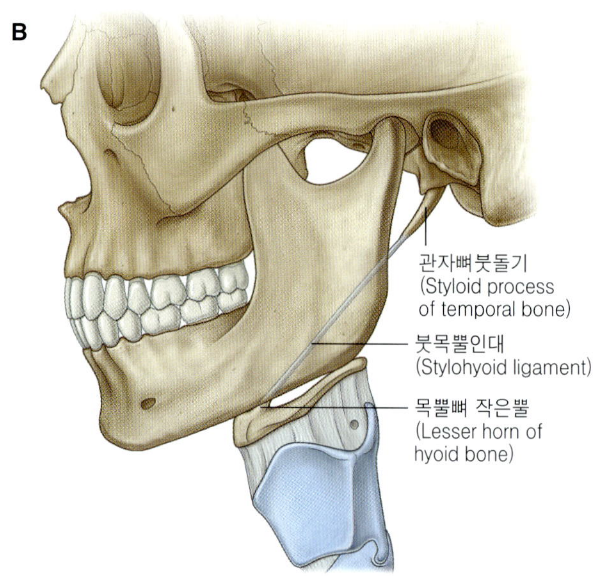

그림 6-2. 머리뼈 가쪽면과 바닥. A, 입안의 구조들과 관련된 머리뼈 바닥의 모양. B, 관자뼈의 붓돌기.

아래턱뼈(하악골, Mandible)

아래턱뼈는 아래턱(low jaw)의 뼈이다(그림 6-3). 이 뼈는 중간선 앞쪽에서 융합된 왼 · 오른 몸통과 두 개의 가지로 이루어진다. 융합부분은 뼈의 바깥면에서 중간선에 작은 수직능선인 **턱뼈결합(이결합, mandibular symphysis)**으로 나타나 눈으로 확인할 수 있다.

아래턱뼈 몸통의 위면은 아래치아를 품고 있는 이틀활을 형성하며, 양쪽 바깥면의 각 면에 는 작은 턱끝구멍(이공, mental foramen)이 있다.

아래턱뼈 속면의 턱뼈결합 뒤에는 한 쌍의 바로 위에 다른 한 쌍이 놓이는 두 쌍의 작은 가시들이 있다. 이 가시들은 **위 · 아래턱끝가시(상 · 하이극, superior and inferior mental spines)(위 · 아래턱가시[superior and inferior genial spines])**로 여기에 한 쌍의 근육이 부착하여 혀로 가고 한 쌍의 근육은 목뿔뼈에서 아래턱으로 연결된다.

중간선과 턱끝가시의 아래에서 일어나는 돌출된 선 또는 능선인 **턱목뿔근선(악설골근선, mylohyoid line)**은 양쪽 아래턱뼈 몸통 안쪽면의 뒤쪽과 위쪽으로 달리다 마지막 큰어금니(구치, molar tooth) 높이 바로 아래에서 끝난다.

턱목뿔근선의 앞 1/3 부분 위쪽에는 함몰된 부분인 **혀밑샘오**

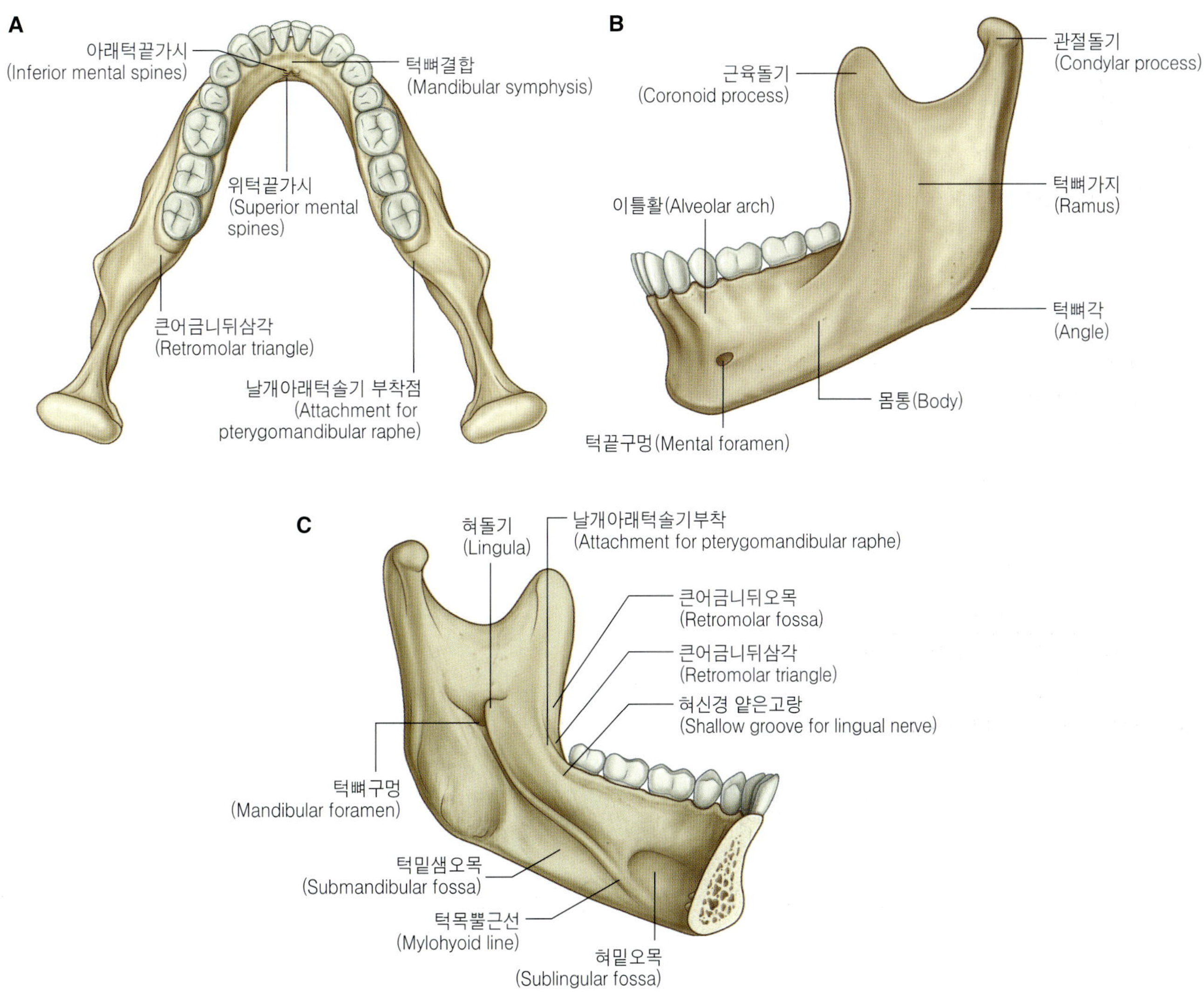

그림 6-3. 아래턱뼈. A, 위면. B, 가쪽면. C, 안쪽면.

목(설하선와, sublingual fossa)이 있고, 뒤 2/3 부분 아래쪽에는 또 다른 함몰부위인 **턱밑샘오목(악하선와, submandibular fossa)**이 있다.

마지막 큰어금니와 턱목뿔근선 사이에는 혀신경(설신경, lingual nerve)이 지나는 얕은 고랑이 있다.

아래턱뼈의 안쪽 윗면에 있는 마지막 큰어금니 바로 뒤에는 작은 삼각형 오목인 **어금니뒤삼각(구후삼각, retromolar triangle)**이 있다. **날개아래턱솔기(익돌하악봉선, pterygomandibular raphe)**는 이 삼각의 꼭대기 안쪽에 부착하고, 여기에서 위쪽의 날개갈고리 끝으로 연장된다.

양쪽에 하나씩 있는 턱뼈가지(하악지, ramus of mandible)는 사각형이고, 시상면을 향한다. 가지의 안쪽 면에는 아래이틀신경 · 혈관(하치조신경 · 혈관, inferior alveolar nerve and vessel)이 지나는 큰 **턱뼈구멍(하악공, mandibular foramen)**이 있다.

목뿔뼈(설골, Hyoid bone)

목뿔뼈는 목에서 후두와 아래턱뼈 사이에 있는 U자 모양의 작은 뼈이다. 목뿔뼈는 앞쪽에 있는 목뿔뼈몸통과 양쪽에 하나씩 있고, 몸통에서 뒤쪽과 위쪽으로 돌출된 두 개의 큰뿔(대각, greater horn)을 가지고 있다(그림 6-4). 큰뿔이 몸통과 결합되는 위면에는 두 개의 작은 원뿔모양을 한 작은뿔(소각, lesser horn)이 있다. 붓목뿔인대는 작은뿔의 꼭대기에 붙는다. 목뿔뼈는 뒤쪽의 인두와 아래쪽의 후두가 앞쪽에서 구강바닥과 연결되기 때문에 목에서 중요한 뼈이다.

구강의 벽: 볼(Wall: the cheeks)

구강의 벽은 볼에 의해 형성된다.

각 볼은 바깥쪽의 피부와 안쪽의 입안점막 사이에 낀 근막과 뼈대근층으로 이루어진다. 볼 속에 있는 뼈대근의 얇은 층은 주로 볼근이다.

볼근(협근, Buccinator)

볼근은 얼굴 표정근의 하나이다(그림 6-5 참조). 볼근은 인두의 위인두수축근과 같은 면(plane)에 있다. 사실, 볼근의 뒤모서리는 날개아래턱솔기(익돌하악봉선, pterygopalatine raphe)에 의해 위인두수축근의 앞모서리와 연결되며, 날개아래턱솔기는 위쪽에서는 나비뼈 날개갈고리의 끝과 아래쪽에서는 아래턱뼈 마지막 큰어금니 바로 뒤에 있는 뼈의 거친 구역 사이를 달린다.

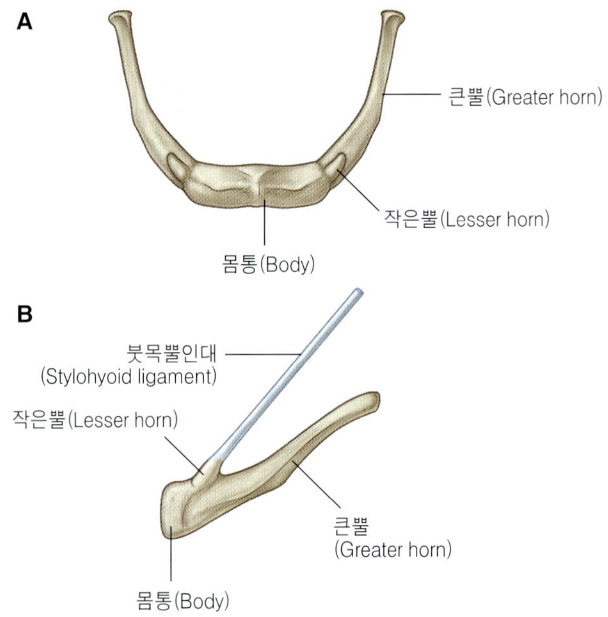

그림 6-4. 목뿔뼈. A, 앞면. B, 가쪽면.

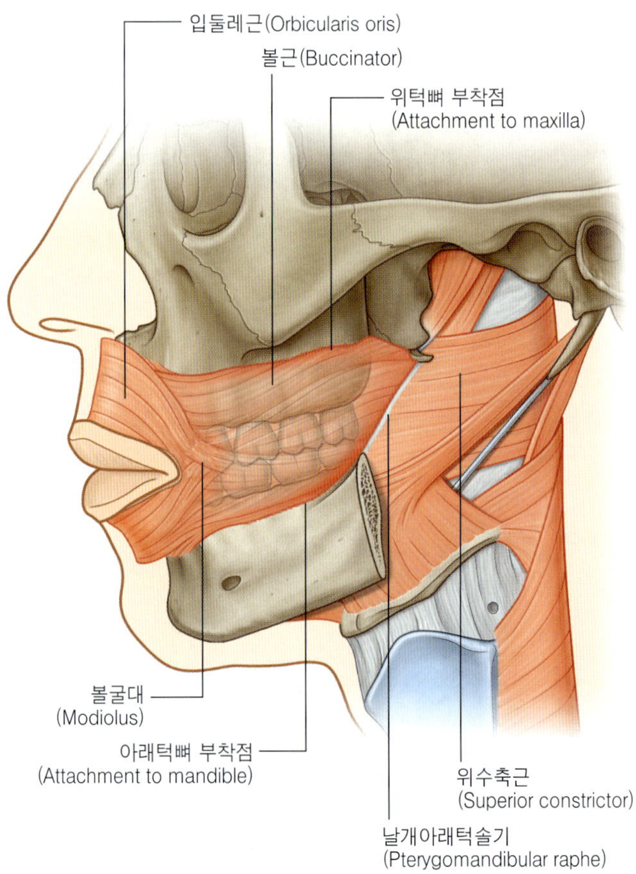

그림 6-5. 볼근.

그러므로 볼근과 위인두수축근은 입안벽과 인두안벽을 연결시켜 준다.

볼근은 날개아래턱솔기에서 일어날 뿐만 아니라 아래턱뼈 이틀부분과 위턱뼈 이틀돌기에서 직접 일어난다.

볼근이 이는 세 곳에서 나온 볼근 근육섬유는 앞쪽으로 달려 입둘레근(구륜근, orbicularis oris)의 근육섬유와 합쳐지고 양쪽의 입술근육과 볼근육 사이의 경계에서 작은 단추모양의 결합조직 결절인 볼굴대(modiolus)에 닿는다.

볼근은 이틀활에 뺨을 고정시키고, 씹을 때 음식물이 치아사이에 놓이도록 한다.

볼근은 얼굴신경[VII]의 볼가지(협가지, buccal branch)에 의해 지배된다. 뺨의 피부와 입안점막에서 오는 일반감각은 아래턱신경[V_3]의 볼가지에 의해 지배된다.

구강의 바닥(Floor of oral cavity)

고유구강(oral cavity proper)의 바닥은 주로 세 구조물에 의해 형성된다:

- 아래턱뼈 몸통의 왼쪽면과 오른쪽면 사이의 U자 모양의 틈에 채워진 한 쌍의 턱목뿔근(악설골근, mylohyoid muscle)으로 구성된 근육가로막(muscular diaphragm).
- 앞쪽의 아래턱뼈에서 뒤쪽의 목뿔뼈로 주행하는 가로막 위에 있는 두 개의 끈 같은 턱끝목뿔근(이설골근, geniohyoid muscle).
- 턱끝목뿔근 위쪽에 있는 혀.

또한, 고유입안 바닥에는 침샘(타액선, salivary gland)과 침샘관이 있다. 양쪽에서, 가장 큰 침샘은 혀밑샘(설하선, subligual gland)과 턱밑샘(악하선, submandibular gland)의 입부분(oral part)이다.

턱목뿔근(악설골근, Mylohyoid muscles)

양쪽에 하나씩 있는 두 개의 얇은 턱목뿔근(표 6-1)은 함께 입안바닥 아래 경계를 이루는 근육가로막을 형성한다(그림 6-6A). 각 근육은 꼭대기가 앞쪽을 향하는 삼각형 모양이다.

각 삼각형 모양의 턱목뿔근 가쪽면은 아래턱뼈 몸통의 안쪽에 있는 턱목뿔근선에 부착한다. 여기에서 근육섬유는 안쪽모서리쪽에서 약간 아래쪽으로 달려 다른 쪽에서 온 짝을 이루는 근육의 근육섬유와 솔기(봉선, raphe)를 이루며 중간선에서 서로 합쳐진다. 솔기는 턱뼈결합의 뒷면에서 뒤쪽에 있는 목뿔뼈 몸통의 앞쪽으로 이어져 있다.

각 턱목뿔근의 뒤모서리는 목뿔뼈의 작은 안쪽 부착점을 제외하고는 자유 모서리이다.

턱목뿔근은:

- 입안바닥 구조물을 지지한다.
- 삼키기 초기 단계 동안 목뿔뼈와 이에 부착된 인두를 올리고 앞으로 당긴다.
- 목뿔뼈 위치가 고정되었을 때 턱목뿔근은 아래턱뼈를 끌어내려 입을 연다.

깨물근과 마찬가지로 턱목뿔근은 아래턱신경(하악신경, mandibular nerve)[V_3]에 의해 지배된다. 턱목뿔근을 지배하는 특수한 가지는 아래이틀신경에서 나와 턱목뿔근으로 가는 신경이다.

표 6-1. 구강바닥의 근육

근육	이는곳	닿는곳	신경지배	작용
턱목뿔근 (Mylohyoid)	아래턱뼈의 턱목뿔근선	정중섬유 솔기와 인접 목뿔뼈	아래턱신경[V_3]의 아래이틀 가지로부터 나온 턱목뿔근으로 가는 신경	입안 바닥을 지지하고 올림, 목뿔뼈가 고정되었을 때 아래턱뼈를 끌어 내림, 아래턱뼈의 고정되었을 때 목뿔뼈를 올리고 앞쪽으로 당김
턱끝목뿔근 (Geniohyoid)	아래턱뼈의 아래턱끝가시	목뿔뼈몸통	첫째 목신경(C1)	아래턱뼈가 고정되었을 때 목뿔뼈를 올리고 앞쪽으로 당김, 목뿔뼈가 고정되었을 때 아래턱뼈를 끌어내림

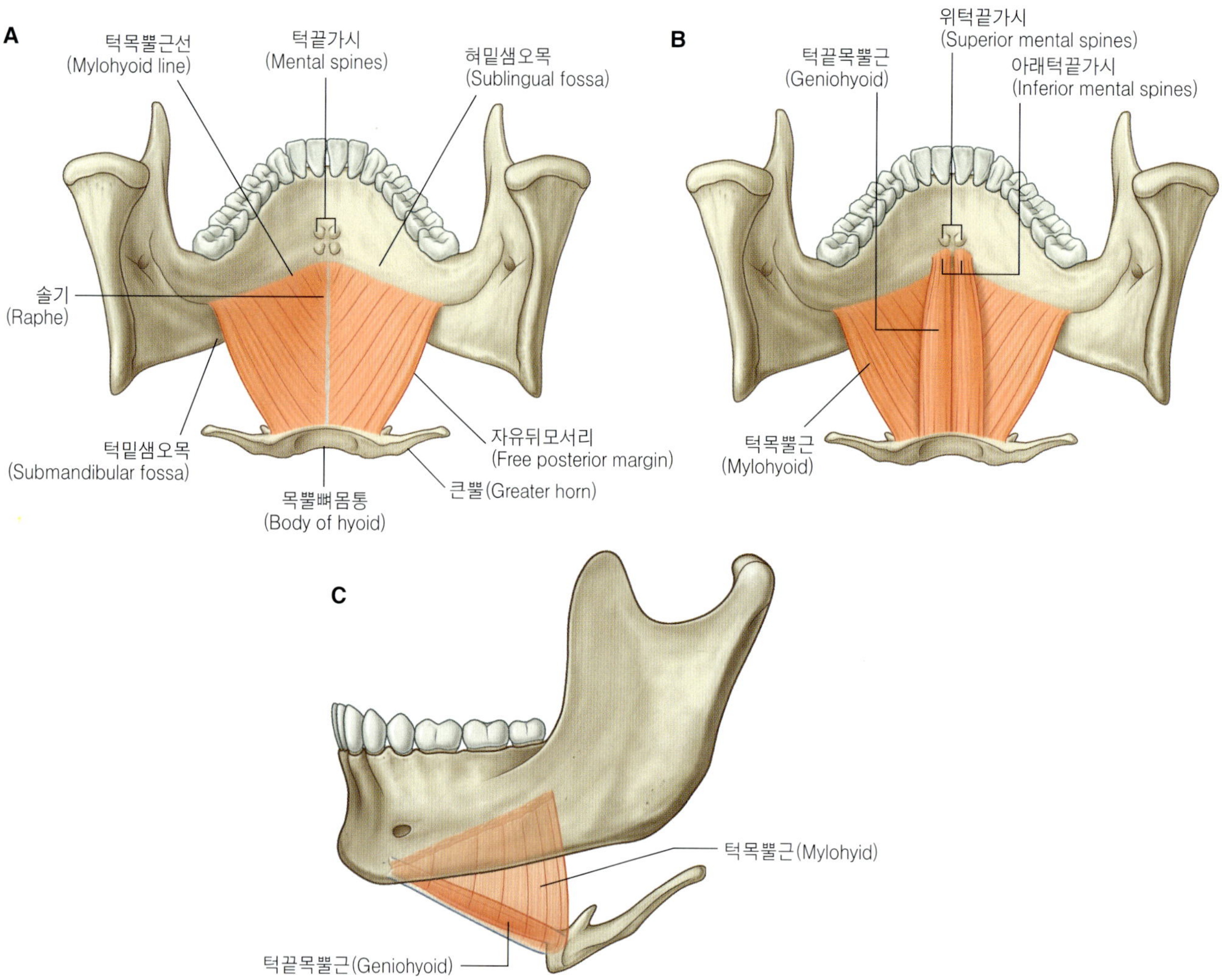

그림 6-6. A, 턱목뿔근. B, 턱끝목뿔근. C, 가쪽면.

턱끝목뿔근(이설골근, Geniohyoid muscles)

턱끝목뿔근(표 6-1)은 턱뼈결합 뒤면의 턱아래가시에서 목뿔뼈 몸통 앞면까지 중간선의 양쪽에서 달리는 한 쌍의 끈 같은 근육들이다(그림 6-6B). 이 근육들은 입안바닥의 턱목뿔근의 바로 위와 혀뿌리 부분을 구성하는 턱끝혀근(이설근, genioglossus muscle) 아래에 위치한다.

턱끝목뿔근은:

- 음식을 삼킬 때 주로 목뿔뼈와 이에 부착된 인두를 위로 올리고 앞으로 당긴다.
- 이 근육들은 아래턱뼈에서 목뿔뼈로 뒤아래쪽으로 통과하기 때문에 목뿔뼈가 고정되었을 때 턱목뿔근과 함께 아래턱뼈를 내려 입을 열게 한다.

턱관절에서 아래턱뼈를 움직이는 다른 근육들과는 달리, 턱끝목뿔근들은 목에서 혀밑신경(설하신경, hypoglossal nerve)[XII]을 '빌려 타고(hitch-hikes)' 입안 바닥으로 가는 첫째목신경(C1)의 가지에 의해 지배된다.

구강 바닥에 이르는 통로 (Gateway into the floor of the oral cavity)

구강 바닥의 아래 경계에 대해 덧붙여 설명한다면 위쪽 목부분과 머리의 관자아래우묵의 구조들과 구강 바닥의 구조들이 지나는 주요 통로인 큰 삼각형 구멍의 세 개의 모서리 중 하나를 양쪽 턱목뿔근(이설골근, mylohyoid muscle)의 자유 뒤모서리가 형성한다(그림 6-7). 삼각형구멍의 모서리를 완성하는 다른 두 근들은 인두의 위 · 중간인두수축근이다. 그 구멍을 통과하는 대부분의 구조물들은 혀와 관련된 근육(목뿔혀근, 붓목뿔근)과 혈관(혀동맥과 혀정맥), 신경(혀신경, 혀밑신경, 혀인두신경), 림프관이다.

큰 침샘(턱밑샘)은 턱목뿔근의 자유 뒤모서리 주위를 또한 갈고리처럼 지나고 또한 삼각형 구멍을 통과한다.

혀(Tongue)

혀는 구강의 바닥과 입인두의 앞벽을 형성하는 근육 구조이다(그림 6-8A). 혀의 앞부분은 입안에 있으며 뭉뚝한 **혀끝(설첨, apex of tongue)**을 갖고 있어 다소 삼각형 모양을 한다.

혀끝은 앞쪽을 향해 있고 앞니(절치, incisor teeth)의 바로 뒤에 놓여 있다. **혀뿌리(설근, root of tongue)**는 아래턱뼈와 목뿔뼈에 부착되어 있다. 혀의 구강부분(oral part)인 앞쪽 2/3의 위면은 입을 열었을 때 일부 보이는 부분으로 수평면에 놓여 있다.

인두면(pharyngeal surface)인 혀의 뒤쪽 1/3은 아래로 굽어져 입인두에 면하고 있다. 구강면(oral surface)과 인두면은 V자 모양의 **분계고랑(terminal sulcus of tongue)**에 의해 나

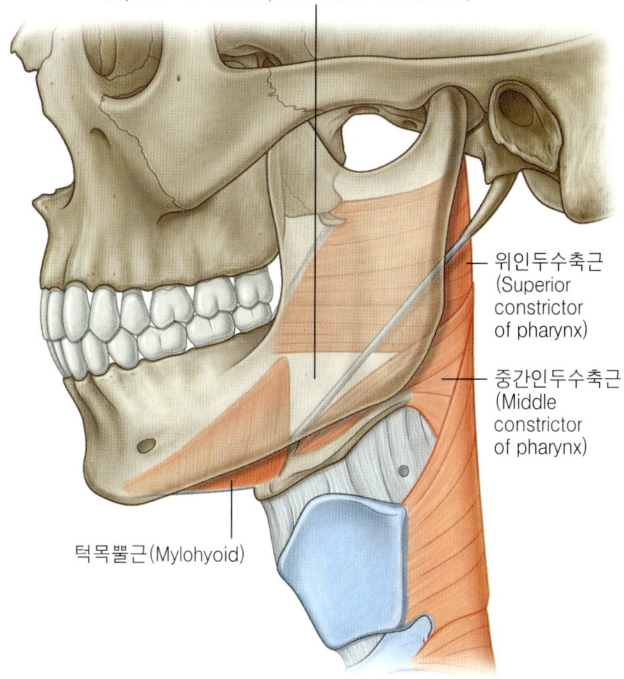

그림 6-7. 구강바닥에 이르는 통로.

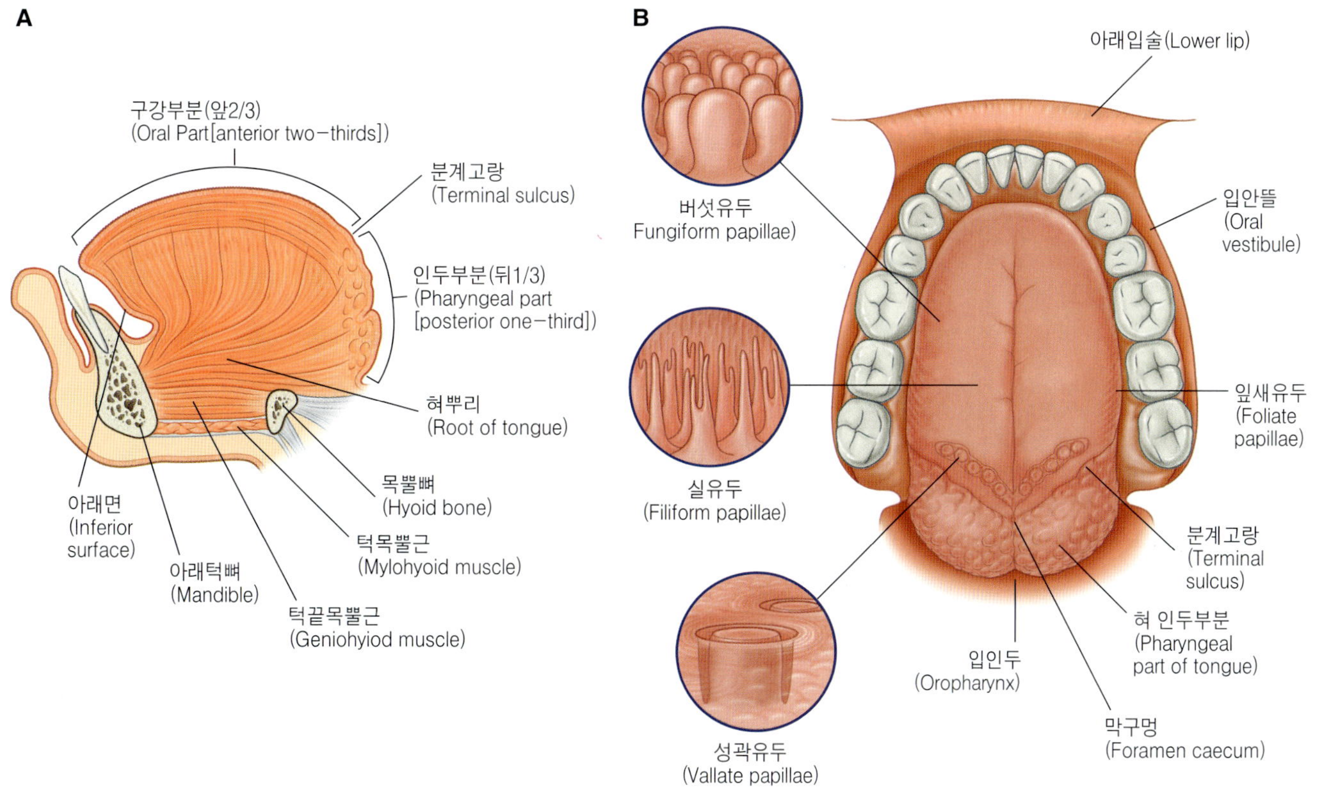

그림 6-8. 혀. **A**, 정중시상면. **B**, 위면.

누어진다. 이 분계고랑은 입안과 인두안 사이의 목구멍잘록(oropharyngeal isthmus) 아래모서리를 형성한다. V자 모양의 고랑 꼭지(apex)에는 배아 때 상피가 갑상샘을 만들기 위해 함입된 곳임을 나타내는 작은 오목인 **혀막구멍(설맹공, foramen caecum of tongue)**이 있다.

일부 사람들에게는 갑상혀관(thyroglossal duct)이 잔존하고 목의 갑상샘과 혀의 막구멍이 연결되어 있다. 목에 있는 갑상샘(thyroid gland)은 태생기 때는 원래 혀에서 생겨나기 시작하여 그 후 지금의 목앞으로 이동해 내려온 것이다.

혀유두(설유두, Papillae)

혀의 구강부분(oral part) 위면의 점막에는 많은 미세돌기인 혀유두로 덮여있다(그림 6-8B):

- 실유두(사상유두, filiform papillae)는 하나 또는 그 이상의 갈라진 끝을 지닌 혀등에서 가장 많은 형태의 작은 원추형 돌기들이다.
- 버섯유두(심상유두, fungiform papillae)는 실유두보다 더 원형이고 더 크며, 혀모서리를 따라 밀집되어 있다.
- 가장 큰 유두는 혀의 표면에 함입되어 있고 끝이 뭉툭한 원통형 유두인 성곽유두(유곽유두, vallate papillae)이다-혀의 분계고랑 바로 앞쪽에 있는 하나의 V자형 선에 단지 약 8~12개의 성곽유두가 있다.
- 잎새유두(엽상유두, foliate papillae)는 분계고랑 근처의 혀의 옆쪽에 분포하는 점막의 선형 주름이다.

일반적으로 유두는 혀의 표면과 입안의 음식물 사이의 접촉면을 증가시킨다. 실유두를 제외한 모든 유두는 이들의 표면에 맛봉오리(미뢰, taste buds)를 가지고 있다.

혀의 아래면(Inferior surface of tongue)

혀의 구강부분 아래면에는 유두가 없으나 많은 선형 점막주름을 가지고 있다. 하나의 정중 주름(혀주름띠, frenulum of tongue)은 입안 바닥을 덮는 점막과 연결되고 혀를 왼쪽과 오른쪽으로 나누는 정중시상중격의 아래모서리에 가로놓여 있다. 혀주름띠의 양쪽에는 혀정맥이 있고, 각 정맥의 가쪽에는 거친 **술모양주름(fimbriated fold)**이 있다.

인두면(Pharyngeal surface)

혀의 인두면을 덮는 점막은 점막밑조직에 많은 림프조직의 작은 결절 때문에 표면윤곽이 불규칙하다. 이 결절 집단을 **혀편도(설편도, lingual tonsil)**이라고 한다.

인두면에는 유두가 없다.

근육(Muscles)

혀의 대부분은 근육으로 구성되어 있다(그림 6-9; 표 6-2).

혀는 결합조직으로 구성된 혀사이막(sagittal septum)에 의해 완전히 왼쪽과 오른쪽 반으로 나뉜다. 이는 혀의 모든 근육들은 쌍으로 이루어져 있음을 의미한다. 혀근육에는 속근육과 바깥근육이 있다.

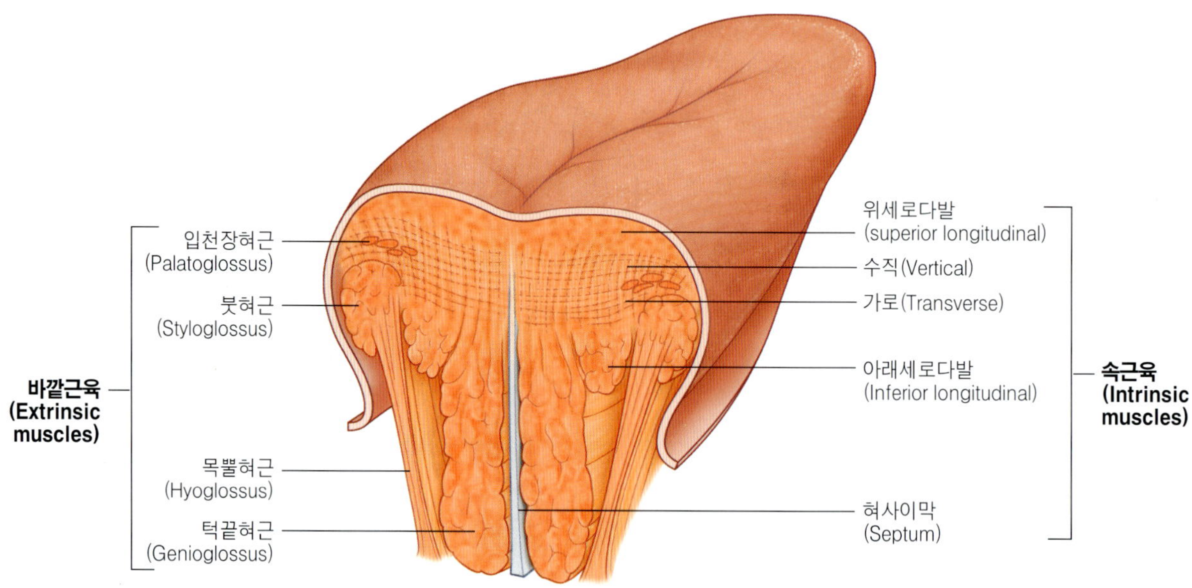

그림 6-9. 혀의 근육.

표 6-2. 혀의 근육들

근육	이는곳	닿는곳	신경지배	작용
속근육				
위세로근 (Superior longitudinal) (혀의 바로 밑)	혀의 뒤쪽과 혀의 정중중격으로부터 뒤쪽의 점막밑 결합조직	근섬유는 앞쪽으로 비스듬히 달려 점막밑결합조직과 혀의 모서리에 부착	혀밑신경[XII]	혀를 짧게 함, 혀끝과 옆면을 감아 올림
아래세로근 (Inferior longitudinal) (턱끝혀근과 목뿔혀근사이)	혀의 뿌리(일부 섬유는 목뿔뼈)	혀끝	혀밑신경[XII]	혀을 짧게 함, 혀끝을 말지 않고 아래로 돌림
가로근 (Transverse)	혀의 정중종격	혀의 가쪽모서리 위의 점막밑 결합조직	혀밑신경[XII]	혀를 좁아지게 하고 늘어나게 함
수직근 (Vertical)	혀 등쪽의 점막밑결합조직	혀의 배쪽부위 결합조직	혀밑신경[XII]	혀를 평평하게 하고 넓힘
바깥근육				
턱끝혀근 (Genioglossus)	위턱끝가시	목뿔뼈 몸통, 혀의 전체길이	혀밑신경[XII]	혀를 내밈. 혀의 중심을 끌어내림
목뿔혀근 (Hyoglossus)	목뿔뼈 큰뿔과 목뿔뼈 몸통의 입접부위	혀의 가쪽면	혀밑신경[XII]	혀를 내림
붓혀근 (Styloglossus)	붓돌기(앞가쪽면)	혀의 가쪽면	혀밑신경[XII]	혀를 올리고 뒤로당김
입천장혀근 (Palatoglossus)	입천장널힘줄 아래면	혀의 가쪽면	미주신경[X] (인두가지를 경유하여 인두신경얼기로 감)	입천장을 내림, 입천장혀활을 중간선쪽으로 이동시킴, 혀의 뒤를 올림

미주신경[X]에 의해 지배되는 입천장혀근(구개설근, palatoglossus muscle)을 제외한 혀의 모든 근육들은 혀밑신경[VII]에 의해 지배된다.

속근육(Intrinsic muscles)

혀의 속근육(그림 6-9)은 혀의 조직 안에서 일어나고 닿는다. 속근육은 **위세로근(상종주설근, superior longitudinal muscle)**, **아래세로근(하종주설근, inferior longitudinal muscle)**, **가로근(횡설근, transverse muscle)**, 그리고 **수직근(수직설근, vertical muscle)**들로 나누어지고, 속근육은 다음과 같이 혀의 모양을 바꾼다:

- 혀를 길게 하거나 짧게 한다.
- 혀끝과 혀모서리를 둥글게 말아 올리거나 푼다.
- 혀의 표면을 평평하게 하거나 둥그렇게 만든다.

혀의 속근육은 쌍을 이루며 또는 한쪽에서 동시에 작용함으로써 말하고 먹고, 삼킬 때 혀가 정교하게 움직이게 해 준다.

바깥근육(Extrinsic museles)

혀의 바깥근육(그림 6-9; 표 6-2)은 혀의 바깥 구조에서 일어나서 혀에 닿는다. 혀의 양쪽에 턱끝혀근, 목뿔혀근, 붓혀근, 그리고 입천장혀근과 같은 네 개의 주요 바깥근육이 있다. 이 근육들은 혀를 내밀고, 뒤로 당기고, 내리고, 올린다.

턱끝혀근(이설근, Genioglossus)

두꺼운 부채 모양의 **턱끝혀근**(genioglossus muscles)은 혀의 구조를 이루는데 상당한 기여를 한다. 턱끝혀근은 혀를 왼쪽과 오른쪽 반으로 나누는 혀사이막의 양쪽면에서 볼 수 있다.

턱끝혀근은 아래턱끝가시(하이극, inferior mental spine)에서 일어나는 턱끝목뿔근의 이는곳 바로 위쪽에 있는 턱뼈결합 뒤면의 위턱끝가시(상이극, superior mental spine)에서 일어난다(그림 6-10). 이 작은 이는곳에서 각 근육은 뒤와 위로 뻗는다. 가장 아래 근육섬유들은 목뿔뼈에 붙는다. 나머지 근육섬유들은 실질적으로 혀의 전체 길이를 따라서 속근육과 결합하며 위로 퍼져 나간다.

턱끝혀근은:

- 혀 중심부분을 내린다.
- 입술틈새로 혀의 앞부분을 앞으로 내민다(즉, 혀를 내민다).

대부분의 혀근육들과 같이, 턱끝혀근들은 혀밑신경[XII]의 신경지배를 받는다.

'혀를 내밀어 보세요' 라고 환자에게 요청하여 혀밑신경[XII] 검사를 할 수 있다. 혀의 근육을 지배하고 있는 운동신경인 혀밑신경(hypoglossal nerve)이 어떤 원인에 의하여 절단되거나 상처를 입으면 같은쪽의 근육에 마비가 오고 혀는 한쪽이 위축된다. 따라서 혀를 앞으로 내밀게 할 때 혀는 마비된 쪽으로 휘어지는데 이것은 혀를 앞으로 내밀게 하는 턱끝혀근(genioglossus muscle)이 정상적인 쪽은 앞으로 당기지만 반대쪽(마비된쪽)은 당기지 못하므로 혀끝이 마비된 쪽으로 휘어지게 되는 것이다.

목뿔혀근(설골설근, Hyoglossus)

목뿔혀근들은 턱끝혀근의 가쪽에 위치하는 얇은 사각형의 근육이다(그림 6-11).

양쪽 목뿔혀근은 목뿔뼈 큰뿔 전체와 그와 인접한 목뿔뼈몸

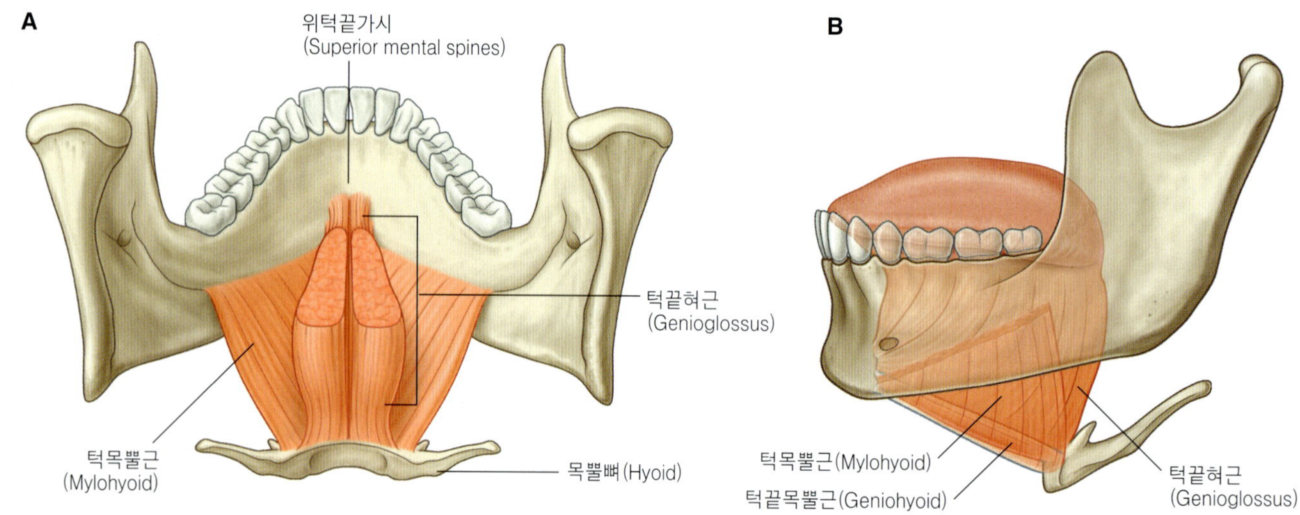

그림 6-10. 턱끝혀근. A, 뒤면. B, 왼가쪽면.

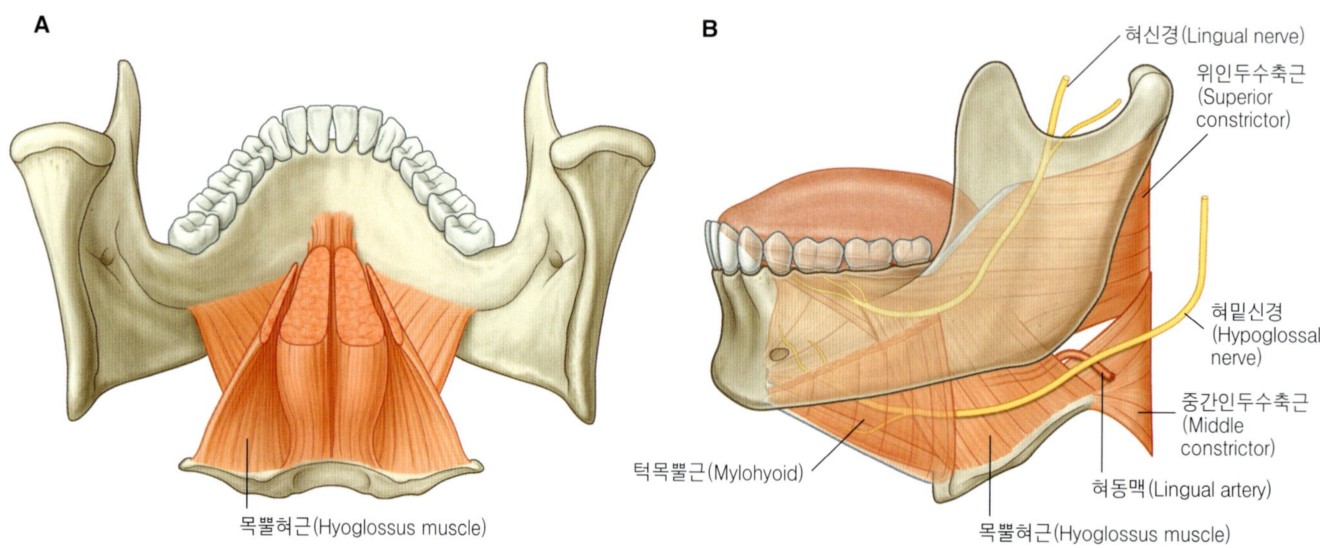

그림 6-11. 목뿔혀근. A, 뒤면. B, 왼가쪽면.

통에서 일어난다. 목뿔혀근은 목뿔뼈의 이는곳에서 인두의 중간인두수축근이 부착하는 곳의 가쪽에 있다. 이 근육은 위인두수축근, 중간인두수축근, 턱목뿔근 사이의 틈을 통해 위쪽과 앞쪽으로 주행하여 턱끝목뿔근의 가쪽과 붓혀근의 안쪽에서 혀에 닿는다. 목뿔혀근은 혀를 내리며, 혀밑신경[XII]의 지배를 받는다.

중요한 경계표(An important landmark)

목뿔혀근은 입안바닥의 중요한 경계표(landmark)이다:

- 목의 바깥목동맥에서 나온 혀동맥은 목뿔혀근과 턱끝혀근 사이의 목뿔혀근 밑에서 혀로 들어간다.
- 각각 목과 머리의 아래관자우묵에서 나온 혀밑신경[XII]과 혀신경(아래턱신경[V_3]의 가지)은 목뿔혀근 바깥면에 있는 혀로 들어간다.

붓혀근(경돌설근, Styloglossus)

붓혀근의 관자뼈 붓돌기 앞면에서 일어난다. 여기서, 각 근육은 중간인두수축근, 위인두수축근, 턱목뿔근 사이의 틈을 통해 아래와 안으로 통과하여 목뿔혀근 위모서리와 속근육과 섞이면서 혀의 가쪽면으로 들어간다(그림 6-12).

붓혀근은 혀를 뒤로 당기고, 혀의 뒤부분을 위로 당긴다. 이 근육은 혀밑신경[XII]의 지배를 받는다.

입천장혀근(구개설근, Palatoglossus)

입천장혀근은 물렁입천장과 혀의 근육이다. 각 근육은 입천장널힘줄(구개건막, palatine aponeurosis) 아래면에서 일어나서 앞아래로 주행하여 혀의 가쪽에 닿는다(그림 6-13).

입천장혀근들은:

- 혀 뒤부분을 올린다.
- 점막으로 덮인 입천장혀활(구개설궁, palatoglossal arch)을 중간선 쪽으로 이동시킨다.
- 물렁입천장을 내린다.

이런 작용은 입인두잘룩을 닫히게 하여 그 결과 입인두로 부터 입안을 차단시킨다.

다른 혀근육들과 다르지만, 대부분의 다른 물렁입천장근육들과 비슷하게 입천장혀근은 미주신경[X]의 지배를 받는다.

혈관(Vessels)

동맥(Arteries)

혀의 주요 동맥은 **혀동맥(설동맥, lingual artery)**이다(그림 6-14).

양쪽의 혀동맥은 목뿔뼈 큰뿔의 끝에 인접한 목의 바깥목동맥(external carotid artery)에서 분지한다. 이 동맥은 위 방향

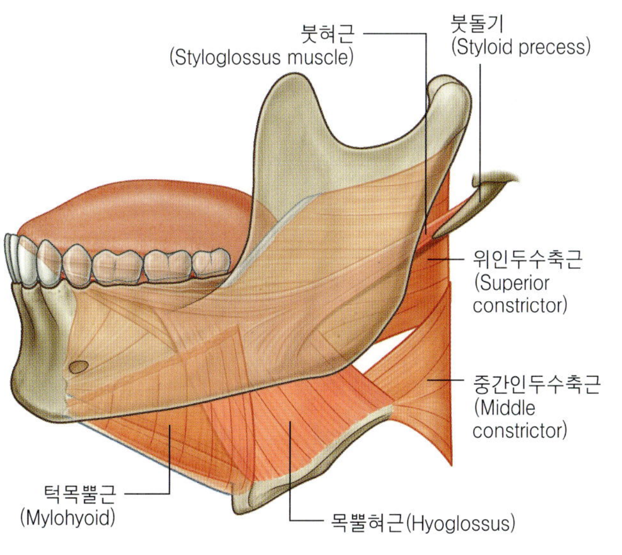

그림 6-12. 붓혀근.

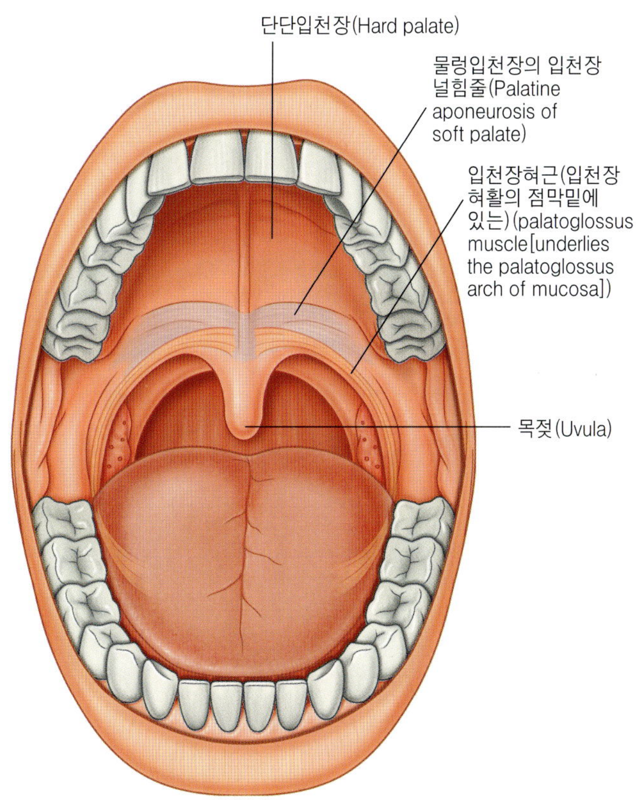

그림 6-13. 입천장혀근.

으로 구부러지고 나서 고리를 만들며 앞쪽과 아래쪽으로 주행하면서 목뿔혀근 밑을 지나고, 턱목뿔근, 위인두수축근, 중간인두수축근의 모서리에 의해 형성된 구멍을 목뿔혀근과 동행하다가 입안바닥으로 들어간다. 그 후 혀동맥은 목뿔혀근과 턱끝혀근 사이의 면에서 앞쪽으로 주행한다.

혀동맥은 혀 외에도 입안바닥에 있는 혀밑샘, 잇몸 및 입안점막에 혈액을 공급한다.

정맥(Veins)

혀는 혀등정맥과 깊은혀정맥으로 배출된다(그림 6-14).

깊은혀정맥(심설정맥, deep lingual vein)은 혀의 아래면 점막을 통해 보인다. 이 정맥은 혀의 앞부분에서는 혀동맥과 동행하지만 목뿔혀근에 의해 뒤쪽에서는 동맥과 분리된다. 양쪽의 깊은혀정맥은 혀밑신경[XII]과 함께 목뿔혀근 바깥면에서 주행하다 턱목뿔근, 위인두수축근, 중간인두수축근 모서리에 의해 형성된 구멍을 통해 입안바닥에서 나온다. 이 정맥은 목에서 속목정맥으로 연결된다.

혀등정맥(설배정맥, dorsal lingual vein)은 목뿔혀근과 턱끝혀근 사이에서 혀동맥을 따라가다, 깊은혀정맥과 마찬가지로 목에서 속목정맥으로 연결된다.

신경지배(Innervation)

혀의 신경지배는 복합적이고 많은 신경이 포함된다(그림 6-14, 6-15).

혀인두신경 (설인신경, Glossopharyngeal nerve[IX])

혀의 인두부분에서 온 맛과 일반 감각은 혀인두신경[IX]에 의해 전달된다.

혀인두신경은 목정맥구멍을 통해 머리뼈를 떠나며 붓인두근 뒤면을 따라 내려간다. 그것은 붓인두근 가쪽면 근처를 지나고 위인두수축근, 중간인두수축근, 턱목뿔근 사이의 틈 뒤면을 통해 미끄러지듯 통과한다. 그리고 신경은 목구멍편도 아래끝 바로 아래에 있는 입인두벽 앞쪽으로 나아가 붓혀근과 목뿔혀근 밑에 있는 혀의 인두부분으로 들어간다. 혀 뒤쪽 1/3에서 온 맛

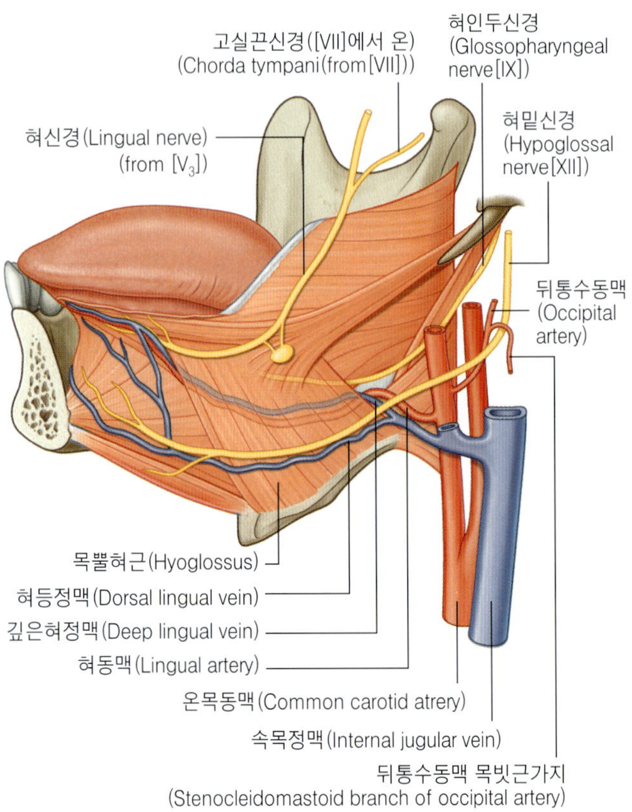

그림 6-14. 혀의 동맥, 정맥 및 신경들.

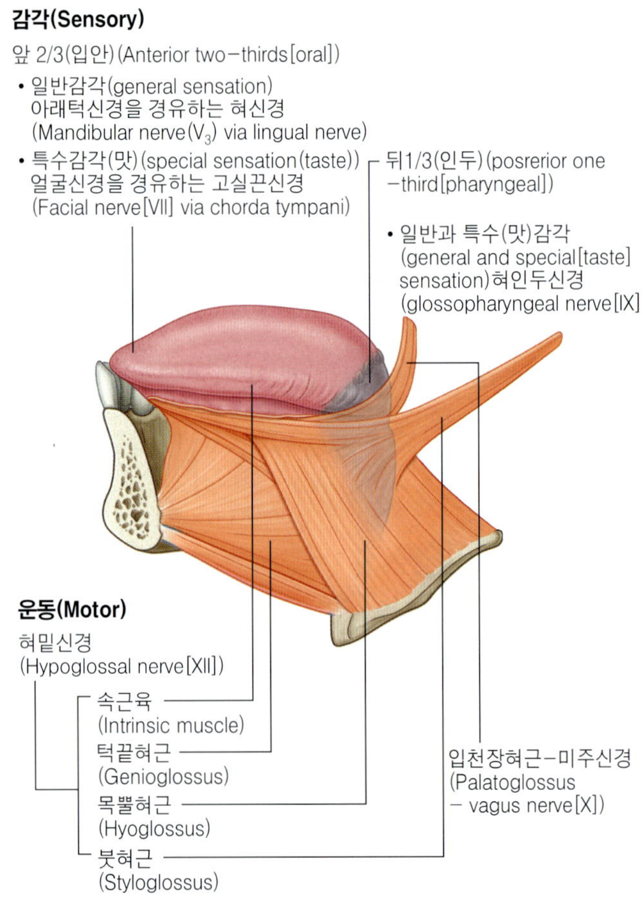

그림 6-15. 혀의 신경지배.

과 일반 감각 이 외에도, 이 신경가지는 성곽유두에서 오는 맛(특수 들신경, SA)과 일반 감각을 전달하기 위해 혀의 분계고랑 앞쪽으로 뻗어나간다.

혀신경(설신경, Lingual nerve)

혀의 앞쪽 2/3에 해당되는 구강부분의 일반 감각을 지배하는 신경은 아래턱신경[V_3]의 주가지인 **혀신경(설신경, lingual nerve)**이다. 이 신경은 관자아래우묵에서 일어나고 턱목뿔근, 위인두수축근, 중간인두수축근 사이의 구멍을 통과해 앞쪽에서 구강바닥으로 들어간다(그림 6-16). 이 신경이 구멍을 통해 주행할 때, 아래턱뼈의 위인두수축근 부착부위의 바로 아래를 지나며, 마지막 큰어금니 근처와 잇몸 밑에 있는 아래턱뼈 안쪽면을 향해 앞으로 계속 주행한다. 이 위치에서 입안에 손가락을 넣어 뼈에 기대어 있는 이 신경을 촉진할 수 있다.

혀신경은 턱밑샘관(submandibular gland) 아래에 고리를 만들며 구강바닥을 앞안쪽으로 가로질러 계속 주행하고, 목뿔혀근의 바깥면과 위면에서 혀로 올라간다.

혀의 입안부분에서 온 일반감각 외에도, 혀신경은 또한 입안바닥 점막과 아랫니의 잇몸에서 온 일반감각을 전달한다. 혀신경은 또한 얼굴신경[VII]이 지배하는 혀의 입안부분에서 온 부교감 미각(맛) 신경섬유를 전달한다.

얼굴신경(안면신경, Facial nerve[VII])

혀 구강부분의 맛(특수감각, SA)은 얼굴신경[VII]에 위해 중추신경계통으로 전해진다. 얼굴신경의 특수감각(SA)섬유는 혀신경의 일부가 되어 혀와 구강을 떠난다. 그리고 나서 신경섬유들은 관자아래우묵에서 혀신경과 합쳐지는 얼굴신경[VII]의 가지인 고실끈신경(고삭신경, chorda tympani nerve)으로 들어간다(그림 6-16).

혀밑신경(설하신경, Hypoglossal nerve[XII])

혀의 모든 근육들은 미주신경[X]에 의해 지배받는 입천장혀근을 제외하고는 혀밑신경[XII]의 지배를 받는다.

혀밑신경[XII]은 혀밑신경관(hypoglossal canal)을 통해 머리뼈를 나와 턱뼈각(angle of mandible) 바로 아래 높이까지 목에서 거의 수직으로 내려온다(그림 6-17). 이 곳에서 혀밑신경은 뒤통수동맥의 목빗근 가지 주위에서 가파른 각을 이루며 앞으로 나아가, 바깥목동맥을 가로지르고, 앞으로 계속 주행하여 혀동맥 고리를 가로지르고, 목뿔혀근의 아래 1/3 바깥면에 도달한다.

혀밑신경[XII]은 위인두수축근, 중간인두수축근, 턱목뿔근 사이의 구멍을 통해 목뿔혀근을 따라가 혀에 도달한다.

위쪽 목에서, 첫째목신경(C1) 앞가지에서 나온 신경가지는

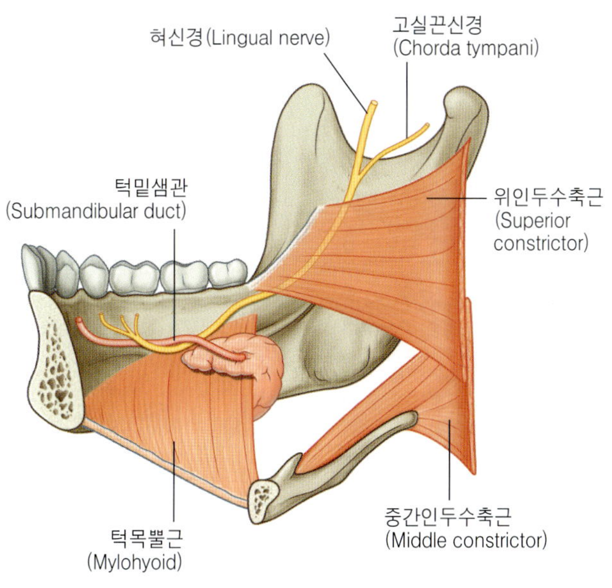

그림 6-16. 구강바닥의 혀신경(안쪽면).

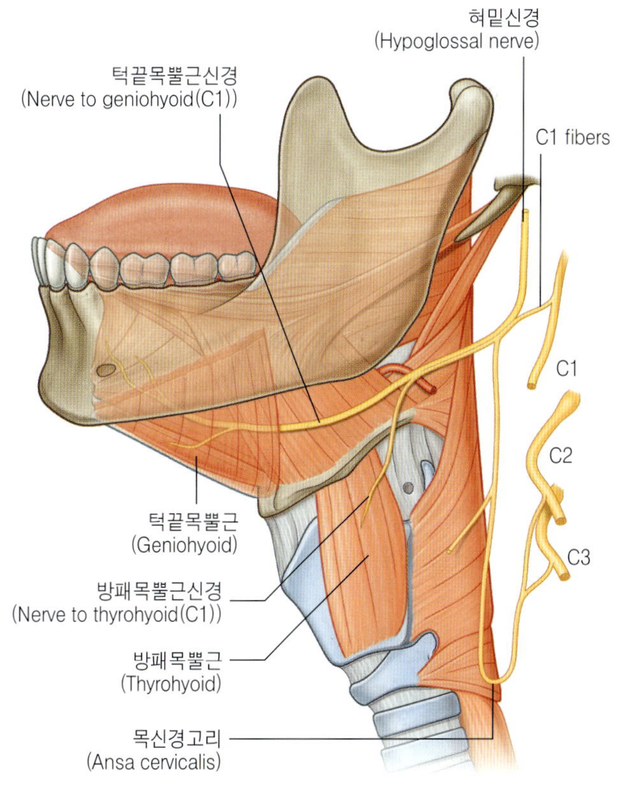

그림 6-17. 첫째 목신경섬유와 혀밑신경.

혀밑신경과 합쳐진다. 대부분의 첫째목신경 섬유는 혀밑신경[XII]을 떠나 목신경고리 위뿌리(superior root of ansa cervicalis)로 간다(그림 6-17). 목뿔혀근 뒤모서리 근처에서, 나머지 신경섬유들은 혀밑신경[XII]에서 떠나 두 개의 신경을 만든다:

- 목에 남아 방패목뿔근을 지배하는 방패목뿔근가지(thyrohyoid branch).
- 입안바닥으로 들어가 턱끝목뿔근을 지배하는 턱끝목뿔근가지(geniohyoid branch).

림프관(Lymphatics)

혀에서 나온 모든 림프관들은 속목정맥을 따라 사슬을 이루고 있는 깊은목림프절로 최종 배출된다:

- 혀의 인두부분은 후두벽을 주로 목정맥두힘살근림프절(경정맥이복근림프절, jugulodigastric node)로 직접 배출된다.
- 혀의 구강부분은 깊은목림프절로 직접 배출되거나, 먼저 턱목뿔근을 통과한 뒤 턱끝밑림프절(이하림프절, submental node)과 턱밑림프절(악하림프절, submandibular node)로 간접적으로 배출된다.

턱밑림프절은 아래턱뼈 아래모서리를 따라 입안바닥의 아래에 놓여 있는 반면, 턱끝밑림프절은 두힘살근 사이에서 턱목뿔근 아래에 위치한다.

혀끝은 턱목뿔근을 통해 주로 턱끝밑림프절로 들어간 다음 깊은목림프절의 목정맥어깨목뿔근림프절(경정맥견갑설골근림프절, jugulo-omohyoid node)로 주로 배출된다.

침샘(타액선, Salivary glands)

침샘은 구강으로 열려 있는 침을 분비하는 샘이다. 대부분의 침샘은 혀, 입천장, 볼 및 입술을 구강상피로 덮는 점막이나 점막밑에 있는 작은 샘들이며, 구강으로 직접 열리거나 또는 작은 관을 통해 열려있다. 이 작은 침샘들 외에도 귀밑샘, 턱밑샘, 혀밑샘과 같은 쌍을 이루는 큰 침샘들이 있다.

귀밑샘(이하선,Parotid gland)

양쪽의 귀밑샘(48쪽 참조)은 얕은 삼각형 모양의 참호같은 입안의 바깥경계 전체에 놓여 있으며 다음과 같이 경계를 이룬다:

- 뒤경계는 목빗근(sternocleidomastoid muscle).
- 앞경계는 턱뼈가지.
- 위경계는 삼각형 참호의 바닥(base)으로 바깥귀길와 광대활 뒤면에 의해 형성된다.

귀밑샘관(parotid duct)은 깨물근(masseter muscle) 바깥면을 앞쪽으로 가로지른 뒤 안쪽으로 돌아 뺨의 볼근(buccinator muscle)을 뚫고 위둘째큰어금니의 치관 근처에서 입안으로 열린다.

귀밑샘은 바깥목동맥, 아래턱뒤정맥(retromandibular vein), 그리고 얼굴신경의 머리뼈바깥부분(extracranial part)이 이는곳을 둘러싼다.

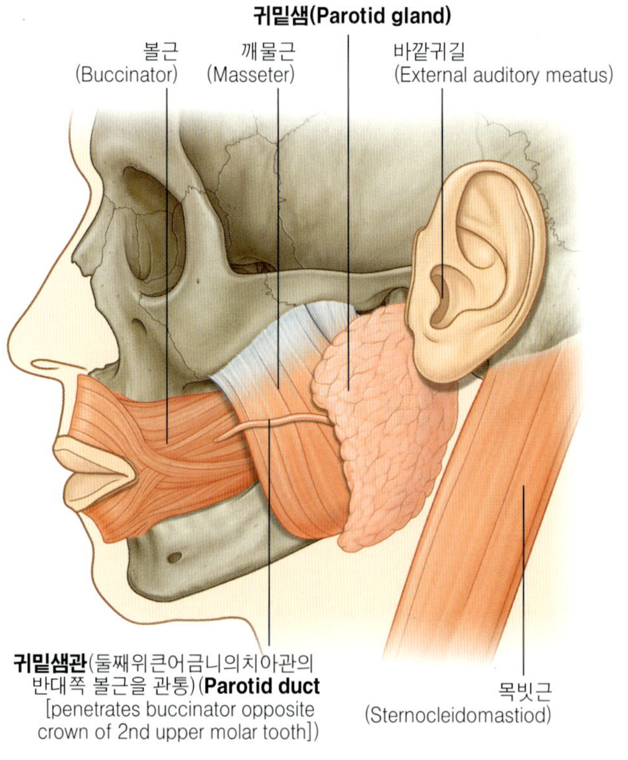

그림 6-18. 귀밑샘.

턱밑샘(악하선, Submandibular glands)

긴 **턱밑샘(submandibular gland)**은 귀밑샘보다 작으나 혀밑샘보다는 크다. 각 턱밑샘은 갈고리 모양이다(그림 6-19A, B):

- 갈고리의 큰 팔은 턱목뿔근 아래의 수평면에서 앞쪽으로 놓여 있기 때문에 구강경계의 바깥면이 된다-턱밑샘의 이 큰 얕은부분(superficial part)은 턱목뿔근 아래에 있는 아래턱뼈 안쪽의 얕은 오목(턱밑샘오목)에 직접 놓인다.
- 턱밑샘 갈고리의 작은 팔(깊은부분, deep part)은 목뿔혀근 뒤모서리를 고리처럼 둘러싸며 목뿔혀근 가쪽면의 혀뿌리 가쪽에 위치한 입안바닥으로 들어가 놓인다.

턱밑샘관(submandibular duct)은 입안에서 턱밑샘 깊은부분 안쪽에서 나와 앞쪽으로 주행하여 혀주름 바닥 옆의 작은 혀밑샘 유두 정점에서 열린다(그림 6-19C, D).

혀신경(lingual nerve)은 턱밑샘관 아래에서 고리를 만들면서 우선 이 관의 가쪽을 가로지른 뒤 안쪽으로 들어가며 입안바닥을 통해 앞안쪽으로 내려간 다음 혀로 올라간다.

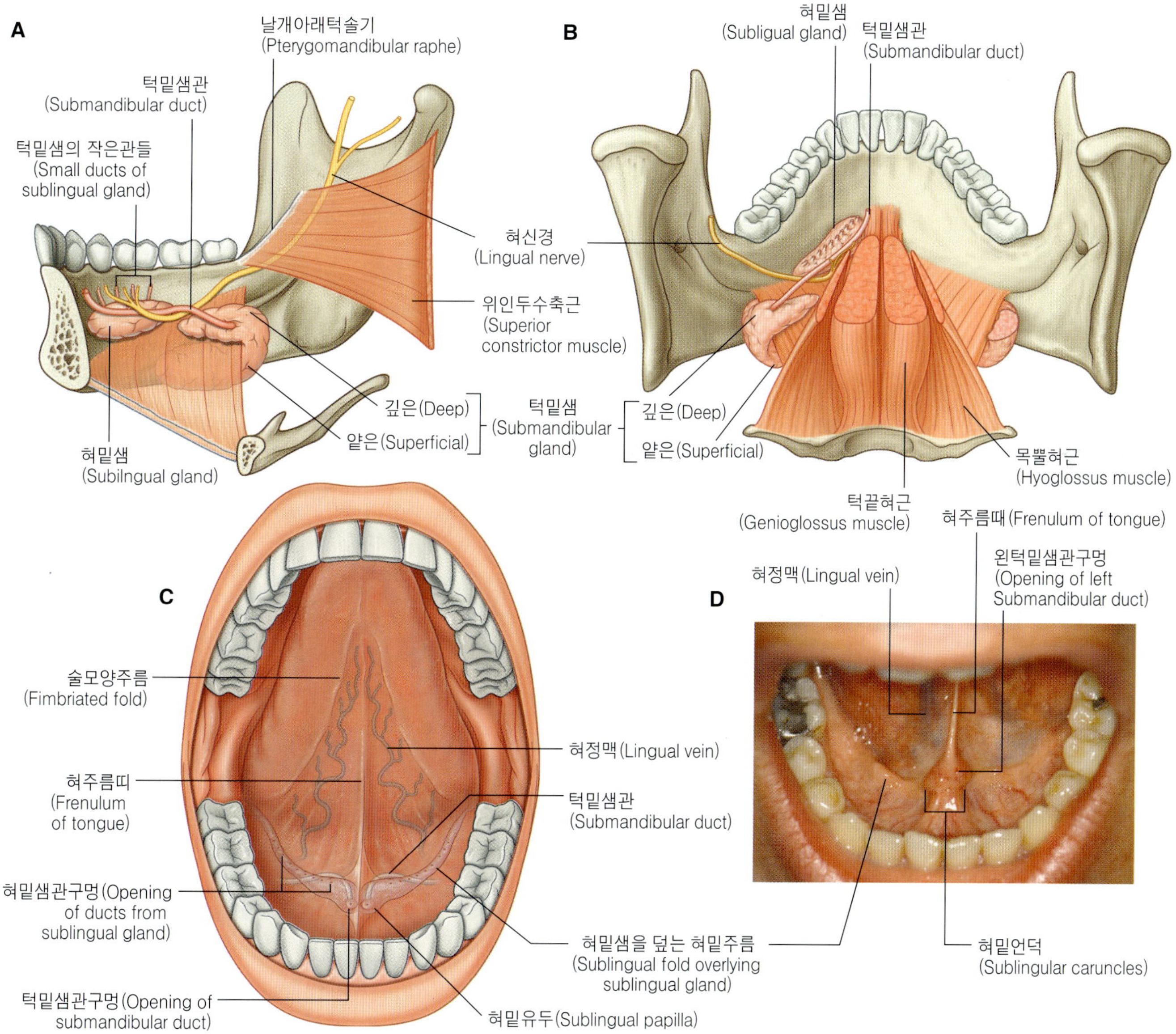

그림 6-19. 턱밑샘과 혀밑샘. A, 안쪽면. B, 뒤면. C, 앞면. D, 앞위면.

혀밑샘(설하선,Sublingual glands)

혀밑샘은 침샘의 세 가지 주요샘 중 가장 작다. 각 샘은 편도 모양이며 턱밑샘관 바로 가쪽에 있고 구강바닥의 혀신경과 함께 있다(그림 6-19).

각 혀밑샘은 아래턱뼈 안쪽면에 있는 턱목뿔근선 앞 1/3 위쪽의 얕은 오목(**혀밑샘오목, sublingual fossa**)에 직접 놓여있다.

혀밑샘의 위모서리는 입안바닥 뒤가쪽에서 중간선 앞쪽의 혀주름 바닥 양쪽에 있는 혀밑샘유두로 뻗은 긴 점막주름(혀밑주름, sublingual fold)을 올린다.

혀밑샘은 혀밑주름 능선으로 다수의 작은 도관을 통해 입안으로 배출된다.

혈관(Vessels)

귀밑샘에 공급하는 혈관은 바깥목동맥과 샘에 인접한 바깥목동맥 가지에서 일어난다. 턱밑샘과 혀밑샘은 얼굴동맥과 혀동맥의 가지에 의해 공급된다.

귀밑샘에서 나온 정맥들은 바깥목정맥(external jugular vein)으로 배출되고, 턱밑샘과 혀밑샘의 정맥은 혀정맥과 얼굴정맥으로 배출된다.

귀밑샘의 림프관은 귀밑샘의 안쪽이나 바깥쪽 림프절로 배출된다. 이 귀밑샘림프절은 이 후 얕은목림프절과 깊은목림프절로 배출된다.

턱밑샘과 혀밑샘의 림프관은 주로 턱밑림프절로 배출된 후 깊은목림프절, 특히 목정맥어깨목뿔근림프절(jugulo-omo-hyoid node)로 배출된다.

신경지배(Innervation)

부교감신경(Parasympathetic)

구강의 모든 침샘의 부교감 신경지배는 그들의 표적 목적지로 가는 위턱신경[V_2]과 아래턱신경[V_3]의 가지들과 합쳐진 얼굴신경[VII]의 가지에 의해 이루어진다.

귀밑샘은 처음에는 혀인두신경[IX]을 타고 오다가 결국 관자아래우묵에서 아래턱신경[V_3]의 가지들과 합쳐지는 혀인두신경의 섬유로부터 부교감신경지배를 받는다(그림 6-20).

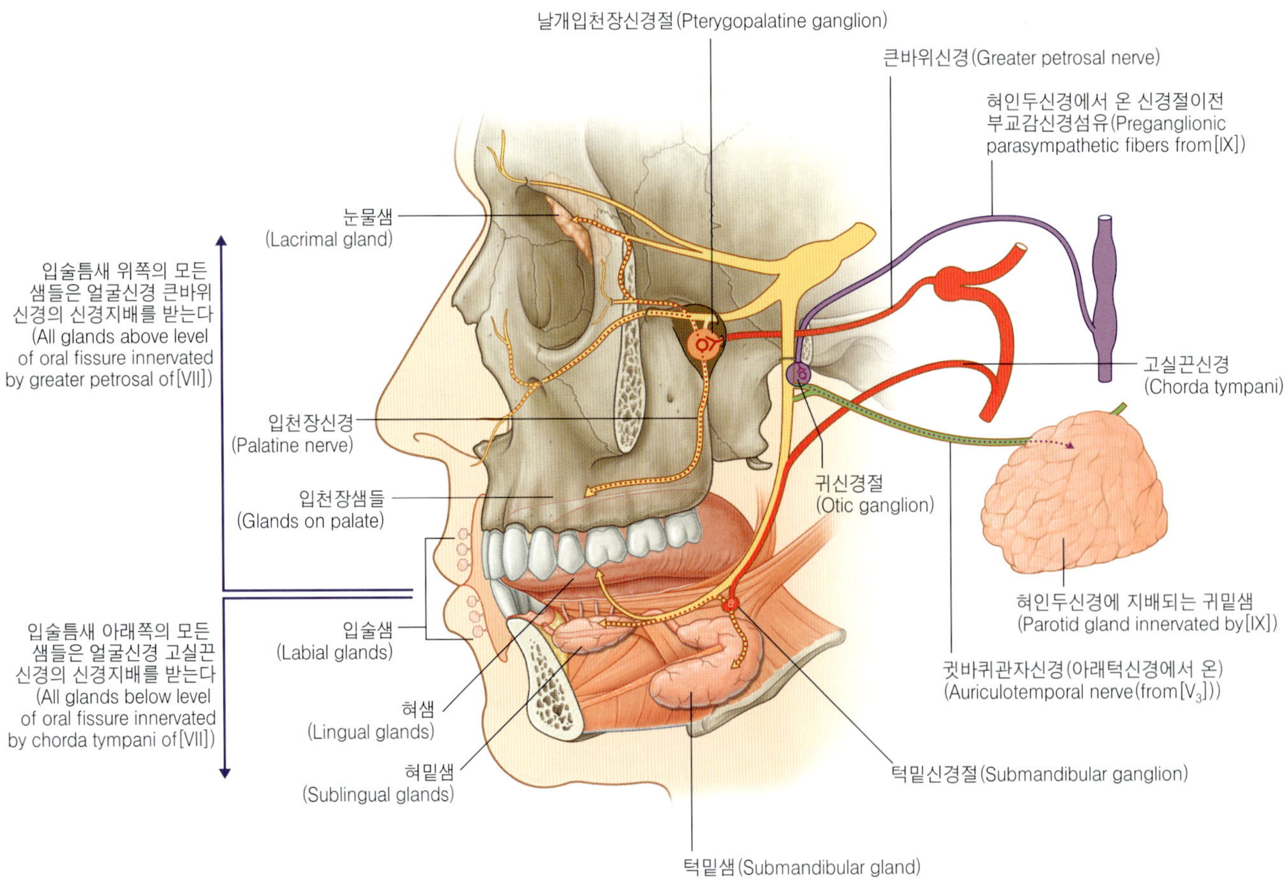

그림 6-20. 침샘의 분비촉진(부교감) 신경지배.

큰바위신경(대추체신경, Greater petrosal nerve)

입술틈새 위쪽에 있는 모든 침샘은 코의 모든 점액샘과 눈확의 눈물샘과 마찬가지로 얼굴신경[VII]의 큰바위신경 가지를 타고 온 부교감신경섬유에 의해 지배된다. 이 신경을 타고 온 신경절이전 부교감신경섬유는 날개입천장오목(pterygopalatine fossa)으로 들어가고 위턱신경[V_2] 가지들 주위에서 형성된 날개입천장신경절에서 신경절이후 부교감신경섬유와 연접한다. 신경절이후 부교감신경섬유는 구강천장이 최종 목적지인 입천장신경과 같은 위턱신경[V_2]의 일반감각 가지와 합쳐진 다음 표적샘에 도달한다.

고실끈신경(고삭신경, Chorda tympani)

구강바닥, 아래입술, 혀에서 작은 샘과 같은 입술틈새 아래의 모든 침샘과 큰 턱밑샘과 혀밑샘은 얼굴신경[VII] 고실끈신경을 타고 온 부교감 신경섬유의 지배를 받는다.

고실끈신경은 관자아래우묵에서 아래턱신경[V_3]의 혀신경과 합쳐진 다음 입안으로 들어간다. 목뿔혀근 바깥쪽에서 신경절이전 부교감신경섬유들은 혀신경 아래면을 떠나 혀신경에 매달린 턱밑신경절에서 신경절이후 부교감신경섬유들과 연접한다(그림 6-21). 신경절이후 부교감신경섬유들은 신경절을 떠나 직접 혀밑샘과 턱밑샘으로 들어가는 갈 때 다른 신경섬유들은 혀신경으로 되돌아가 혀신경 가지와 함께 주행하다가 표적샘으로 들어간다.

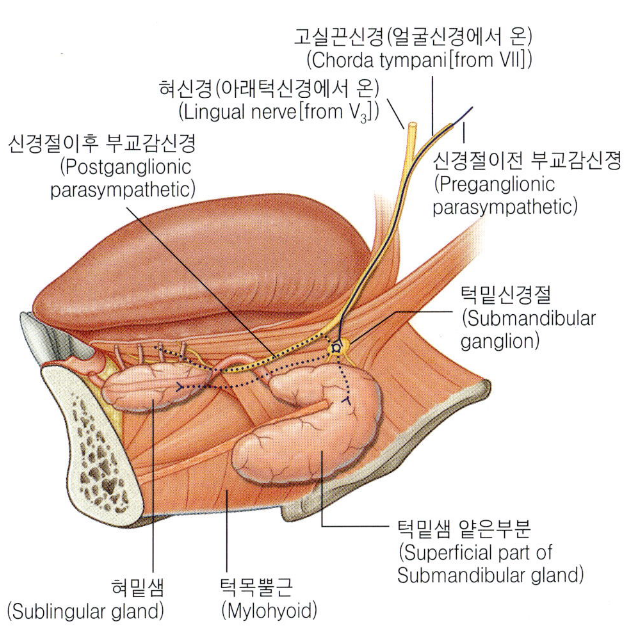

그림 6-21. 고실끈신경을 따라 온 부교감신경의 경로.

구강의 지붕-입천장(Roof-palate)

구강의 지붕(roof)은 두 부분의 입천장(palate)으로 구성된다. 앞쪽의 단단입천장과 뒤쪽의 물렁입천장(그림 6-22).

단단입천장(경구개, Hard palate)

단단입천장은 구강을 코안으로부터 분리시킨다. 단단입천장은 위·아래가 점막으로 덮인 뼈판으로 구성된다:

- 위쪽은 호흡점막으로 덮이며 코안바닥을 형성한다.
- 아래쪽은 입안점막으로 단단하게 덮여있고 입안지붕의 대부분을 형성한다(그림 6-22).

위턱뼈의 입천장돌기(palatine process)는 단단입천장의 앞쪽 3/4를 형성한다. 입천장뼈의 수평판(horizontal plate)은 뒤쪽 1/4를 형성한다.

입안에서 위이틀활은 단단입천장의 앞쪽과 가쪽 경계를 만든다. 뒤쪽에서 단단입천장은 물렁입천장과 이어진다.

입안의 단단입천장 점막은 다수의 **가로입천장주름(transverse palatine fold)(입천장주름, palatine rugae)**과 앞쪽에서 작은 타원형 융기(**앞니유두, incisive papilla**)로 끝나는 정중세로능선(**입천장솔기, palatine raphe**)을 가진다. 앞니유두는 앞니 바로 뒤에 있는 위턱뼈 수평판 사이에서 형성된 앞니오목(incisive fossa)을 덮고 있다.

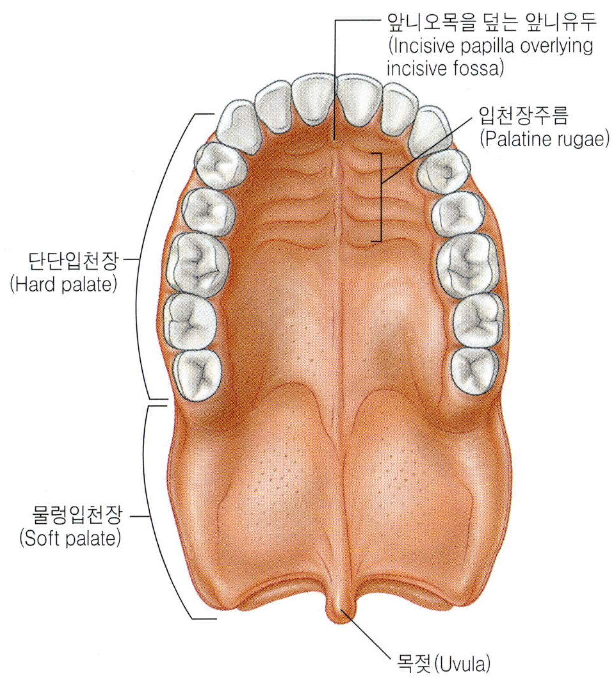

그림 6-22. 입천장.

물렁입천장(연구개, Soft palate)

물렁입천장(그림 6-22)은 단단입천장의 뒤쪽에서 이어지며 판막 작용이 가능하다:

- 내리면 입인두잘룩을 닫는 것을 돕는다.
- 올리면 입인두로부터 코인두를 분리시킨다.

물렁입천장은 네 가지 근육에 의해 형성되고 움직이며, 인두와 입안과 코안를 덮는 점막과 이어진 입천장 점막으로 덮여있다.

물렁입천장의 자유 뒤모서리에 매달린 작은 물방울 모양의 근육돌기가 **목젖(uvula)**이다.

물렁입천장의 근육(Muscles of the soft palate)

양쪽의 다섯 개 근육(표 6-3)이 물렁입천장을 구성하고 움직이게 한다.

이 근육들 중 두 개의 근육인 입천장긴장근(tensor veli palatini)과 입천장올림근(levator veli palatini)이 머리뼈 바닥에서 입천장으로 내려온다.

다른 두 개의 근육인 입천장혀근(palatoglossus)과 입천장인두근(palatopharyngeus)은 혀와 인두에서 입천장으로 각각 올라간다. 마지막 근육인 목젖근(musculus uvulae)은 목젖에 놓여있다.

입천장의 모든 근육들은 아래턱신경[V_3](안쪽날개근으로 가는 신경을 거쳐)의 지배를 받는 입천장긴장근을 제외하고는 미주신경[X]에 의해 지배를 받는다.

입천장긴장근과 입천장널힘줄 (구개범장근과 구개건막, Tensor veli palatini and palatine aponeurosis)

입천장긴장근(tensor veli palatini)은 두 부분으로 구성되어 있다-수직근육부분과 입천장널힘줄을 만드는 수평섬유부분(그림 6-23A).

입천장긴장근의 수직부분(vertical part)은 얇은 삼각형이며 이것의 바닥(base)은 머리뼈에 붙고 이것의 꼭대기(apex)는 아래로 향한다. 바닥은 나비뼈 날개돌기의 뿌리 근처에 있는 배오목(scaphoid fossa)의 안쪽에서 시작된 빗선을 따라 붙어있고, 귀인두관(인두고실관)의 막부분을 따라 가쪽으로 계속 주행하다 나비뼈가시로 간다.

입천장긴장근은 날개돌기의 안쪽판 가쪽면과 인두벽을 따라, 근육섬유들이 모여 작은 힘줄을 만드는 날개갈고리로, 수직으로 내려간다.

힘줄은 날개갈고리 둘레를 안쪽으로 90° 돌아 볼근이 이는 곳을 뚫고, 부채처럼 펼쳐지며 확장되어 근육의 수평섬유부분을 만든다. 이 섬유부분은 중간선을 가로질러 반대쪽에서 온 섬유부분과 함께 입천장널힘줄을 만든다.

입천장널힘줄(palatine aponeurosis)은 앞쪽에서는 단단입천장 모서리에 붙지만 뒤쪽에서는 자유모서리에서 끝나며 부착되지 않는다. 이 넓은 널힘줄은 다른 입천장 근육들이 붙는 물렁입천장의 주요 구조적 요소이다.

표 6-3. 물렁입천장의 근육

근육	이는곳	닿는곳	신경지배	작용
입천장긴장근 (Tensor veli palatini)	나비뼈의 배오목, 귀인두관의 섬유부분, 나비뼈가시	입천장널힘줄	안쪽날개근 가지를 경유하는 아래턱신경[V_3]	물렁입천장을 긴장시킴, 귀인두관을 염
입천장올림근 (Levator veli palatini)	목동맥관 구멍 앞쪽의 관자뼈의 바위부분	입천장널힘줄의 위면	인두얼기의 인두가지를 경유하는 미주신경[X]	단지 중립위치에서 물렁입천장을 올림
입천장인두근 (Palatopharyngeus)	입천장널힘줄의 위면	인두벽	인두얼기의 인두가지를 경유하는 미주신경[X]	물렁입천장을 내림, 입천장 인두활을 중간선쪽으로 이동시킴, 인두올림
입천장혀근 (Palatoglossus)	입천장널힘줄의 아래면	혀의 가쪽 모서리	인두얼기의 인두가지를 경유하는 미주신경[X]	입천장 내림, 입천장혀활을 정중선쪽으로 이동시킴, 혀의 뒤를 올림
목젖근 (Musculus uvulae)	단단입천장의 뒤코가시	목젖의 결합조직	인두얼기의 인두가지를 경유하는 미주신경[X]	목젖을 올리고 뒤로당김, 물렁입천장의 중심부위를 두껍게 함

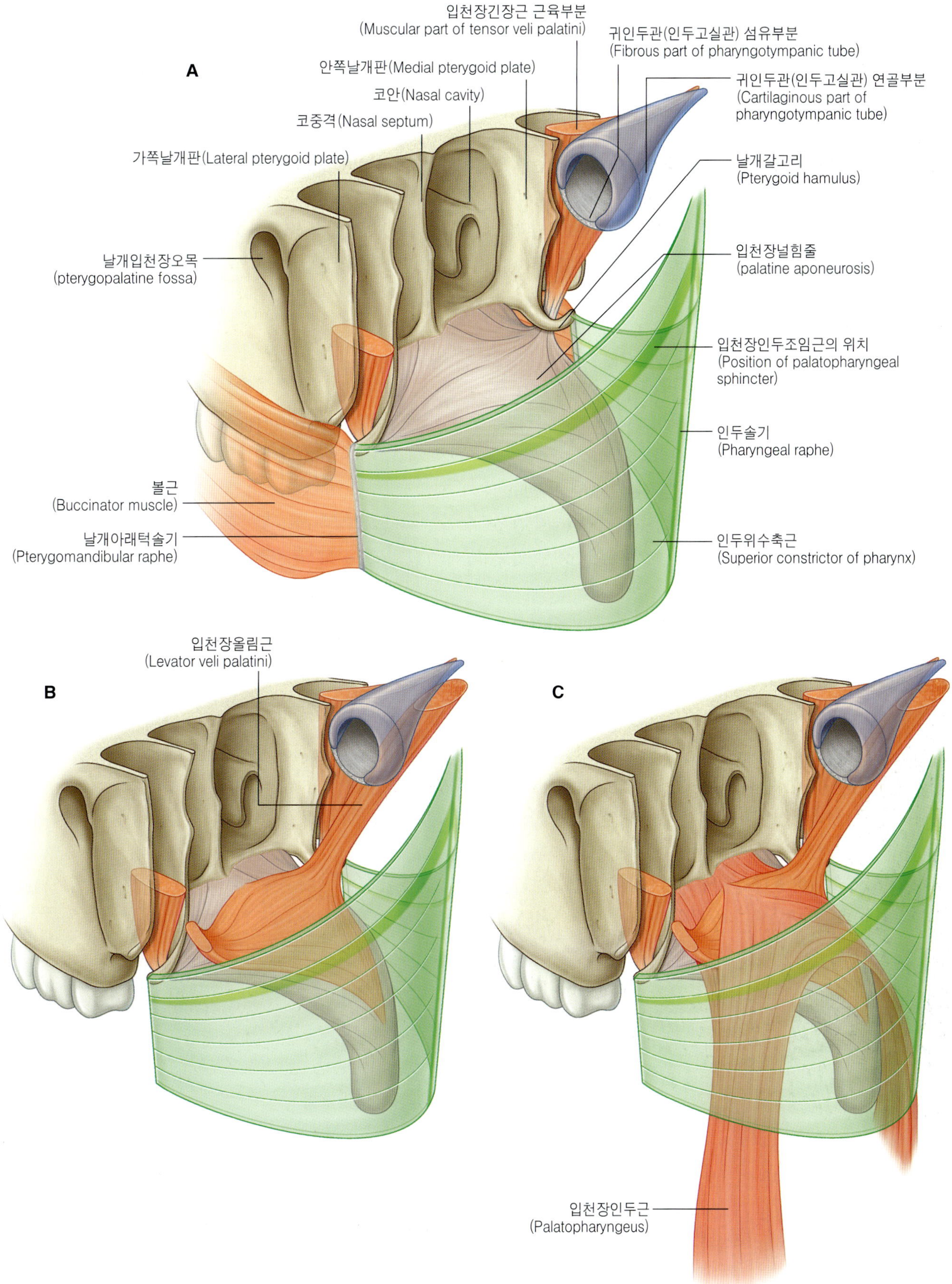

그림 6-23. A, 입천장긴장근과 입천장널힘줄. B, 입천장올림근. C, 입천장인두근.

입천장긴장근은:

- 물렁입천장을 긴장시켜(단단하게 만들어) 입천장에 붙는 다른 근육들이 더욱 효과적으로 작용할 수 있게 한다.
- 귀인두관(인두고실관)의 막부분 위쪽에 부착되어 있어 하품을 하거나 삼키는 동안 입천장이 움직여 귀인두관을 연다.

입천장긴장근은 아래턱신경[V_3]에서 나온 안쪽날개근신경에 의해 지배받는다.

입천장올림근(구개거근, Levator veli palatini)

입천장올림근은 머리바닥에서 일어나 입천장널힘줄 위면으로 내려온다(그림 6-23B). 머리뼈에서, 이 근육은 목동맥관 입구 바로 앞에 있는 관자뼈 바위부분의 거친부분에서 일어난다. 일부 섬유들은 또한 귀인두관의 인접부위에서 일어난다.

입천장올림근은 인두벽의 근막을 통해 앞아래쪽으로 주행하고, 귀인두관 안쪽을 지나 입천장널힘줄에 닿는다. 근육섬유들은 반대쪽의 입천장올림근 근육섬유들과 함께 중간선에서 섞인다.

입천장긴장근과 달리, 입천장올림근은 날개갈고리 주위를 지나지 않으나, 머리뼈 바닥에서 직접 입천장널힘줄 위면으로 간다. 그렇기 때문에 입천장올림근은 중립위치에서 입천장을 올리고, 코인두와 입인두 사이의 인두잘록(pharyngeal isthmus)을 닫는다.

입천장올림근은 인두가지를 인두신경얼기로 보내는 미주신경[X]에 의해 지배된다. 임상적으로, 환자에게 '아' 라고 말해보라고 요구함으로써 입천장올림근을 검사할 수 있다. 양쪽 근육이 기능적으로 정상이면 중간선에서 입천장은 고르게 올라간다. 만약 한쪽 근육이 기능적으로 비정상이면 입천장은 비정상적인 쪽으로부터 멀리 벗어난다.

입천장인두근(구개인두근, Palatopharyngeus)

입천장인두근은 입천장널힘줄 위면에서 일어나서, 이 널힘줄의 모서리를 넘어 뒤가쪽으로 내려가 하나의 인두벽 세로근이 된다(그림 6-23C). 입천장인두근은 입천장올림근에 의해 분리된 평평한 두 개의 판에 의해 입천장널힘줄로 부착된다. 이 두 판의 더 앞쪽과 가쪽은 입천장널힘줄처럼 단단입천장의 뒤모서리에 부착된다.

두 개의 입천장인두근은 양쪽에서, 입인두벽의 **입천장인두활**(palatopharyngeal arch) 밑에 놓여있다. 입천장인두근은 입안을 통해 앞에서 보았을 때 **입천장혀활**(palatoglossal arch)로 뒤쪽과 안쪽으로 놓여있다(그림 6-24).

양쪽에서 목구멍편도는 가쪽 입인두벽의 입천장인두활과 입천장혀활 사이에 있다.

입천장인두근은:

- 입천장을 내리고 커튼처럼 중간선쪽으로 입천장인두활을 움직인다. 이 두 작용은 입인두잘룩을 닫는 것을 돕는다.
- 삼키는 동안 인두를 올린다.

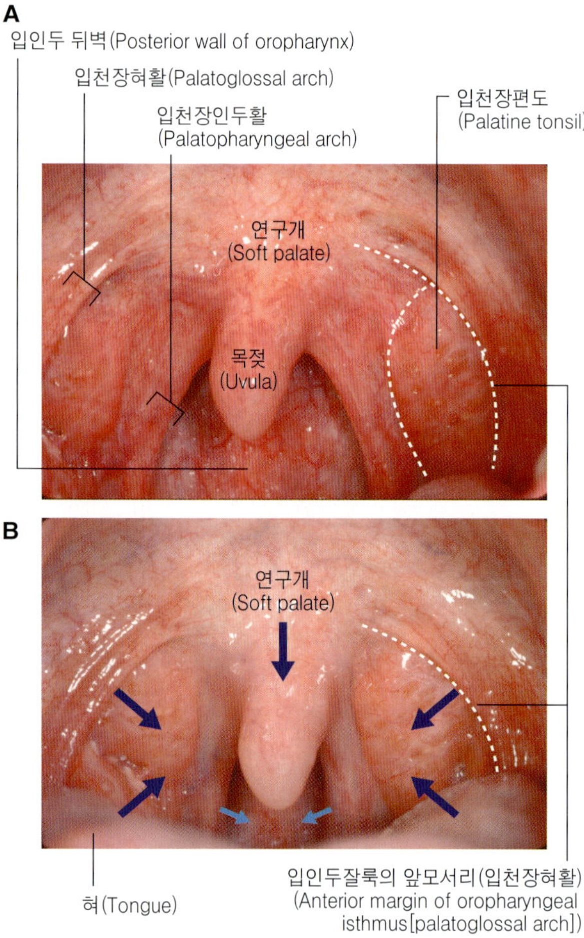

입인두잘룩을 닫는 작용
- 입천장혀활의 안쪽아래 움직임
- 입천장인두활의 안쪽아래 움직임
- 혀의 위 움직임
- 물렁입천장의 아래앞쪽 움직임

그림 6-24. 열린입의 물렁입천장. A, 열린 입인두잘룩. B, 닫힌 입인두잘룩.

입천장인두근은 인두신경얼기로 가는 인두가지를 통해 미주신경[X]에 의해 지배된다.

입천장혀근(구개설근, Palatoglossus)

입천장혀근은 입천장널힘줄의 아래(입안면)에서 일어나며 앞쪽과 아래쪽을 주행하여 혀의 가쪽면에 닿는다(그림 6-25A).

입천장혀근은 입천장혀활의 점막주름 밑에 놓여있다. 양쪽에 하나씩 있는 이 입천장혀활은 입천장인두활의 가쪽과 앞쪽에 있으며 입인두잘룩의 가쪽모서리를 만든다(그림 6-24).

목구멍편도는 가쪽 입인두벽의 입천장혀주름과 입천장인두주름사이에 있다.

입천장혀근은 입천장을 내리고, 커튼과 같이 중간선쪽으로 입천장혀활을 이동시키고, 혀의 뒤쪽을 올린다. 이런 작용은 입인두잘룩을 닫는 것을 돕는다.

입천장혀근은 인두신경얼기로 가는 인두가지를 통해 미주신경[X]의 지배를 받는다.

목젖근(구개수, Musculus uvulae)

목젖근은 단단입천장 뒤모서리의 코뒤가시에서 일어나서, 입천장널힘줄의 등쪽면을 넘어 뒤쪽으로 직접 주행하여 목젖 점막밑의 결합조직에 닿는다(그림 6-25). 목젖근은 입천장올림근 부착부의 위쪽에 있는 입천장인두근의 두 판 사이로 지나간다. 중간선을 따라 목젖근은 반대쪽 목젖근과 합쳐진다.

목젖근은 목젖를 올리고 뒤로 당긴다. 이 작용은 물렁입천장 중심부를 두꺼워지게 하고, 코인두와 입인두 사이의 인두잘룩을 입천장올림근이 닫는 것을 돕는다.

목젖근은 인두신경얼기로 가는 인두가지를 통해 미주신경[X]의 지배를 받는다.

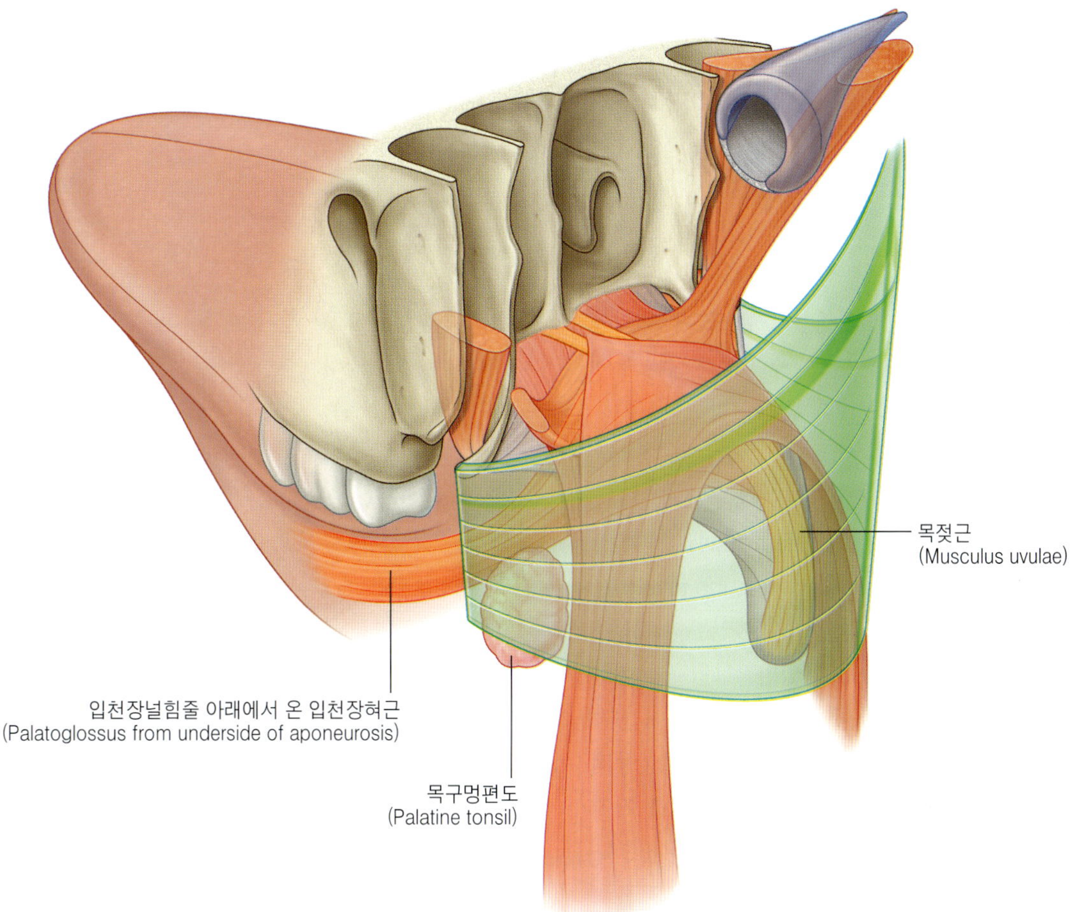

그림 6-25. 입천장혀근과 목젖근.

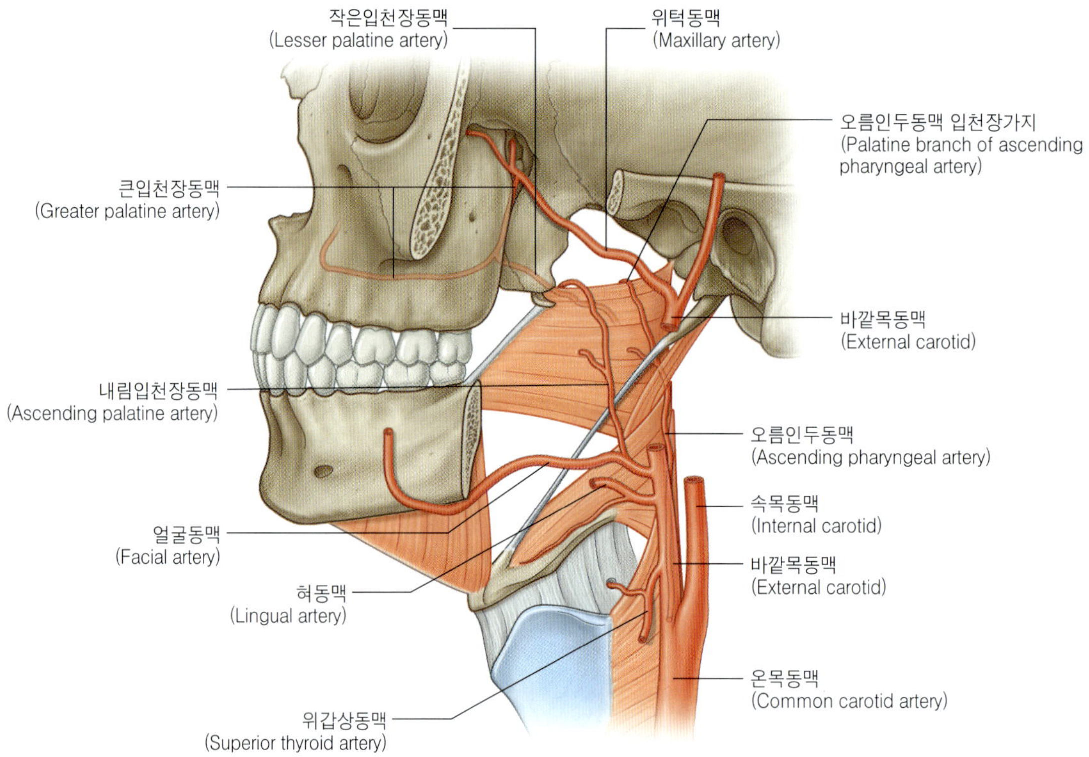

그림 6-26. 입천장의 동맥들.

혈관(Vessels)

동맥(Arteries)

입천장의 동맥에는 위턱동맥의 큰입천장가지, 얼굴동맥의 오름입천장동맥과 오름인두동맥의 입천장가지가 있다. 위턱동맥, 얼굴동맥, 오름인두동맥은 모두 바깥목동맥에서 나와 목에 분포하는 가지들이다(그림 6-26).

오름입천장동맥과 입천장가지(상행구개동맥과 구개지, Ascending palatine artery and palatine branch)

얼굴동맥의 **오름입천장동맥(ascending palatine artery)**은 인두의 바깥면을 따라 올라간다. 입천장가지는 인두의 위인두수축근 꼭대기를 넘어 안쪽으로 꺾이고, 입천장올림근과 함께 인두막을 뚫고 입천장올림근을 따라 물렁입천장으로 들어간다.

오름인두동맥의 **입천장가지(palatine branch)**는 얼굴동맥에서 나온 오름입천장동맥의 입천장가지와 같은 경로를 가지며, 이 혈관과 대체될 수 있다.

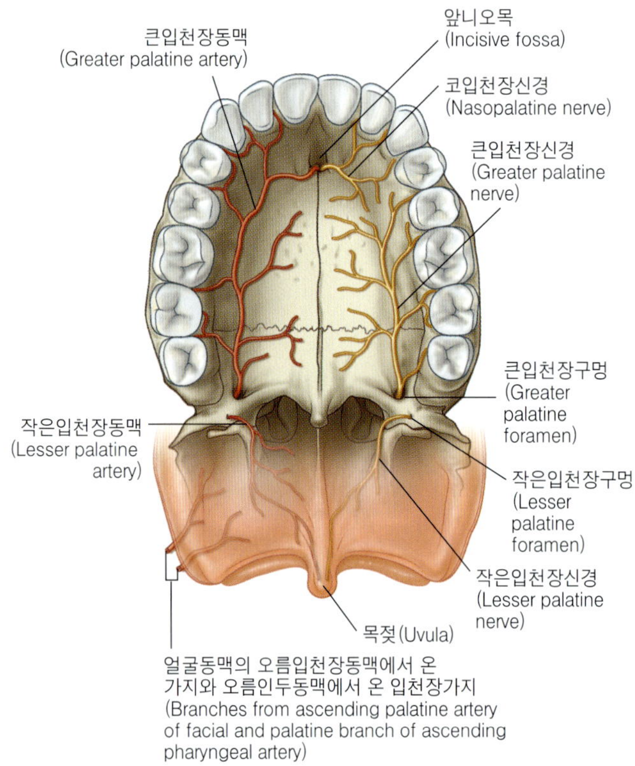

그림 6-27. 입천장 신경과 동맥.

큰입천장동맥(대구개동맥, Greater palatine artery)

큰입천장동맥은 날개입천장오목에서 위턱동맥으로부터 분지한다. 이 동맥은 입천장관(palatine canal)으로 내려와 작은

입천장가지(lesser palatine branch)를 내고, 큰입천장구멍을 통해 단단입천장 아래면으로 주행한다(그림 6-27). 큰입천장동맥은 단단입천장 앞쪽으로 나아가다, 앞니관을 통해 위쪽 올라가며 입천장을 떠나서 이 동맥이 끝나는 코안 안쪽벽으로 들어간다. 큰입천장동맥은 단단입천장의 주요 동맥이다. 이 동맥은 또한 입천장 잇몸(palatal gingiva)에도 혈액을 공급한다. 작은입천장가지는 큰입천장구멍의 뒤쪽에 있는 작은입천장구멍을 통과하여 물렁입천장에 혈액을 공급한다.

정맥(Veins)

입천장에서 나온 정맥은 일반적으로 동맥을 따라 흐르고 최종적으로 관자아래우묵에 있는 날개근정맥얼기로 배출되거나, 목구멍편도 근처에 있는 정맥그물로 들어가서 인두정맥얼기 배출되거나 또는 직접 얼굴정맥으로 배출된다.

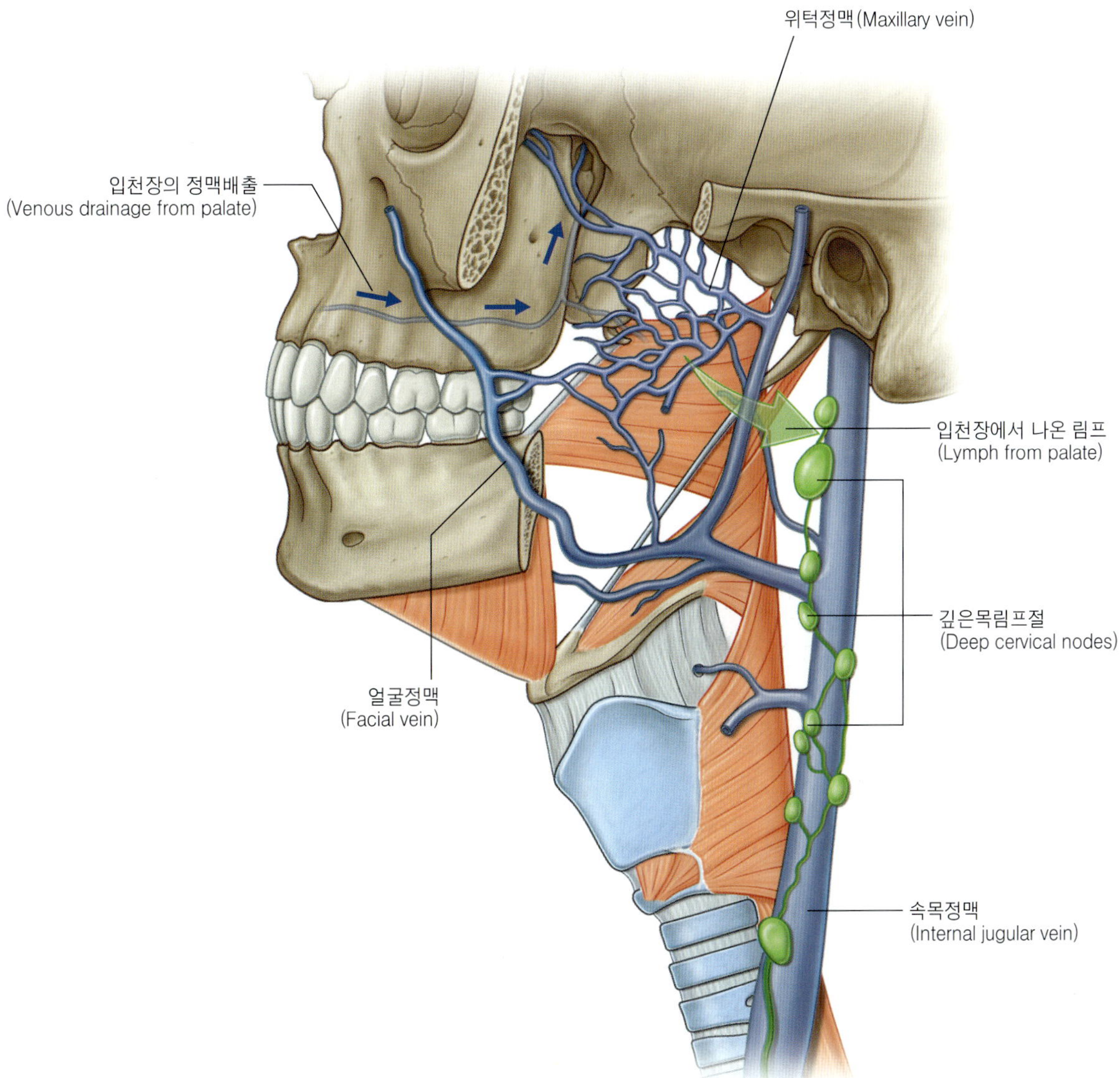

그림 6-28. 입천장의 정맥과 림프배출.

림프관(Lymphatics)

입천장의 림프관들은 깊은목림프절로 배출된다(그림 6-28).

신경지배(Innervation)

입천장은 큰 · 작은입천장신경(greater and lesser palatine nerves)과 코입천장신경(nasopalatine nerve)에 의해 지배된다(그림 6-27, 6-29). 일반감각섬유는 날개입천장오목에서 위턱신경(V_2)으로부터 나온 모든 이 신경들에 의해 전달된다.

얼굴신경 가지에서 나온 부교감신경섬유(샘으로 가는)와 특수날섬유(물렁입천장에서 맛을 느끼는)는 첫째가슴척수(T1)에서 나와 교감신경(주로 혈관으로 가는) 역할을 하는 날개입천장오목의 신경들과 합쳐진다.

큰 · 작은입천장신경(대 · 소구개신경, Greater and lesser palatine nerves)

큰 · 작은입천장신경은 날개입천장오목과 입천장관을 통해 내려가 입천장에 도달한다:

- 큰입천장신경은 큰입천장구멍을 통과하여 앞쪽으로 돌아 단단입천장과 첫째작은어금니의 잇몸에 혈액을 공급한다.
- 작은입천장신경은 뒤안쪽으로 가서 물렁입천장에 혈액공급을 한다.

코입천장신경(비구개신경, Nasopalatine nerve)

코입천장신경도 또한 날개입천장오목에서 시작되지만 안쪽을 지나 콧구멍으로 들어간다. 이 신경은 코안지붕 위를 넘어 안쪽을 주행하여 안쪽벽으로 가고, 그런 후에 앞쪽으로 비스듬히 내려가 앞쪽 바닥면에 있는 앞니관에 도달한 뒤 앞니관과 앞니오목을 통과해 내려가서 단단입천장의 아래면에 도착한다.

코입천장신경은 앞니와 송곳니 근처의 잇몸과 점막에 분포한다.

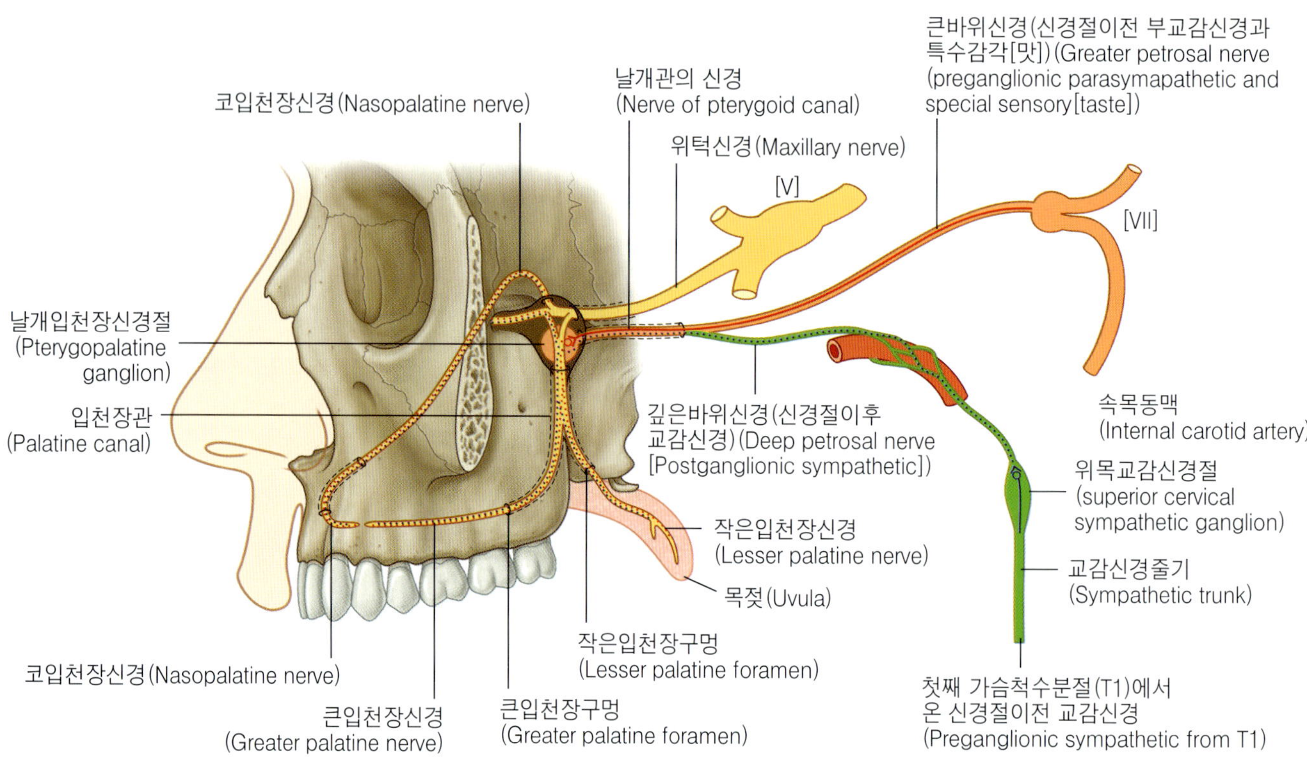

그림 6-29. 입천장의 신경지배.

입술틈새와 입술 (구열과 구순, Oral fissure and lip)

입술틈새(oral fissure)는 입안 안뜰(oral vestibule)과 바깥을 이어주는 입술 사이에 있는 틈과 같은 구멍이다(그림 6-30). 그것은 열고 닫을 수 있으며, 입술과 입술 주위에 있는 얼굴 표정근의 작용이나 아래턱뼈(아래턱)의 움직임에 따라 모양을 바꿀 수 있다.

입술(lip)은 주로 연조직으로 구성되어 있다(그림 6-30B). 입술의 안쪽은 입안점막으로 덮여 있으며 바깥쪽은 피부로 덮여져 있다. 입술의 바깥쪽에는 얼굴을 덮는 두꺼운 피부가 입술 모서리를 덮는 얇은 피부로 이행하는 부위가 있으며 입술의 깊은면에 있는 입안점막과 이어진다.

혈관들이 피부가 얇은 부위의 표면 가까이에 있기 때문에 입술 모서리를 덮는 주홍가장자리(홍순연, vermilion border)가 생겨나게 된다.

위입술은 바깥면에서 높아진 두 개의 피부능선사이에 낀 얕은 수직고랑(**인중, philtrum**)을 갖는다. 인중과 능선은 태생학적으로 안쪽 코돌기의 융합에 의해 형성된다.

양쪽 입술 안쪽면에서 점막주름(**정중입술주름띠, median labial frenulum**)은 입술과 잇몸을 이어준다.

입술은 입둘레근, 신경혈관조직과 입술샘(labial gland)에 둘러 싸여 있다. 작은 땅콩모양의 입술샘은 근육조직과 입안점막 사이에 있고 입안 안뜰로 열려 있다.

많은 얼굴 표정근들이 입술틈새의 모양과 크기를 조절한다. 이들 중 가장 중요한 것은 입둘레근(orbicularis oris muscle)으로서, 입술틈새를 둘러싸며 조임근 역할을 한다. 많은 다른 얼굴 표정근들이 입둘레근이나 입술의 다른 조직과 합쳐져서 입술틈새를 열거나 모양을 조절한다. 이에 해당되는 근육들은 볼근, 위입술올림근, 큰광대근, 작은광대근, 입꼬리올림근, 아래입술내림근, 입꼬리내림근 및 넓은목근이다.

목구멍잘룩 (구협, Oropharyngeal isthmus)

목구멍잘룩은 입안과 입인두사이의 구멍이다(그림 6-24 참조). 목구멍잘룩은 다음과 같이 형성된다:

- 가쪽은 입천장혀활.
- 위쪽은 물렁입천장.
- 아래쪽은 혀를 입안면(앞 2/3)과 인두면(뒤 1/3)으로 나누는 분계고랑.

혀 뒷면을 올리고, 입천장을 내리고, 입천장혀활을 안쪽으로 움직여 중간선쪽을 향하게 하면 입인두잘룩은 닫혀 진다. 입천장혀활의 안쪽과 뒤쪽에 있는 입천장인두활을 안쪽으로 움직여도 역시 입인두잘룩은 닫힌다. 입인두잘룩이 닫히면 호흡시 입안에 음식물이나 음료수를 담아 둘 수 있다.

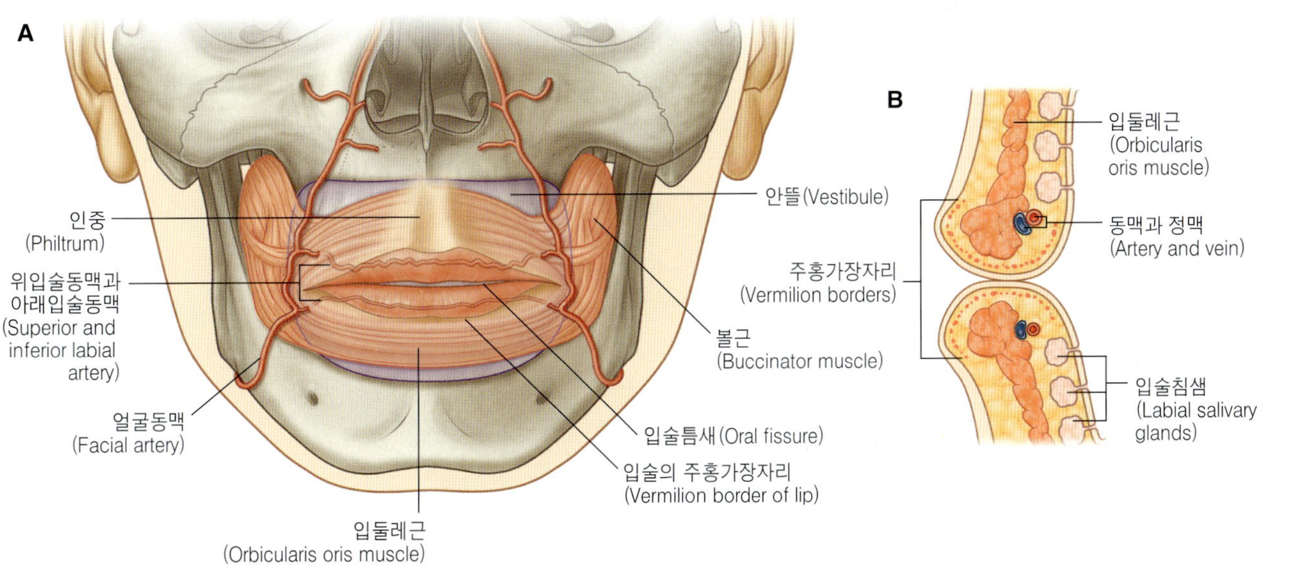

그림 6-30. 입술틈새와 입술. A, 앞면. B, 가쪽면.

이와 잇몸
(치아와 치은, Teeth and gingivae)

치아(teeth)는 아래쪽의 아래턱뼈와 위쪽의 위턱뼈 위에 위치한 두 개의 돌출된 뼈활(이틀활, alveolar arch)에 있는 소켓(이틀, alveolus)에 부착되어 있다. 만약 치아가 제거된다면 이틀뼈는 흡수되고 이틀활은 사라지게 된다.

잇몸(gingiva, gum)은 치아를 둘러싸고 이틀뼈의 인접한 구역을 덮는 입안 점막의 특별한 구역이다.

치아는 형태, 위치 및 기능을 기초로 여러 다른 유형으로 분류된다(그림 8-264A).

성인에게는 32개의 치아가 있으며, 위턱에 16개, 아래턱에 16개가 있다. 양쪽 위턱뼈활과 아래턱뼈활의 한쪽면에 각각 두 개의 앞니, 한 개의 송곳니, 두 개의 작은어금니, 세 개의 큰어금니가 있다.

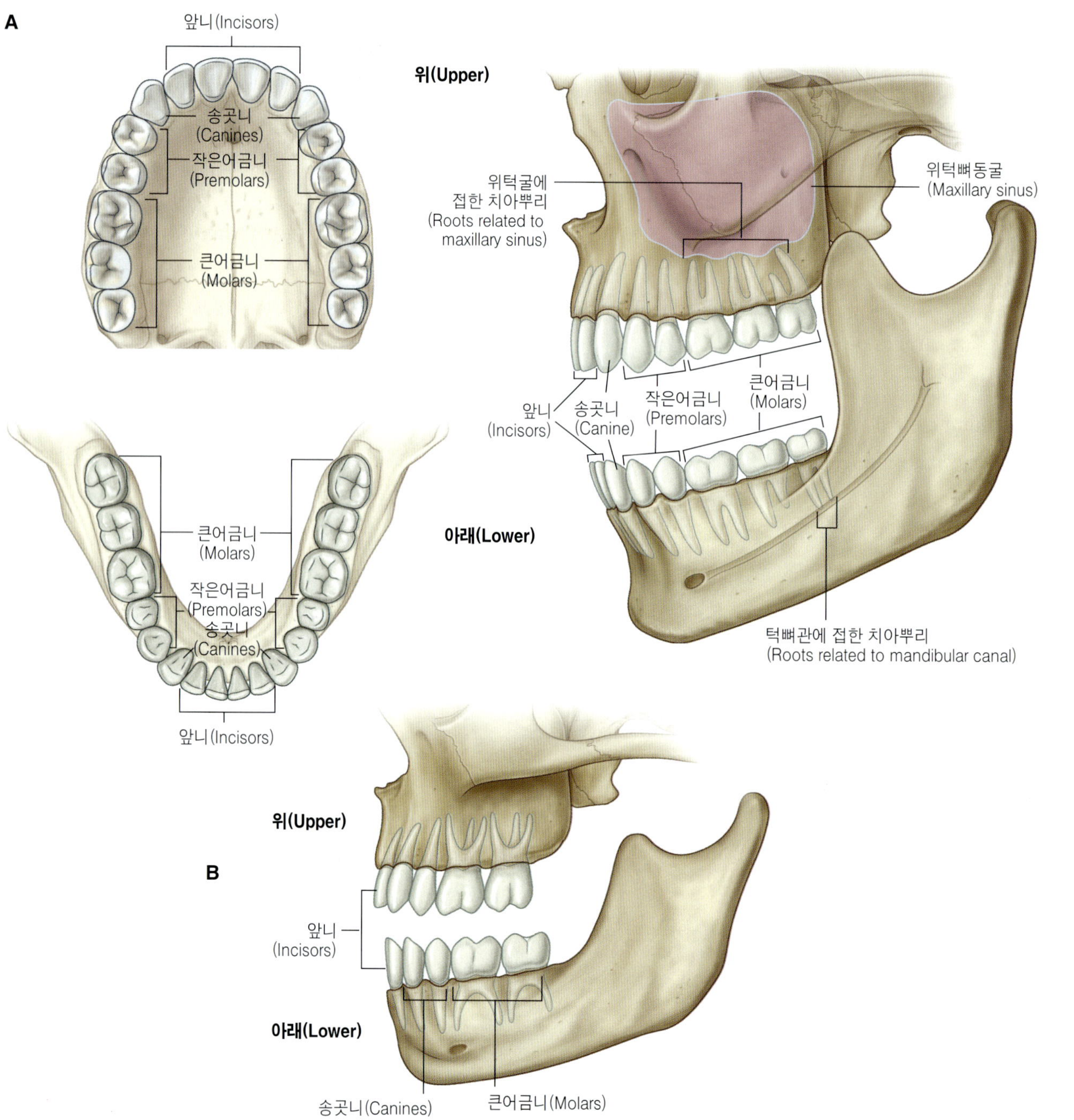

그림 6-31. 치아. A, 성인 위와 아래 영구치. B, 유치

- **앞니(절치, incisor teeth)**는 '앞쪽의 치아'이며 한 개의 치아뿌리(root)와 '자르는' 끌 모양의 치아관(crown)을 갖고 있다.
- **송곳니(견치, canine)**는 앞니의 뒤쪽에 있는 가장 긴 치아이며 '붙잡는' 한 개의 교두(dental cusp)로 된 치아관을 가지고 있다.

- **작은어금니(소구치, premolar teeth**, bicusps)는 치아의 뺨쪽과 혀쪽 또는 입천장쪽에 하나 씩 두 개의 치아관을 갖고 있으며, 일반적으로 한 개의 치아뿌리를 갖고(하지만 송곳니의 이웃에 있는 첫째 작은어금니는 두 개일 수 있다), 그리고 '음식을 가는' 역할을 한다.
- **큰어금니(대구치, molar teeth)**는 작은어금니 뒤에 있으며 세 개의 치아뿌리와 3~5개의 교두(cusp)가 있고 '음식을 가는' 역할을 한다.

인간의 치아 발달과정에서 연속적으로 한 쌍을 이루는 것은 탈락치아(젖니, 유치)(deciduous teeth, 'baby' teeth, primary teeth)(그림 6-31B)와 영구치(간니)(permanent teeth, 'adult' teeth)이다. 탈락치아(젖니)는 생후 6개월~2년 사이에 잇몸에서 돋아난다. 영구치(간니)는 6세 경에 돋아나기 시작하여 젖니와 대체되고 성인기에도 지속적으로 돋아난다.

20개의 유치(젖니)는 두 개의 앞니, 한 개의 송곳니와 두 개의 큰어금니로 구성되며, 위턱과 아래턱의 양쪽면에 놓여있다. 이 치아들은 영구치아의 앞니, 송곳니 및 작은어금니로 대체된다. 영구치의 큰어금니는 탈락치아 큰어금니 뒤쪽에서 돋아남으로 이들이 놓일 공간을 조절하기 위해 턱은 앞쪽으로 길어져야 한다.

혈관(Vessels)

동맥(Arteries)

모든 치아는 위턱동맥(maxillary artery)에서 혈관 가지에 의해 직접 또는 간접적으로 혈액 공급을 받는다.

아래이틀동맥(하치조동맥, Inferior alveolar artery)

모든 아랫니는 아래관자우묵에 있는 위턱동맥에서 일어난 **아래이틀동맥(inferior alveolar artery)**으로부터 혈액공급을 받는다. 이 혈관은 아래턱뼈의 턱뼈관(mandibular canal)으로 들어가 뼈에 혈액을 공급하고 나아가 더 뒤쪽의 치아에 혈액을 공급한 다음 첫째작은어금니의 맞은편에서 **앞니가지**

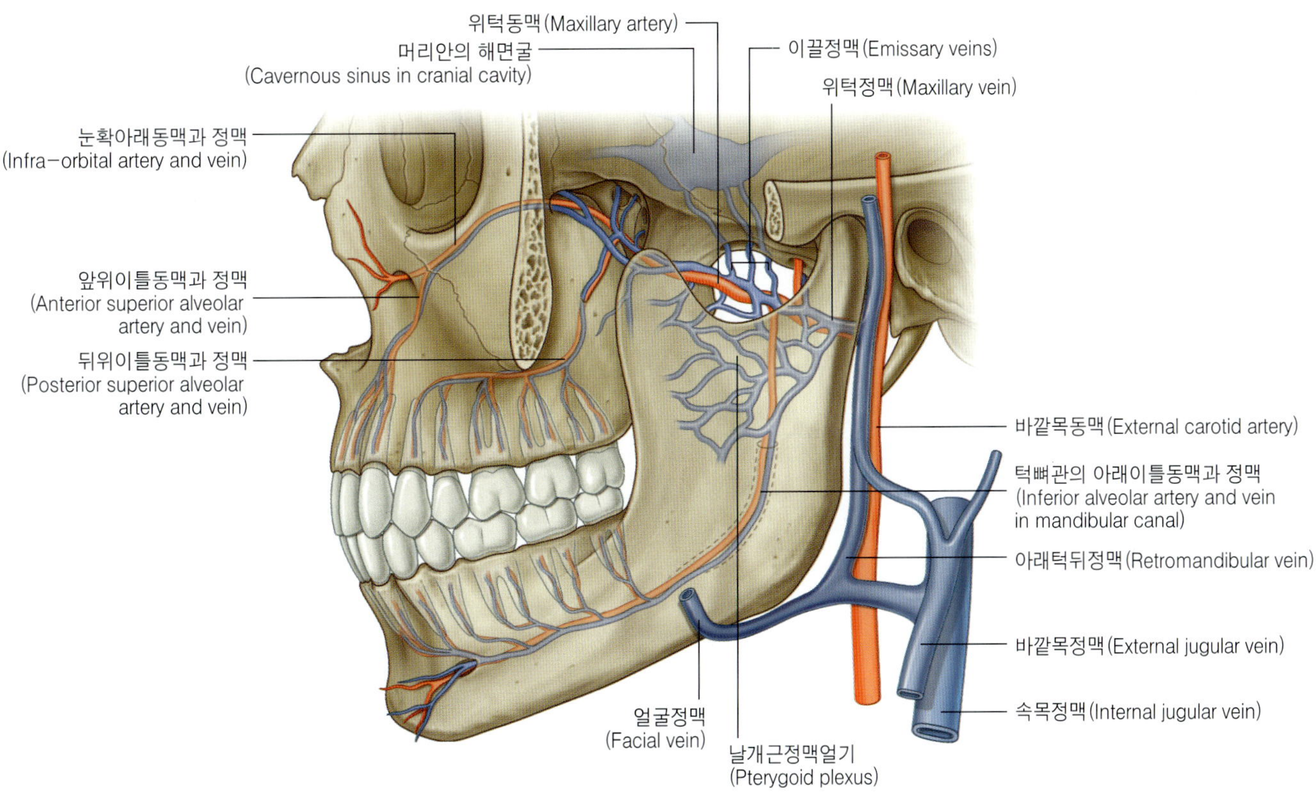

그림 6-32. 치아의 동맥과 정맥.

(incisor branch)와 **턱끝가지**(mental branch)로 나뉘게 된다. 앞니가지가 뼈속을 지나며 앞쪽의 치아와 인접한 구조에 혈액 공급을 하는 동안, 턱끝가지는 턱끝에 혈액을 공급하기 위해 턱끝구멍(mental foramen)에서 빠져 나온다.

앞 · 뒤위이틀동맥(전 · 후상치조동맥, Anterior and posterior superior alveolar arteries)

모든 윗니는 앞 · 뒤위이틀동맥으로부터 혈액공급을 받는다.

뒤위이틀동맥(posterior superior alveolar artery)은 위턱동맥이 날개입천장오목(pterygopalatine fossa)으로 들어가자마자 위턱동맥은 날개위턱틈새를 통해 이 오목에서 빠져 나온다. 위턱뼈의 뒤가쪽면을 따라 내려가며, 가지를 내고 뼈에 난 작은 관으로 들어가 큰어금니와 작은어금니에 혈액을 공급한다.

앞위이틀동맥(anterior superior alveolar artery)은 날개입천장오목에 있는 위턱동맥에서 나온 눈확아래동맥(infraorbital artery)에서 일어난다. 눈확아래동맥은 눈확아래틈새를 통해 날개입천장오목을 빠져 나가 눈확바닥의 아래눈확고랑과 관으로 들어간다. 앞위이틀동맥은 눈확아래관에 있는 눈확아래동맥에서 일어난다. 이 동맥은 뼈를 통과하여 송곳니와 앞니에 분포하는 가지를 낸다.

잇몸의 혈액공급(Gingival supply)

잇몸은 여러 혈관에 의해 공급받으며 각 치아에 붙어 있는 잇몸의 위치에 따라 공급하는 혈관이 정해져 있다-잇몸은 입안안뜰 또는 볼을 향하거나(안뜰쪽 또는 볼쪽), 혀나 입천장을 향한다(혀쪽 또는 입천장쪽):

- 아랫니의 볼쪽잇몸(buccal gingiva)은 아래이틀동맥의 가지를 받지만 혀쪽잇몸(lingual gingiva)은 혀동맥의 가지를 받는다.
- 윗니의 볼쪽잇몸은 앞 · 뒤위이틀동맥의 가지를 받는다.
- 입천장잇몸(palatine gingiva)은 코입천장동맥(앞니와 송곳니)과 큰입천장동맥(작은어금니와 큰어금니)의 가지를 받는다.

정맥(Veins)

윗니와 아랫니의 정맥은 일반적으로 동맥을 따라 흐른다(그림 6-32).

아랫니에서 온 아래이틀정맥과 윗니에서 온 위이틀정맥은 대부분 관자아래우묵에 있는 날개근정맥얼기(pterygoid plexus of veins)로 배출되지만, 앞쪽치아에서 온 정맥들은 얼굴정맥으로 배출될 수 있다.

날개근정맥얼기는 주로 위턱정맥으로 들어가 결국 아래턱뒤정맥과 목정맥계통으로 배출된다. 이 밖에도, 작은 교통혈관들이 정맥얼기에서 위로 올라가 머리뼈 바닥의 이끌정맥구멍(도출정맥공, emissary foramina)을 통하여 머리안으로 들어가 해면굴과 연결된다. 치아의 감염은 이러한 작은 이끌정맥을 통해 머리안으로 파급될 수 있다.

치아의 정맥은 또한 턱끝구멍을 지나 얼굴정맥과 연결되기도 한다.

잇몸의 정맥도 동맥을 따르고 일반적으로 얼굴정맥으로 배출되거나 날개근정맥얼기로 배출된다.

림프관(Lymphatics)

치아와 잇몸에서 온 림프관은 턱밑림프절과 턱끝밑림프절, 그리고 깊은목림프절로 배출된다(그림 6-33).

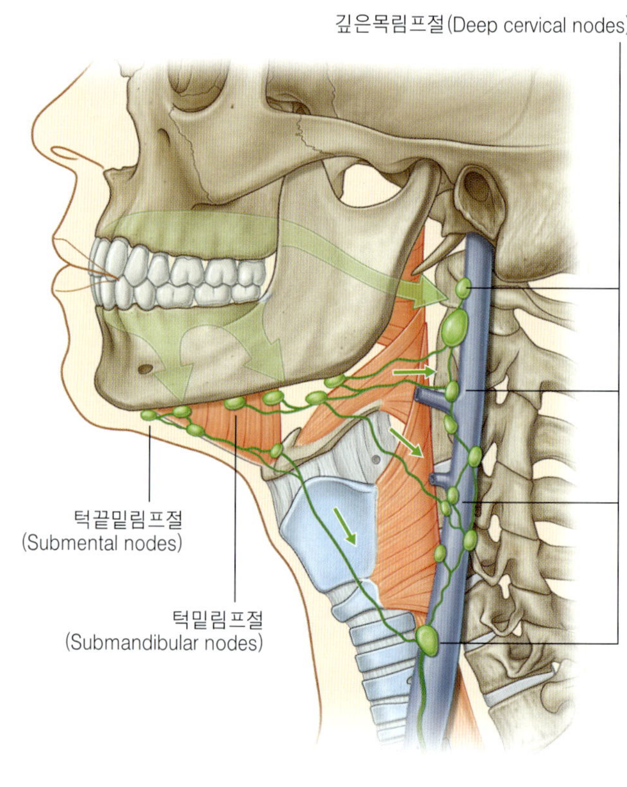

그림 6-33. 치아와 잇몸의 림프배출.

신경지배(innervation)

치아와 잇몸을 지배하는 모든 신경은 삼차신경[V]의 가지들이다(그림 6-34, 6-35).

아래이틀신경(하치조신경, Inferior alveolar nerve)

아랫니는 관자아래우묵에 있는 아래턱신경[V_3]에서 일어난 아래이틀신경의 가지에 의해 모두 지배된다. 아래이틀신경과 동반 혈관은 아래턱뼈 가지의 안쪽면에 있는 턱뼈구멍(mandibular foramen)을 통해 턱뼈관(mandibular canal)으로 들어가서 뼈를 따라 앞쪽으로 주행한다. 뒤쪽 치아로 가는 신경가지는 아래이틀신경에서 직접 나온다.

첫째작은어금니 근처에서 아래이틀신경은 앞니가지와 턱끝가지로 나누어진다:

- **앞니가지(incisive branch)**는 첫째작은어금니, 송곳니, 앞니와 안뜰잇몸을 지배한다.
- **턱끝신경(mental nerve)**은 턱끝구멍을 통해 아래턱뼈를 나와 턱과 아래입술을 지배한다.

앞 · 중간 · 뒤위이틀신경 (전 · 중 · 후치조신경, Anterior, middle, and posterior superior alveolar nerves)

모든 윗니는 위턱신경[V_2]에서 직접 또는 간접적으로 일어난 앞 · 중간 · 뒤위이틀신경에 의해 지배된다. 뒤위이틀신경은 날개입천장오목에 있는 위턱신경[V_2]에서 직접 일어나서 날개위턱틈새(pterygomaxillary fissure)를 통해 날개입천장오목으로 빠져 나가고 위턱뼈의 뒤가쪽면에서 아래로 내려간다. 이 신경은 날개위턱틈새와 셋째큰어금니사이의 중간 쯤에 있는 작은 구멍을 통해 위턱뼈로 들어가고, 위턱굴의 벽에서 뼈를 통해 지나간다. 뒤위이틀신경은 뒤 · 중간 · 앞이틀신경에 의해 형성된 위이틀신경얼기를 통해 큰어금니를 지배한다.

중간과 앞위이틀신경은 눈확바닥에 있는 위턱신경[V_2]의 눈확아래가지에서 일어난다:

- 중간위이틀신경은 눈확 아래고랑에 있는 눈확아래신경에서 일어나고, 위턱굴(상악동, maxillary sinus)의 가쪽벽에서 뼈를 통해 주행하고, 위이틀신경얼기를 경유하여 작은어금니를 지배한다.

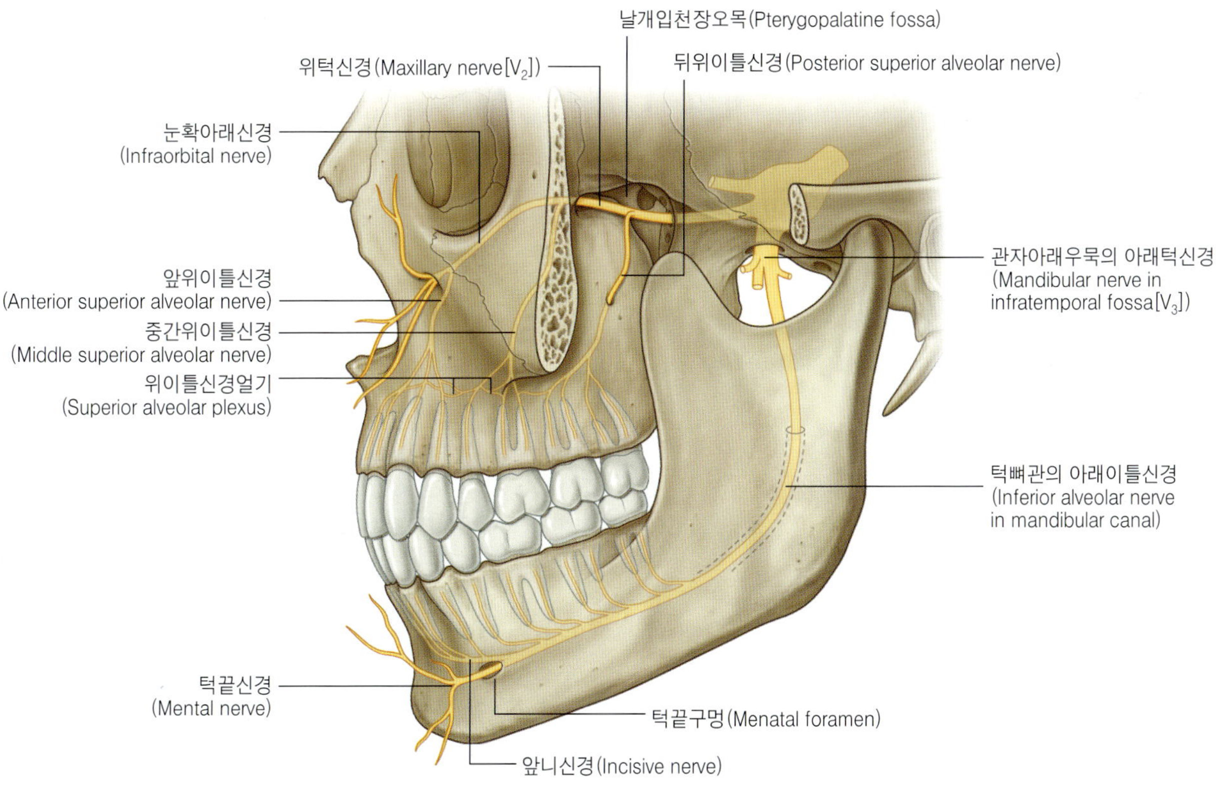

그림 6-34. 치아의 신경지배.

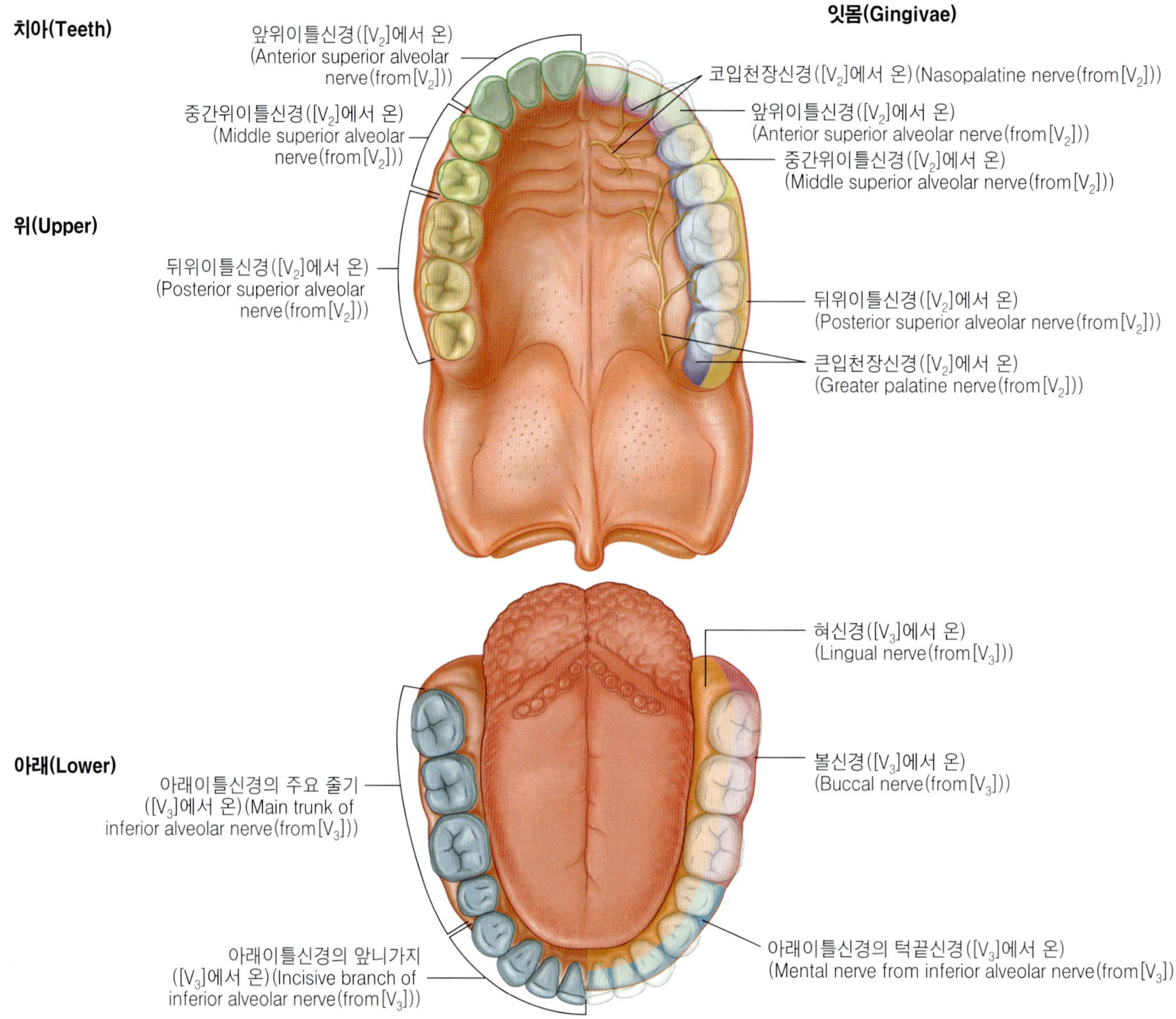

그림 6-35. 잇몸과 치아의 신경지배.

- 앞위이틀신경은 눈확아래관에서 눈확아래신경으로부터 일어나고, 위턱굴의 앞벽에서 위턱뼈를 통과하여 위이틀신경얼기를 경유하여 앞니와 송곳니를 지배한다.

잇몸의 신경지배(innervation of gingivae)

치아처럼 잇몸도 결국 삼차신경[V]에서 일어난 신경들에 의해 지배된다(그림 6-35).

- 윗니의 잇몸은 위턱신경$[V_2]$에서 나온 신경가지에 의해 지배된다.
- 아랫니의 잇몸은 아래턱신경$[V_3]$의 가지에 의해 지배된다.

윗니의 볼쪽잇몸도 역시 근접한 치아를 지배하는 앞 · 중간 · 위이틀신경에 의해 지배된다. 같은 치아의 입천장쪽잇몸도 코입천장신경과 큰입천장신경에 의해 지배된다:

- 코입천장신경(nasopalatine nerve)은 앞니와 송곳니의 잇몸을 지배한다.
- 큰입천장신경(greater palatine nerve)은 나머지 치아의 잇몸을 지배한다.

아래턱에 있는 앞니, 송곳니 및 작은어금니의 볼쪽잇몸(buccal gingiva)은 아래이틀신경의 턱끝가지에 의해 지배된다. 아래턱 큰어금니의 볼쪽잇몸은 관자아래우묵에 있는 아래턱신경$[V_3]$에서 일어난 볼신경(buccal nerve)에 의해 지배된다. 모든 아랫니의 혀쪽잇몸(lingual gingiva)은 혀신경에 의해 지배된다.

임상 강의(In the clinic)

입술의 암과 퍼지는 경로

입술에는 간혹 암이 생길 수 있다(입술암, cancer of the lips). 이 암은 특히 아래입술에 잘 생기는데 파이프 담배를 피우는 사람 또는 강한 햇볕에 노출이 되어 나타날 수 있으며, 병이 진행되다가 림프계통을 따라 다른 곳으로 퍼져가게 되는데 입술의 어느 위치냐에 따라 퍼져가는 장소가 달라지게 된다. 일반적으로 아래입술의 한 가운데에 병소가 있으면 암세포는 턱끝밑림프절(submental nodes)로 퍼지게 되고, 그 밖의 장소에 병소가 있게 되면 턱밑림프절(submandibular nodes)로 퍼진다. 그러나 입술 한 가운데의 암이라도 많이 진행되면 턱밑림프절과 깊은목림프절(deep cervical lymph nodes)로도 퍼지는데 이것은 그 두 곳의 림프절이 턱끝밑림프절에서 오는 림프를 받기 때문이다.

코입천장신경의 마취

치과의사는 간혹 앞니(incisor tooth)를 뽑거나 수술을 할 때 마취를 하기 위하여 이곳을 지배하는 코입천장신경(nasopalatine nerve)이 지나가는 입천장의 앞니구멍(incisive foramen)에 마취약을 주사한다. 앞니구멍은 앞니 바로 뒤인 입천장솔기(palatine raphe)의 앞끝에 놓여있으며 생체에서는 이 위에 점막이 덮여있다.

입천장갈림

입천장(구개, palate)은 간혹 선천성기형으로 갈라져있는 상태로 태어나는 경우가 있어 이것을 입천장갈림(구개열, cleft palate)이라고 한다. 이것은 흔히 입술이 갈라지는 입술갈림(구순열, cleft lip)과 함께 오는 경우가 많은데 정도에 따라 단단입천장의 일부만이 갈라지기도하고 전체 입천장이 좌우로 갈라지기도 한다. 이렇게 될 경우 입천장을 중심으로 한 위의 코안(nasal cavity)과 아래의 입안(oral cavity)은 서로 교통하게 되어 입으로 빠는 기능을 할 수가 없고 음식물이 위로 역류하거나 코의 분비물이 아래로 흘러내리게 된다. 입천장갈림이 생기는 것은 입술갈림의 경우처럼 태생기 때 양쪽 가쪽입천장돌기(lateral palatine processes)의 조직이 서로 이어져 붙지못하거나 위의 코중격(nasal septum)과의 이어짐 또는 앞니 바로 뒤의 일차입천장(primary palate)과의 이어짐이 순조롭지 못하였기 때문이다.

혀근육과 질식

혀를 앞으로 끌어당기는 기능을 가진 턱끝혀근이 마비되면 혀는 늘어져 뒤로 밀리게 되고 이렇게 되면 혀가 목구멍 속인 입인두(oropharynx)를 막게 되어 공기통로가 차단됨으로써 질식이 될 위험성이 있다. 전신마취를 하게 되면 이 근육을 포함한 모든 근육이 이완되므로 질식을 방지하기 위하여 구부러진 기구로 혀를 앞으로 끌어당겨 기도를 확보해 주는 일을 흔히 하게 된다.

혀운동장애

혀의 근육을 지배하고 있는 운동신경인 혀밑신경(hypoglossal nerve)이 어떤 원인에 의하여 절단되거나 상처를 입으면 같은쪽의 근육에 마비가 오고 혀는 한쪽이 위축된다. 따라서 혀를 앞으로 내밀게 할 때 혀는 마비된 쪽으로 휘어지는데 이것은 혀를 앞으로 내밀게 하는 턱끝혀근(genioglossus muscle)이 정상적인 쪽은 앞으로 당기지만 반대쪽(마비된쪽)은 당기지 못하므로 혀끝이 마비된 쪽으로 휘어지게 되는 것이다.

코안(비강, Nasal Cavities)

두 개의 코안(nasal cavities)은 숨길(기도 respiratory tract)의 맨 윗부분이며, 후각수용체(olfactory receptors)를 가지고 있다. 코안은 긴 쐐기모양의 공간으로 큰 아래쪽 바닥과 좁은 위쪽 꼭대기로 이루어져 있으며(그림 6-36, 6-37), 주로 뼈와 연골로 구성된 뼈대틀(skeletal framework)로 인해 열려져 있다.

코안의 조금 더 작은 앞쪽부위는 바깥코에 의해 둘러싸여 있는 반면에 더 큰 뒤쪽부위는 머리뼈의 중심에 더 가깝게 있다. 코안의 앞쪽구멍을 콧구멍(nares)이라 하며 코의 아래면으로 뚫려있다. 뒤쪽구멍을 뒤콧구멍(choanae)이라 하며 코인두(nasopharynx)와 통한다.

코안은 다음과 같이 분리되어 있다:

- 중간선 코중격(midline nasal septum)에 의해 왼쪽과 오른쪽으로 나뉜다.
- 단단입천장(hard palate)에 의해 아래쪽의 구강(oral cavity)과 떨어져 있다.
- 이마뼈, 벌집뼈, 나비뼈들에 의해 위쪽의 머리안(cranial cavity)과 떨어져 있다.

코안의 가쪽은 눈확(orbit)이다.

각각의 코안은 바닥(floor), 지붕(천장 roof), 안쪽벽(medial wall) 및 가쪽벽(lateral wall)으로 이루어진다(그림 6-37A).

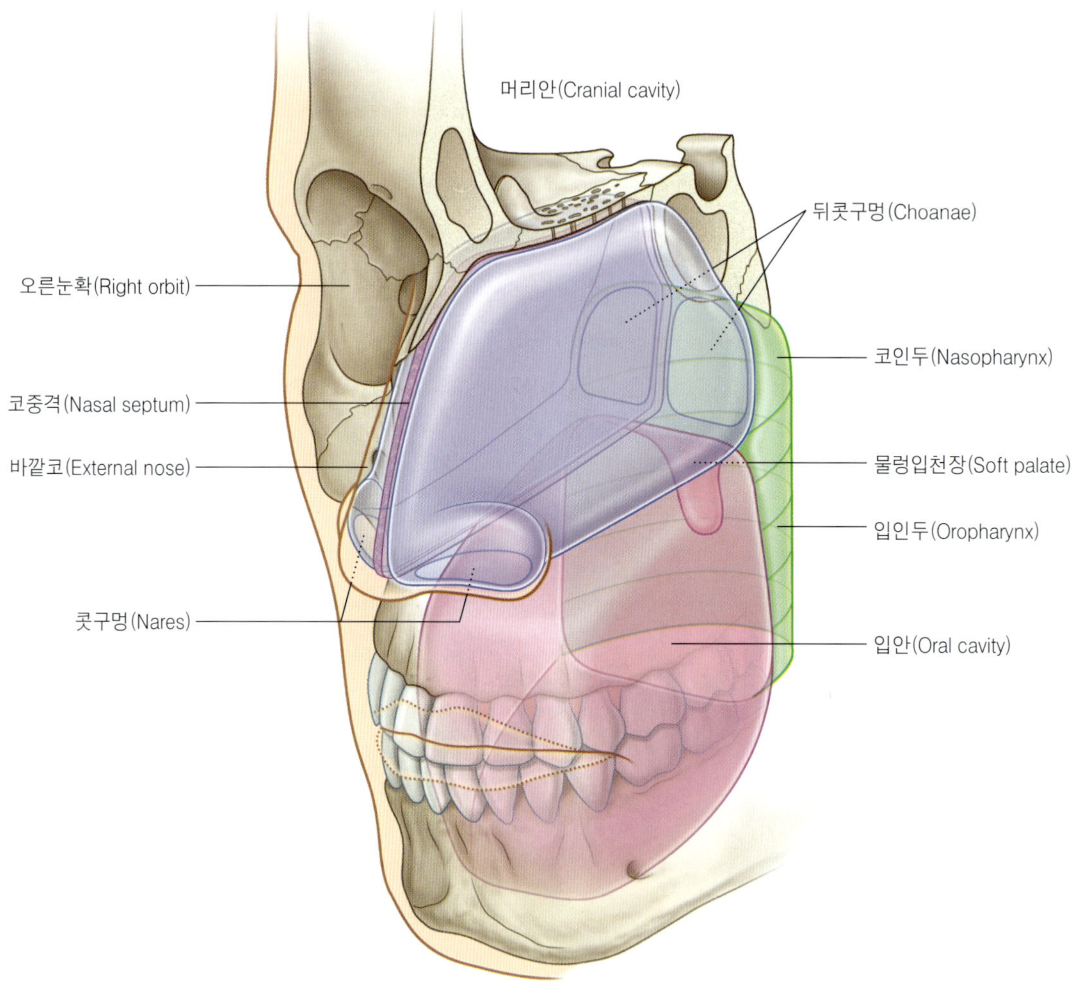

그림 6-36. 코안(앞가쪽면). 다른 공간들과의 관계.

가쪽벽(Lateral wall)

가쪽벽은 세 개의 휘어진 뼈(코선반, concha)가 있어 특징적이며, 코선반들은 위아래로 놓여있고 코안을 가로질러 안쪽과 아래쪽으로 돌출되어 있다(그림 6-37B). 코선반들의 안쪽, 앞쪽과 뒤쪽 모서리는 자유모서리이다.

뒤콧구멍들은 각각의 코안을 네 개의 공기 통로로 나눈다(그림 6-37C, D):

- **아래코선반(inferior concha)**과 코바닥(nasal floor) 사이의 **아래콧길(inferior nasal meatus)**.
- 아래코선반(inferior concha)과 **중간코선반(middle con-**

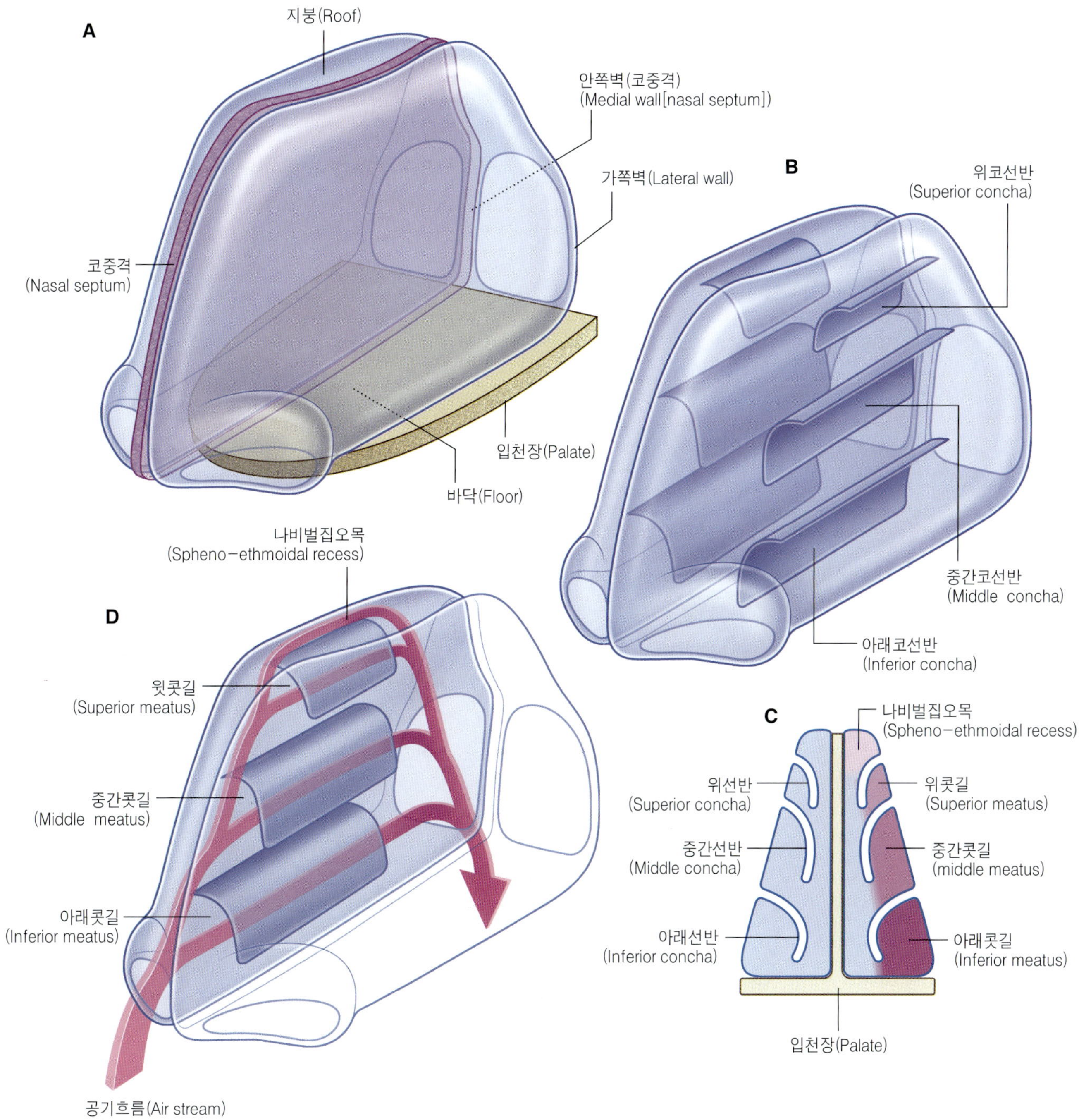

그림 6-37. 코안. **A**, 바닥, 지붕, 가쪽벽. **B**, 가쪽벽의 선반. **C**, 관상단면. **D**, 오른코안의 공기통로.

cha) 사이의 **중간콧길(middle nasal meatus)**.

- 중간코선반(middle concha)과 **위코선반(superior concha)** 사이의 **위콧길(superior nasal meatus)**.
- 위코선반(superior concha)과 코천장(nasal roof) 사이의 **나비벌집오목(sphenoethmoidal recess)**.

이 코선반들은 가쪽벽 조직과 호흡 공기 사이의 접촉면을 증가시킨다.

코곁굴(paranasal sinuses)은 소아기에서 초기 성인기 사이에 주위 뼈가 침식되어 코안이 확장되어진 것으로, 코곁굴의 구멍들은 코안의 가쪽벽과 지붕(roof)과 통한다(그림 6-38). 더불어 가쪽벽에는 또한 코눈물관(nasolacrimal duct)이 있어 눈에서 나온 눈물이 코안으로 흘러 들어간다.

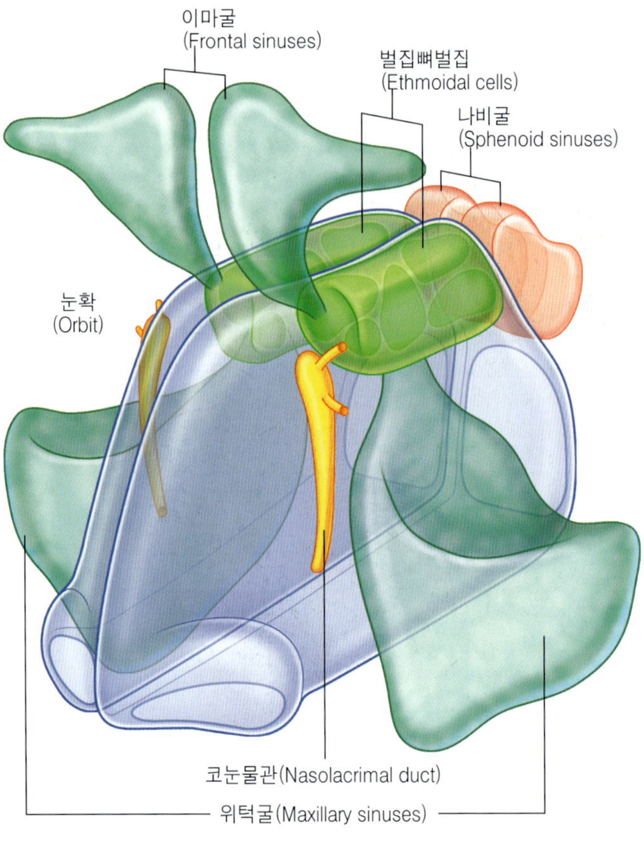

그림 6-38. 코곁굴과 코눈물관.

부위(Regions)

각 코안은 일반적으로 세 부위로 구성된다. 코안뜰(nasal vestible), 호흡부위(respiratory region)와 후각부위(olfactory region)(그림 6-39):

- **코안뜰(nasal vestible)**은 콧구멍 바로 안쪽의 작은 확장된 공간으로 피부로 덮여 있으며 털집(털주머니, 모낭 hair follicles)을 갖고 있다.
- **호흡부위(respiratory region)**는 코안의 가장 큰 부분으로 신경혈관의 공급을 풍부하게 받으며, 주로 섬모세포와 점액세포로 구성된 호흡상피(respiratory epithelium)에 의해 덮여있다.
- **후각부위(olfactory region)**는 작으며, 각 코안의 꼭대기에 있고, 후각상피로 덮여 있으며, 후각수용체를 가지고 있다.

코안은 냄새 감각(후각 olfaction)을 위한 수용체를 가지고 있을 뿐만 아니라, 호흡한 공기의 온도와 습도를 조절하고, 숨길을 통해 들어온 미세 물질을 잡거나 제거한다.

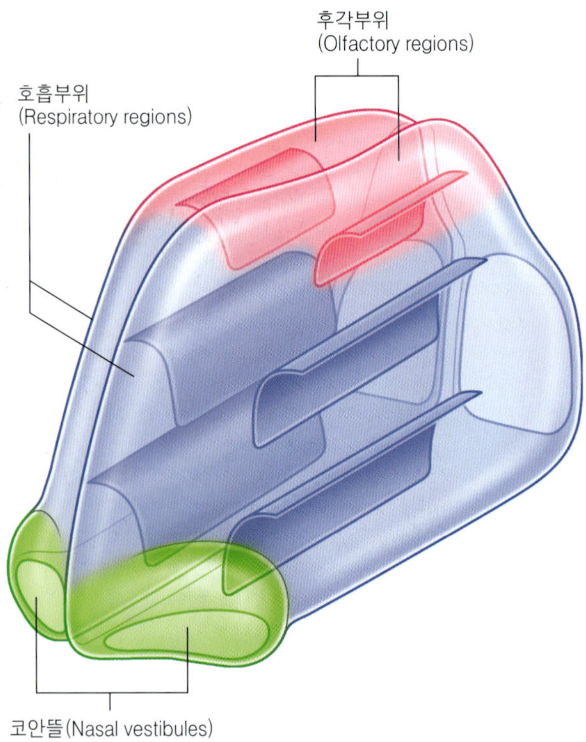

그림 6-39. 코안의 부위.

신경지배와 혈액공급 (Innervation and blood supply)

코안의 신경지배는 세 개의 뇌신경에 의한다:

- 후각은 후각신경(olfactory nerve)[I]에 의해 전달된다.
- 일반적인 감각은 삼차신경(trigeminal nerve)[V], 앞부분은 눈신경(ophthalamic nerve)[V_1], 뒷부분은 위턱신경(maxillary nerve)[V_2]에 의해 전달된다.
- 모든 샘(glands)은 날개입천장오목(pterygopalatine fossa) 안에 위치한 위턱신경의 가지와 연결된 얼굴신경(facial nerve)[VII](큰바위신경, greater petrosal nerve)의 부교감신경섬유에 의해 지배된다.

교감신경섬유들은 궁극적으로 첫째가슴척수(T1) 높이에서 유래한 것들이다. 교감신경은 주로 위목교감신경절(superior cervical sympathetic ganglion)에서 연접하며 신경절이후섬유(postganglionic fiber)는 혈관을 따라 코안에 이르거나, 날개입천장오목 안에서 위턱신경[V 2]의 가지와 연결되어 코안에 이른다.

코안의 혈액공급은 다음과 같은 동맥가지로부터 받는다:

- 바깥목동맥으로부터 분지된 위턱동맥과 얼굴동맥의 종말가지.
- 속목동맥으로부터 분지된 눈동맥(ophthalmic artery)의 벌집가지.

뼈대틀(Skeletal framework)

코안의 뼈대틀을 이루는 뼈들은 다음과 같다:

- 한 개의 벌집뼈(ethmoid), 나비뼈(sphenoid), 이마뼈(frontal) 및 보습뼈(vomer).
- 한 쌍의 코뼈(nasal), 위턱뼈, 입천장뼈(palatine), 눈물뼈(lacrimal) 및 아래코선반.

코안을 구성하는 뼈들 가운데 벌집뼈는 중요한 요소이다.

벌집뼈(접형골, Ethmoid bone)

하나의 벌집뼈는 머리뼈에서 매우 복잡한 뼈 중 하나이다. 이 뼈는 양쪽 코안의 지붕, 가쪽벽, 안쪽벽을 구성하고 벌집뼈벌집(ethmoidal air cells)(벌집굴, ethmoid sinuses)을 가지고 있다.

벌집뼈는 전체모양이 주사위 형태이며(그림 6-40A), 두 개의 직사각형 상자모양의 **벌집뼈미로(ethmoidal labyrinth)**로 구성되어 있으며, 양쪽면에서 각 벌집뼈미로들은 정중선에 위치해 있는 구멍 뚫린 뼈층판(**체판, cribriform plate**)과 위쪽에서 결합한다. 뼈의 두 번째 층판(**수직판, perpendicular plate**)은 체판으로부터 정중 시상면을 따라 수직으로 내려와 코중격의 일부분을 형성한다.

각 벌집뼈미로는 벌집뼈벌집사이에 끼워진 부서지기 쉬운 두 개의 뼈층판으로 구성되어 있다:

- 뼈의 가쪽판(**눈확판, orbital plate**)은 편평하고 눈확 안쪽벽을 형성한다.
- 뼈의 안쪽판은 코안의 가쪽벽 윗부분를 형성하며 두 개의 돌기와 하나의 융기가 있다(그림 6-40B). 두 개의 돌기는 굽어진 뼈의 층판(위 · 중간코선반)을 이루며 코안을 가로질러 돌출되어 있고 아래쪽으로 휘어지며 끝남으로써 안쪽 자유모서리를 만드는 반면에 중간벌집뼈벌집들은 중간코선반이 일어나는 곳보다 아래쪽에서 벌집뼈미로의 안쪽벽에 돌출된 융기(**벌집뼈융기, ethmoidal bulla**)를 만든다.

벌집뼈융기 바로 밑에서 앞위쪽으로 올라가는 고랑(**벌집뼈깔때기, ethmoidal infundibulum**)은 계속 위쪽으로 올라가며 좁아져서 벌집뼈미로를 뚫는 통로를 만들며 이마굴(frontal sinus)로 열린다. 이 통로는 이마굴과 연결되는 이마코관(frontonasal duct)을 위한 구조이다.

벌집뼈미로의 윗면은 이마뼈와 관절하며 보통 벌집뼈벌집의 지붕을 완성시키는 반면에, 앞면은 위턱뼈의 이마돌기와 눈물뼈와 관절한다. 아래면은 위턱뼈 위쪽의 안쪽모서리와 관절한다.

벌집뼈미로의 아래면의 앞쪽에 위치한 얇고 불규칙한 돌기(**갈고리돌기, uncinate process**)는 위턱뼈 안쪽벽의 큰 구멍(**위턱틈새, maxillary hiatus**)을 가로질러 뒤아래로 뻗어 아래코선반과 관절한다.

체판은 코안의 꼭대기에 있으며 이마뼈의 벌집뼈패임을 채우고(그림 6-40C), 아래쪽 코안을 위쪽 머리안(cranial cavity)과 분리시킨다. 벌집뼈 안의 작은 구멍들로 두 구역 사이를 지나가는 후각신경[I] 섬유가 통과한다.

체판의 윗면 중간선에 위치한 큰 세모형 돌기(**볏돌기, crista galli**)는 머리안의 경막주름(대뇌낫, falx cerebri)을 고정시킨다.

벌집뼈의 수직판은 사각형이고, 체판에서 중간선을 따라 하행하며, 정중코중격의 윗부분을 형성한다(그림 6-40C).

벌집뼈의 수직판은 다음과 관절한다:

- 뒤쪽에서 나비뼈몸통의 나비뼈능선(sphenoid crest)과 관절한다.
- 앞쪽에서 이마뼈의 코가시(nasal spine)와 두 코뼈 사이의 중간선에 위치한 연결부위와 관절한다.
- 아래쪽에서는, 중격연골과 앞쪽에서 관절하며 보습뼈와 뒤쪽에서 관절한다.

A

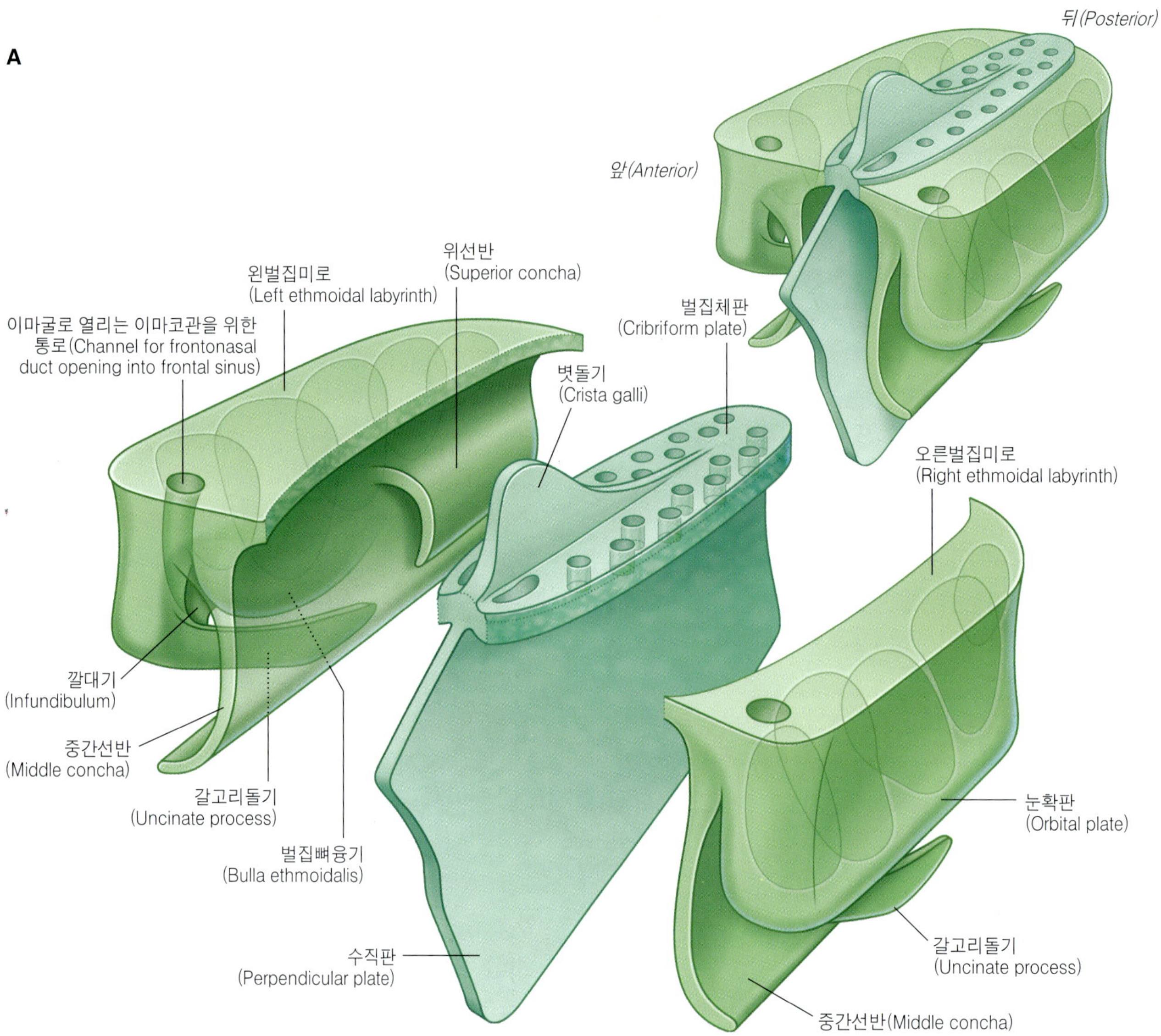

B

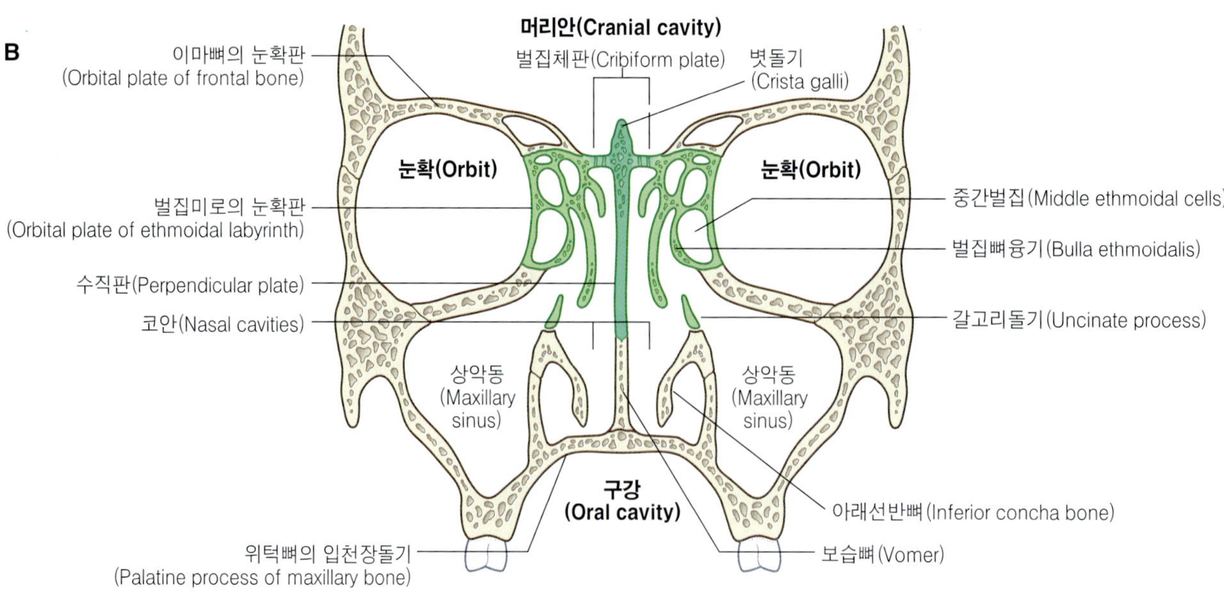

그림 6-40. 벌집뼈. A, 전체모양. B, 머리뼈 관상면.

바깥코(External nose)

바깥코는 코안을 얼굴의 앞쪽으로 연장시키며 콧구멍을 아래쪽으로 향하게 위치해 있다(그림 6-41). 바깥코는 꼭대기(apex)가 앞쪽을 향하는 피라밋 모양이다. 눈확 구멍 사이에 있는 코의 윗각은 이마와 연결된다.

뒤구역처럼 코안에서 보이는 코안의 앞구역은 뼈의 일부와 주로 연골로 이루어진 뼈대틀에 의해 열려져있다:

- 뼈 부분은 코가 머리뼈과 연결되는 곳이다-여기에서 코뼈 그리고 위턱뼈, 이마뼈의 일부가 지지하고 있다.
- 앞쪽과 양쪽면에서는 코중격연골의 **가쪽돌기(lateral processes)**와 **큰콧방울연골(major alar cartilages)**, 그리고 세 개 내지 네 개의 **작은콧방울연골(minor alar cartilages)**이 지지하고 있으며, 중간선에 있는 하나의 코중격연골은 코중격의 앞부분을 형성한다.

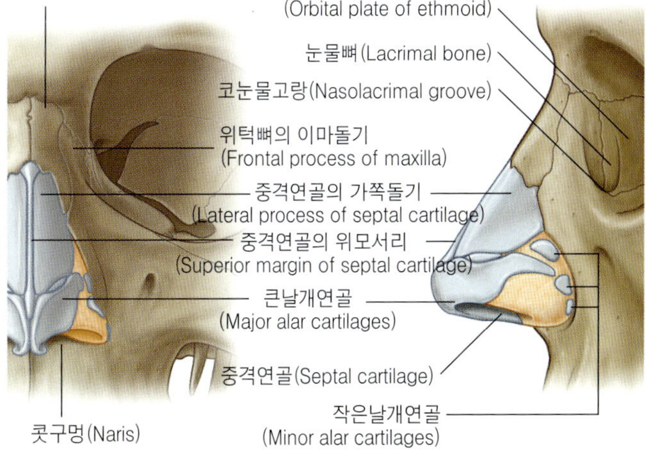

그림 6-41. 바깥코.

코곁굴(부비동, Paranasal sinuses)

네 개의 코곁공기굴이 있다. 벌집뼈벌집과 나비굴, 위턱굴, 이마굴(그림 6-42A, B). 각각의 굴은 그것이 위치한 뼈에 따라 명명된다.

코곁굴들은 코안이 바깥으로 커지며 주위의 뼈를 침식시키면서 만들어진다.

모든 코곁굴들은:

- 섬모가 있고 점액이 분비되는 호흡점막에 의해 덮여있다.
- 코안으로 열려 있다.
- 삼차신경[V]의 가지에 의해 지배된다.

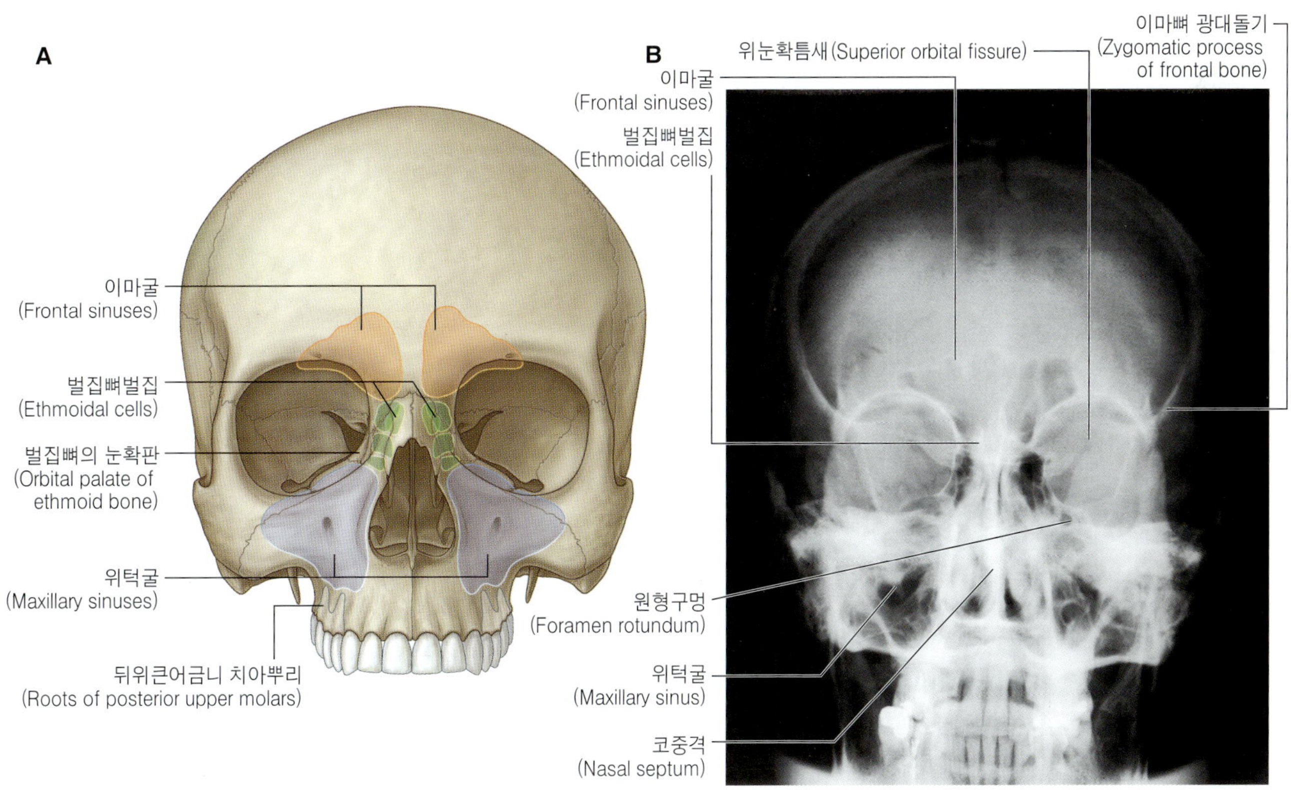

그림 6-42. 코곁굴. A, 앞면. B, 뒤앞쪽 머리뼈 방사선사진.

(계속)

이마굴(전두동,Frontal sinuses)

양쪽에 하나씩 있는 이마굴의 크기는 다르며, 코곁굴들 중에서 가장 위에 있다(그림 6-42A, B). 각 이마굴은 삼각형이며 이마 아래에 위치한 이마뼈 속에 들어있다. 각 삼각형 이마굴의 바닥은 콧등(bridge of nose) 위의 중간선에 위치한 뼈와 수직 방향으로 놓여있다. 꼭대기는 눈확 위모서리를 따라 가쪽으로 가다 약 1/3 지점에 위치한다.

각 이마굴은 이마코관(frontonasal duct)을 경유하여 중간콧길(middle meatus)의 가쪽벽으로 배출하며, 벌집뼈미로를 관통하고 **반달틈새(hiatus semilunaris)**의 앞쪽 끝에 있는 벌집뼈깔때기와 연결된다(175쪽 참조).

이마굴은 눈신경[V_1]에서 온 눈확위신경(supra-orbital nerve) 가지에 의해 지배된다. 혈액공급은 앞벌집동맥(anterior ethmoidal artery)의 가지로부터 공급된다.

벌집뼈벌집(사골동, Ethmoid cells)

양쪽의 벌집뼈벌집은 벌집뼈미로를 채우고 있다(그림 6-42A, B). 각각의 벌집뼈벌집들은 벌집뼈미로의 얇은 눈확판(orbital plate)에 의해 눈확과 분리되며, 벌집뼈미로의 안쪽벽에 의해 코안과 분리된다.

벌집뼈벌집은 다양한 수의 공기방을 가지며, 코안 가쪽벽으로 개구하는 위치에 따라 앞, 중간, 그리고 뒤벌집뼈벌집으로 분류된다:

- 앞벌집뼈벌집은 벌집뼈깔때기나 이마코관으로 개구한다.
- 중간벌집뼈벌집은 벌집뼈융기나, 이 구조 바로 위의 가쪽벽으로 개구한다.
- 뒤벌집뼈벌집은 위콧길의 가쪽벽으로 개구한다.

벌집뼈벌집은 흔히 벌집뼈미로의 경계를 넘어 뼈를 침식시키기 때문에 벌집벽들은 이마뼈, 위턱뼈, 눈물뼈, 나비뼈와 입천장뼈에 의해 완성되기도 한다.

벌집뼈벌집은 다음과 같이 신경지배를 받는다:

- 눈신경[V_1]에서 온 코섬모체신경(nasociliary nerve)의 **앞과 뒤벌집뼈가지**(**anterior** and **posterior ethmoidal branches**).
- 날개입천장신경절(pterygopalatine ganglion)에서 온 눈확가지를 경유하는 위턱신경[V_2].

벌집뼈벌집은 앞 · 뒤벌집동맥의 가지를 통해 혈액을 공급받는다.

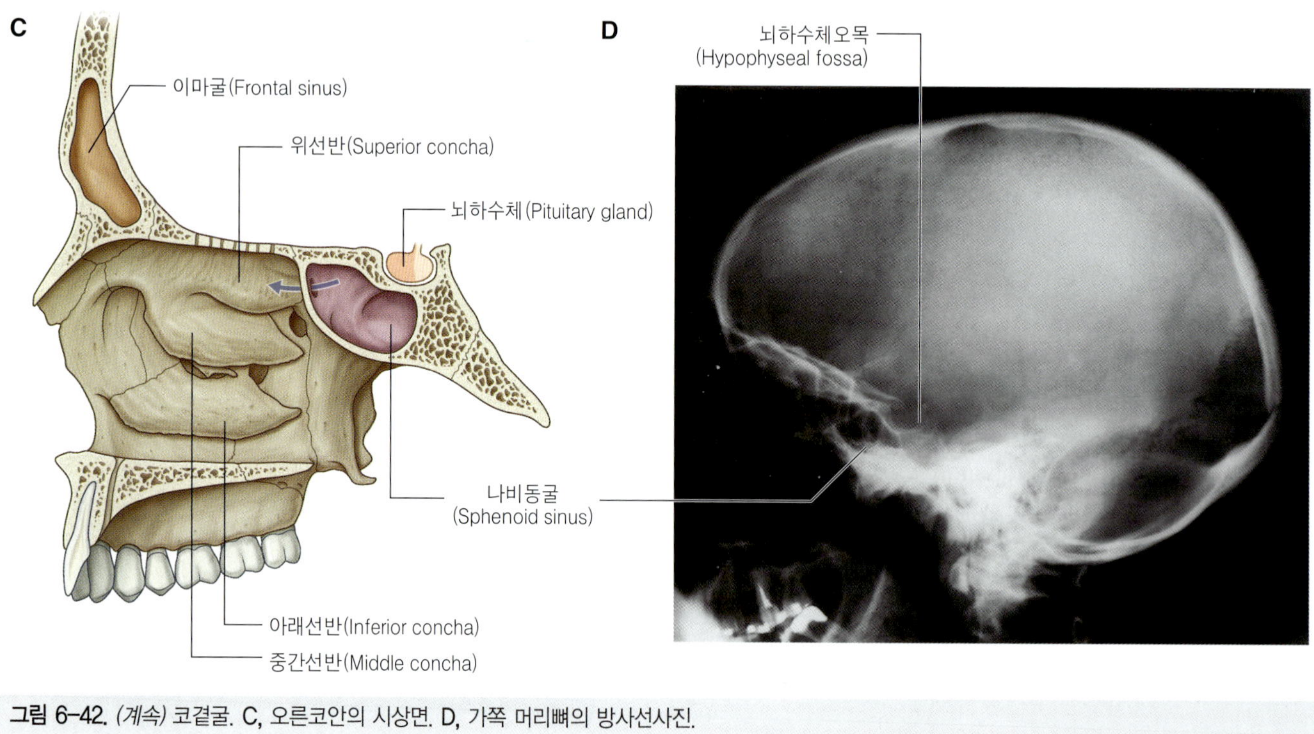

그림 6-42. *(계속)* 코곁굴. C, 오른코안의 시상면. D, 가쪽 머리뼈의 방사선사진.

위턱굴(상악동, Maxillary sinuses)

양쪽의 위턱굴은 코곁굴 중에서 가장 크며 위턱뼈몸통을 완전히 채우고 있다(그림 6-42A, B). 각 위턱굴은 가쪽으로 향하는 꼭대기와 인접한 코안의 가쪽벽 밑에 바닥을 가진 피라밋형이다. 위턱굴의 안쪽벽이나 바닥은 위턱뼈와 아래코선반 및 위턱틈새 위에 놓여 있는 입천장뼈의 일부분에 의해 형성된다.

위턱굴의 개구부는 중간코길 가쪽벽에 고랑를 만드는 반달틈새의 중심에 위치한 바닥의 꼭대기 근처에 있다.

위턱굴의 위치관계는 다음과 같다:

- 위가쪽면(지붕)은 위쪽의 눈확과 연결되어 있다.
- 앞가쪽면은 아래쪽에서 위쪽 큰 · 작은어금니의 뿌리와 얼굴의 앞쪽과 연결되어 있다.
- 뒷벽은 뒤쪽에서 관자아래오목(infratemporal fossa)과 연결되어 있다.

위턱굴은 위턱신경[V $_2$]의 눈확아래가지(infra-orbital branch)와 위이틀가지(superior alveolar branch)에 의해 지배되고 위턱동맥의 눈확아래가지와 위이틀가지로부터 혈액을 공급 받는다.

나비굴(접형동, Sphenoid sinuses)

나비굴은 나비뼈몸통 속의 양쪽에 위치하며 나비-벌집오목(spheno-ethmoidal recess)의 뒤벽에 있는 구멍을 경유하여 코안 지붕으로 개구한다(그림 6-42C, D). 구멍들은 나비굴 앞벽에서 높게 위치한다.

나비굴의 위치관계는 다음과 같다:

- 위쪽에는 머리안, 특히 뇌하수체(pituitary gland) 및 시각교차(optic chiasm)가 위치한다.
- 가쪽에는 머리뼈, 특히 해면정맥굴(carvenous sinus)이 위치한다.
- 아래쪽과 앞쪽에는 코안이 위치한다.

단지 얇은 뼈선반 만이 아래쪽의 코안과 위쪽의 뇌하수체오목으로 부터 나비굴을 분리시켜 주기 때문에 뇌하수체를 외과적으로 접근할 때 먼저 나비뼈 앞아래면을 통해 코안 지붕을 뚫고 나비굴로 들어간 다음 나비뼈 꼭대기를 통해 뇌하수체오목에 들어 갈 수 있다.

나비굴은 다음과 같이 신경지배를 받는다:

- 눈신경(ophthalmic nerve)[V $_1$]의 뒤벌집가지(posterior ethmoidal branch).
- 날개입천장신경절에서 나온 눈확가지를 경유하는 위턱신경[V $_2$].

나비굴은 위턱동맥으로부터 나온 인두동맥(pharyngeal artery)의 가지로부터 혈액을 공급받는다.

벽, 바닥 및 지붕(Wall, floor, and roof)

안쪽벽(Medial wall)

각 코안의 안쪽벽은 얇은 코중격의 점막으로 덮인 표면으로서, 정중시상면에 대해 수직 방향으로 놓여 있으며 코안을 왼쪽과 오른쪽으로 분리한다.

코중격(그림 6-43)은 다음과 같이 구성되어 있다:

- 앞쪽에는 **코중격연골(septal nasal cartilage)**.
- 뒤쪽에는, 주로 보습뼈(vomer)와 벌집뼈의 수직판.
- 중간선에서 만나는 코뼈와 이마뼈의 코가시(nasal spine)가 다소 기여.
- 위턱뼈 능선과 입천장뼈, 나비뼈의 부리(rostrum)와 위턱뼈의 앞니능선(incisor crest)이 기여.

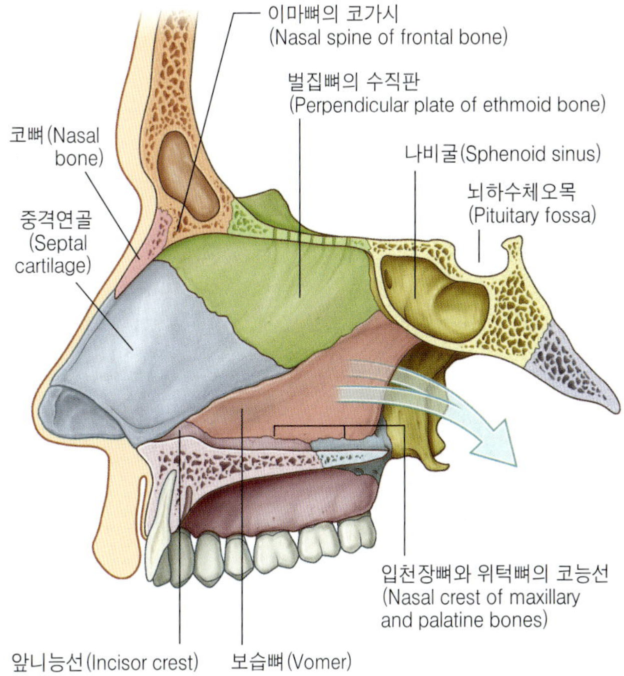

그림 6-43. 코안의 안쪽벽 - 코중격.

바닥(Floor)

각 코안의 바닥(그림 6-44)은 매끄럽고 오목하며 지붕보다 넓다. 바닥은 다음과 같이 구성되어 있다:

- 바깥코의 연조직(soft tissue).
- 위턱뼈 입천장돌기의 윗면과 입천장뼈의 수평판으로 이 뼈들이 단단입천장을 형성.

콧구멍은 바닥의 앞쪽으로 개구하고, 앞니관(incisive canal)의 위쪽구멍은 단단입천장의 앞쪽 근처의 코중격 바로 가쪽의 점막밑에 위치한다.

지붕(Roof)

코안의 지붕은 좁으며 벌집뼈의 체판에 의해 형성되어진 중심부위가 가장 높다(그림 6-45).

체판 앞쪽에서 지붕은 콧구멍까지 아래로 경사지고, 지붕은 다음과 같이 형성된다:

- 이마뼈의 코가시와 코뼈.
- 중격연골의 가쪽돌기와 바깥코의 큰콧방울연골(major alar cartilage).

뒷쪽에서 각 코안의 지붕은 뒤콧구멍까지 아래로 경사지고 다음과 같이 형성된다:

- 나비뼈의 앞면.
- 보습뼈의 날개(ala)와 인접한 입천장뼈의 나비돌기(sphenoidal process).
- 날개돌기(pterygoid process) 안쪽판의 칼집돌기(vaginal process).

점막밑에서, 지붕은 체판의 구멍에 의해 위쪽에 구멍이 나있고, 앞벌집신경과 혈관을 위한 분리된 구멍에 의해 앞쪽으로 구멍이 나 있다.

나비굴과 나비벌집오목 사이의 구멍은 지붕의 뒤쪽 경사에 위치한다.

가쪽벽(Lateral wall)

각 코안의 가쪽벽은 복잡하며 뼈, 연골 및 연조직으로 형성되어 있다.

가쪽벽은 다음의 뼈들로 지지된다(그림 6-46A):

- 벌집뼈미로와 갈고리돌기(uncinate process).
- 입천장뼈의 수직판.
- 나비뼈의 날개돌기 안쪽판.
- 눈물뼈와 위턱뼈의 안쪽면.
- 아래코선반(inferior nasal concha).

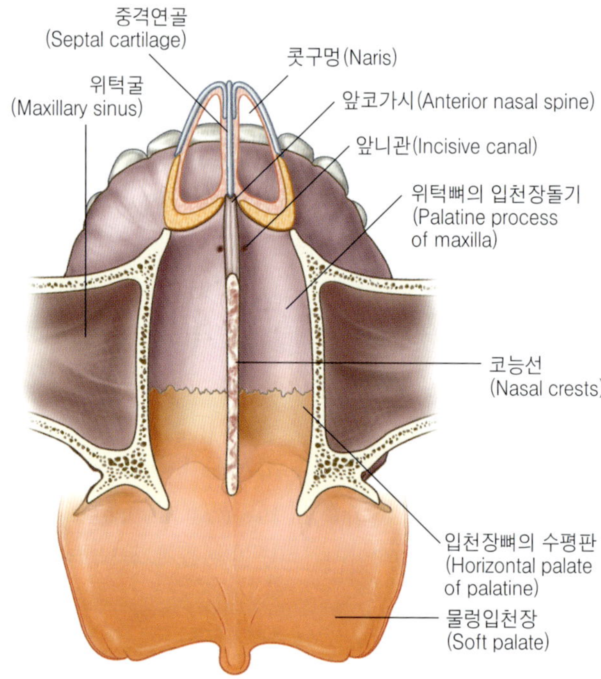

그림 6-44. 코안의 바닥(위면).

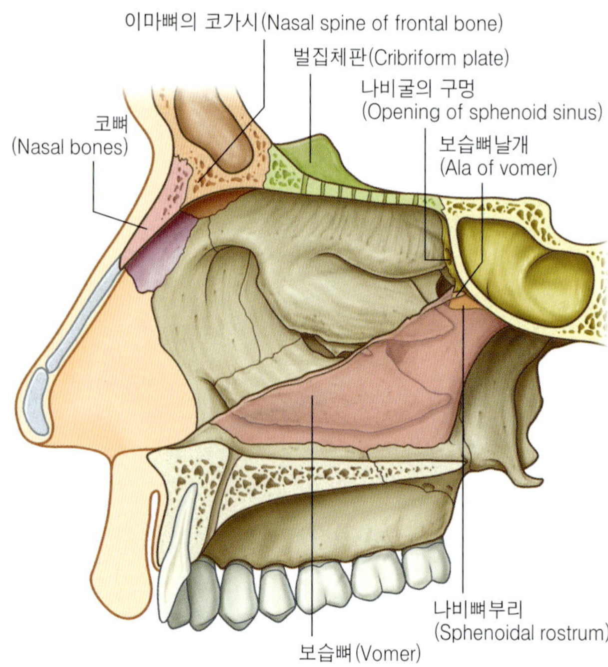

그림 6-45. 코안의 지붕.

바깥코에서, 코안의 가쪽벽은 연골(중격연골의 가쪽돌기와 큰콧방울연골과 작은콧방울연골)과 연조직에 의해서 지지된다. 가쪽벽면은 윤곽이 불규칙하고, 세 개의 아래코선반에 의해 가로막혀 있다.

아래, 중간 및 위코선반(그림 6-46B)은 코안을 가로질러 안쪽으로 확장되어 아래, 중간 및 위콧길과 나비-벌집오목의 네 통로로 코안을 나누고 있다. 코선반들은 앞쪽 바깥코까지 연장되지는 않는다. 각 코선반의 앞쪽 끝은 관련된 콧길의 끝에 얹혀있는 입술(lip)을 형성하기 위해 아래로 굽어져 있다.

중간코선반이 부착하는 곳의 바로 아래쪽과 중간코선반 중간점 바로 앞에서, 중간콧길의 가쪽벽은 융기하여 돔 모양의 벌집뼈융기(ethmoidal bulla)를 만든다(그림 6-46C). 벌집뼈융기는 벌집뼈미로의 안쪽벽을 확장시키는 밑에 놓인 중간벌집뼈벌집에 의해 형성된다.

벌집뼈융기의 아래쪽에는, 위쪽의 벌집뼈융기와 아래쪽의 갈고리돌기 사이의 뼈벽에서 생긴 작은 틈을 가쪽벽의 점막이 덮어 만든 굽어진 틈(반달틈새, hiatus semilunaris)이 있다.

반달틈새의 앞쪽 끝은 위로 굽어져서 통로(벌집뼈깔대기)를 형성하고 벌집뼈미로의 앞부분을 지나 이마굴로 열리는 이마코뼈관과 연결된다.

코눈물관(nasolacrimal duct)과 대부분의 코곁굴들은 코안의 가쪽벽으로 개구한다:

- 코눈물관은 아래코선반의 앞입술(anterior lip) 아래에 있는 아래콧길의 가쪽벽으로 개구한다-코눈물관은 눈의 결막주머니(conjunctival sac)에서 나온 눈물을 코안으로 배출하며 눈확의 앞안쪽벽에 있는 눈물주머니의 아래 끝에서 일어난다.
- 이마굴은 이마코관(frontonasal duct)과 벌집뼈깔대기를 통해 중간콧길의 가쪽벽 위에 위치한 반달틈새의 앞쪽 끝으로 배출된다-앞벌집뼈벌집은 이마코관이나 벌집뼈깔대기로 배출된다(어떤 경우에는 이마굴은 중간콧길의 앞쪽 끝으로 직접 배출되며 이마코관은 앞벌집뼈벌집에서 막힌 상태로 끝난다).
- 중간벌집뼈벌집은 벌집뼈융기로 직접 또는 바로 위로 개구한다.
- 뒤벌집뼈벌집은 흔히 위콧길의 가쪽벽으로 개구한다.
- 큰위턱굴은 반달틈새로 개구하는데, 흔히 벌집뼈융기 중심의 바로 아래이다-이 구멍은 위턱굴의 지붕 근처에 위치한다.

코안의 가쪽벽에 배출하지 않는 유일한 코곁굴은 코안의 경사진 뒤지붕으로 개구되는 나비굴이다.

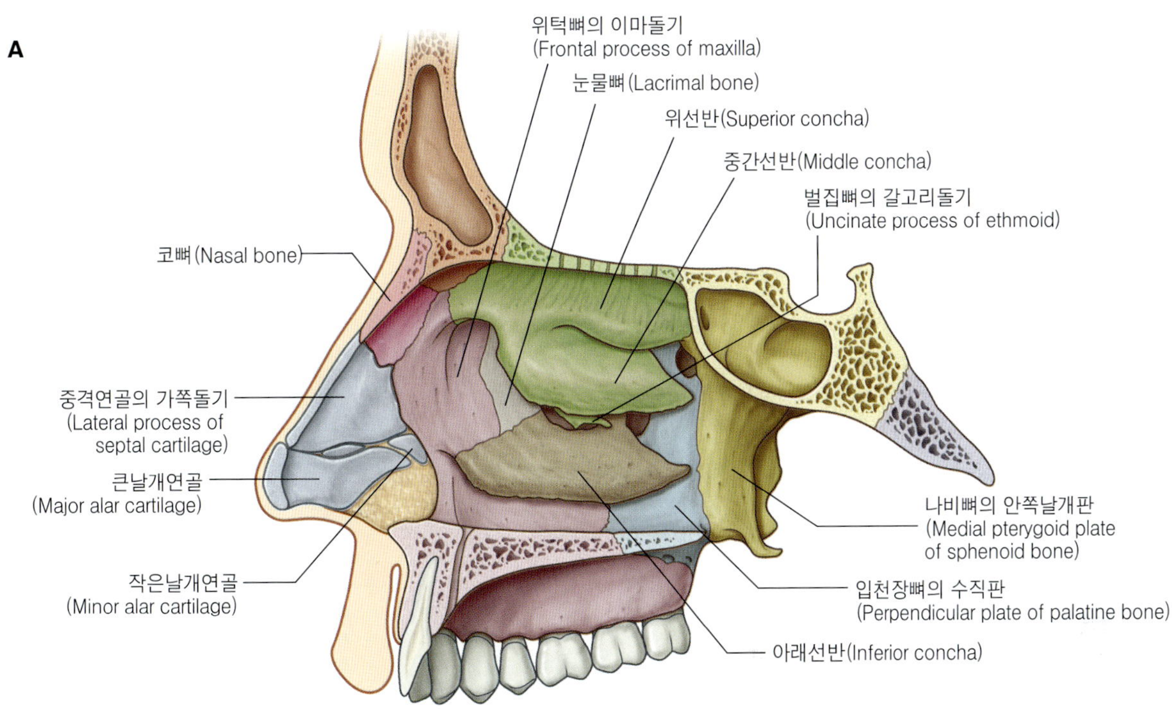

그림 6-46. 코안의 가쪽벽. A, 뼈.

(계속)

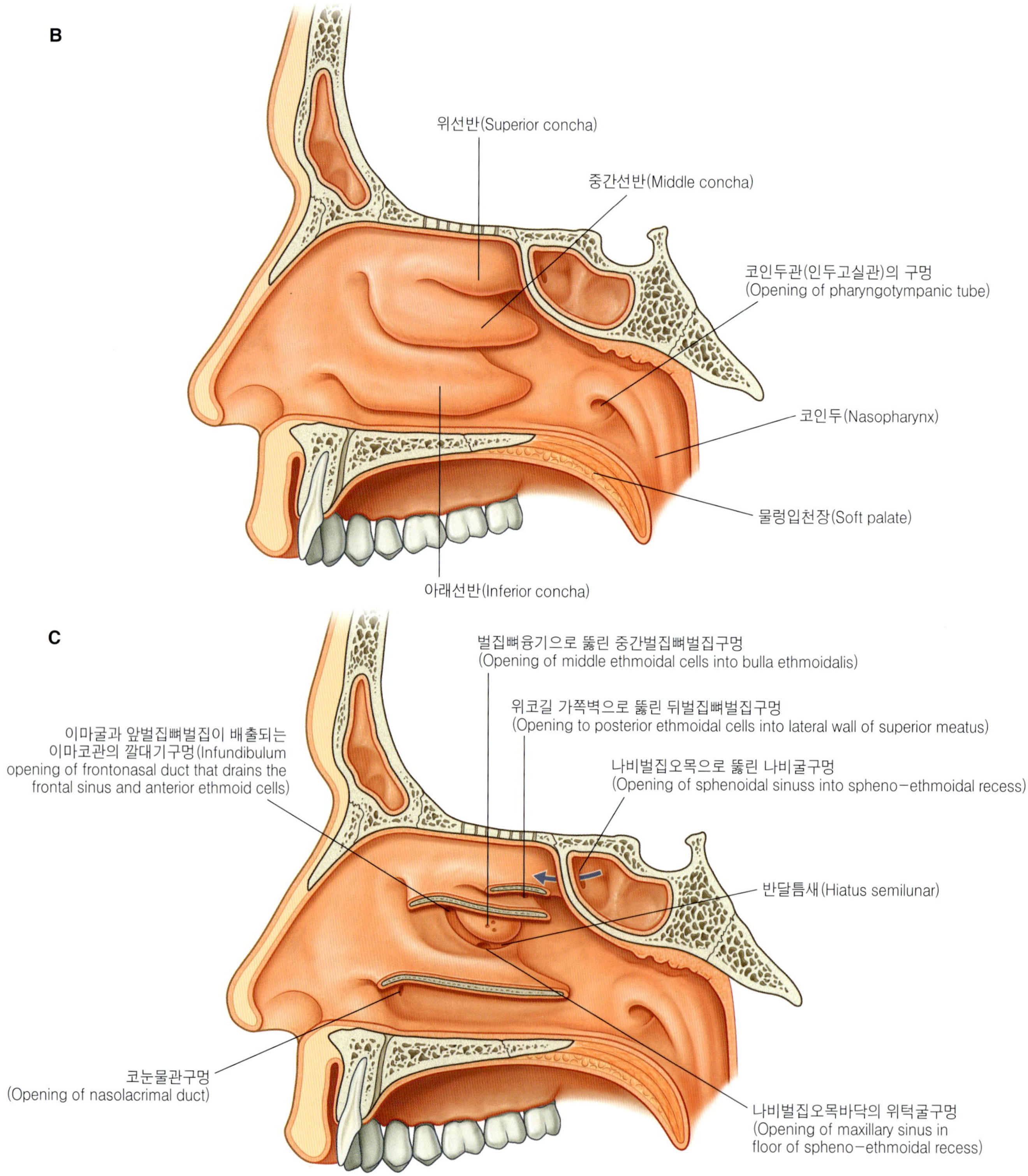

그림 6-46. *(계속)* 코안의 가쪽벽. B, 점막으로 덮인 벽. C, 가쪽벽에 붙은 코선반을 떼어낸 벽.

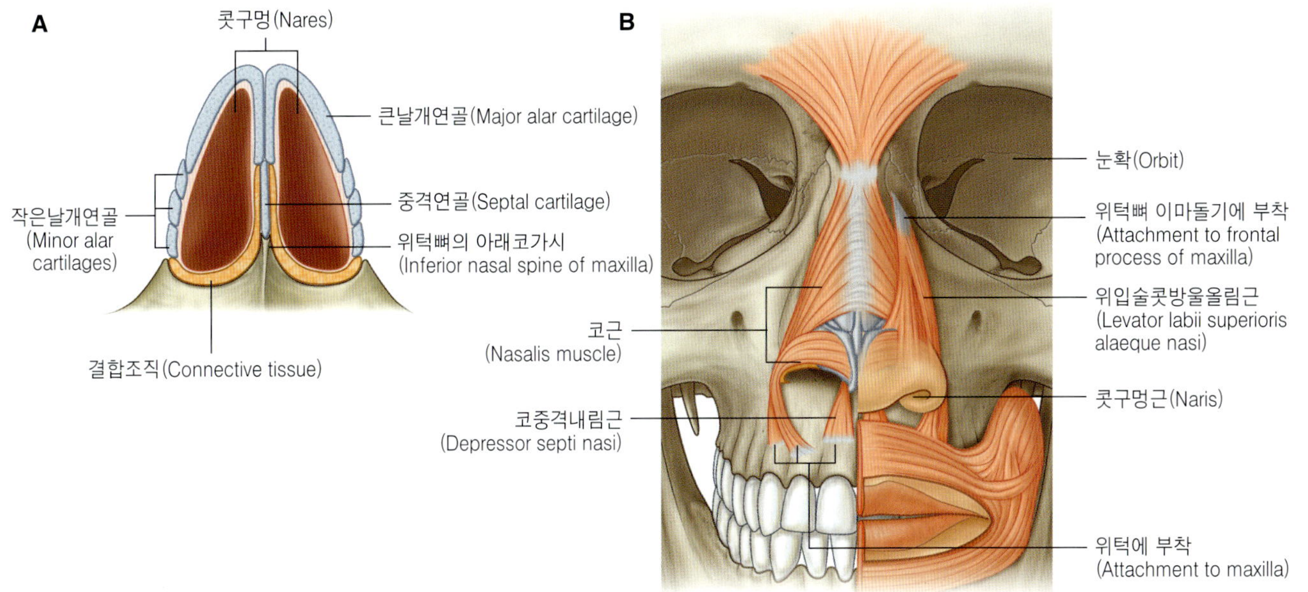

그림 6-47. 콧구멍. A, 아래면. B, 근육과 연관.

콧구멍(비공, Nares)

콧구멍은 바깥코 아래면에 있는 타원형의 구멍이며 코안의 앞쪽 구멍이다(그림 6-47A). 콧구멍은 콧방울연골(major alar cartilage)과 중격연골(septal cartilage)로 둘러싸여 열려있고 아래코가시(inferior nasal spine)와 인접한 위턱뼈 모서리에 의해 열려있다.

콧구멍은 지속적으로 열려 있지만, 콧구멍은 일련의 얼굴 표정근의 작용에 의해 보다 더 확장 될 수 있다(코근, nasalis; 코중격내림근, depressor septi nasi; 위입술콧방울올림근, levator labii superioris alaeque nasi)(그림 6-47B).

뒤콧구멍(후비공, Choanae)

뒤콧구멍은 코안과 코인두(nasopharynx) 사이에 있는 타원형 구멍이다(그림 6-48). 유연한 연골 가장자리와 연조직을 가진 콧구멍과는 다르게 뒤콧구멍은 완전히 뼈로 싸여진 견고한 구멍이다. 뒤콧구멍의 모서리는 다음과 같이 형성된다:

- 아래쪽에서, 입천장뼈의 수평판의 뒤가장자리.
- 가쪽에서, 날개돌기의 안쪽판의 뒤모서리.
- 안쪽에서, 보습뼈의 뒤가장자리.

뒤콧구멍의 지붕은 다음과 같이 형성된다:

- 앞쪽에서, 보습뼈의 날개와 날개돌기의 안쪽판의 칼집돌기.
- 뒤쪽에서, 나비뼈몸통.

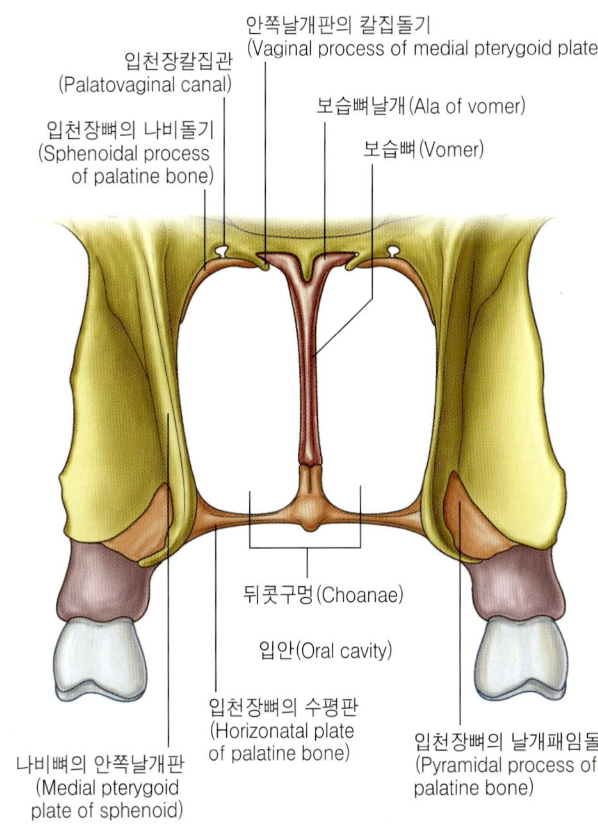

그림 6-48. 뒤콧구멍(뒷면).

통로(Gateways)

각 코안을 덮고 있는 연조직으로 신경과 혈관이 들어오고 나가는 많은 통로가 있으며(그림 6-49), 체판, 나비입천장구멍(sphenopalatine foramen), 앞니관(incisive canal), 가쪽벽의 작은 구멍들과 콧구멍 주위의 모서리가 포함된다.

체판(사판, Cribriform plate)

후각신경[I]의 섬유들은 체판의 구멍들을 통과하여 코안을 빠져나가 머리안으로 들어간다. 또한, 체판과 둘러싸고 있는 뼈 사이의 작은 구멍들으로 눈신경[V_1]의 가지인 앞벌집신경, 그리고 눈확에서 머리안을 통과해 코안으로 내려가는 동반 혈관들이 지나간다.

또한, 볏돌기(crista galli)와 이마뼈 사이의 중간선에 있는 두드러진 구멍(막구멍, foramen caecum)을 통해 코정맥(nasal vein)과 머리안의 위시상정맥굴(superior sagittal sinus)이 연결된다.

나비입천장구멍 (접구개공, Sphenopalatine foramen)

신경과 혈관이 코안에 들어가고 나가는 가장 중요한 통로 중 하나는 위콧길의 뒤가쪽벽에 있는 나비입천장구멍이다. 이 구멍은 중간코선반의 뒤끝이 부착하는 곳 바로 위에 위치하며, 입천장뼈와 나비뼈몸통에 있는 나비입천장패임(sphenopalatine notch)에 의해 형성된다.

나비입천장구멍은 코안과 날개입천장오목(pterygopalatine fossa)과 사이의 통로이다. 나비입천장구멍을 통하여 지나가는 큰 구조물들은 다음과 같다:

- 위턱동맥의 나비입천장가지(sphenopalatine branch).
- 위턱신경[V_2]의 코입천장가지(nasopalatine branch).
- 위턱신경[V_2]의 위코가지(superior nasal branch).

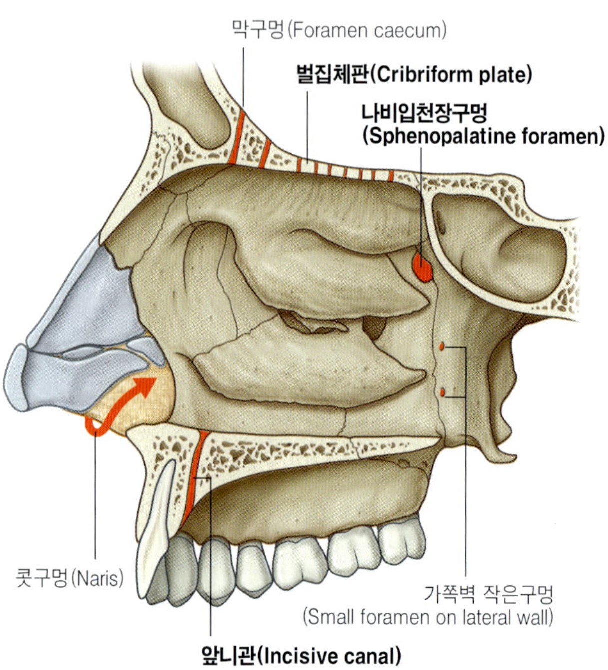

그림 6-49. 코안의 통로.

앞니관(절치공, Incisive canal)

구조물들이 코안을 들어가고 나가는 다른 통로는 코안 바닥에 있는 **앞니관(incisive canal)**이다. 이 관은 코중격의 바로 가쪽과 위턱뼈의 중심앞니(central incisor) 뿌리의 바로 뒤위쪽에 있다. 앞니관은 입안(oral cavity) 지붕에 있는 앞니오목(incisive fossa)으로 개구하고, 앞니관을 통해 다음과 같은 구조가 지나간다:

- 코안에서 입안으로 가는 코입천장신경(nasopalatine nerve).
- 입안에서 코안으로 가는 큰입천장동맥(greater palatine artery)의 종말가지.

가쪽벽의 작은 구멍들 (Small foramina in the lateral wall)

혈관들과 신경들이 코안을 들어가고 나오는 다른 통로들은 콧구멍과 가쪽벽의 작은 구멍들이다:

- 위턱신경[V_2]의 눈확아래신경(infraorbital nerve)에서 온 속코가지(internal nasal branch)와 얼굴동맥(facial artery)에서 온 코동맥의 콧방울가지(alar branch)는 콧구멍의 모서리를 감싸며 얼굴에서 코안의 가쪽벽으로 들어간다.
- 위턱신경[V_2]의 큰입천장가지에서 온 아래코가지(inferior nasal branch)는 가쪽벽의 작은 구멍들을 통과하여 입천장관(palatine canal)에서 코안의 가쪽벽으로 들어간다.

혈관(Vessels)

코안은 호흡한 공기의 습도와 온도를 변화시키기 위해서 풍부한 혈관을 공급받는다. 사실상, 아래코선반과 코중격과 같은 특정한 호흡구역의 점막밑조직은 이 조직계통으로 흐르는 혈류량에 의해 조직이 확장되거나 줄어들기 때문에 흔히 '확장성(erectile)' 이나 '해면성(carvenous)' 이라고 기술된다.

동맥(Arteries)

코안을 공급하는 동맥은 양쪽 속 · 바깥목동맥(internal and external carotid artery)에서 일어나는 혈관들이다(그림 6-50):

- 바깥목동맥의 가지에서 일어나는 혈관은 나비입천장동맥, 큰입천장동맥, 위입술동맥(superior labial artery) 및 가쪽코동맥(lateral nasal artery)이다.
- 속목동맥의 가지에서 일어나는 혈관은 앞 · 뒤벌집동맥(anterior and posterior ethmoidal artery)이다.

나비입천장동맥 (접구개동맥, Sphenopalatine artery)

코안에 공급하는 가장 큰 혈관은 날개입천장오목 안에 있는 위턱동맥의 종말가지인 **나비입천장동맥(sphenopalatine artery)**이다. 이 동맥은 날개입천장오목에서 나와 나비입천장구멍의 안쪽을 지나 코안 가쪽벽에 다다르며 코안으로 들어간다.

뒤가쪽코가지들(posteior lateral nasal branches)은 가쪽벽의 넓은 부분에 혈액을 공급하고 앞 · 뒤벌집동맥의 가지들과 얼굴동맥의 가쪽코가지들(lateral nasal branches)과 앞쪽에서 연결된다.

나비입천장동맥의 **뒤중격가지들(posterior septal branches)**은 코안의 지붕 위를 넘어 코중격으로 가서 안쪽벽에 혈액 공급을 한다. 뒤중격가지들 중의 하나는 코중격의 앞 아래쪽으로 계속 내려가 큰입천장동맥의 종말가지와 위입술동맥의 중격가지와 연결된다.

큰입천장동맥 (대구개동맥, Greater palatine artery)

큰입천장동맥(greater palatine artery)의 종말가지는 입안의 지붕에서 앞니관을 통해 위쪽으로 올라가 코안의 바닥 앞면으로 들어간다.

나비입천장동맥처럼, 큰입천장동맥은 날개입천장오목에서 위턱동맥의 가지로 일어난다. 큰입천장동맥은 먼저 입천장관과 입천장뼈의 뒤에 있는 큰입천장구멍(greater palatine foramen)을 거쳐 입안의 지붕을 통과하고 난 뒤 입천장뼈의 아래면을 따라 앞쪽으로 나아가다 앞니오목와 앞니관을 통해 위쪽으로 올라가 코안의 바닥에 다다른다. 큰입천장동맥은 코안의 안쪽벽 앞구역과 바닥 부근에 혈액을 공급하고, 나비입천장동맥의 중격가지와 연결된다.

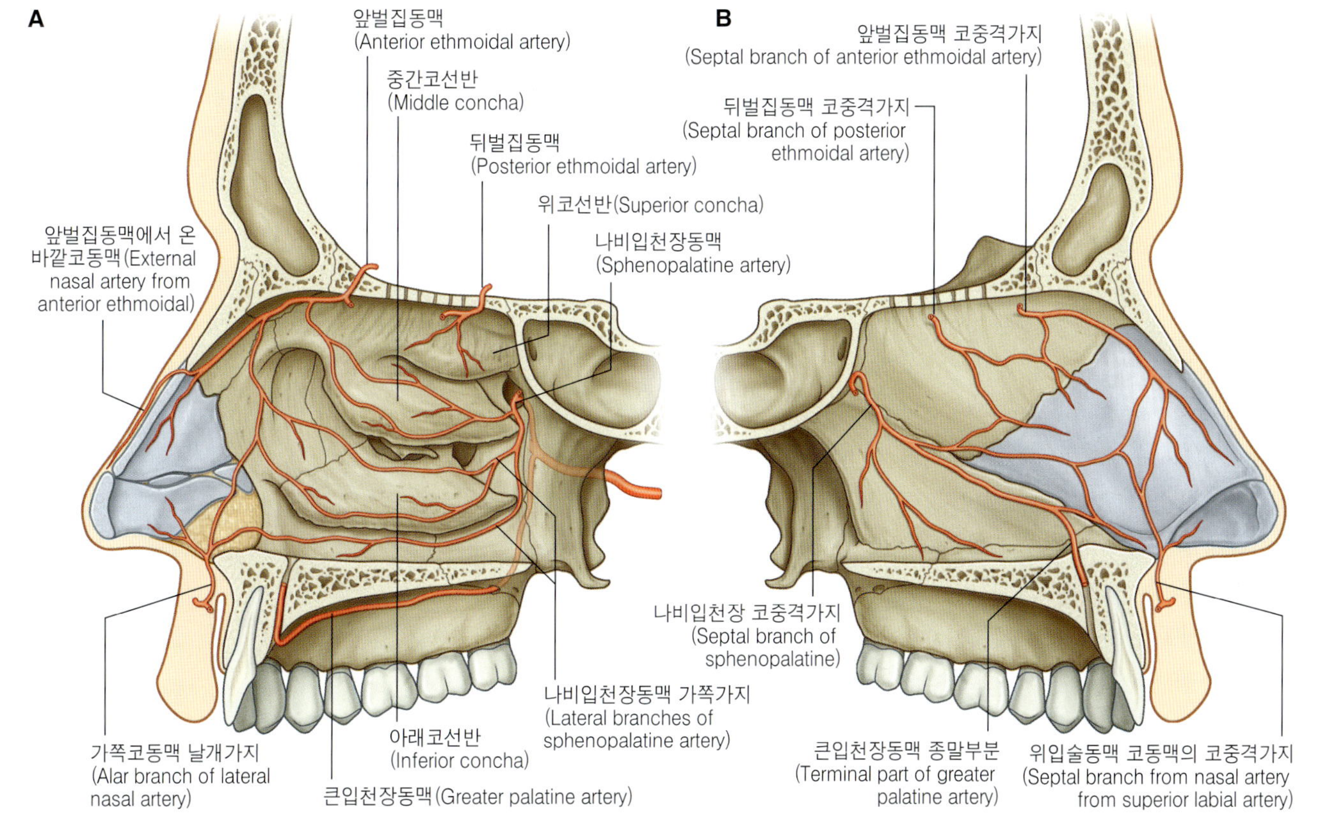

그림 6-50. 코안의 동맥. A, 오른코안의 가쪽벽. B, 중격(왼코안의 안쪽벽).

위입술동맥과 가쪽코동맥들 (상순동맥과 외측비동맥, Superior labial and lateral nasal arteries)

위입술동맥과 가쪽코동맥은 얼굴의 앞쪽에 있는 얼굴동맥에서 일어난다.

위입술동맥(superior labial artery)은 입술틈새(oral fissure)의 가쪽 끝 부근에서 일어나는 얼굴동맥의 가지로서 입술에 혈액을 공급하고 코와 코안에 혈액을 공급하는 가지들을 낸다. 콧방울가지(alar branch)는 콧구멍의 가쪽면 주위구역에 혈액을 공급하고, 중격가지(septal branch)는 코안으로 들어가 코중격의 앞쪽구역에 혈액을 공급한다.

가쪽코동맥(lateral nasal artery)은 바깥코의 모서리 주변의 얼굴동맥에서 일어나고 바깥코에 혈액을 공급한다. 콧방울가지는 콧구멍의 가쪽모서리를 지나며 코안뜰(nasal vestibule)에 혈액을 공급한다.

앞·뒤벌집동맥 (Anterior and posterior ethmoidal arteries)

앞·뒤벌집동맥은 머리안에서 속목동맥의 큰가지로서 일어난 눈동맥(ophthalmic artery)의 가지로 눈확에서 일어난다. 이 벌집동맥들은 벌집뼈미로와 이마뼈 사이에 있는 눈확 안쪽벽의 관을 통과하며 인접한 코곁굴에 혈액을 공급한 뒤에 체판의 바로 가쪽과 위쪽에 있는 머리안으로 들어간다.

뒤벌집동맥(posterior ethmoidal artery)은 체판을 통과해 코안으로 내려가서 안쪽벽과 가쪽벽의 윗부분에 가지를 보낸다.

앞벌집동맥(anterior ethmoidal artery)은 벌집신경과 함께 체판 위에 놓여있는 고랑을 따라 앞쪽으로 달려 볏돌기 바로 가쪽에 있는 틈같은 구멍을 통해 코안으로 들어간다. 이 동맥은 코안의 안쪽(코중격)과 가쪽벽에 혈액을 공급하는 가지들을 보낸 다음 코뼈의 깊은면을 따라 앞쪽으로 계속 나아간 후, 피부와 인접한 조직에 혈액을 공급하는 바깥코가지(external nasal branch)로서 코뼈와 가쪽코연골 사이를 통과해 바깥코에 나타나며 끝난다.

코안을 공급하는 혈관은 서로 광범위하게 연결되어 있다. 이것은 큰입천장동맥, 나비입천장동맥, 위입술동맥, 앞벌집동맥의 가지들이 연결되고, 혈관들이 표면에 비교적 가까이 위치해 있는 안쪽벽 앞구역에서 더욱 명백하다(그림 6-50B). 이 구역은 '코피(nose bleeds)' 또는 비출혈(epistaxis)이 일어나는 주된 부위이다.

정맥(Veins)

코안에서 배출되는 정맥들은 일반적으로 동맥의 경로를 따른다(그림 6-51):

- 최종적으로 위턱동맥에서 일어난 가지와 동행하는 정맥들은 관자아래우묵(infratemporal fossa)에 있는 날개근정맥얼기(pterygoid plexus of veins)로 배출된다.
- 코안의 앞구역에서 온 정맥은 얼굴정맥과 연결된다.

일부 사람에서는 부가적인 코정맥이 볏돌기 앞쪽 이마뼈에 나있는 중간구멍(막구멍)을 뚫고 위로 올라가 위시상정맥동굴의 앞쪽 끝과 연결된다. 이 코정맥은 머리바깥정맥들과 머리속정맥동굴이 연결시키기 때문에 이끌정맥(emissary vein)으로 분류된다. 이끌정맥은 일반적으로 감염이 주변구역에서 머리안으로 진행되는 통로가 될 수 있다.

앞·뒤벌집동맥과 동반하는 정맥들은 가장 큰 이끌정맥의 하나인 위눈정맥(superior ophthalmic vein)의 지류들(tributaries)이며, 위눈정맥은 뇌하수체오목의 양쪽에서 해면정맥굴로 배출된다.

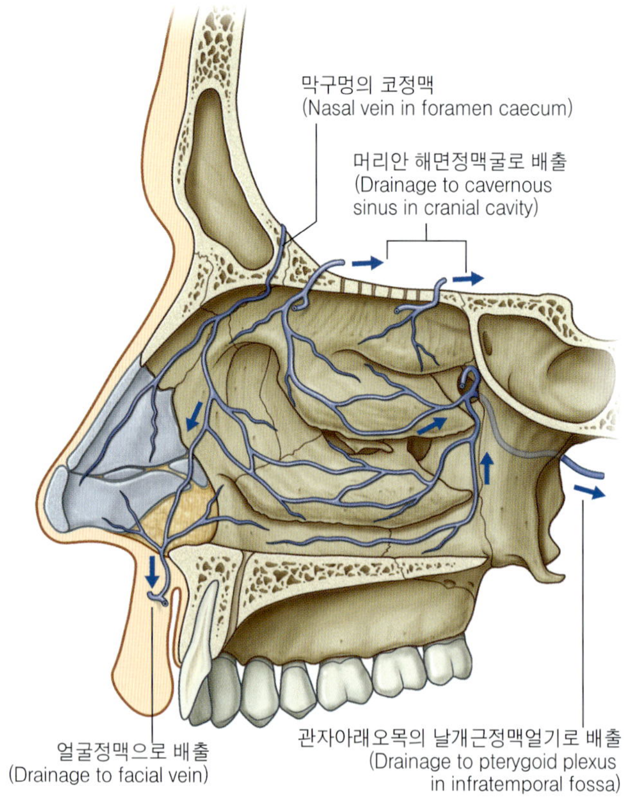

그림 6-51. 코안의 정맥배출.

신경지배(Innervation)

코안을 지배하는 신경은 다음과 같다(그림 6-52):

- 후각을 담당하는 후각신경(olfactory nerve)[I].
- 일반감각을 담당하는 눈신경(ophthalmic nerve)[V_1]과 위턱신경(maxillary nerve)[V_2]의 가지들.

코안과 코곁굴의 점막샘으로 가는 분비촉진신경(secretomotor nerve)은 날개입천장오목 안에 있는 위턱신경[V_2]의 가지와 주로 연결되는 얼굴신경[VII]에서 온 부교감신경섬유이다.

후각신경(Olfactory nerve[I])

후각신경[I]은 양쪽 코안 꼭대기의 후각상피 수용기에서 온 축삭에 의해 구성되어진다. 이 축삭다발은 위쪽으로 올라가 체판의 구멍을 통과하여 뇌의 후각망울 신경세포와 연접한다.

눈신경의 가지들 (Branches from the ophthalmic nerve[V_1])

코안을 지배하는 눈신경의 가지들은 눈확의 코섬모체신경(nasociliary nerve)에서 기시하는 앞·뒤벌집신경이다.

앞·뒤벌집신경 (Anterior and posterior ethmoidal nerves)

앞벌집신경(그림 6-52)은 앞벌집동맥과 함께 주행하고 벌집뼈미로와 이마뼈 사이의 관을 통해 눈확을 떠난다. 이 신경은 계속 주행하면서 인접한 벌집뼈벌집과 이마굴에 분포하고 체판의 바로 가쪽과 위쪽에 있는 머리안으로 들어간다.

앞벌집신경은 체판의 고랑에서 앞쪽으로 나아간 뒤 볏돌기 바로 가쪽에 있는 틈과 같은 구멍을 통해 내려가서 코안으로 들어간다. 앞벌집신경은 코안의 안쪽벽과 가쪽벽에 가지를 보내고 앞으로 계속 나아가 코뼈 밑면으로 들어간다. 앞벌집신경은 코뼈와 가쪽코연골 사이를 주행하여 코의 가쪽면으로 나와 콧구멍주위, 코안뜰, 코끝의 피부에 신경가지를 주는 바깥코신경(external nasal nerve)이 되며 끝난다.

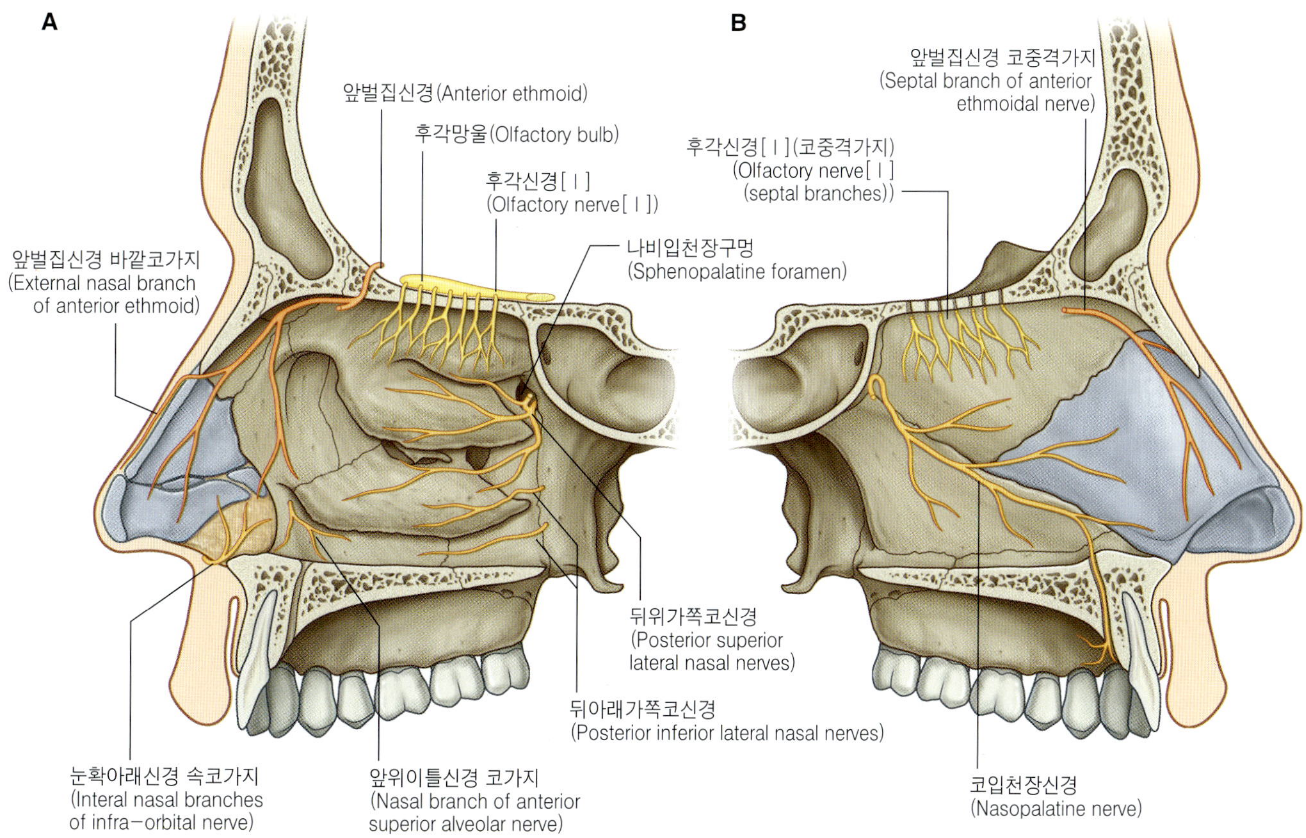

그림 6-52. 코안의 신경지배. A, 오른코안의 가쪽벽. B, 왼코안의 안쪽벽.

앞벌집신경처럼 뒤벌집신경도 눈확 안쪽벽에 있는 비슷한 관을 통해 눈확을 떠난다. 이 신경은 벌집뼈벌집과 이마굴의 점막에 분포하면서 끝나고 정상적으로는 코안 자체에는 신경가지를 보내지 않는다.

위턱신경의 가지(상악신경지, Branches from the maxillary nerve[V_2])

위턱신경에서 온 코가지들이 코안을 지배한다. 이 코가지의 상당수(그림 6-52)는 코안 가쪽벽의 바로 가쪽에 위치하는 날개입천장오목에서 일어나며, 오목을 떠난 신경은 나비입천장구멍을 안쪽으로 통과하여 코안으로 들어간다:

- 이 신경의 상당수(**뒤위가쪽코신경, posterior superior lateral nasal nerves**)는 앞쪽으로 주행하여 코안의 가쪽벽에 분포한다.
- 다른 신경들(**뒤위안쪽코신경, posterior superior medial nasal nerves**)은 코중격의 지붕으로 건너가 양쪽 부위에 분포한다.
- 이들 중 가장 큰 신경인 **코입천장신경(nasopalatine nerve)**은 코안의 안쪽벽 앞쪽과 아래쪽으로 주행한 뒤 앞니관을 통해 입안 지붕으로 올라가 앞니의 뒷부분에 있는 입안 점막에 분포하며 끝난다.
- 다른 코신경(**뒤아래코신경, posterior inferior nasal nerves**)은 큰입천장신경(greater palatine nerve)에서 일어나고 코안 가쪽에 있는 입천장관의 날개입천장오목에서 내려가서 작은 뼈구멍을 통과하여 코안 가쪽벽에 분포한다.
- 작은 코신경들은 눈확아래신경의 앞위이틀가지(anterior superior alveolar branch)에서 일어나고, 위턱뼈의 안쪽을 지나 아래코선반의 앞끝 근처의 가쪽벽에 가지를 준다.

부교감 신경지배(Parasympathetic innervation)

코안과 코곁굴의 점막샘에 분포하는 분비촉진신경(sevromotor nerve)은 얼굴신경[VII]의 큰바위가지(greater petrosal branch)를 타고 온 신경절이전 부교감신경섬유이다.

이 신경섬유는 날개입천장오목으로 들어가고 날개입천장신경절(pterygopalatine ganglion)에서 연접한다(891쪽을 보라). 신경절이후 부교감신경섬유는 날개입천장오목에서 나오는 위턱신경[V_2]의 가지와 연결되고 결국 표적샘(target gland)에 도달한다.

교감 신경지배(Sympathetic innervation)

주로 코점막(nasal mucosa)의 혈류를 조절하는 교감신경은 첫째가슴척수(T1)에서 온다. 신경절이전 교감신경섬유는 교감신경줄기로 들어가고 위로 올라가 위교감신경절에서 연접한다. 신경절이후 교감신경섬유는 속목동맥을 따라 주행하여 머리안으로 들어간 후 속목동맥을 떠나 깊은바위신경을 형성하고 얼굴신경의 큰바위신경과 합쳐진 후 날개입천장오목으로 들어간다(그림 4-22 참조). 부교감신경섬유처럼 교감신경섬유는 코안의 위턱신경 가지와 연결된다.

림프관(Lymphatics)

코안의 앞부위에서 오는 림프는 콧구멍 모서리 주위를 지나 얼굴 앞쪽으로 배출된다(그림 6-53). 이 림프관은 최종적으로 턱밑림프절과 연결된다.

코안과 코곁굴의 뒤부위에서 오는 림프는 위깊은목림프절로 배출된다. 이 림프의 몇 몇은 인두뒤림프절(retropharyngeal node)을 먼저 통과한다.

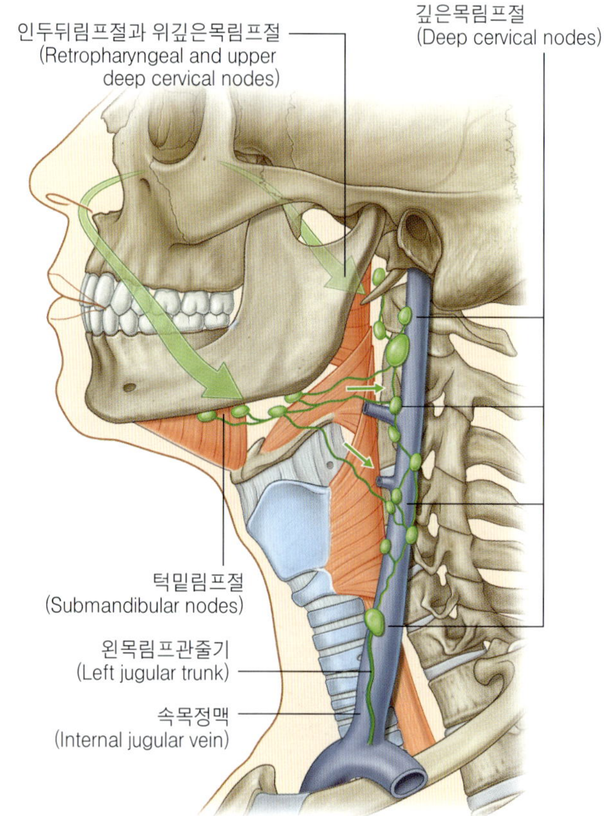

그림 6-53. 코안의 림프배출.

임상 강의(In the Clinic)

코점막의 염증

콧속 점막은 감기처럼 세균이나 바이러스의 감염으로 또는 어떤 원인에 의한 과민반응인 알러지(allergy)에 의해 염증(비염, rhinitis)을 일으킬 수 있다. 이 때 점막 밑에 풍부하게 퍼져있는 혈관이 확장되면서 점막은 붓게 되고 이에 따라 워낙이 좁던 콧속 공간이 막히게 되는 경우도 있고, 이러한 부은 점막이 점액의 분비를 증가시키면 콧물이 흐르게도 된다. 콧속 점막은 코 주위에 있는 다른 부분 특히 부비동(paranasal sinuses) 또는 코인두(nasopharynx) 등과 직접 이어져 있으므로 코의 염증이 퍼져갈 수 있고, 반대로 인두의 염증이 코로 퍼질 수도 있다.

코의 뇌척수액

코에서 흐르는 분비물은 대개의 경우 코 점막에서 분비되거나 부비동에서 나오는 분비물이지만 머리를 다친 뒤 맑은 액체가 흘러내리면 뇌척수액(cerebrospinal fluid)이 새어나오는 경우를 의심해야 한다. 이 뇌척수액은 뇌 주위를 둘러싸는 거미막밑공간(subarachnoid space) 속의 액체로서 흔히 사골판(cribriform plate)이 골절되면서 뇌막이 찢겨 거미막밑공간에 있던 것이 코로 흘러내리는 것이다. 그러나 이 뇌척수액의 흐름은 접형동(sphenoid sinus)의 골절 때도 오고 측두골의 골절로도 올 수 있는데 측두골의 골절 때는 가운뎃귀(중이 middle ear)에서 중이관(auditory tube)을 통하여 인두로 흘러내린다.

코피(비출혈)

콧속은 혈관분포가 매우 잘 발달되어 있어 혈관이 터지면서 피가 나는 코피(비출혈, epistaxis)가 잦은 곳이다. 코피는 외상(trauma)이 제일 많은 원인이지만 이 밖에도 염증, 고혈압, 장티푸스 때도 일어난다. 코피가 일어나는 부위는 흔히 코중격(nasal septum)의 앞부분인 위입술동맥(superior labial artery)의 가지와 접형구개동맥(sphenopalatine artery)의 가지가 마주 닿는 곳이다. 코피는 이 부분의 압박으로 대개 멈추게 되지만 출혈이 심하여 다른 방법으로 지혈이 안 되면 두 동맥의 기원이 되는 얼굴동맥(facial artery)과 상악동맥(maxillary artery)의 원줄기인 바깥목동맥(external carotid artery)을 목에서 압박해야한다.

코곁굴의 염증

코곁굴(부비동,paranasal sinuses)은 그 입구가 비강으로 열려 있고 또 점막도 서로 이어져 있으므로 코의 염증이 부비동으로 퍼져 부비동의 점막이 붓고 분비물이 생기는 병변(부비동염 sinusitis)이 올 수 있다. 일반적으로 부비동은 방사선이 투과되므로 X-선 사진으로 검게 나타나는 것이 보통이나 염증이 있게되면 두꺼워진 점막, 액체의 고임 등으로 어느 정도 그?윤곽을 짐작할 수 있다. 부비동 중에서도 상악동의 점막과 위턱의 치아는 모두 삼차신경(CN V)의 한 가지인 상악신경(maxillary nerve)에서 나오는 위이틀신경(superior alveolar nerves)의 지배 아래에 있으므로 상악동의 염증은 흔히 치통(toothache)을 동반하게 되는 수가 있다.

코곁굴 배출로의 진단적 가치

부비동염은 흔히 화농이 된 분비물을 비강쪽으로 내보내는 경우가 많은데 그 위치에 따라 배출되는 장소가 달라 배출된 고름을 보고 염증의 장소를 추정하게 된다. 즉 전두동(frontal sinus)에서는 전두코관(frontonasal duct)을 통하여 사골깔때기(ethmoidal infundibulum)를 지나 중간비도(middle nasal meatus)로 흐르고, 상악동(maxillary sinus)에서는 반달틈새(hiatus semilunaris)의 뒤쪽에 나 있는 상악동입구(opening of maxillary sinus)를 통하여 중간비도로, 접형동(sphenoidal sinus)에서는 접형사골오목(sphenoethmoidal recess)에 나 있는 입구로, 사골동(ethmoidal sinuses)의 경우는 앞벌집(anterior cells)과 중간벌집(middle cells)에서는 사골깔때기와 사골벌집융기(ethmoidal bulla) 위를 통하여 중간비도로, 뒷벌집(posterior air cells)은 윗비도(superior meatus)로 분비물을 흘려보낸다. 그러나 상악동의 경우 입구가 바닥의 높이보다 위에 있기도하고 점막의 비후로 입구가 좁아져 자연적인 배출은 어렵게되어 있어 흔히 외과적인 수술로 고름을 배출하는 길을 열어준다.

제 7 장

인두와 후두

인두(Pharynx)

인두는 머리에 있는 입안(oral cavity)과 코안(nasal cavity)을 목에 있는 후두와 식도를 연결시켜주는 근육근막으로 된 반쪽의 실린더모양을 하고 있다(그림 7-1). 인두안(pharyngeal cavity)은 일반적으로 공기와 '음식(food)'의 통로이다.

인두는 위쪽으로는 머리뼈 바닥에 붙어있고, 아래쪽에서는 대략 여섯째목뼈(C6) 높이에서 식도의 꼭대기와 이어진다. 인두벽은 앞쪽에서 코안, 입안 및 후두의 모서리와 연결된다. 이러한 앞쪽 관계를 바탕으로 인두는 세 가지 부위인 코인두(nasopharynx), 입인두(oropharynx) 및 후두인두(laryngopharynx)로 나뉜다:

- 코안의 뒤구멍(뒤콧구멍, choanae)은 코인두로 열린다.
- 입안의 뒤구멍(입인두잘룩, oropharyngeal isthmus)은 입인두로 열린다.
- 후두의 위구멍(후두입구, laryngeal inlet)은 후두인두로 열린다.

이 구멍 외에도 인두안(pharyngeal cavity)은 앞쪽에서는 혀의 뒤쪽 1/3과 뒤쪽에서는 후두 뒤면과 접해 있다. 귀인두관(pharyngotympanic tube)은 코인두의 가쪽벽으로 열려있다.

혀와 인두, 입천장의 편도는 인두벽의 깊은면에 있다.

인두는 성긴결합조직으로 채워진 홀쭉한 인두뒤공간(retropharyngeal space)에 의해 척주와 분리된다.

물렁입천장(soft palate)이 일반적으로 입안 천장의 일부라고 간주하더라도 물렁입천장은 또한 인두와 접해 있다. 물렁입천장은 단단입천장(hard palate)의 뒤모서리에 붙어 있고 '된 떨림판막(조동판막, flutter-valve)'과 같은 형태이며 다음과

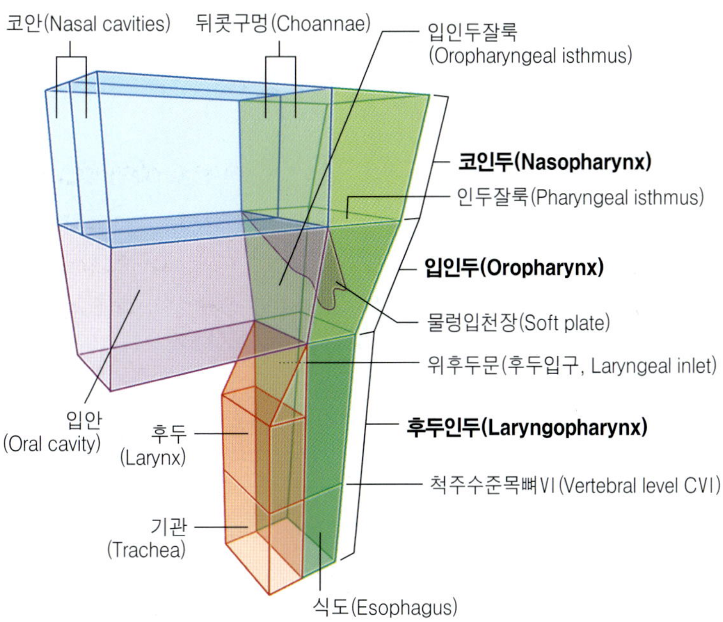

그림 7-1. 인두.

같은 작용을 할 수 있다:

- 물렁입천장이 올라가면 인두잘룩이 닫히며 입인두로부터 코인두는 막힌다.
- 물렁입천장이 내려가면 입인두잘룩은 닫히며 입인두로부터 입안은 막힌다.

뼈대틀(Skeletal framework)

인두벽의 위와 앞모서리는 뼈와 연골 및 인대에 붙어 있다. 인두벽의 양쪽은 인대와 같은 수직 끈(인두솔기, phayryngeal raphe)에 의해 중간선의 뒤쪽에서 서로 붙는다. 이 결합조직 구조는 머리뼈 바닥의 인두결절(pharyngeal tubercle)에서 인두솔기가 식도 뒷벽의 결합조직과 섞이는 곳인 여섯째목뼈(C6) 높이까지 내려간다.

머리뼈 바닥에 붙는 인두벽이 붙는 불규칙한 'C자 모양'의 선이 있다(그림 7-2). C자의 열린 부분은 코안을 향한다. C자의 양쪽 팔은 귀인두관(인두고실관, pharyngotympanic tube, auditory tube)의 연골부분 바로 아래에 있는 나비뼈 날개돌기 안쪽판의 뒤모서리에서 시작된다. 이 선은 귀인두관(인두고실관)의 아래쪽을 가로지른 후, 물렁입천장의 근육들 중 하나(입천장올림근, levator veli palatini)가 붙기 위해 거칠어진 곳의 바로 안쪽에 있는 관자뼈 바위부분으로 들어간다. 여기서 이 선은 안쪽으로 휘돌아 뒤통수뼈로 가서 중간선에 위치한 뼈 융기(인두결절)에서 다른 선과 합쳐진다.

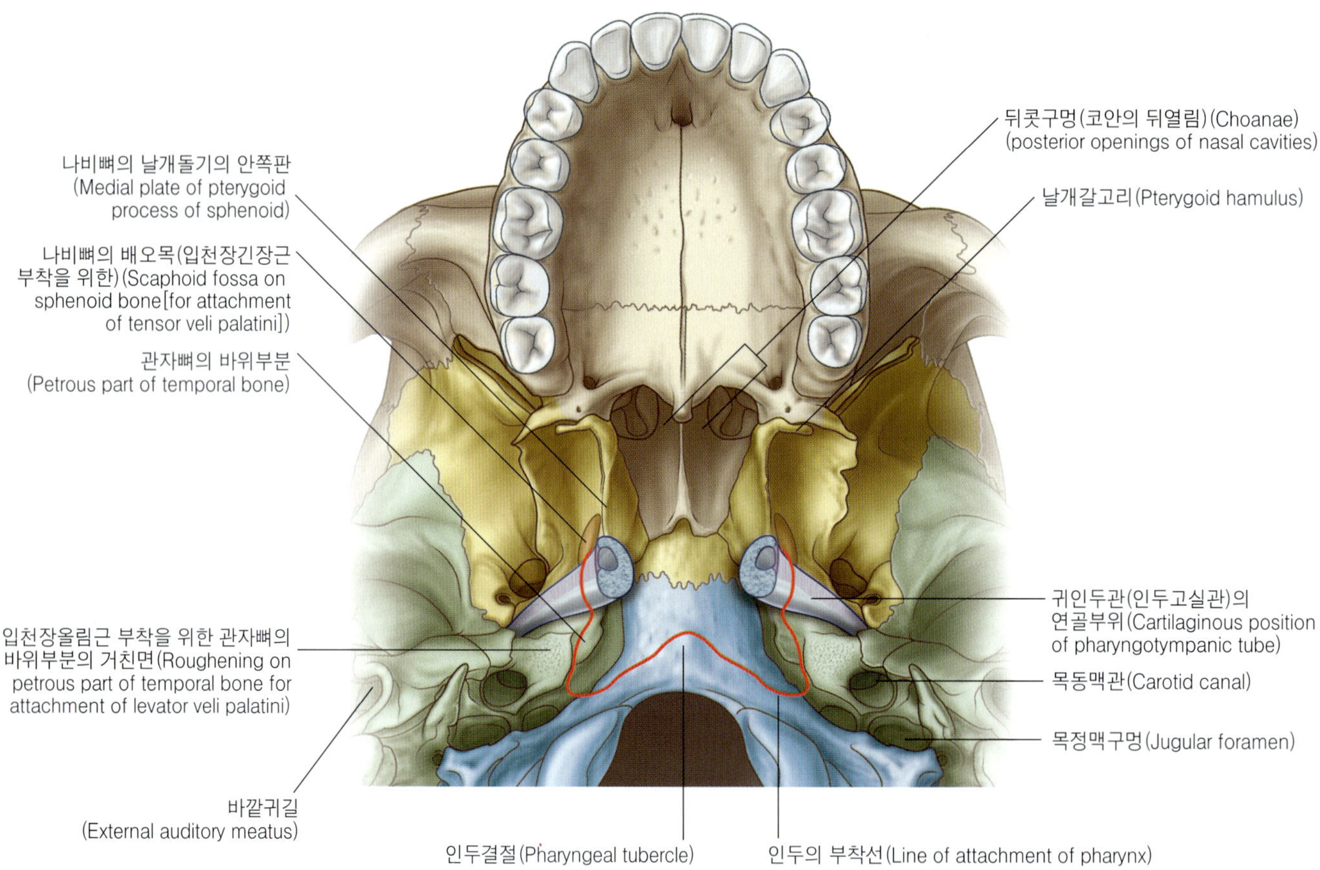

그림 7-2. 머리뼈 바닥에서 인두의 부착선.

가쪽 인두벽의 앞수직 부착선 (Anterior vertical line of attachment for the lateral pharyngeal walls)

코안과 입안, 후두의 조직들이 가쪽 인두벽에 부착하는 수직선은 불연속적이며 세 가지 부분이 있다(그림 7-3).

첫째부분(First part)

양쪽에서, 가쪽 인두벽의 앞부착선은 귀인두관(인두고실관, pharyngotympanic tube, auditoty tube)이 안쪽날개판에 놓여 있는 곳 바로 아래의 나비뼈 안쪽날개판의 뒤모서리 위쪽에서 시작한다. 이것은 날개돌기(pterygoid process)의 안쪽판의 가장자리를 따라서 아래로 이어지고 날개갈고리(hamulus)로 들어간다. 이 지점에서부터 선은 날개아래턱솔기를 따라 내려가 아래턱에서 끝난다.

날개아래턱솔기(pterygomandibular raphe)는 날개갈고리 끝과 아래턱의 셋째큰어금니 바로 뒤에 있는 삼각형의 거친면 사이를 연결하는 선모양의 끈 같은 결합조직 인대이다. 이것은 입안의 가쪽벽 근육(볼근, buccinator)과 함께 가쪽 인두벽 근육(위인두수축근, superior constrictor)과 합쳐진다.

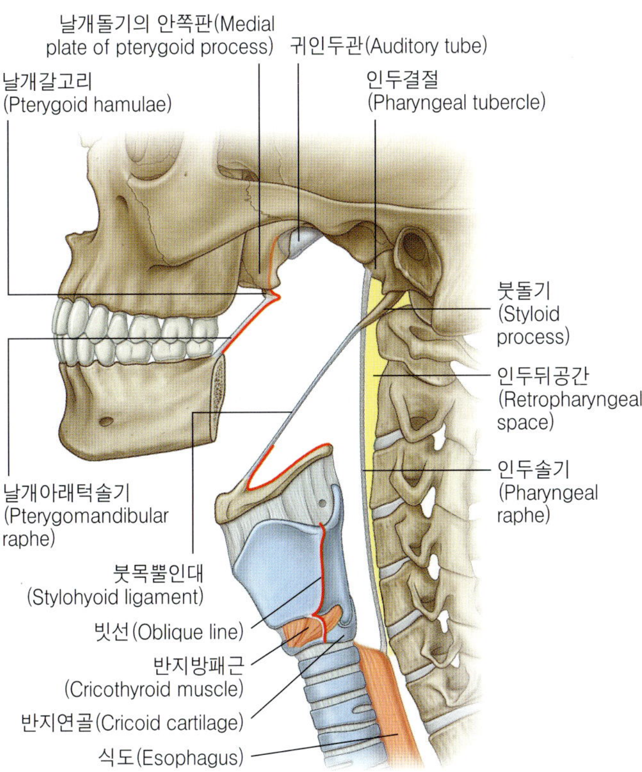

그림 7-3. 가쪽인두벽의 부착.

둘째부분(Second part)

가쪽 인두벽의 부착선의 둘째 부분은 목뿔뼈과 관련이 있다. 이것은 관자뼈 붓돌기의 끝과 목뿔뼈 작은뿔(lesser horn)을 이어주는 붓목뿔인대(stylohyoid ligament)의 아래면에서 시작한다. 이 선은 작은뿔로 이어진 다음 뒤로 돌아 목뿔뼈 큰뿔(greater horn)의 전체 위면을 따라 주행하다 끝난다.

셋째부분(Third part)

가장 아래쪽에 있는 가쪽 인두벽의 부착선 셋째부분은 갑상연골의 위결절에서 시작되고 빗선을 따라 아래결절로 내려간다.

아래결절에서 부착선은 반지방패근 위의 힘줄처럼 두꺼워진 근막을 따라 갑상연골로 이어지며 끝난다.

인두벽(Pharyngeal wall)

인두벽은 뼈대근육과 근막에 의해 형성된다. 근육사이의 틈(gap)은 근막에 의해 유지되며, 인두벽을 지나는 구조들의 통로가 된다.

근육(Muscles)

인두의 근육은 근육섬유의 주행방향에 따라 두 개의 근육무리로 나눈다.

수축근(constrictor muscles)은 인두벽과 대해 돌림섬유(circular fiber)들을 갖는 반면에 세로근육은 수직섬유를 갖는다.

인두수축근(Constrictor muscles)

양쪽에 있는 세 개의 인두수축근은 인두벽 구조의 주요한 부분을 이루고(그림 7-4; 표 7-1), 근육의 이름은 위치에 따라 붙여진다. 위인두수축근, 중간인두수축근, 아래인두수축근.

뒤쪽에서는, 양쪽 근육들은 인두솔기에서 서로 붙는다. 앞쪽에서, 이 근육들은 코안과 입안, 후두의 가쪽모서리에 연결된 뼈와 인대에 붙어있다.

인두수축근들은 세 개의 꽃병이 위로 차곡하게 쌓인 것처럼 서로 겹쳐있다. 아래인두수축근은 중간인두수축근의 아래모서리에 겹치고 같은 방식으로 중간인두수축근은 위인두수축근과 겹치게 된다.

집단적으로, 근육들은 인두안을 수축시키거나 좁게 한다.

음식을 삼킬 때 인두수축근은 위에서 아래쪽으로 연속적으로 수축하여 음식 덩어리를 인두에서 식도로 들어가게 한다.

모든 인두수축근들은 미주신경[X]의 인두가지(pharyngeal branch)에 의해 지배된다.

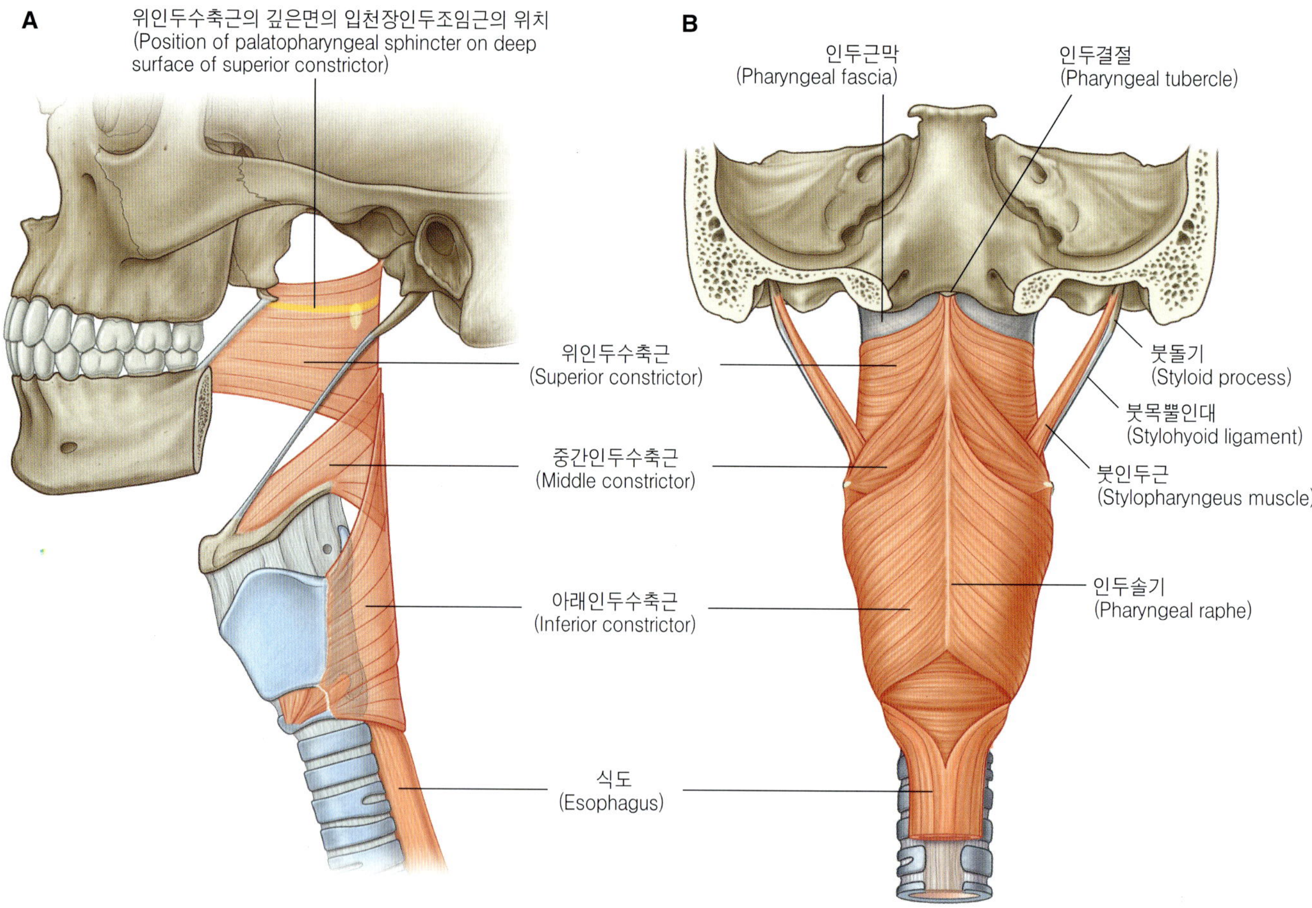

그림 7-4. 인두의 수축근들. A, 가쪽면. B, 뒷면.

표 7-1. 인두의 수축근

근육	뒤 부착점	앞 부착점	신경지배	작용
위인두수축근 (Superior constrictor)	인두솔기	날개아래턱솔기와 근처 아래턱뼈와 날개갈고리	미주신경[X]	인두의 수축
중간인두수축근 (Middle constrictor)	인두솔기	목뿔뼈의 큰뿔의 위모서리와 근처의 작은뿔의 모서리와 붓목뿔인대	미주신경[X]	인두의 수축
아래인두수축근 (Inferior constrictor)	인두솔기	반지연골, 방패연골의 빗선, 두 연골사이에 붙으며 반지방패근을 가로 지르는 인대	미주신경[X]	인두의 수축

위인두수축근(상인두수축근, Superior constrictors)

위인두수축근은 인두안(pharyngeal cavity)의 윗부분을 함께 받치고 있다(그림 7-4).

양쪽 근육은 날개갈고리, 날개아래턱솔기와 아래턱뼈 근처의 앞쪽에 붙어있다. 이 부착부에서 이 수축근은 뒤쪽으로 부채꼴로 퍼지고 인두솔기의 다른 쪽에서 온 위인두수축근과 합쳐진다.

특수한 근육띠(**입천장인두조임근, palatopharyngeal sphincter**)는 물렁입천장의 앞가쪽면에서 일어나서 인두벽 속면을 돌며, 위인두수축근의 속면과 결합한다.

위인두수축근이 음식을 삼키는 동안 수축될 때 올려진 물렁입천장의 모서리를 '붙잡는' 인두벽의 깊은면에 돌출된 융기(prominent ridge)를 형성하며, 이는 코인두와 입인두사이의 인두잘룩을 폐쇄시킨다.

중간인두수축근(중인두수축근, Middle constrictors)

중간인두수축근은 붓목뿔인대의 아래면과 목뿔뼈(hyoid bone)의 작은뿔과 큰뿔의 전체 윗면에 붙어있다.

위인두수축근처럼 중간인두수축근은 뒤쪽으로 부채꼴처럼 퍼지고 인두솔기에 붙어있다.

중간인두수축근의 뒷부분은 위인두수축근과 겹치게 된다.

아래인두수축근(하인두수축근, Inferior constrictors)

아래수축근은 방패연골 빗선과 반지연골 및 두 개의 연골에 붙으며, 반지방패근을 가로지르는 인대의 앞쪽에 부착한다.

다른 인두수축근처럼 이 수축근은 뒤쪽으로 펼쳐져서 인두솔기에 붙는다.

아래인두수축근의 뒷부분은 중간인두수축근과 겹친다. 아래쪽에서는 근육섬유가 식도벽에 혼합되어 붙게 된다.

반지연골에 붙은 아래인두수축근의 일부는 인두안의 가장 좁은부분(narrowest part)을 받치고 있다.

세로근(Longitudinal muscles)

인두벽의 세 개의 세로근(그림 7-5; 표 7-2)은 근육들이 이는곳에 따라 이름이 붙여졌다. 관자뼈 붓돌기의 붓인두근(stylopharyngeus), 귀인두관(인두고실관) 연골부분의 귀관인두근(salpingopharyngeus), 물렁입천장의 입천장인두근(palatophryngeus). 이는곳의 위치에서 이 근육은 내려가 인두벽 속으로 붙는다.

세로근은 인두벽을 올리거나 음식물을 삼키는 동안 인두벽을 당겨서 음식 덩어리를 인두를 통과시켜 식도로 내 보낸다.

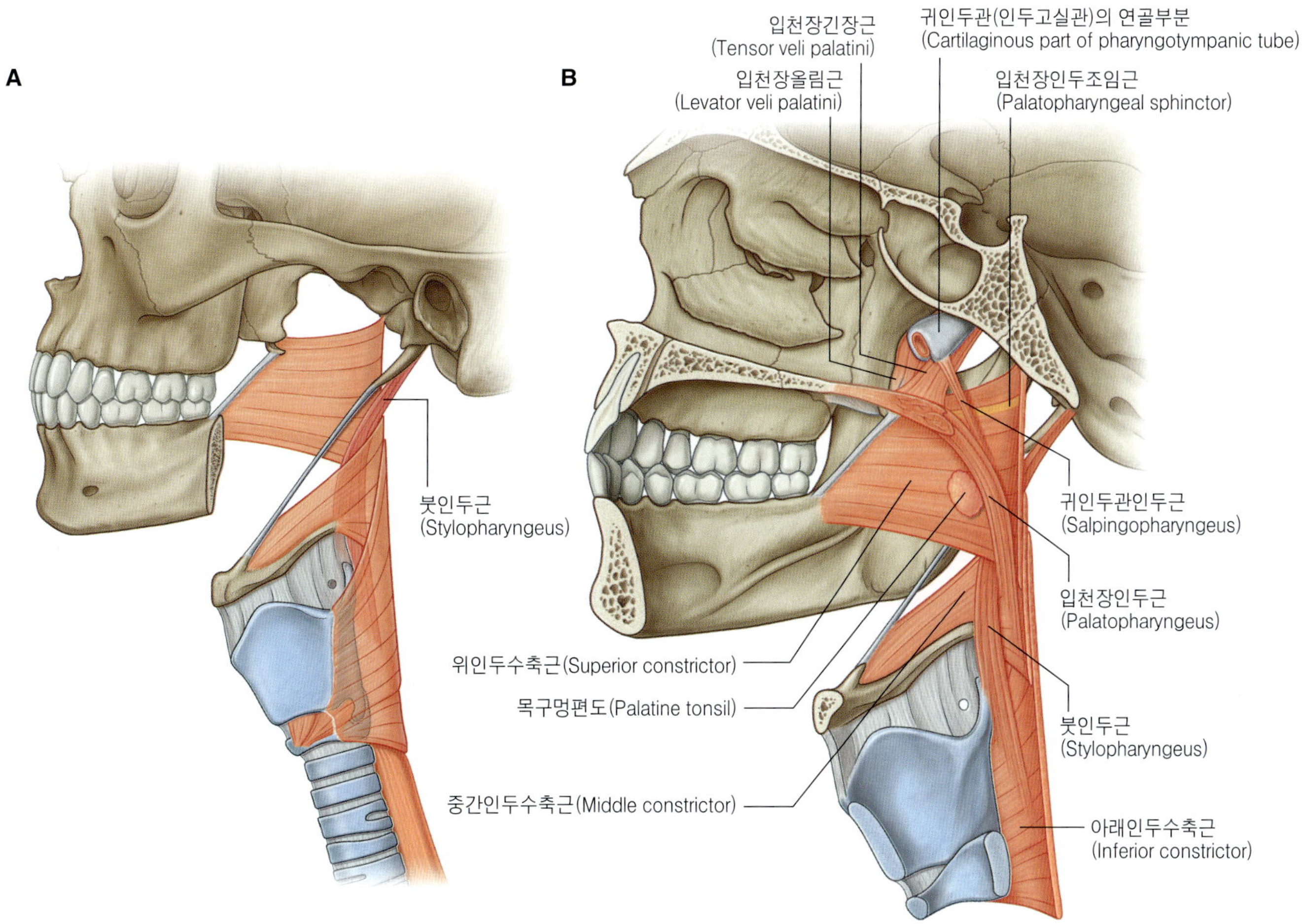

그림 7-5. 인두의 세로근들. A, 붓인두근. B, 안쪽면.

표 7-2. 인두의 세로근육들

근육	이는곳	닿는곳	신경지배	작용
붓인두근 (Stylopharyngeus)	붓돌기의 안쪽	인두벽	혀인두신경[IX]	인두의 올림
귀인두관인두근 (Salpingopharyngeus)	귀인두관(인두고실관)의 인두 끝의 아래면	인두벽	혀인두신경[IX]	인두의 올림
입천장인두근 (Palatopharyngeus)	입천장널힘줄의 위면	인두벽	미주신경[X]	인두의 올림, 목구멍잘룩의 닫힘

붓인두근(경상인두근, Stylopharyngeus)

원통형의 붓인두근(그림 7-5A)은 관자뼈 붓돌기 안쪽면의 바닥에서 일어나고 위인두수축근과 중간인두수축근 사이를 펼쳐져서 내려가고 인두벽의 깊은면과 합쳐진다. 붓인두근은 혀인두신경[IX]에 의해 지배된다.

귀인두관인두근(이관인두근, Salpingopharyngeus)

귀인두관인두근(그림 7-5B)은 인두벽의 깊은면에 연결되어 내려가는 귀인두관(인두고실관)의 아랫면에서 이는 작은 근육이다. 귀인두관인두근은 미주신경[X]에 의해 지배된다.

입천장인두근(구개인두근, Palatopharyngeus)

입천장인두근(그림 7-5B)은 인두근육에도 속하고 또한 물렁입천장근육에도 속한다. 이 근육은 입천장널힘줄의 위면에 붙으며 뒤아래쪽을 지나 인두벽의 깊은면과 합쳐진다.

입천장인두근은 점막으로 덮힌 중요한 주름을 형성한다(**입천장인두활, palatophyryngeal arch**). 이 활은 입안을 통해 볼 수 있고 입인두벽 바로 앞쪽에 있는 **목구멍편도(palatine tonsil)**를 찾기 위한 표지점(landmark)이다.

인두를 올리는 작용 외에도 이 입천장인두근은 입천장을 내리고 입천장인두주름을 중간선쪽으로 이동시켜 입인두잘룩을 닫히게 한다.

입천장인두근은 미주신경[X]에 의해 지배된다.

근막(Fascia)

인두근막은 두 층의 근막으로 나뉘며, 인두근들이 근막사이에 끼어 있다:

- 얇은 층(**볼인두근막, buccopharyngeal fascia**)은 인두벽 근육층 바깥을 덮고 있다.
- 두꺼운 층(**인두바닥근막, pharyngobasilar fascia**)은 속면을 싸고 있다.

근막은 근육이 없는 인두벽을 지탱시켜 준다. 이 근막은 인두벽이 거의 근막으로 형성된 위인두수축근의 위쪽부위에서 특히 잘 확인된다(그림 7-5). 이 벽부분은 바깥쪽에 있는 물렁입천장 근육들(입천장긴장근, tensor veli palatini)과 입천장올림근(levator veli palatini)에 의해 강화되어 있다.

인두벽 근육사이 틈(Gaps between muscles in the pharyngeal wall)

인두벽의 근육사이로 난 틈들은 근육과 신경혈관조직(neurovascular tissue)이 지나가는 중요한 통로 역할을 한다(그림 7-6).

위인두수축근의 모서리 위쪽에 위치한 인두벽은 근육이 없고 인두근막으로 구성된다.

물렁입천장의 입천장긴장근과 입천장올림근은 처음에는 머리뼈 바닥에서 내려가고 인두근막의 가쪽에 위치한다. 이 위치에서 이 근육들은 인두벽을 보강시켜준다:

- 입천장올림근(levator veli palatini)은 귀인두관 아래의 인두근막을 통과해서 물렁입천장으로 들어간다.
- 입천장긴장근(tensor veli palatini)의 힘줄은 날개갈고리 주위를 안쪽으로 돌아 볼근(buccinator)의 이는곳을 지나 물렁입천장으로 들어간다.

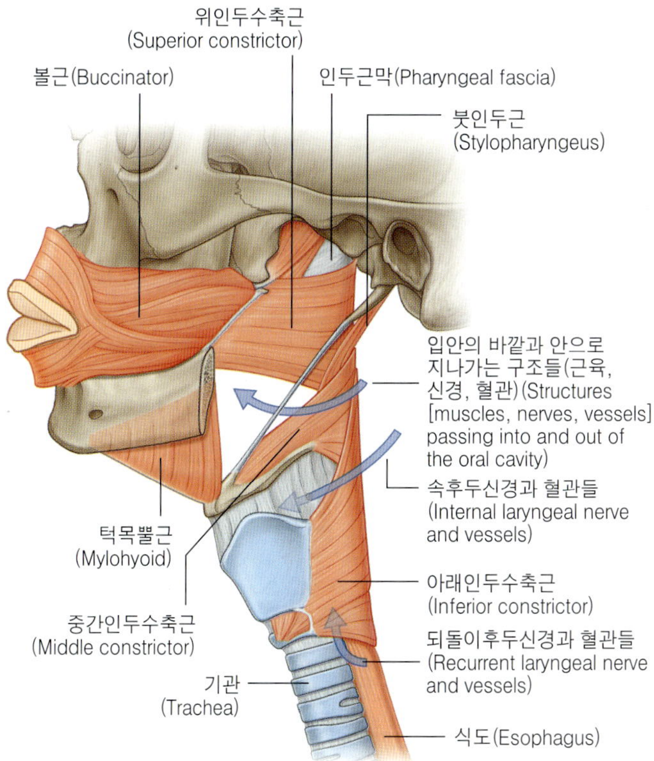

그림 7-6. 인두벽의 근사이 틈.

틈을 통과하는 구조 (Structures passing through the gaps)

인두벽에서 크고 중요한 구멍들 중 하나가 인두의 위 · 중간인두수축근과 입의 바닥을 형성하는 턱목뿔근의 뒤모서리 사이에 놓여있다(그림 7-6). 이 삼각형의 틈을 통해 붓인두근이 인두벽으로 미끄러져 들어갈 수 있을 뿐 아니라 인두벽의 가쪽부분과 입안(특히, 혀)사이의 근육과 신경 및 혈관이 통과할 수도 있다.

중간인두수축근과 아래인두수축근사이의 틈으로는 방패목뿔막의 구멍을 통해 후두로 들어가는 속후두혈관과 신경(internal laryngeal vessels and nerve)이 지난다.

되돌이후두신경(recurrent laryngeal nerves)과 이 신경과 동행하는 아래후두혈관은 아래인두수축근의 아래모서리 밑에 있는 목뿔뼈의 작은뿔 뒤쪽에 있는 후두로 들어간다.

코인두(Nasopharynx)

코인두는 코안의 뒤구멍(뒤콧구멍, choanae)의 뒤와 물렁입천장 높이의 위쪽에 있다(그림 7-7). 코인두 천장은 머리뼈의 경사진 바닥에 의해 형성되고 나비뼈 몸통의 뒤부분과 뒤통수뼈의 바닥부분으로 구성된다. 코인두의 천장과 가쪽벽은 항상 열려있는 인두안의 꼭대기에서 돔 모양의 천장을 형성한다.

코인두안은 인두잘룩에서 아래쪽의 입인두안과 연결된다. 인두잘룩의 위치는 위인두수축근의 일부분인 밑에 있는 입천장인두조임근(palatopharyngeal sphincter)으로 인해 생긴 점막주름에 의해 인두벽에 표시된다.

물렁입천장을 올리고 입천장인두조임근을 수축시키는 근육작용은 음식을 삼킬 때 인두잘룩을 닫게하고 입인두로부터 코인두를 분리시킨다.

코인두의 천장을 덮고 있는 점막 속에는 큰 림프조직의 집합체(**인두편도, pharyngeal tonsil**)가 있다. 아데노이드(adenoid)라고 알려진 인두편도의 팽대는 코인두를 폐쇄시킬 수 있어 공기가 입안으로만 통과한다.

양쪽 코인두 가쪽벽의 가장 현저한 특징은 다음과 같다:

- 귀인두관이 열린다.
- 귀인두관의 끝과 인접근육을 덮고 있는 점막융기와 주름이 있다.

귀인두관이 열리는 곳은 단단입천장 높이의 약간 윗부위의 뒷쪽과 물렁입천장 꼭대기의 가쪽에 있다.

귀인두관이 코인두의 뒤가쪽으로 나오기 때문에 귀인두관의 뒤쪽 가장자리는 인두벽 위쪽에서 융기를 만든다. 이 관의 융기(**귀관융기, torus tubarius**)의 뒤쪽에는 깊은 오목(**인두오목, pharyngeal recess**)이 있다.

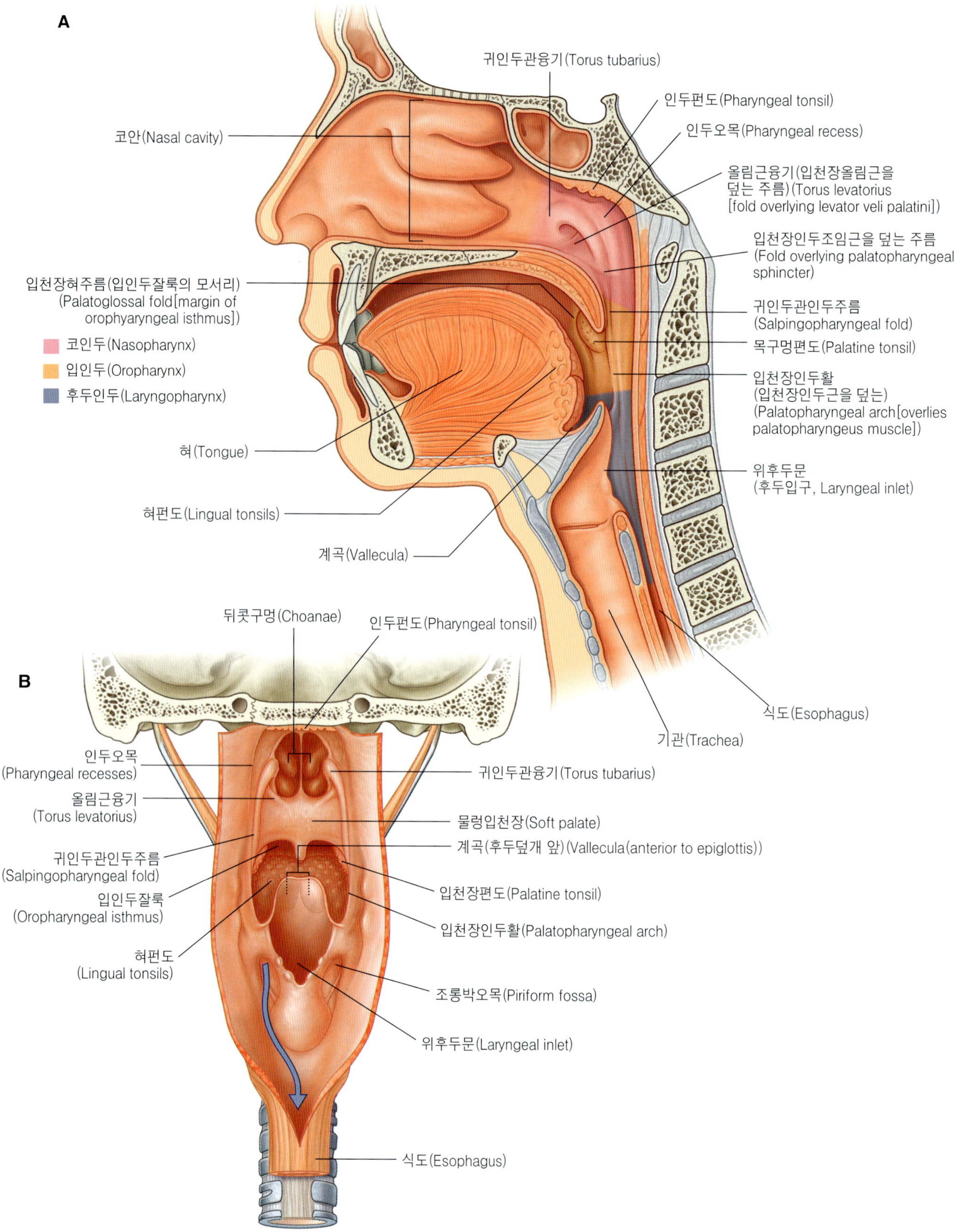

그림 7-7. 인두점막의 구조. A, 가쪽면. B, 열린 인두벽의 뒷면.

귀인두관과 관련된 점막주름에는 다음과 같은 구조가 있다:

- 귀관융기에서 내려와 귀관인두근을 덮는 작은 수직의 **귀인두관인두주름**(salpingopharyngeal fold).
- 귀인두관이 열리는 곳 바로 아래에서 나타나서 물렁입천장의 윗면에서 안쪽으로 계속 달리다 입천장올림근을 덮는 넓은 주름이나 융기(올림근융기, torus levatorius).

입인두(Oropharynx)

입인두는 물렁입천장 높이 아래의 입안 뒤쪽과 후두덮개(epiglottis) 위모서리 위쪽에 있다(그림 7-7). 입천장혀근육으로 덮여있는 양쪽 입천장혀주름(활)(palatoglossal fold, arch)은 입안과 입인두 사이의 경계를 만든다. 두 주름사이에 있는 활모양으로 열린 구멍이 목구멍잘룩(oropharyngeal isthmus)이다. 이 주름들의 바로 뒤쪽과 안쪽에는 입천장인두근육을 덮고 있는 입천장인두주름(palatopharyngeal fold)이라는 다른 한 쌍의 주름(활)이 있다.

입인두잘룩 아래의 입인두 앞벽은 혀 뒤쪽 1/3의 위부분이나 혀 인두부분에 의해 형성된다. 림프조직의 큰 집합체(혀편도, lingual tonsil)는 혀의 이 부분을 덮고 있는 점막에 있다.

목구멍편도(palatine tonsil)는 입인두의 가쪽벽에 있다. 양쪽에서, 위인두수축근을 덮는 점막에 있는 이 편도는 큰 타원형의 림프조직 집합체이며 입천장혀활와 입천장인두활 사이에 있다. 목구멍편도는 입천장혀주름의 바로 뒤쪽의 입안을 통해서 볼 수 있다.

액체나 고형 음식물을 입안에 담고 있을 때 입인두잘룩은 물렁입천장이 내려오고, 혀 뒷부분이 올라가고, 입천장혀주름과 입천장인두주름이 중간선으로 이동함으로써 닫힌다. 이로 인해 입안의 음식물을 씹거나 다루는 동안 사람이 숨을 쉴 수 있게 된다.

음식물을 삼킬 때 입인두잘룩은 열려있고, 입천장은 올라가며, 후두안은 닫히게 되어 음식물이나 액체는 식도로 넘어간다. 기도(airway)는 인두잘룩과 후두 두 구역에서 닫히기 때문에 사람은 동시에 숨을 쉬고 음식을 삼킬 수 없다.

후두인두(Laryngopharynx)

후두인두는 후두덮개의 위모서리에서 여섯째목뼈(C6) 높이에 있는 식도 꼭대기까지이다(그림 7-7).

후두입구(laryngeal inlet)는 후두인두의 앞벽으로 열린다. 후두입구 아래쪽에서, 앞벽은 후두의 뒤면으로 구성된다.

후두인두안은 혀의 바닥과 후두덮개 사이에 있고, 중간선 양쪽에서 하나 씩 있는 한 쌍의 점막주머니(**계곡, valleculae**)의 앞쪽에 놓여있다. 계곡은 중간선 점막주름과 혀를 식도에 연결시키는 두 개의 가쪽주름 사이에서 형성된 오목(depression)이다.

후두의 중심부분과 방패연골의 더 가쪽판 사이에는 또 다른 한 쌍의 점막오목(**조롱박오목, piriform fossae**)이 있다. 조롱박오목은 올려진 후두입구(laryngeal inlet) 주변의 입안에서 고형 음식물과 액체가 식도로 직접 들어가도록 하는 통로역할을 한다.

편도(Tonsils)

코안과 입안 구멍 주변의 인두점막에 위치하는 림프조직의 집합체는 신체 방어 체제의 일부분이다. 이 큰 집합체는 분명한 덩어리(**편도, tonsil**)를 형성한다. 편도는 주로 다음과 같은 세 구역에 위치한다(그림 7-7):

- 팽대하면 아데노이드(adenoid)라고 불리는 인두편도(pharyngeal tonsil)는 코인두의 천장 중간선에 있다.
- 목구멍편도(palatine tonsil)는 입인두잘룩의 바로 뒤쪽에 있는 입천장혀활과 입천장인두활 사이의 입인두 양쪽에 있다. (목구멍편도는 환자의 입을 열고 혀를 내렸을 때 볼 수 있다.)
- 혀편도(lingual tonsil)는 혀 뒤쪽 1/3에 있는 많은 림프절 집합체를 말한다.

작은 림프소절이 코인두로 열리는 근처의 귀인두관과 물렁입천장의 위에도 있다.

혈관(Vessels)

동맥(Arteries)

많은 혈관들이 인두벽에 혈액을 공급한다(그림 7-8).

인두의 위부분에 제공되는 동맥은 다음과 같다:

- 오름인두동맥(ascending pharyngeal artery).
- 얼굴동맥(facial artery)의 오름입천장가지(ascending palatine branch)와 편도가지(tonsillar branch).
- 위턱동맥과 혀동맥의 많은 가지들.

이 모든 혈관들은 바깥목동맥에서 시작된다.

인두의 아래부분에 공급되는 동맥은 빗장밑동맥의 갑상목동맥에서 나온 아래갑상동맥의 인두 가지이다.

입천장편도에 공급되는 대부분의 동맥가지들은 위인두수축근을 관통하는 얼굴동맥의 편도가지에서 나온다.

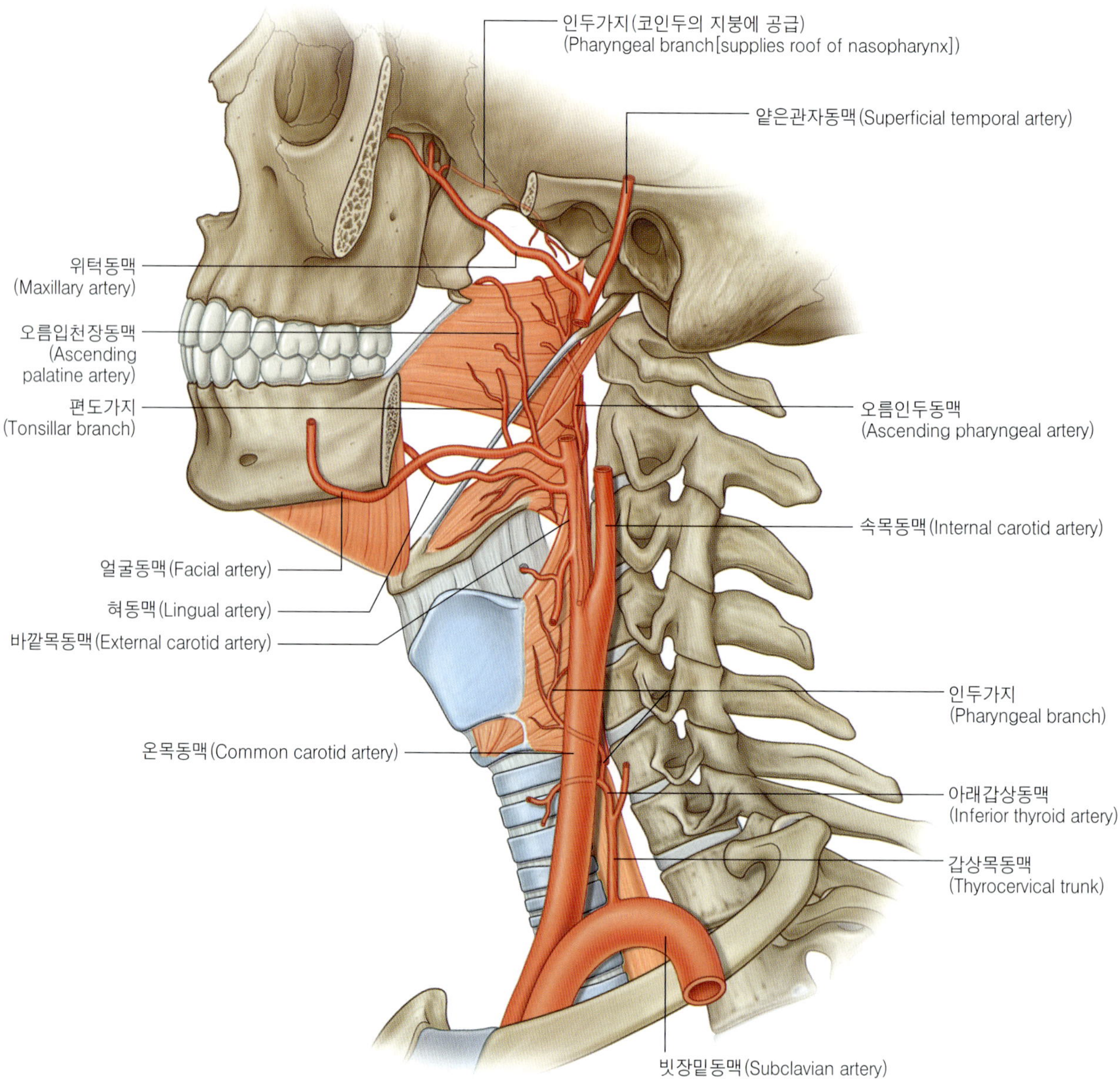

그림 7-8. 인두의 동맥.

정맥(Veins)

인두의 정맥들은 정맥얼기를 형성하며, 위쪽에서는 관자아래우묵(infratemporal fossa)에 있는 날개근정맥얼기(pterygoid plexus)로 배출되고, 아래쪽에서는 얼굴정맥과 속목정맥으로 배출된다(그림 7-9).

림프관(Lymphatics)

인두의 림프관들은 깊은목림프절로 배출되며, **인두뒤림프절(retropharyngeal node)**(코인두와 척주사이), **기관주위림프절(paratracheal node)**, **목뿔아래림프절(infrahyoid node)**이 이에 속한다(그림 7-9).

목구멍편도는 인두벽을 통해 얼굴정맥이 속목정맥으로 배출되는 부위(그리고 두힘살근 뒤힘살의 아래쪽)에 위치하는 목정맥두힘살근림프절(jugulodiagastric node)로 배출된다.

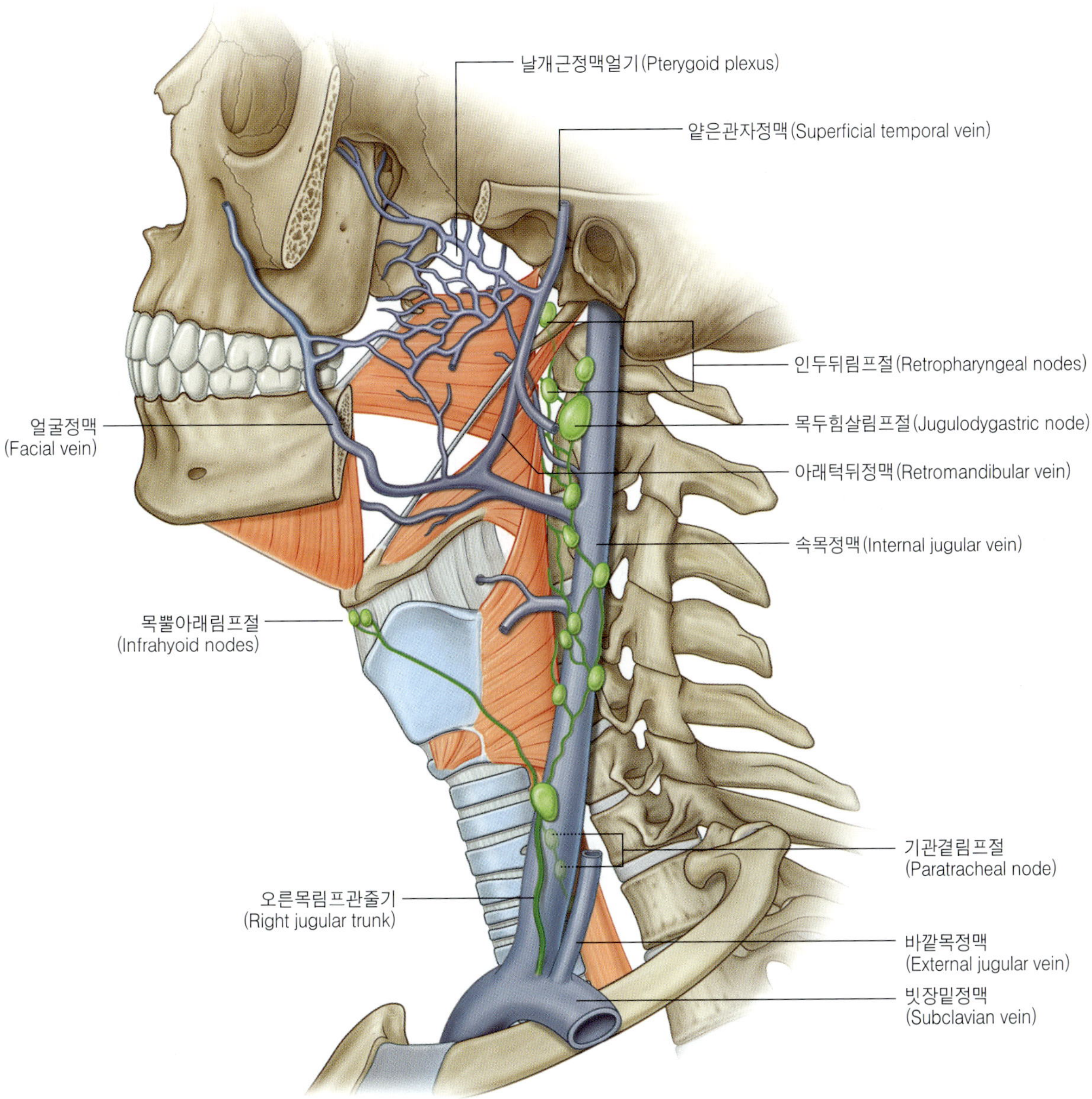

그림 7-9. 인두의 정맥과 림프관 배출.

신경(Nerves)

인두(코부분은 제외)의 운동신경과 대부분의 감각신경은 주로 인두벽의 바깥근막에서 신경얼기를 형성하는 미주신경과 혀인두신경의 가지들이다(그림 7-10).

인두신경얼기(pharyngeal plexus)는 다음과 같이 형성된다:

- 미주신경[X]의 인두가지.
- 미주신경[X]의 **위후두가지**(superior laryngeal nerve)에서 나온 **바깥후두신경**(external laryngeal nerve)의 가지들.
- 혀인두신경[IX]의 인두가지들.

미주신경의 **인두가지**(pharyngeal branch)는 위후두신경의 이는곳 위의 **아래신경절**(inferior ganglion) 위부분에서 시작되는 인두의 중요한 운동신경이며, 그 외에도 후두인두에서 온 감각정보를 전달한다.

인두의 모든 근육들은 혀인두신경[IX]의 가지에 의해 직접 지배를 받는 붓인두근을 제외하고는 주로 인두신경얼기를 통해 미주신경[X]의 지배를 받는다.

인두의 세분된 각 각의 구역은 다양한 감각신경지배를 받는다:

- 코인두는 날개입천장오목(pterygopalatine fossa에)에서 시작하여 나비뼈 입천장칼집관(palatovaginal canal)을 통과하여 인두의 천장으로 가는 위턱신경의 후두가지에 의해 지배를 받는다.
- 입인두는 인두신경얼기를 경유하는 혀인두신경[IX]에 의해 지배를 받는다.
- 후두인두는 후두신경얼기를 경유하는 미주신경[X]에 의해 지배를 받는다.

혀인두신경
(설인두신경, Glossopharyngeal nerve)

혀인두신경[IX]은 머리안의 바깥을 지나면서 대부분 인두에 분포한다.

목정맥구멍(jugular foramen)을 통해 머리뼈를 나온 혀인두신경[IX]은 붓인두근 뒷면으로 내려가서 붓인두근의 가쪽을 지나 위인두수축근과 중간인두수축근사이의 틈을 통해 앞쪽으

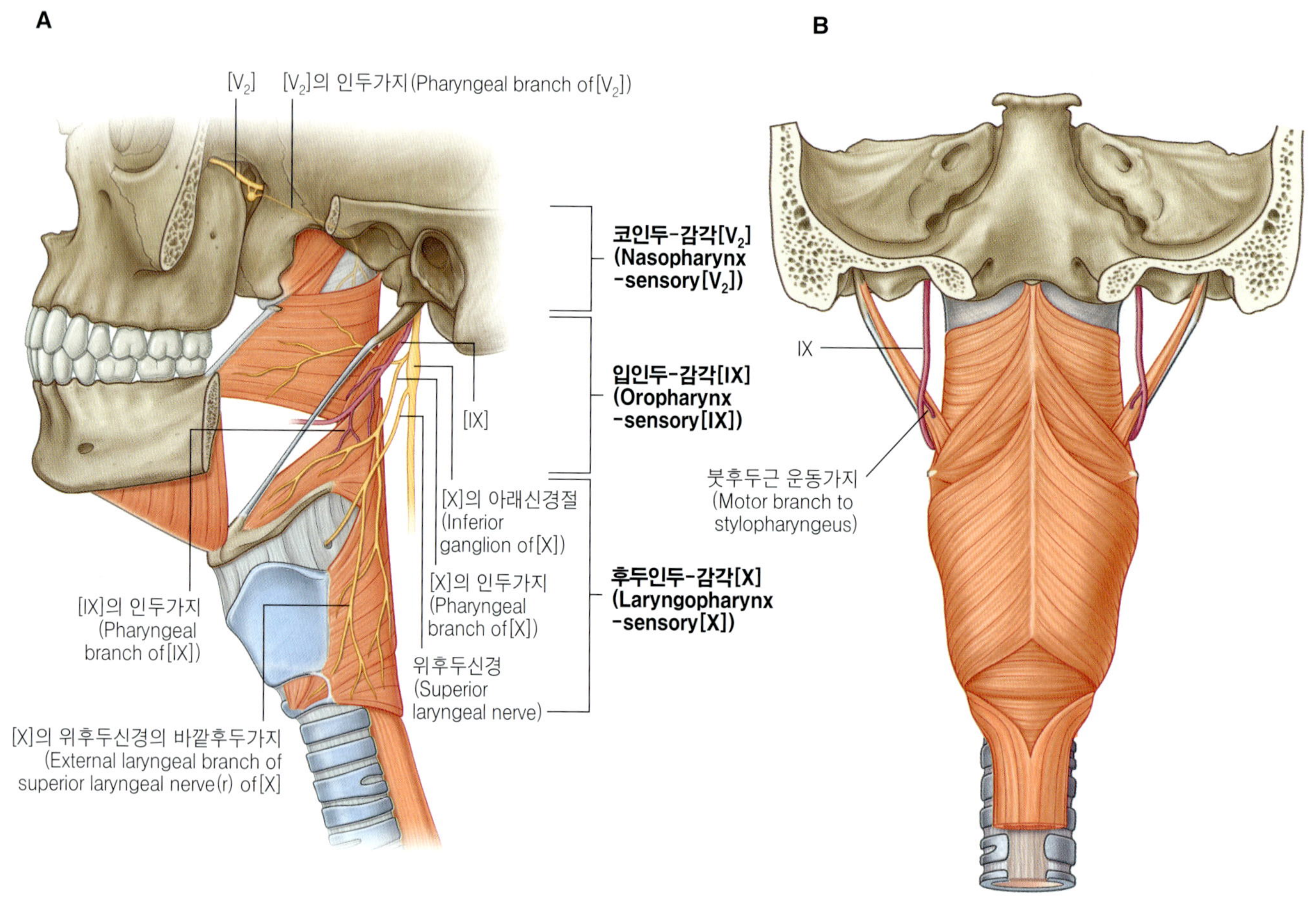

그림 7-10. 인두의 신경지배.

로 통과하고 결국 혀의 아래면에 도달한다.

혀인두신경[IX]은 위인두수축근의 자유모서리 아래를 지날 때 혀인두신경은 위인두수축근의 깊은면에 놓인 목구멍편도의 아래에 위치한다.

인두신경얼기로 가는 인두가지와 붓인두근으로 가는 운동신경가지는 목의 혀인두신경에서 시작된 가지들이다. 혀인두신경이 입인두의 감각신경지배를 하기 때문에 이 신경은 목구멍편도에게 감각신경를 보내며 또한 '구역질' 반사('gag' reflex)에 관여하는 들신경가지(afferent limb)이다.

임상 강의(In the clinic)

인두편도와 염증의 파급

인두편도가 염증으로 비대해진 것을 흔히 아데노이드(adenoids)라고 한다. 인두편도는 뒤콧구멍, 귀인두관인두구멍과 가까이 위치하기 때문에 인두편도의 염증은 두 입구를 막을 가능성이 있으며 또한 이 염증을 가운데귀(중이 middle ear)로 파급시킬 염려도 있다. 비대해진 인두편도가 뒤콧구멍과 코인두 사이를 막음으로써 호흡의 통로가 차단되면 흔히 입으로 숨을 쉬게 되고 오래되면 늘 입을 벌리고 혀를 내밀고 있는 독특한 표정(아데노이드얼굴 adenoid face)을 나타낸다. 귀인두관을 통해 염증이 가운데귀로 퍼지면 중이염(otitis media)이 되어 청력에 장애를 주며 때로 심하면 가운데귀(고실)와 연결된 꼭지방 또는 꼭지벌집으로도 염증이 퍼질 수도 있다. 인두편도의 염증은 또한 가까이 있는 귀인두관편도에도 파급을 시키는데 이 편도가 부으면 귀인두관입구를 막는 경우가 있다.

목속의 림프조직 고리

목구멍을 중심으로 위의 인두편도(pharyngeal tonsil)와 귀인두관편도(tubal tonsil), 좌우의 목구멍편도(palatine tonsil) 및 혀등의 혀편도(lingual tonsil)를 통틀어 흔히 목속(throat)의 **림프고리 (lymphatic ring, Waldeyer's ring)**라고 부르는데 이 림프조직의 집단은 감염의 확산을 막는 일차적인 저지선이라고 하지만 실제 기능의 정도는 의문시된다.

목구멍편도 수술과 출혈

목구멍편도의 염증을 편도선염(tonsillitis)이라고 하는데 고열과 함께 목이 뜨끔거리는 증상(sore throat), 편도의 비대, 편도 표면의 노란 고름 등이 나타나는 것이 특징이다. 편도에 염증이 자주 오게 되면 이 편도를 떼어내는 편도적출술(tonsillectomy)을 시행하게 되는데 간단한 수술이기는 하나 때로는 수술 후 심한 출혈이 있는 경우가 간혹 있다. 이 출혈은 얼굴동맥의 편도가지에서 올 수도 있지만 대개의 경우 바깥입천장정맥(external palatine vein, paratonsillar vein)에서 오는 경우가 많다. 이 정맥은 물렁입천장에서 내려와 편도의 가쪽면 가까이로 지나가고 있기 때문에 수술도중의 손상으로 많은 출혈이 생길 수가 있다. 이 밖에도 편도의 수술시 주의해야 할 것은 편도가지(동맥)와 나란히 앞으로 지나가는 혀인두신경(CN IX), 가쪽벽 가까이 지나가고 있는 혀신경, 속목동맥 등이다.

이물의 삼킴

음식을 삼킬 때 목에 잘 걸리는 이물(foreign body)로는 가시나 닭뼈 등이 있으나 어린이에게서는 부주의하여 핀 같은 작은 쇠붙이가 목에 걸리는 경우도 있다. 이 때 목에 자주 걸리게 되는 곳은 조롱박오목인데 끝이 뾰족하여 점막을 뚫고 찔렸을 경우는 속후두신경(internal laryngeal nerve)을 건드릴 가능성이 있으며 이렇게 될 때 후두 속의 위 반쪽 감각을 잃을 수가 있다.

후두(Larynx)

후두는 기도(숨길, respiratory tract)의 아래부분을 덮는 연골틀(cartilaginous framework)을 가진 관모양의 근육인대 구조이다.

후두안은 아래쪽에서는 기관과 연결되고, 위쪽에서는 혀의 바로 뒤쪽과 약간 아래쪽과 입안의 뒤구멍(입안인두잘록)으로 열려있다(그림 7-11A, B).

후두는 아래 기도를 닫는 판막과 발성기관 역할을 한다. 후두는 다음과 같이 구성된다:

- 세 개의 짝을 이루지 않는 연골(반지연골, 방패연골, 후두덮개).
- 세 개의 짝을 이루는 작은 연골(모뿔연골, 잔뿔연골, 쐐기연골).
- 섬유탄력막과 많은 속근육(intrinsic muscles).

후두는 위쪽에서는 목뿔뼈에 매달려 있고, 아래쪽에서는 막과 인대에 의해 기관에 붙는다. 이것은 목에서 고도의 운동성을 갖으며, 후두자체나 목뿔뼈에 붙는 바깥근육(extrinsic muscles)의 작용에 의해 위아래 및 앞뒤로 움직일 수 있다.

삼키는 동안 후두는 위쪽과 앞쪽 방향으로 원활하게 움직이기 때문에 후두입구(laryngeal inlet)를 닫고 식도를 여는 것을 용이하게 한다.

후두의 운동과 감각신경지배는 미주신경[X]에 의해 이루어진다.

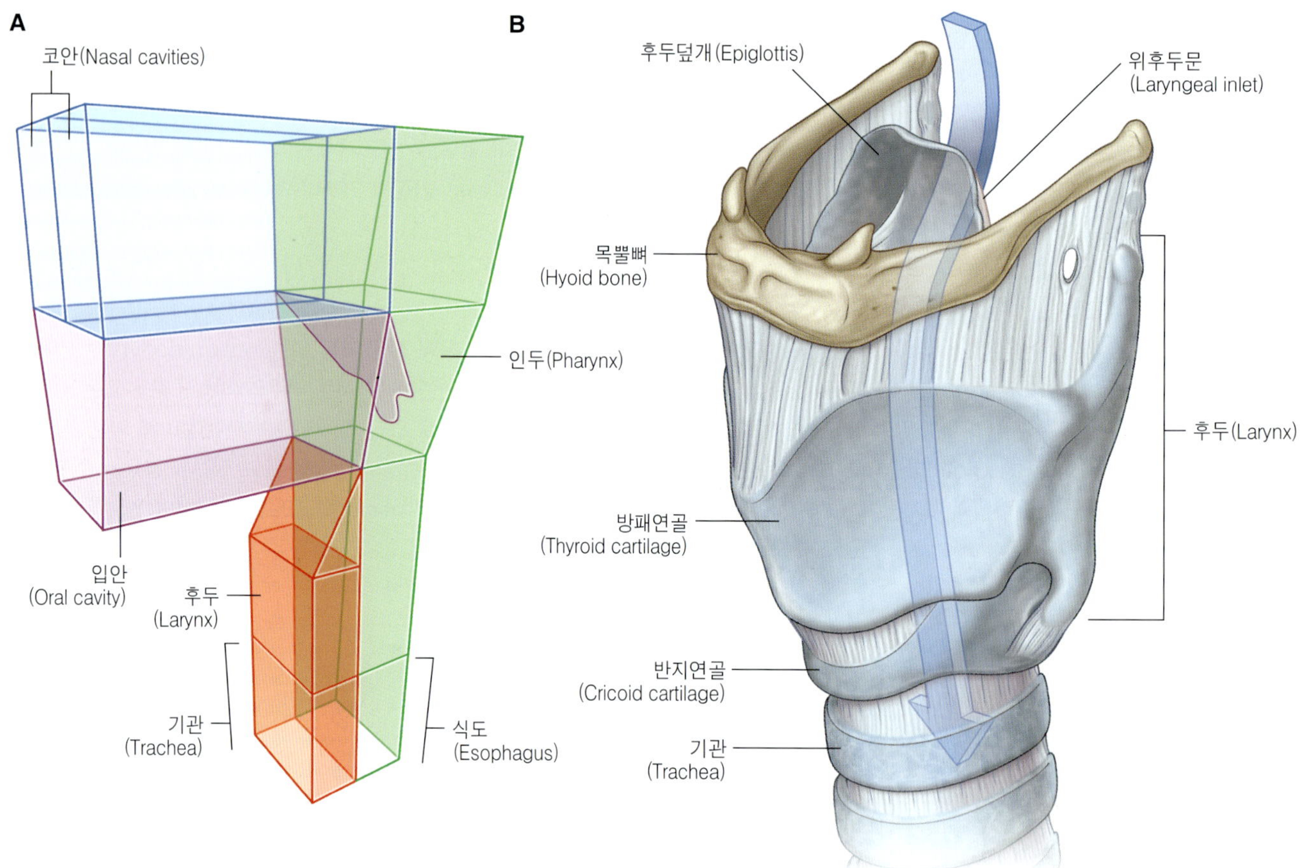

그림 7-11. 후두. A, 다른 공간들과의 관계. B, 가쪽면.

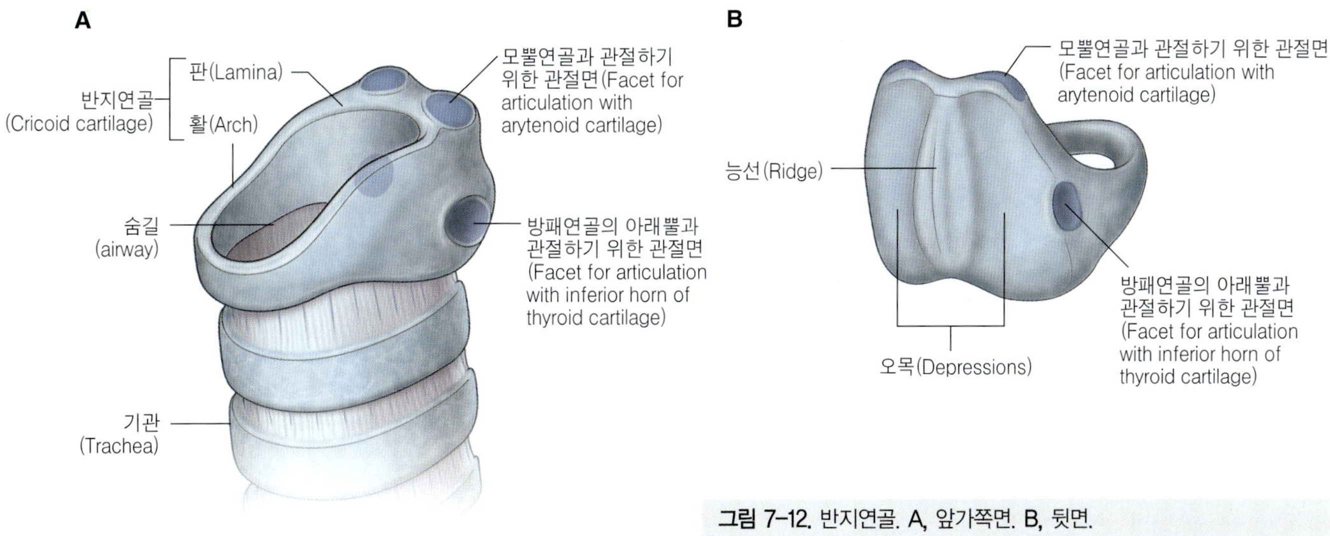

그림 7-12. 반지연골. A, 앞가쪽면. B, 뒷면.

후두연골(Laryngeal cartilages)

반지연골(윤상연골, Cricoid cartilage)

반지연골은 가장 아래쪽에 있는 후두연골로서 기도를 완전히 감싼다(그림 7-12). 반지연골은 기도 뒤에 있는 넓은 **반지연골판(lamina of cricoid cartilage)**과 앞쪽에 있는 매우 좁은 원형의 **반지연골활(arch of cricoid cartilage)**을 가진 '도장반지(signet ring)' 같은 형태이다.

반지연골판의 뒤면은 수직능선(vertical ridge)에 의해 분리된 두 개의 얕은 타원형의 오목(depression)에 의해 특징 지워진다. 식도는 능선에 붙고 오목에는 뒤반지모뿔근(posterior cricoarytenoid muscle)이 부착한다.

반지연골은 양쪽에서 다른 후두연골과 관절하는 두 개의 관절면(articular facet)이 있다.

- 한쪽 관절면은 반지연골판의 경사진 위가쪽면에 있고 모뿔연골(arytenoid cartilage) 바닥과 관절한다.
- 다른 관절면은 반지연골판의 가쪽부분의 바닥 근처에 있고 방패연골 아래뿔의 안쪽면과 관절한다.

방패연골(갑상연골, Thyroid cartilage)

방패연골(갑상연골)은 후두연골 중에서 가장 크다(그림 7-13). 방패연골은 뒤쪽에서는 멀리 떨어져 있고 앞쪽에서는 모여 합쳐진 오른판과 왼판에 의해 형성된다. 두 개의 넓고 평평한 판들이 융합된 곳의 가장 위쪽 지점은 앞쪽으로 돌출하여 **후두융기(laryngeal prominence)**('아담의 사과, Adam's apple')를 형성한다. 두 판사이의 각은 여성(120°)보다 남성(90°)에서 더 좁기 때문에 후두융기는 여자보다 남자에게서 더 두드러진다.

후두융기의 바로 위의 **위방패패임(superior thyroid notch)**은 옆으로 갈라져 방패연골판을 두 개로 분리시킨다. 위방패패임과 후두융기 모두는 목에서 촉진할 수 있는 표식물이다. 방패연골 바닥의 중간선에는 덜 명확한 **아래방패패임(inferior thyroid notch)**이 있다.

방패연골의 양쪽 연골판 뒤모서리는 길게 늘어나 위**뿔(superior horn)**과 **아래뿔(inferior horn)**을 만든다:

- 아래뿔 안쪽면은 반지연골과 관절하는 관절면을 갖고 있다.
- 위뿔은 목뿔뼈 큰뿔의 뒤끝과 인대로 연결된다.

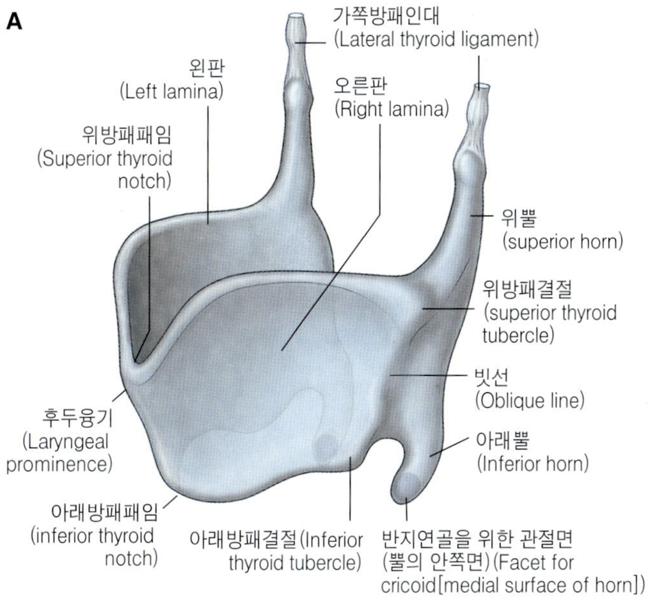

그림 7-13. 방패연골. A, 앞가쪽면.

(계속)

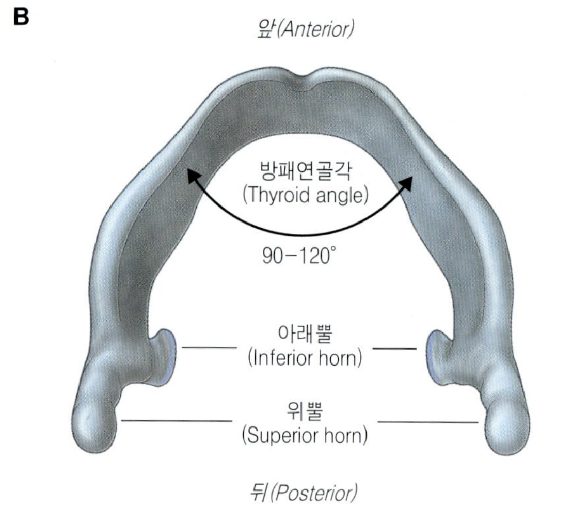

그림 7-13. *(계속)* 방패연골. B, 위면.

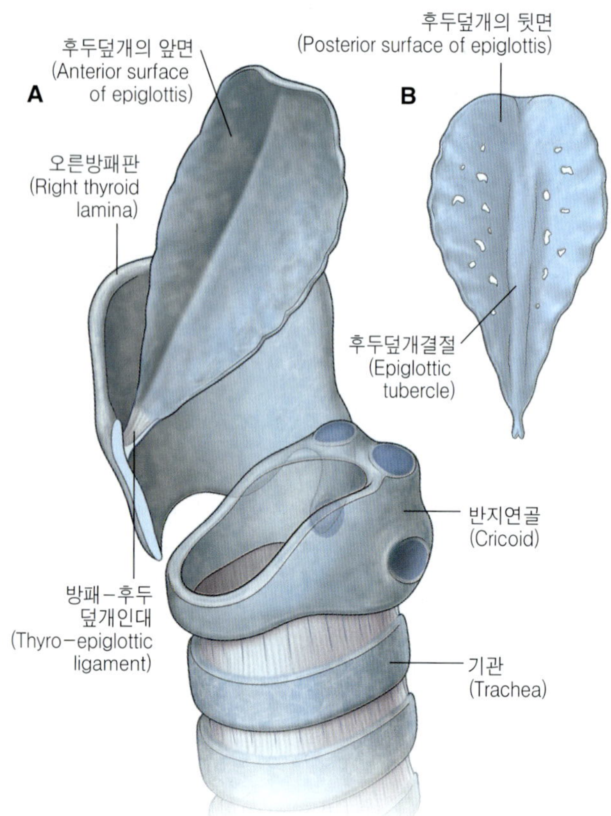

그림 7-14. 후두덮개. A, 앞면. B, 뒷면.

양쪽 방패연골판의 가쪽면은 위뿔 바닥에서 앞쪽으로 휘어져 방패연골판 아래모서리의 중간에 약간 못 미치는 지점까지 가는 융기(**빗선, oblique line**)를 갖고 있다.

빗선의 끝은 위아래로 뻗어 **위방패결절(superior thyroid tubercle)**과 **아래방패결절(inferior thyroid tubercle)**을 형성한다. 빗선은 후두의 내재근(복장방패근, sternothyroid. 방패목뿔근, thyrohyoid. 아래인두수축근, inferior constrictor)이 붙는 곳이다.

후두덮개(후두개, Epiglottis)

후두덮개는 갑상연골각(thyroid angle)이 위치한 뒷면에 후두덮개 줄기가 부착된 잎모양의 연골이고 방패연골 부착점에서 뒤위쪽으로 향해 있다(그림 7-14). 방패연골과 후두덮개의 부착은 후두융기와 아래방패패임사이에 있는 중간선의 거의 중간지점에서 방패후두덮개인대(thyro-epiglottic ligament)를 경유하여 이루어진다. 후두덮개의 위모서리는 혀의 인두부분 뒤쪽에 위치한다.

후두덮개 뒷면의 아래 절반은 약간 올라가 후두덮개결절(epiglottic tubercle)을 형성한다.

모뿔연골(윤상피열 연골, Arytenoid cartilages)

두 개의 모뿔연골은 세 개의 면(surface), **모뿔연골 바닥(base of arytenoid cartilage)**과 **모뿔연골 꼭대기(apex of arytenoid cartilage)**를 가진 피라밋 모양의 연골이다(그림 7-15):

- 모뿔연골 바닥은 오목하고 반지연골판의 위가쪽면에 있는 경사진 관절면과 관절한다.
- 모뿔연골 꼭대기는 잔뿔연골(corniculate cartilage)과 관절한다.
- 양쪽 모뿔연골의 **안쪽면(medial surface)**은 서로 마주 본다.
- 모뿔연골 **앞가쪽면(anterolateral surface)**은 능선에 의해 분리된 두 개의 오목(depression)을 가지며, 오목에는 근육(성대근, vocalis)과 인대(안뜰인대, vestibular ligament)가 붙는다.

모뿔연골 바닥의 앞각(anterior angle)은 길게 늘어나 성대인대(vocal ligament)가 붙는 성대돌기(vocal process)이다. 가쪽각(lateral angle)도 비슷하게 늘어나 뒤반지모뿔근(posterior crico-arytenoid muscle)과 가쪽반지모뿔근(lateral crico-arytenoid muscle)이 붙는 근육돌기(muscular process)이다.

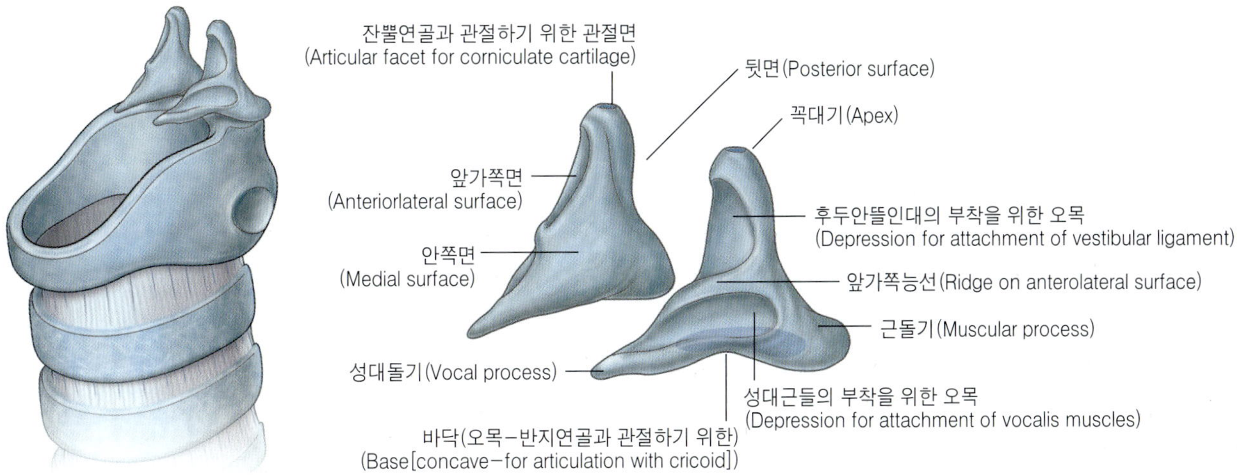

그림 7-15. 모뿔연골.

잔뿔연골(소각연골, Corniculate cartilage)

잔뿔연골(그림 7-16)은 두 개의 작은 원뿔형 연골으로서, 잔뿔연골 바닥는 모뿔연골의 꼭대기와 관절한다. 잔뿔연골의 꼭대기들은 서로를 향해 뒤안쪽으로 돌출되어 있다

쐐기연골(설상연골, Cuneiform cartilage)

이 두 개의 작은 곤봉모양의 연골(그림 7-16)은 잔뿔연골 앞쪽으로 놓여있고 모뿔연골을 후두덮개의 가쪽모서리에 부착시키는 인두의 섬유탄력막에 매달려 있다.

바깥인대(Extrinsic ligaments)

방패목뿔막(갑상피열막, Thyrohyoid membrane)

방패목뿔막은 아래쪽의 방패연골 위모서리와 위쪽의 목뿔뼈 사이를 연결하는 질긴 섬유탄력인대이다(그림 7-17). 이 막은 방패연골판의 위모서리와 근처의 위뿔 앞모서리에 부착하고 큰뿔의 안쪽과 목뿔뼈 몸통 뒤쪽으로 올라가 이 구조물들의 위쪽모서리를 부착시킨다.

양쪽 방패목뿔막의 가쪽부분에 뚫린 구멍으로는 위후두동맥과 신경 및 림프관이 지나간다.

방패목뿔막의 뒤모서리는 두꺼워져 **가쪽방패목뿔인대**(lateral thyrohyoid membrane)를 형성한다. 또한 방패목뿔막은 중간선에서 앞쪽으로 두꺼워져서 **정중방패목뿔인대**(median thyrohyoid ligament)를 형성한다.

때때로 각각의 가쪽방패목뿔인대 안에 작은 연골(**밀알연골,** triticeal cartilage)이 있다.

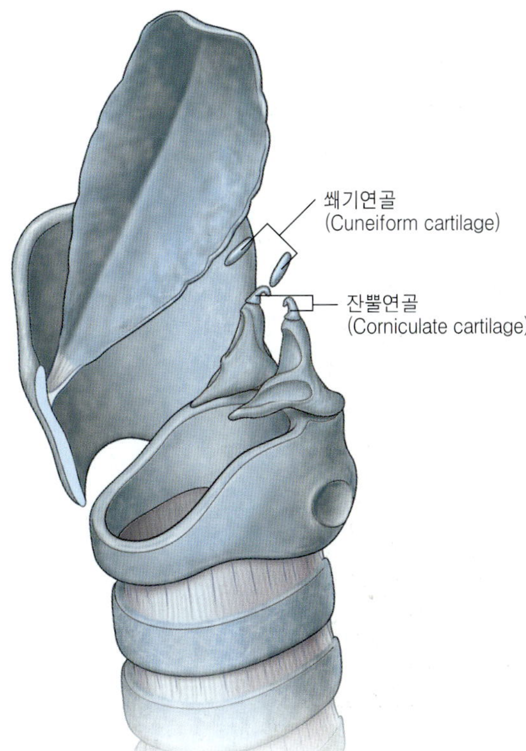

그림 7-16. 잔뿔연골과 쐐기연골.

목뿔덮개인대
(설골후두개인대, Hyo-epiglottic ligament)

목뿔덮개인대(그림 7-17)는 후두덮개의 중간선에서 목뿔뼈 몸통의 앞위쪽으로 연결되어 있다.

반지기관인대
(윤상기관인대, Cricotracheal ligament)

반지기관인대(그림 7-17)는 반지연골(cricoid cartilage)의 아래모서리에서 첫째기관연골의 위모서리 근처로 연결된다.

속인대(Instrinsic ligaments)

후두의 섬유탄력막
(Fibro-elastic membrane of larynx)

후두의 섬유탄력막은 후두연골과 서로 연결되어 있으며 후두안의 구조들을 완성시킨다.

후두의 섬유탄력막은 두 부분으로 구성되어 있다. 아래쪽의 반지방패인대와 위쪽의 네모막.

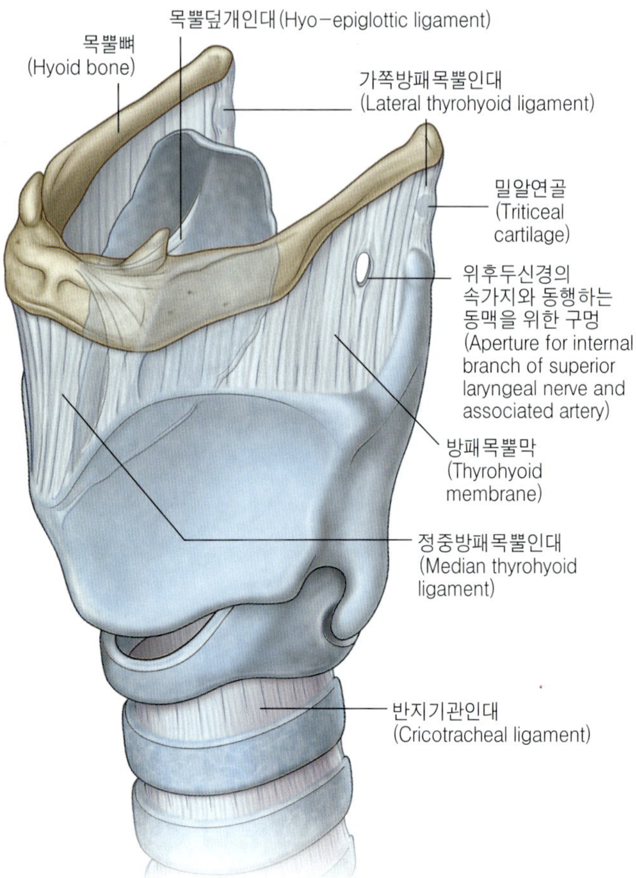

그림 7-17. 후두의 바깥인대들.

반지방패인대(Cricothyroid ligament, 반지성대막 cricovocal membrane, 반지방패막 cricothyroid menbrane)

반지방패인대(그림 7-18)는 반지연골활에 부착하고 위쪽으로 뻗어 올라가 방패연골에 둘러싸여진 공간의 자유 위모서리에서 끝난다. 양쪽의 이 자유 위모서리에 다음과 같이 부착한다:

- 방패연골의 앞쪽.
- 모뿔연골의 성대돌기 뒤쪽.

두 부착점 사이의 자유모서리는 두꺼워져 후두의 **성대주름**(vocal fold. **참 '성대'**, true 'vocal cord')아래에 있는 **성대인대**(vocal ligament)를 형성한다.

반지방패인대도 중간선에서 앞쪽으로 두꺼워져 뚜렷한 **정중반지방패인대**(median cricothyroid ligament)를 형성하는데, 이 인대는 반지연골활과 아랫방패패임과 근처의 방패연골의 깊은면에서부터 성대인대의 부착점까지 펼쳐져 있다.

응급상황에서, 기도가 성대주름 높이 위쪽에서 막혔을 때 기도를 유지하기 위해 정중반지방패인대를 절개할 수 있다. 작은 혈관과 갑상샘에서 가끔씩 나타나는 피라밋엽(pyramidal lobe)을 제외하고는 정상적으로 정중반지방패인대와 피부사이에는 구조물이 거의 없다.

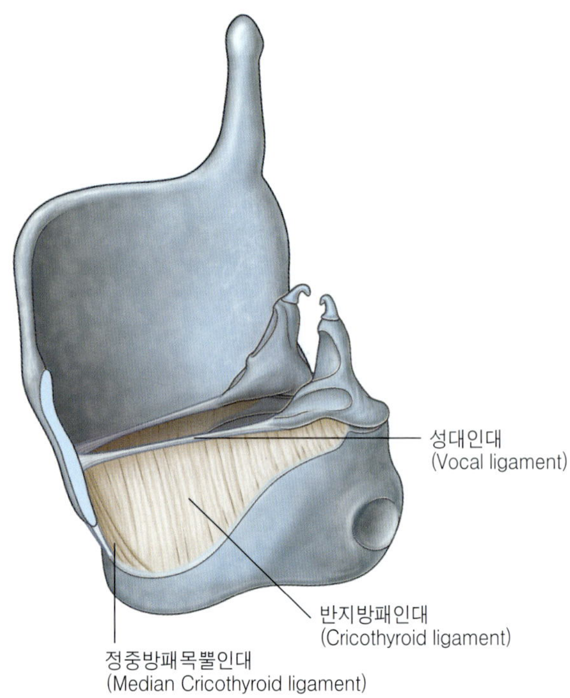

그림 7-18. 반지방패인대.

네모막(사각막, Quadrangular membrane)

양쪽의 네모막은 후두덮개 가쪽모서리와 같은 쪽의 모뿔연골 앞가쪽면 사이를 달린다(그림 7-19). 이 막은 또한 모뿔연골 꼭대기와 관절하는 잔뿔연골에 부착된다.

각 네모막은 자유 위모서리와 자유 아래모서리를 가진다. 자유 아래모서리는 두꺼워져 후두의 **안뜰주름**(vestibular fold)(거짓 '성대', false 'vocal cord')아래에서 **안뜰인대**(vestibular ligament)를 형성한다.

안뜰인대는 뒤쪽에서는 모뿔연골 앞가쪽면에 있는 위쪽 함몰과 앞쪽에서는 성대인대의 부착점 바로 위에 있는 방패연골각에 부착된다.

양쪽에서, 네모막의 안뜰인대는 아래쪽에서 틈에 의해 반지방패인대의 성대인대로부터 분리되어 진다. 안뜰인대는 모뿔인대의 앞가쪽면에 부착되고 성대인대는 성대연골의 성대돌기에 부착되기 때문에 위에서 볼 때 안뜰인대는 성대인대 가쪽에 있다(그림 7-20).

후두관절(Laryngeal joints)

반지방패관절(윤상갑상관절, Cricothyroid joints)

방패연골의 아래뿔과 반지연골사이의 관절과 반지연골과 모뿔연골사이의 관절은 윤활관절이다. 각각의 관절은 관절주머니(joint capsule)에 싸여져있고 부착된 인대에 의해 강화된다. 반지방패관절은 반지연골위에서 방패연골을 앞쪽으로 이동시키고, 아래쪽으로 기울일 수 있다(그림 7-21).

성대인대들이 방패연골각의 뒷면과 반지연골판 위에 얹혀있는 모뿔연골들 사이를 지나가기 때문에 반지연골위에서의 방패연골의 앞쪽으로의 이동과 아랫방향으로의 돌림운동이 효과적으로 성대인대를 길어지게 하고 장력을 유지할 수 있게 한다.

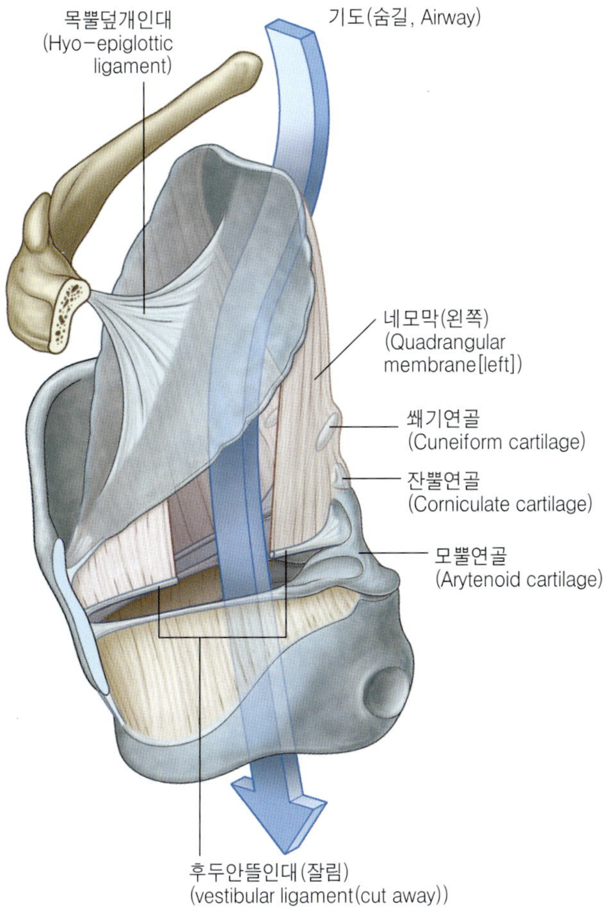

그림 7-19. 네모막.

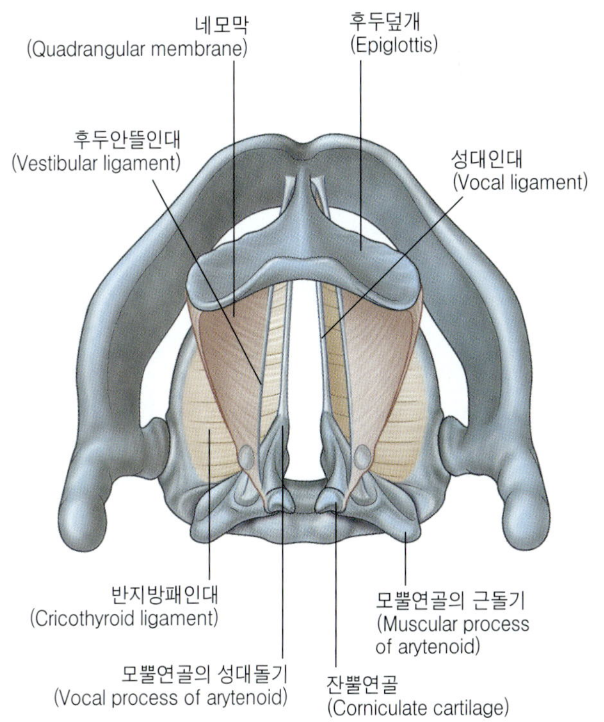

그림 7-20. 후두의 섬유-탄력막(위면).

반지모뿔관절
(윤상피열관절, Crico-arytenoid joint)

반지모뿔관절의 위가쪽면 위의 관절면과 모뿔연골의 바닥사이에 있는 반지모뿔관절들은 모뿔연골이 미끄러져 서로 가까워지거나 멀어지게 하고, 성대돌기가 중간선을 향하거나 중간선에서 멀어지는 돌림운동을 할 수 있게 한다. 이런 관절 작용들이 성대인대가 벌림(abduction)과 모음(adduction) 운동을 할 수 있게 해 준다(그림 7-22).

후두안(Cavity of the larynx)

후두안(그림 7-23)의 중심은 관모양이고 점막으로 덮여있다. 후두의 섬유탄력막과 이 막이 부착된 후두연골에 의해 후두안의 구조는 유지된다.

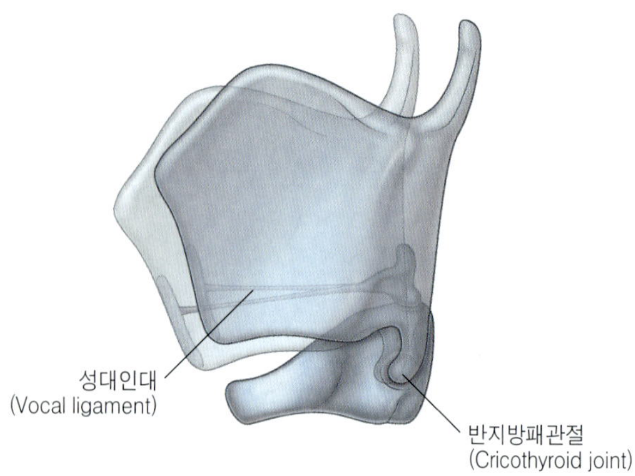

그림 7-21. 반지방패관절의 운동.

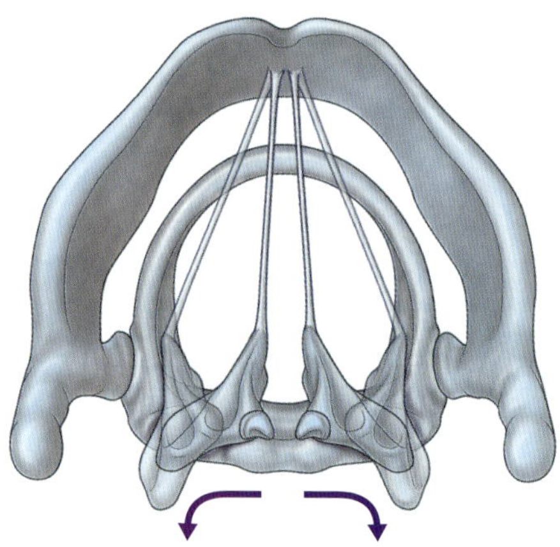

그림 7-22. 반지-모뿔관절의 운동.

후두안의 위구멍(후두입구, laryngeal inlet)은 혀의 뒤쪽 바로 아래에서 후두의 앞면으로 열려있다(그림 7-23A):

- 후두안의 앞모서리는 후두덮개의 위모서리에 덮여 있는 점막에 의해 형성된다.
- 후두안의 가쪽모서리는 네모막의 위모서리와 인접한 연조직을 덮는 점막주름(**모뿔덮개주름, aryepiglottis folds**)에 의해 형성되고, 양쪽의 후두입구 뒤가쪽모서리 위에 있는 쐐기연골과 잔뿔연골이 밑에 있어 나타나는 두 개의 결절에 의해 형성된다.
- 중간선에 있는 후두안 뒤모서리는 두 개의 잔뿔결절 사이에 있는 함몰(**모뿔사이패임, interarytenoid notch**)을 형성하는 점막주름에 의해 형성된다.

후두안의 아래구멍은 기관의 관내강(lumen)과 연결되고, 반지연골에 의해 완전히 둘러싸이며, 인두의 뒤위쪽으로 기울어져 있는 후두입구와는 다르게 수평으로 위치한다. 게다가 아래구멍은 계속 열려있는데, 반해 후두입구는 후두덮개가 아래로 내려올 때 닫혀질 수 있다.

세 개의 주요 부위로 구분
(Division into three major regions)

후두안의 가쪽벽에서 안쪽으로 뻗은 안뜰주름과 성대주름과 같은 두 쌍의 점막주름은 후두안을 수축시키고, 세 개의 주요 부위로 구분한다. 안뜰, 중간방 및 성대문아래공간(그림 7-23B):

- **안뜰**(vestible)은 후두입구와 안뜰인대와 그와 결합된 연조직을 덮고 있는 안뜰주름 사이에 있는 후두안의 위쪽 방이다.
- 후두안의 중간부분은 매우 좁은 공간이며, 위쪽의 안뜰주름과 아래쪽의 성대주름 사이에 있다.
- **성대문아래공간**(infraepiglottic space)은 후두안의 가장 아래쪽 방이고 성대주름(성대인대와 이와 결합된 연조직을 덮고 있는)과 후두의 아래구멍 사이에 있다.

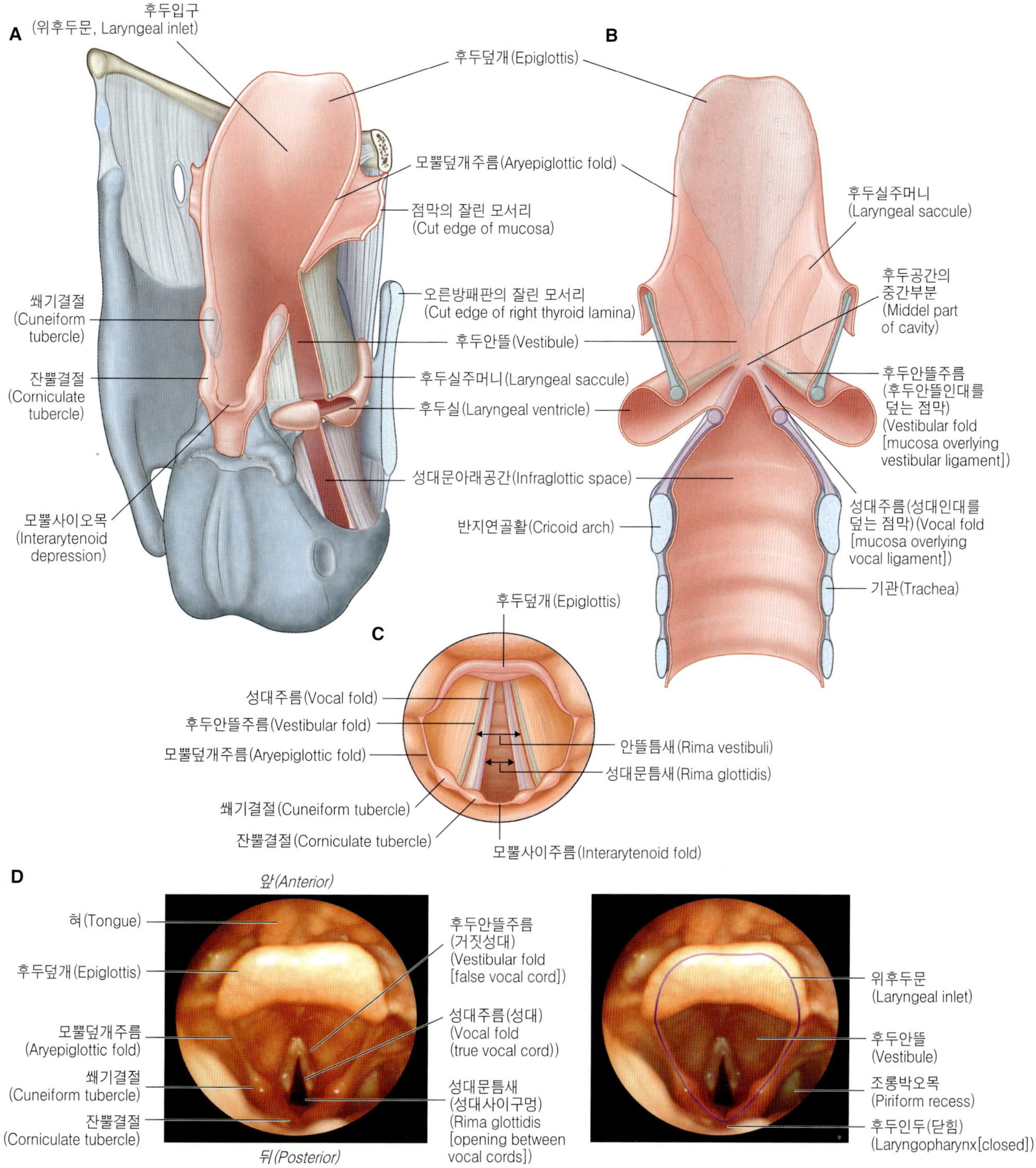

그림 7-23. 후두공간. A, 뒷면. B, 뒷면(잘림). C, 위후두문을 통한 위면. D, 후두의 구조가 표시된 사진, 위면.

후두실과 후두실주머니 (Laryngeal ventricle and saccules)

양쪽에서, 중간후두안의 점막은 안뜰인대와 성대인대 사이의 틈을 통해 가쪽으로 확장되어 홈통모양의 공간(**후두실, laryngeal ventricle**)을 형성한다. 각 후두실에서 확장된 긴 관(후두실주머니, laryngeal saccule)은 안뜰주름과 방패연골 사이의 앞위쪽으로 돌출하여 방패연골의 꼭대기 높이까지 도달한다. 이 후두실주머니의 벽에는 많은 점액샘이 있다. 후두실주머니로 분비된 점액은 성대주름을 매끄럽게 한다.

안뜰틈새와 성대문틈새 (Rima vestibuli and rima glottidis)

위쪽에서 볼 때(그림 7-23C, D), 후두안의 중간방 입구에 있는 두 개의 인접한 안뜰주름사이에는 삼각형구멍(**안뜰틈새, rima vestibuli**)이 있다. 구멍의 꼭대기는 앞쪽에 있고 구멍의 바닥은 후두안의 뒷벽에 의해 형성된다.

안뜰주름 아래쪽에서, 성대주름(참성대, true vocal cord)과 인접한 모뿔연골의 점막으로 덮인 부분은 가쪽벽에 안뜰틈새와 유사하나 더 좁은 삼각형 구멍(인접한 두 성대주름 사이의 **성대문틈새[rima glottidis]**)을 만든다. 이 구멍은 아래쪽의 성대문아래공간으로부터 위쪽의 중간방을 분리시킨다. 이 삼각형 구멍의 바닥은 모뿔사이패임(interarytenoid notch)의 바닥에 있는 점막주름(모뿔사이주름, interarytenoid fold)에 의해 형성된다.

양쪽의 성대문틈새와 안뜰틈새는 모뿔연골과 그와 결합된 섬유탄력막의 운동에 따라 열리고 닫힐 수 있다.

속근육(Intrinsic muscles)

후두의 속근육들(표 7-3)은 성대인대의 장력을 조절하고, 성대문틈새를 열고 닫으며, 안뜰의 용적을 조절하며, 안뜰틈새를 닫고, 후두입구를 쉽게 닫을 수 있다. 내재근육은 주로 다음과 같은 작용을 하여 이런 일들을 수행한다:

- 반지방패관절과 반지모뿔관절위에서 작용.
- 후두덮개와 목뿔관절 사이의 거리를 조절.
- 성대인대를 직접적으로 끌어 당김.
- 네모막과 안뜰인대와 결합된 연조직을 중간선 쪽으로 밀어 보냄.

반지방패근(윤상갑상근, Cricothyroid muscles)

부채모양의 **반지방패근**(cricothyroid muscle)은 반지연골활의 앞가쪽면에 부착되고 위쪽과 뒤쪽으로 퍼져나가 방패연골에 부착한다(그림 7-24).

각 근육들은 빗부분과 곧은부분이 있다:

- **빗부분**(oblique part)은 반지연골활에서 뒤쪽으로 달려 방패연골의 아래뿔로 간다.
- **곧은부분**(straight part)은 반지연골활에서 더 수직으로 달려 방패연골판의 뒤아래모서리로 간다.

반지방패근은 반지방패관절을 움직인다. 반지방패근은 반지연골을 기준으로 방패연골을 앞쪽으로 당기고 아래쪽으로 돌린다. 이 작용은 성대주름을 늘려준다.

반지방패근은 미주신경[X]의 위후두가지에 의해 지배되는 후두의 유일한 속근육이다. 모든 다른 내재근육은 미주신경[X]의 되돌이후두가지에 의해 지배된다.

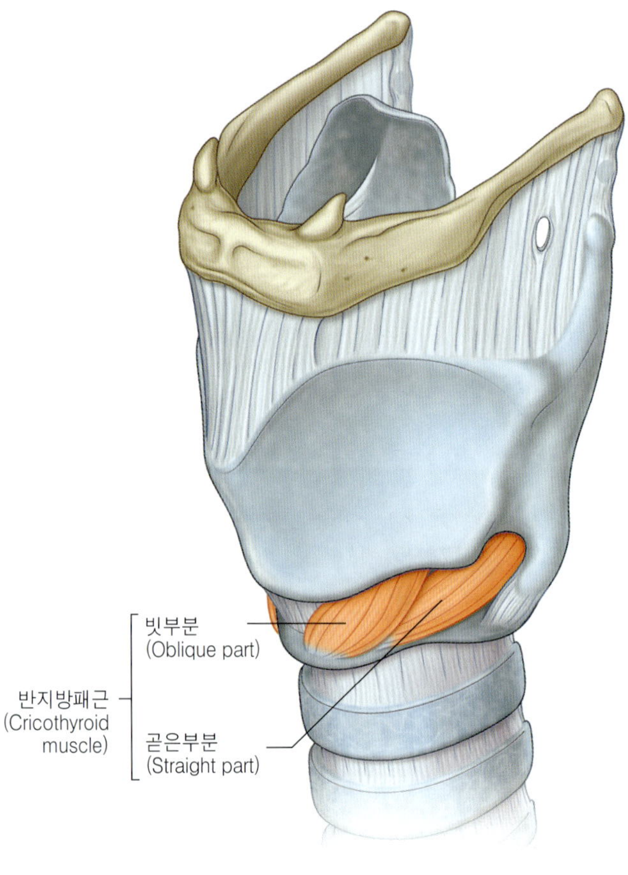

그림 7-24. 반지방패근.

표 7-3. 후두의 속근육.

근육	이는 곳	닿는 곳	신경지배	작용
반지방패근(Cricothyroid)	반지연골활의 앞쪽가면	빗부분-목뿔뼈의 작은뿔; 곧은부분-방패연골의 아래모서리	미주신경[X] 위후두신경의 바깥가지	반지방패관절에서 방패연골을 앞쪽과 아래쪽으로 돌림
뒤반지모뿔근 (Posterior cricoarytenoid)	반지연골판 뒤면 위의 타원오목	모뿔연골의 근육돌기 뒤면	미주신경[X] 되돌이후두가지	모뿔연골의 바깥돌림과 벌림
가쪽반지모뿔근 (Lateral cricoarytenoid)	반지연골활의 위면	모뿔연골의 근육돌기 앞면	미주신경[X] 되돌이후두가지	모뿔연골의 벌림과 안쪽돌림
가로모뿔근 (Transverse arytenoid)	모뿔연골의 뒤면 가쪽모서리	반대쪽 모뿔연골 뒤면 가쪽모서리	미주신경[X] 되돌이후두가지	모뿔연골의 모음
빗모뿔근 (Oblique arytenoid)	모뿔연골의 근육돌기 뒤면	인접한 모뿔연골의 꼭대기 뒤면; 모뿔덮개주름까지 연장	미주신경[X] 되돌이후두가지	후두입구의 조임
방패모뿔근 (Thyroarytenoid)	방패각과 인접한 반지방패인대	모뿔연골의 앞가쪽면; 모뿔덮개주름안의 일부 섬유들은 후두덮개 가쪽모서리까지 연장	미주신경[X] 되돌이후두가지	안뜰과 후두입구의 조임
성대근 (Vocalis)	모뿔연골 성대돌기의 가쪽면	성대인대와 방패연골각	미주신경[X] 되돌이후두가지	성대주름의 긴장 조절

뒤반지모뿔근(후윤상피열근, Posterior crico-arytenoid muscles)

오른 · 왼**뒤반지모뿔근**(posterior crico-arytenoid muscle)이 있다(그림 7-25). 각 근육의 근육섬유는 반지연골판의 뒷면에 있는 크고 얕은 오목에서 일어나서 위쪽과 가쪽으로 주행하여 모뿔연골 근육돌기로 모인다.

반지모뿔근은 모뿔연골을 벌리고 바깥쪽(가쪽)으로 돌려 성대문틈새를 연다. 미주신경[X]의 되돌이후두신경에 의해 지배된다.

가쪽반지모뿔근(외측윤상피열군, Lateral crico-arytenoid muscles)

양쪽의 **가쪽반지모뿔근**(Lateral crico-arytenoid muscle)은 반지연골활의 위면에서 일어나 뒤쪽과 위쪽으로 주행하여 모뿔연골의 근육돌기에 닿는다(그림 7-25).

가쪽반지모뿔근은 모뿔연골을 벌리고 안쪽으로 돌린다. 이 근육작용은 성대주름을 벌리게 할 수 있어 모뿔연골 사이의 공기통로는 뒤쪽에서 열리게 된다.

가쪽반지모뿔근은 미주신경[X]의 되돌이후두신경 가지에 의해 지배된다.

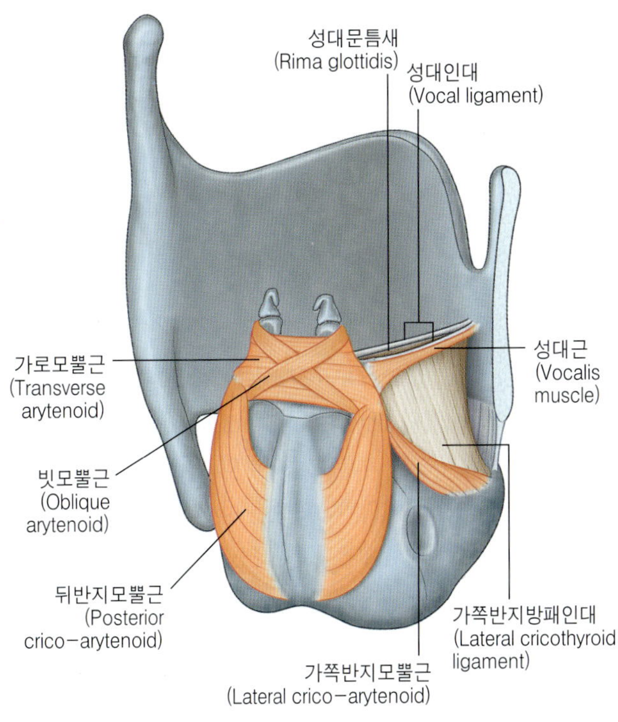

그림 7-25. 반지모뿔근, 빗모뿔근, 가로모뿔근, 성대근들.

가로모뿔근
(횡피열근, Transverse arytenoid muscle)

하나의 **가로모뿔근**(transverse arytenoid muscle)은 모뿔연골의 가쪽모서리 사이에 걸쳐있으며 모뿔연골의 뒷면을 덮는다(그림 7-25). 가로모뿔근은 모뿔연골을 모으고 미주신경[X]의 되돌이후두가지에 의해 지배된다.

빗모뿔근(사피열근, Oblique arytenoid muscles)

두 개의 빗모뿔근(oblique arytenoid muscles)의 각각은 하나의 모뿔연골의 근육돌기 뒷면에서 나와 반대쪽의 모뿔연골 꼭대기까지 주행한다(그림 7-25). 근육의 일부 섬유는 모뿔연골의 모서리 주위의 가쪽으로 계속 주행하여 모뿔덮개주름으로 들어가 이 근육의 **모뿔덮개부분**(aryepiglottic part)으로 계속된다.

빗모뿔근은 수축하여 모뿔연골과 후두덮개사이의 거리를 단축시켜 후두입구를 좁게 할 수 있다. 빗모뿔근은 미주신경[X]의 되돌이후두가지에 의해 지배된다.

성대근(Vocalis)

성대근(vocalis)은 성대인대의 가쪽에 있는 긴 근육이고 성대인대와 평행으로 달린다(그림 7-25). 각 근육의 근육섬유는 성대돌기의 가쪽면 뒤쪽과 모뿔연골의 앞가쪽면에 있는 인접한 오목에서 일어나서 성대인대의 길이를 따라 앞쪽으로 가서 방패연골각에 닿는다.

성대근은 성대주름의 장력을 조절하고 미주신경[X]의 되돌이후두신경 가지에 의해 지배된다.

방패모뿔근
(갑상피열근, Thyro-arytenoid muscles)

두 개의 **방패모뿔근**(thyro-arytenoid muscles)은 후두의 섬유탄력막과 후두실과 후두실주머니의 가쪽에 있는 넓고 평평한 근육이다(그림 7-26). 각 근육은 방패연골각의 아래 절반과 근처의 반지방패인대에 있는 수직선 형태의 이는곳에서 주행을 시작하여 모뿔연골의 앞가쪽면에 가서 닿는다. 일부 근육섬유들은 모뿔덮개주름로 연결되고 후두덮개의 모서리에 도달한다. 이 근육섬유들은 근육의 **방패덮개부분**(thyro-epiglottic part)이다.

방패모뿔근은 넓고 네모막 가쪽에 있기 때문에 근육의 안쪽에 있는 연조직을 중간선쪽으로 밀어줌으로써 안뜰조임근으로 작용한다. 이 근육들은 또한 모뿔연골 쪽으로 후두덮개를 동시에 당기는 동안 모뿔연골을 앞으로 당겨서 후두입구를 좁아지게 만든다. 방패모뿔근은 미주신경[X]의 되돌이후두신경 가지에 의해 지배된다.

후두의 기능(Function of the larynx)

후두는 아래 기도를 위한 정교한 조임근이고, 발성을 위한 장치를 제공한다. 후두의 중심안의 크기조절은 성대문틈새, 안뜰틈새, 안뜰 및 후두입구의 용적 변화에 따른 결과이다(그림 7-27). 이 변화는 근육의 작용과 후두의 기계적 작용에 의한 결과이다.

호흡(Respiration)

안정호흡(quiet respiration)을 할 동안에는 후두입구, 안뜰, 안뜰틈새와 성대문틈새는 열린다. 모뿔연골은 벌어지고 성대문틈새는 삼각형 모양이 된다(그림 7-27A). 강제들숨(강제흡기, forced inspiration)을 할 동안에는, 모뿔연골은 주로 뒤반지모뿔근의 작용에 의해 가쪽으로 돌아간다(그림 7-27B). 결과적으로 성대주름은 벌어지고 성대문틈새는 사다리꼴 모양으로 넓혀져서 후두 기도의 직경은 효과적으로 증가된다.

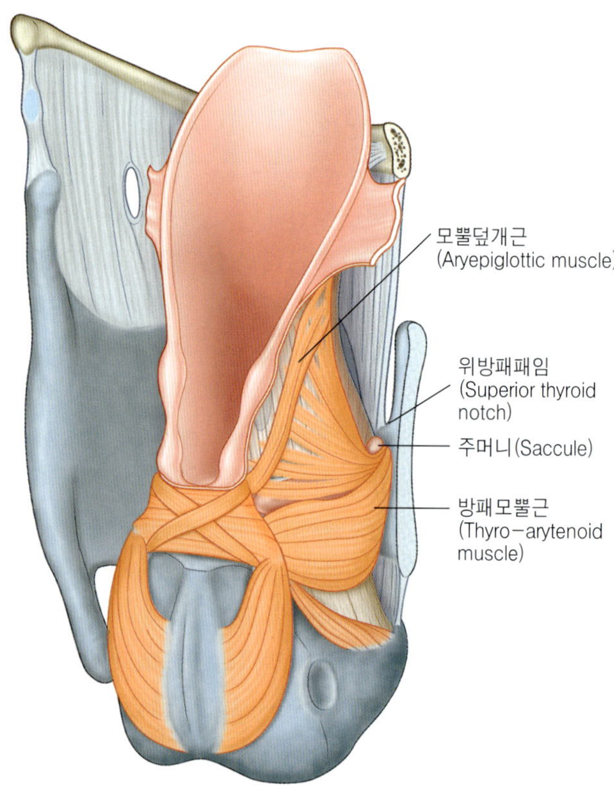

그림 7-26. 방패모뿔근들.

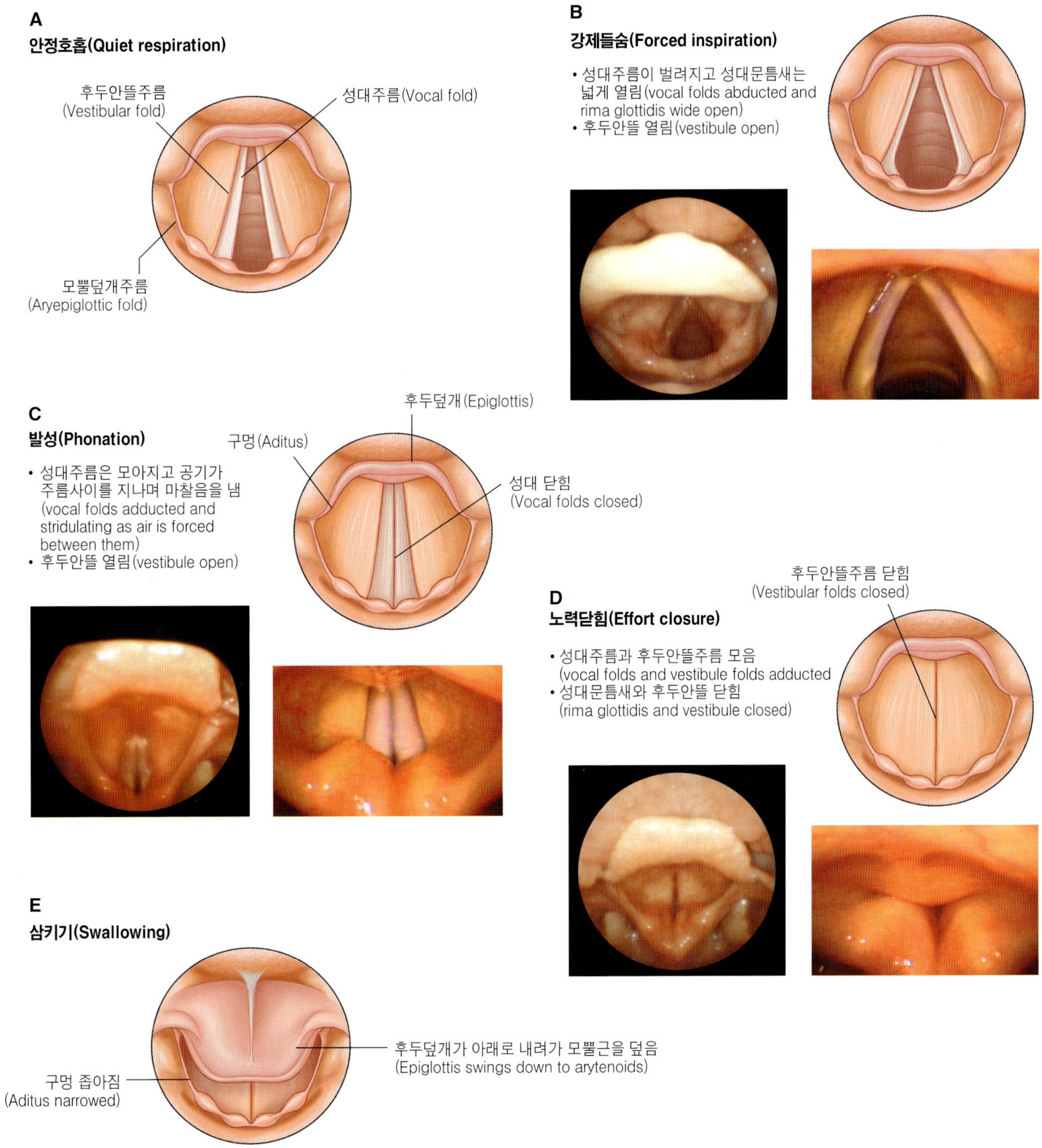

그림 7-27. 후두의 기능. A, 안정호흡. B, 강제들숨(강제흡기). C, 발성. D, 노력닫힘. E, 삼키기.

발성(Phonating)

발성할 때 모뿔연골과 성대주름은 벌어지고 공기는 닫힌 성대문틈새를 통해 억지로 지나간다(그림 7-27C). 이 작용은 성대주름을 서로 진동시켜 소리를 만드는데, 그 후 소리는 기도의 위쪽 부분과 입안에 의해 변경될 수 있다. 성대주름의 긴장도는 성대근과 반지목뿔근에 의해 조절될 수 있다.

노력 닫힘(Effort closure)

성대의 노력 닫힘(그림 7-27D)은 몸통을 안정시키기 위해 가슴안에 공기를 가둬 두려고 할 때 일어나며, 무거운 것을 들어 올릴 때나 복압을 증가시키기 위한 일부 기전을 그 예로 들 수 있다. 노력 닫힘을 하는 동안 안뜰틈새와 안뜰의 아래부분(lower part)이 그러하듯이 성대문틈새는 완전히 닫힌다. 그 결과로 기도는 완전하고 강력하게 닫힌다.

삼키기(연하, Swallowing)

삼키기(연하, deglutition)를 하는 동안 성대문틈새, 안뜰틈새 및 안뜰은 닫히고, 후두입구는 좁아진다. 또한 후두는 위와 앞쪽으로 이동한다. 이 작용은 후두덮개를 모뿔연골을 향해 아래쪽으로 이동시켜 후두입구를 효과적으로 좁아지게 하거나 닫는다(그림 7-27E). 후두가 위쪽과 앞쪽으로 이동하면 반지연골판 뒷면에 부착된 식도를 열게 한다. 이 모든 작용들은 고형음식물과 액체가 기도로 들어가는 것을 방지하고 조롱박오목을 통해 식도로 원활하게 들어가는 것을 돕는다.

임상 강의(In the clinic)

기관창냄술(기관조루술, Tracheostomy)

기관창냄술은 기관에 구멍을 만드는 과정이고 환기를 시키기 위해 관을 삽입한다. 응급 상황에서 기관창냄술은 이물질 흡입, 이차적인 과민반응에 의한 심한 부종이나 머리나 목의 심한 외상으로 후두의 폐쇄 장애가 있을 때 전형적으로 수행할 수 있다

응급상황에서 반지방패인대는 간단한 촉진으로 확인할 수 있고, 기도를 확보하기 위해 작은 주사바늘을 삽입할 수 있다. 기관창냄술이 수행되는 전형적인 장소는 무풍의 수술실이다. 작은 가로절개는 목의 아래 1/3 목 앞쪽에서 시행한다. 띠근육들을 가쪽으로 젖히면 기관은 쉽게 보인다. 때때로 갑상샘잘룩을 가를 필요가 있다. 둘째, 셋째 기관연골고리에 절개를 하고 작은 기관절개튜브(tracheotomy tube)를 삽입한다. 기관창냄술은 정위치에서 필요한 시간이 경과한 후에는 간단히 제거된다. 튜브가 삽입되었던 구멍은 어떠한 시술 없이도 거의 필연적으로 닫혀진다.

장기간 기관창냄술을 한 환자는 성대를 통해 공기가 지날 수 없기 때문에 발성할 수 없다.

혈관(Vessels)

동맥(Arteries)

후두에 공급되는 큰혈관은 위후두동맥과 아래후두동맥이다 (그림 7-28):

- **위후두동맥**(superior laryngeal artery)은 방패연골 위모서리 근처에서 바깥목동맥의 위갑상동맥에서 분지하고 방패목뿔막을 통과해 후두로 가는 위후두신경의 속가지와 동행한다.
- 아래후두동맥(**inferior laryngeal artery**)은 목의 아래쪽에 있는 빗장밑동맥의 갑상목동맥의 아래갑상동맥에서 분지하고 되돌이후두신경과 함께 식도와 기관 사이의 고랑을 따라 올라간다. 인두의 아래인두수축근 모서리 밑을 지나서 후두로 들어간다.

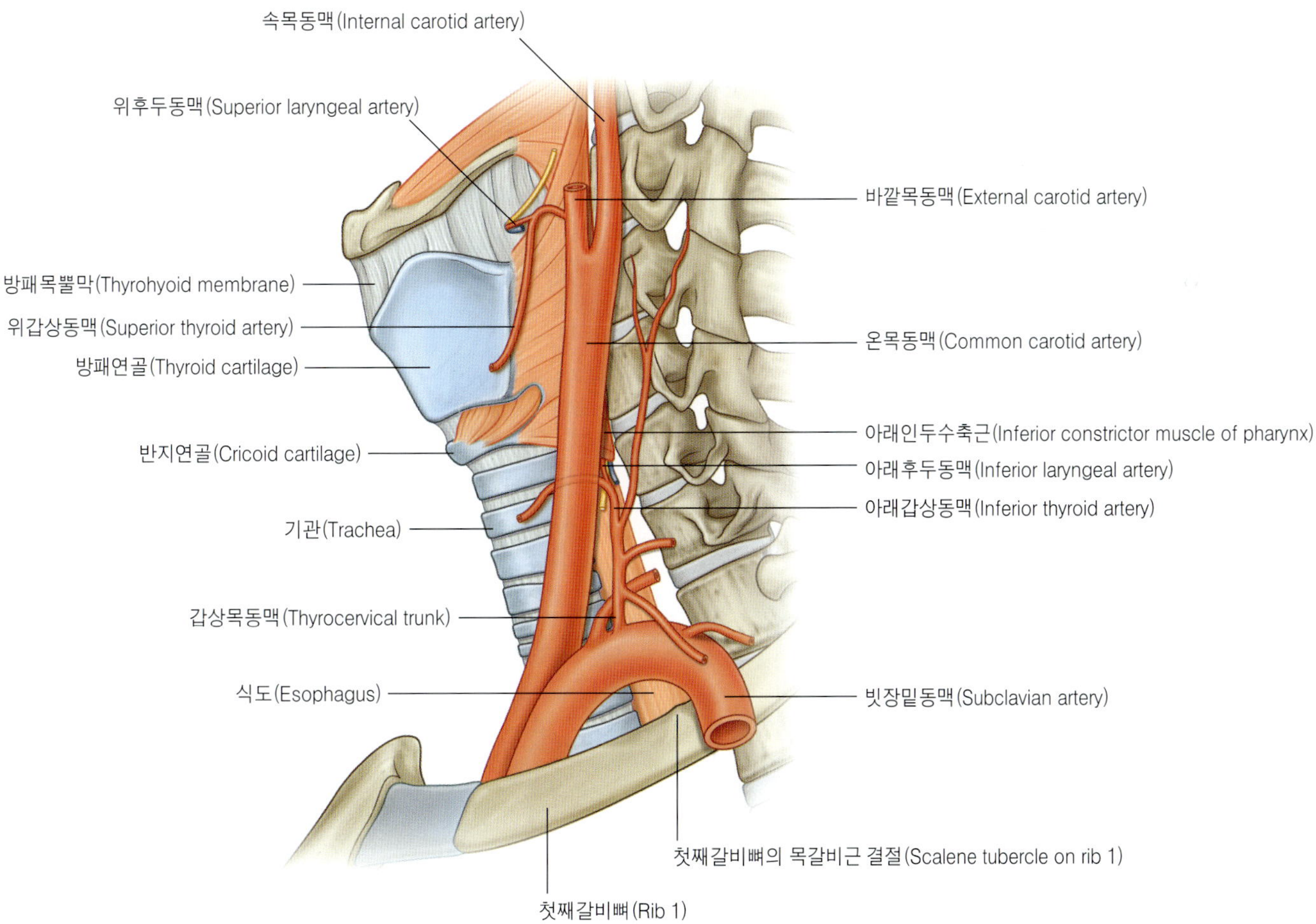

그림 7-28. 후두의 동맥공급, 왼가쪽면.

정맥(Veins)

후두에서 배출된 정맥은 동맥과 함께 간다:

- **위후두정맥(superior laryngeal vein)**은 차례로 속목정맥으로 들어가는 위갑상정맥으로 배출된다(그림 7-29).
- **아래후두정맥(inferior laryngeal vein)**은 왼팔머리정맥으로 들어가는 아래갑상정맥으로 배출된다.

림프관(Lymphatics)

림프관은 성대주름의 위쪽과 아래쪽 부위를 다음과 같이 배출된다:

- 성대주름 위의 림프관은 위후두동맥을 따라 가서 온목동맥의 갈림점에 있는 깊은목림프절 에서 끝난다.
- 성대주름 아래의 림프관은 아래갑상동맥과 같이 있는 깊은 림프절이나 반지방패인대의 앞쪽이나 기관의 위쪽에 있는 림프절로 배출된다.

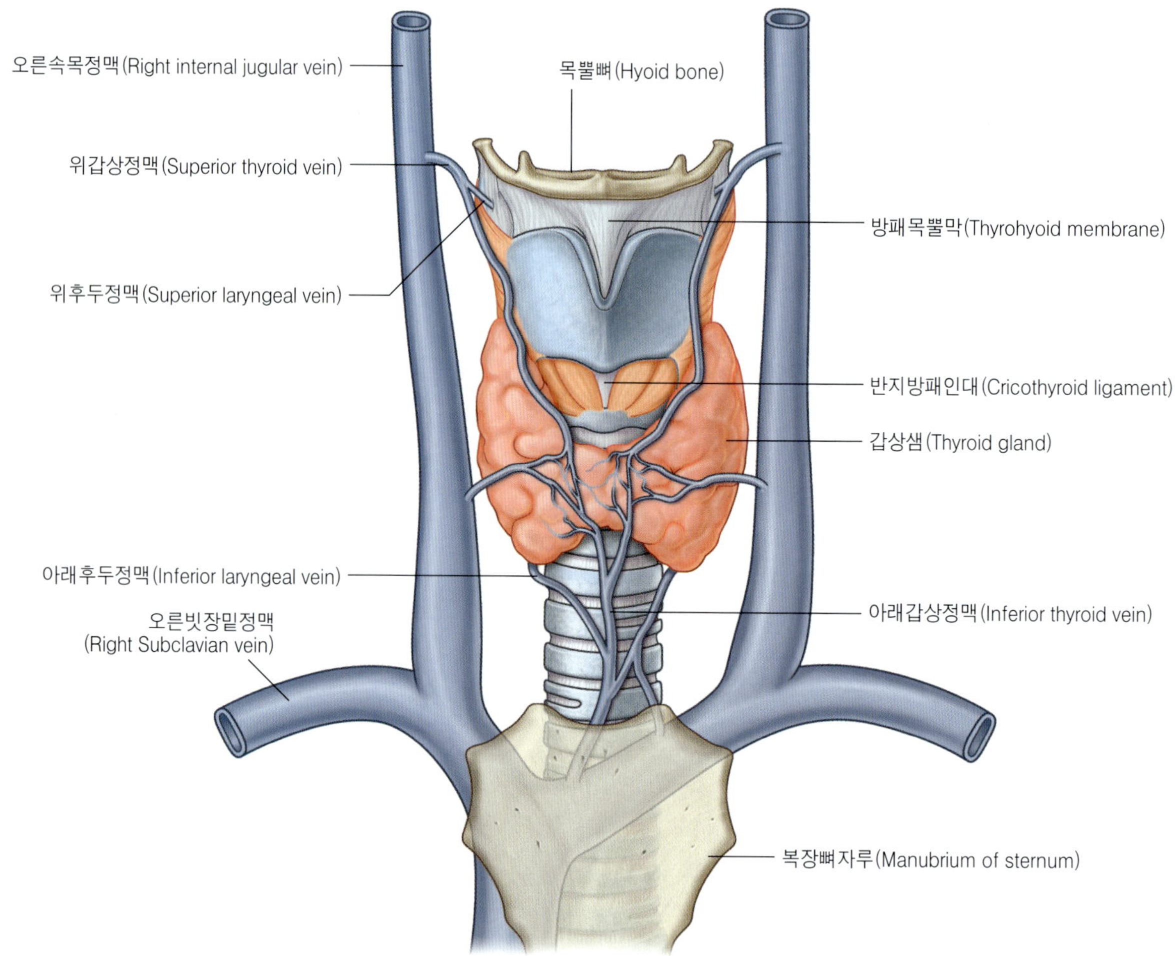

그림 7-29. 후두의 정맥 배출, 앞면.

신경(Nerves)

후두의 감각과 운동신경지배는 미주신경[X]에서 나온 두 개의 신경가지에 의한다. 위후두신경과 되돌이후두신경(그림 7-30).

위후두신경 (상후두신경, Superior laryngeal nerves)

위후두신경(superior laryngeal nerves)은 목의 위쪽에 있는 아래미주신경절에서 기원한다. 양쪽에서, 신경들은 속목동맥의 안쪽을 따라 내려오고 목뿔뼈의 위뿔 높이의 위쪽에서 **속가지(internal branch)**와 **바깥가지(external branch)**로 나뉜다:

- 바깥가지(바깥후두신경, external laryngeal nerve)는 후두의 가쪽벽을 따라 내려오면서 후두의 아래인두수축근을 관통하고 반지방패근에 분포하면서 끝난다.
- 속가지(속후두신경, internal laryngeal nerve)는 앞아래를 주행하며 방패목뿔막을 관통한다. 이 가지는 주로 감각신경이며 성대주름의 높이의 아래쪽 후두안에 분포한다.

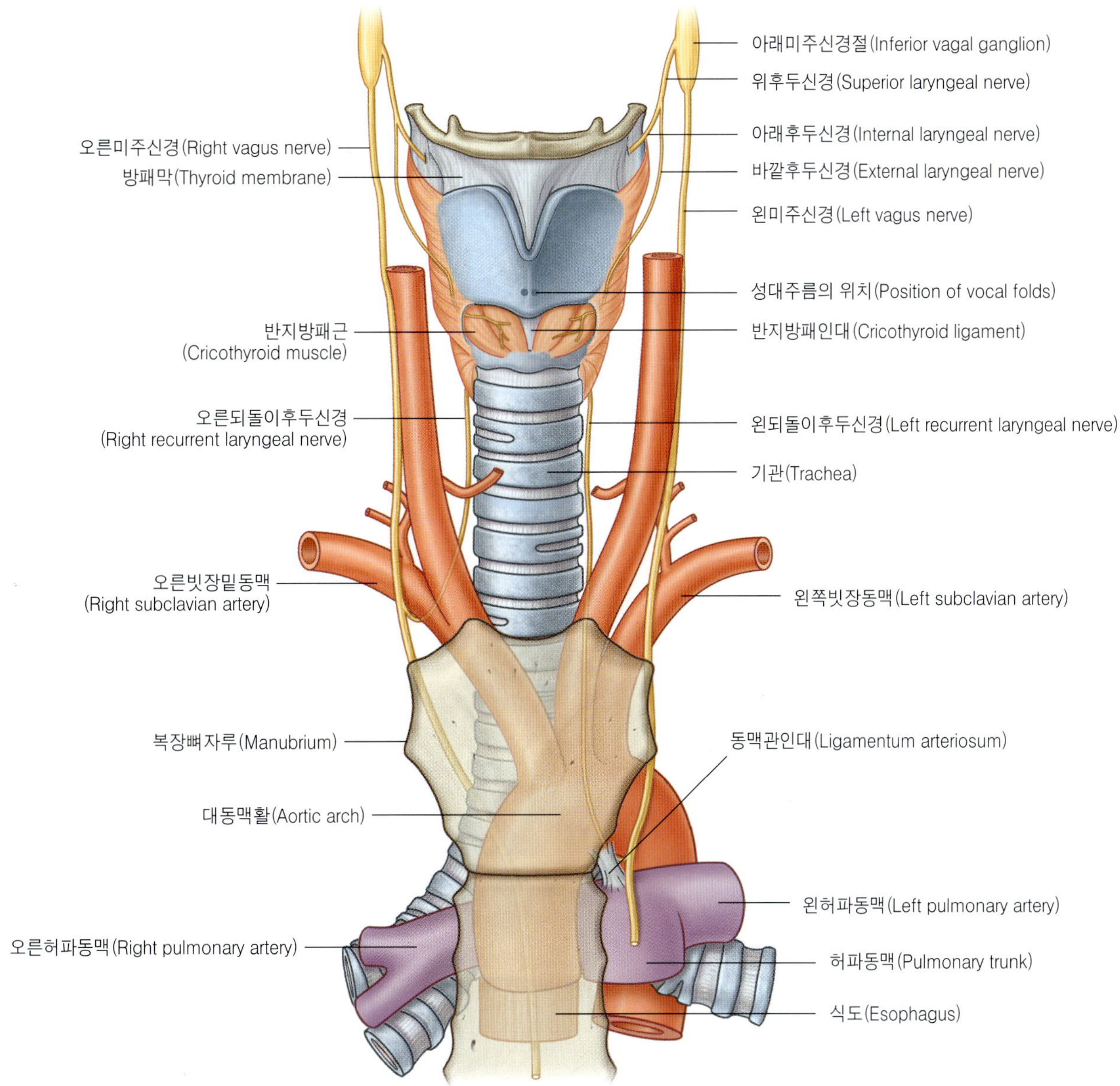

그림 7-30. 후두의 신경지배.

되돌이후두신경
(반회후두신경, Recurrent laryngeal nerves)

되돌이후두신경은:

- 성대주름(vocal fold) 아래 후두안(laryngeal cavity)으로 감각신경을 보낸다.
- 반지방패근(cricothyroid)을 제외한 후두의 모든 내재근에 운동신경을 보낸다.

왼되돌이후두신경은 가슴에서 이는 반면 오른되돌이후두신경은 목의 뿌리에서 인다. 양쪽 되돌이후두신경은 목에서는 일반적으로 식도와 기관 사이의 고랑을 따라 올라가며 아래수축근(inferior constrictor) 모서리 밑에서 후두로 들어간다. 신경들은 안쪽, 가쪽을 지나거나, 또는 갑상샘을 기관과 양쪽 반지연골의 아래부분과 연결시키는 갑상샘 가쪽인대(lateral ligament of thyroid gland)를 통과한다.

제 8 장

눈과 귀

눈확(안와, Orbit)

눈확은 앞머리뼈우묵(anterior cranial fossa)의 아래 중간머리뼈우묵(middle cranial fossa)의 앞에 얼굴의 위쪽 절반에 있는 양쪽 구조물로 안구(eyeball), 시각신경(optic nerve), 바깥눈근육(extraocular muscles), 눈물기관(lacrimal apparatus), 지방조직, 근막 및 이들 구조들에 분포하는 신경과 혈관이 있다.

뼈눈확(Bony orbit)

일곱 개의 뼈가 각 눈확을 이루는 데 관여한다(그림 8-1). 일곱 개의 뼈는 위턱뼈(maxilla), 광대뼈(zygomatic bone), 이마뼈(frontal bone), 벌집뼈(ethmoid bone), 눈물뼈(lacrimal bone), 나비뼈(sphenoid bone) 및 입천장뼈(palatine bone)가 있다. 이 뼈들이 합쳐져 피라밋 모양의 뼈눈확을 형성하며 얼굴 앞쪽으로 바닥의 구멍이 뒤안쪽으로 뻗어 있는 꼭지(apex)를 이룬다. 이 피라미드 모양의 눈확은 안쪽벽, 가쪽벽, 윗벽 및 아래벽을 형성한다.

피라밋 모양의 눈확 꼭지는 시각신경구멍(optic foramen)이며 바닥(눈확테, orbital rim)은 다음 구조물들에 의해 형성된다:

- 위쪽으로 이마뼈.
- 안쪽으로 위턱뼈 이마돌기(frontal process).
- 아래쪽으로 위턱뼈 광대돌기(zygomatic process)와 광대뼈.
- 가쪽으로 광대뼈, 광대뼈 이마돌기 및 이마뼈 광대돌기.

지붕(Roof)

뼈눈확의 **지붕(윗벽)**은 이마뼈의 눈확부분과 일부 나비뼈에 의해 형성된다(그림 8-1). 이 얇은 뼈판은 눈확의 내용물과 앞머리뼈우묵에 있는 뇌를 분리시켜 준다.

윗벽의 특징적인 양상은 다음과 같다:

- 앞안쪽으로 위빗근(superior oblique)의 도르래가 붙는 도르래오목(trochlear fovea)과 이마굴(frontal sinus) 부분의 침습(intrusion)이 있다.
- 앞가쪽으로 눈물샘의 눈확부위를 위한 오목(눈물샘오목, lacrimal fossa)이 있다.

뒤쪽으로 나비뼈 작은날개가 눈확 지붕을 형성한다.

안쪽벽(Medial wall)

양쪽 뼈 눈확의 **안쪽벽**은 서로 평행하며 위턱뼈, 눈물뼈, 벌집뼈 및 나비뼈의 네 가지 뼈로 구성되어 있다(그림 8-1).

안쪽벽에서 가장 많이 차지하는 부분은 벌집뼈 눈확판이다. 벌집뼈의 이 부분은 마른 머리뼈에서 잘 보이는 벌집뼈벌집

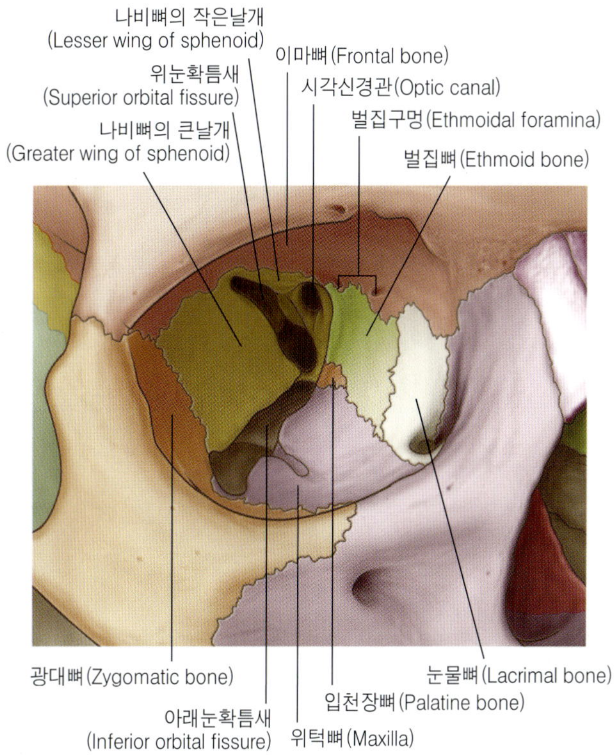

그림 8-1. 눈확의 뼈.

(ethmoidal air cells)을 포함하고 있다.

보통은 이마벌집봉합(frontoethmoidal suture)과 연관되어져 지붕과 안쪽 벽이 만나는 지점에 **앞 · 뒤벌집구멍(anterior and posterior ethmoidal foramina)**이 있다. 이 구멍들을 통하여 앞 · 뒤벌집뼈신경과 혈관(anterior and posterior ethmoidal nerves and vessels)이 눈확을 빠져 나온다.

벌집뼈 앞쪽에 작은 눈물뼈와 위턱뼈 이마돌기가 안쪽벽의 앞부분을 형성한다. 이들 두 뼈가 눈물주머니(lacrimal sac)가 있는 **눈물고랑(lacrimal groove)**을 형성한다. 눈물고랑은 눈물뼈의 부분인 **뒤눈물능선(posterior lacrimal crest)**과 위턱뼈의 부분인 **앞눈물능선(anterior lacrimal crest)**로 경계를 이루고 있다.

벌집뼈 뒷부분의 안쪽벽은 시각신경관(optic canal) 안쪽벽의 일부를 이루는 나비뼈의 작은 부분으로 형성된다.

바닥(Floor)

뼈눈확의 **바닥(아래벽)**은 위턱굴(maxillary sinus)의 지붕이기도 하며, 주로 위턱뼈의 눈확면(그림 8-1)과 일부 광대뼈와 입천장뼈에 의해 이루어진다.

뒤쪽에서 시작하여 눈확 바닥의 가쪽 경계를 따라 가는 것은 아래눈확틈새(inferior orbital fissure)이다. 이 틈새 앞쪽으로는 눈확바닥을 이루는 광대뼈가 있다.

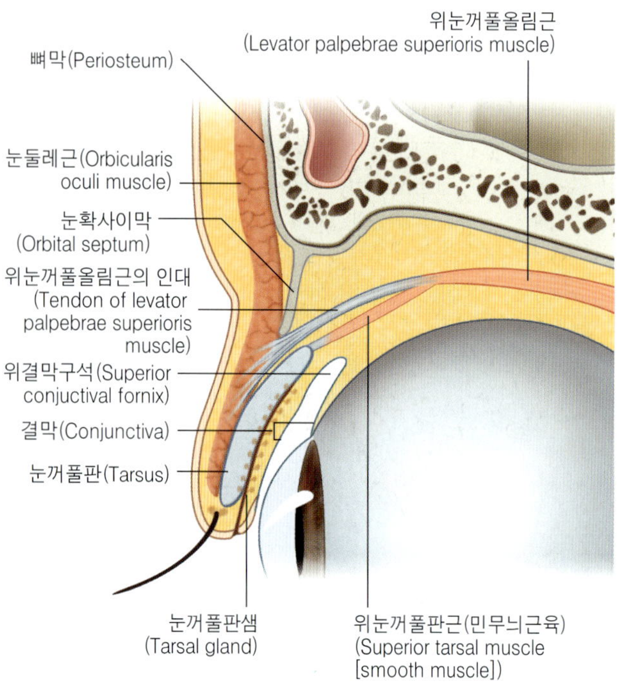

그림 8-2. 눈꺼풀.

뒤쪽으로 입천장뼈의 눈확돌기(orbital process)는 위턱뼈, 벌집뼈 및 나비뼈가 만나는 가까운 곳에서 일부 눈확의 바닥을 이룬다.

가쪽벽(Lateral wall)

뼈눈확의 가쪽벽은 앞쪽으로 광대뼈 뒤쪽으로 나비뼈 큰날개의 두 가지 뼈에 의해 형성된다(그림 8-1).

눈꺼풀(안검, Eyelids)

위 · 아래눈꺼풀은 앞에 있는 구조물로 눈꺼풀을 닫아 안구의 면을 보호한다.

눈을 떴을 때 눈꺼풀 사이의 공간을 눈꺼풀틈새(palpebral fissure)라 한다.

눈꺼풀은 앞쪽에서 뒤쪽으로 피부, 피부밑조직(subcutaneous tissue), 마음대로근(수의근, voluntary muscle), 눈확사이막(orbital septum), 눈꺼풀판(tarsus) 및 결막(conjunctiva)으로 구성되어 있다(그림 8-2).

위 · 아래 눈꺼풀은 위눈꺼풀에 추가적으로 두 개의 근육이 더 있다는 점을 제외하고 기본적으로 구조가 비슷하다.

피부 및 피부밑조직 (Skin and subcutaneous tissue)

눈꺼풀의 피부는 특히 얇으며, 피부밑조직은 밑에 있는 마음대로근층과 피부층을 분리하는 얇은 결합조직 층이다(그림 8-2). 이 얇은 결합조직층과 성긴 배열 때문에 눈꺼풀손상 시 액체나 혈액이 찰 수 있다.

눈둘레근(안륜근, Orbicularis oculi)

근육섬유가 눈꺼풀에서 앞뒤방향으로 만나 **눈둘레근**의 **눈꺼풀부분(palpebral part)**이 된다(그림 8-2). 눈둘레근은 눈확을 둘러싸는 **눈확부분(orbital part)**과 눈꺼풀에 있는 눈꺼풀부분으로 나눈다(그림 8-3). 눈둘레근은 얼굴신경(facial nerve[VII])이 지배하며 눈꺼풀을 닫는다.

눈꺼풀부분은 얇고 안쪽으로 앞눈물능선(anterior lacrimal crest)에 붙어있는 **안쪽눈꺼풀인대(medial palpebral ligament)**에 붙고 바깥쪽으로 가쪽눈꺼풀인대(lateral palpebral ligament)에서 아래눈꺼풀에 있는 근육섬유와 합쳐진다.

눈둘레근의 셋째 부분은 안쪽모서리에 있는 근육섬유로 뒤눈물능선(posterior lacrimal crest)까지 깊게 지나간다. 이 근육섬유는 눈둘레근의 눈물주머니부분(lacrimal part)을 형성

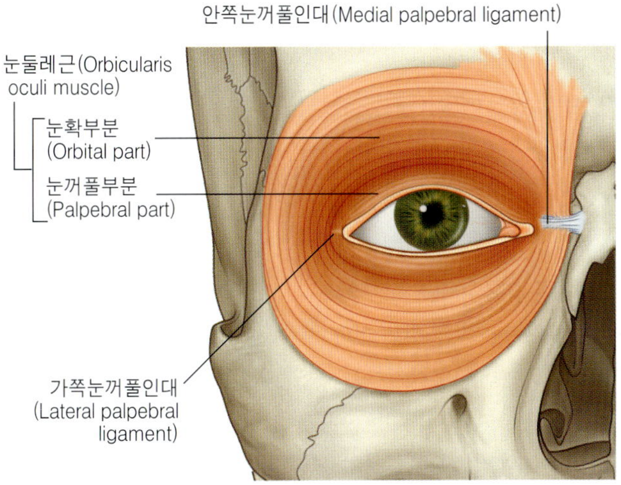

그림 8-3. 눈둘레근.

하고 눈물의 배출에 관여한다.

눈확가로막(안와격막, Orbital septum)

눈둘레근의 눈꺼풀부분 깊숙이 눈확의 모서리로부터 위 · 아래눈꺼풀로 가는 뼈막이 있다(그림 8-2). 이를 **눈확가로막**(**orbital septum**)이라 하며, 아래쪽으로 뻗어 위눈꺼풀로 가며, 위로 뻗어 아래눈꺼풀로 가며, 눈확의 바깥쪽 안쪽 뼈막과 연속된다(그림 8-4). 눈확가로막은 위눈꺼풀에서 위눈꺼풀올림근(levator palpebrae superioris)의 인대에 붙으며 아래눈꺼풀에서는 눈꺼풀판(tarsus)에 붙는다.

눈꺼풀판과 위눈꺼풀올림근(검판과 상안검거근, Tarsus and levator palpebrae superioris)

눈꺼풀을 지지하는 주요 구조물은 눈꺼풀판이다(그림 8-2). 위눈꺼풀에는 큰 **위눈꺼풀판**(**superior tarsus**)이 있으며, 아래눈꺼풀에는 작은 **아래눈꺼풀판**(**inferior tarsus**)이 있다(그림 8-5). 치밀결합조직인 눈꺼풀판은 안쪽으로 안쪽눈꺼풀인대에 의해 앞눈물능선(anterior lacrimal crest)에 붙어있으며 가쪽으로 가쪽눈꺼풀인대에 의해 광대뼈의 눈확결절(orbital tubercle)에 붙어있다.

눈꺼풀판샘(tarsal glands)은 눈꺼풀판에 묻혀 있으며 눈꺼풀의 자유모서리로 분비한다. 이 샘은 변형된 피지샘(sebaceous glands)으로 기름성분을 분비하여 눈물의 점도를 높이고 안구의 표면으로부터 눈물의 증발을 감소시킨다.

위 · 아래눈꺼풀의 눈꺼풀판은 일반적으로 구조와 기능에 있어 유사하지만 독특한 차이가 있다. 위눈꺼풀에서 눈꺼풀판과

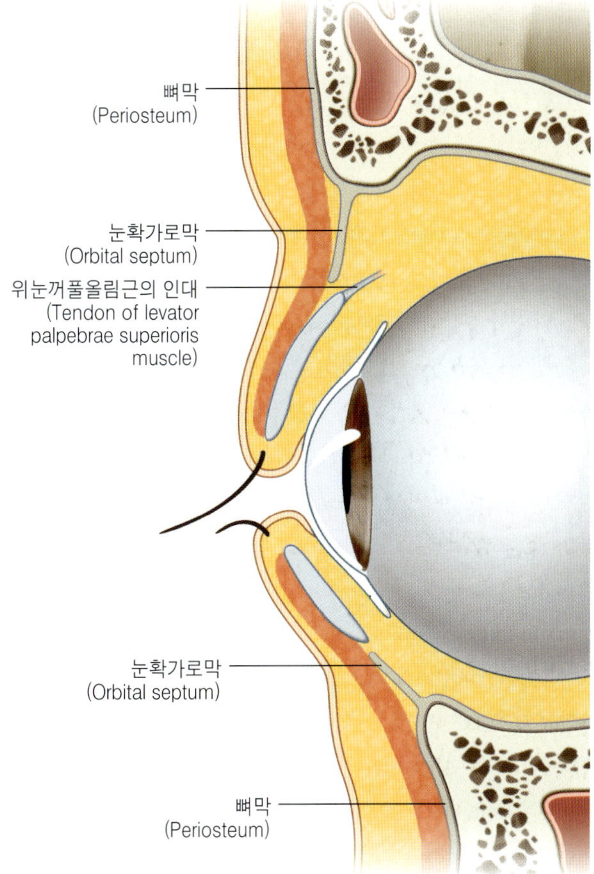

그림 8-4. 눈확가로막.

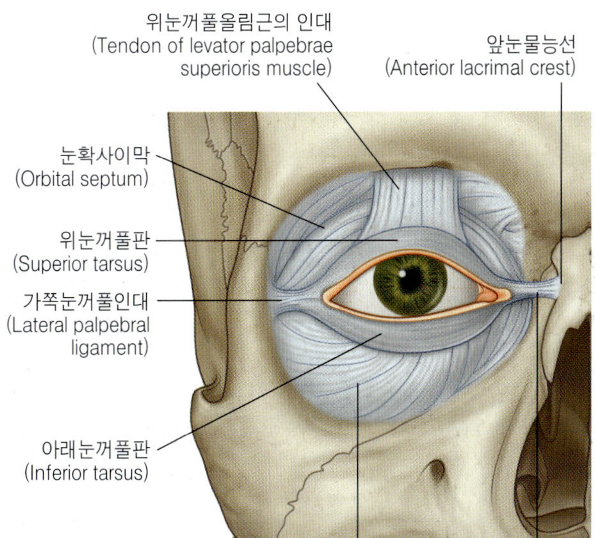

그림 8-5. 눈꺼풀판.

관련되어 있는 것은 눈꺼풀을 올리는 **위눈꺼풀올림근(superior palpebrae superioris)**이 있다(그림 8-5). 위눈꺼풀올림근은 시각신경구멍(optic foramen) 바로 위쪽에서 눈확 지붕의 뒷부분에서 시작하여 위눈꺼풀판의 앞면에 닿으며 일부 근육섬유는 위눈꺼풀의 피부에 붙는다. 이 근육은 눈돌림신경(oculomotor nerve[III])의 지배를 받는다.

위눈꺼풀올림근을 동반하면서 눈꺼풀올림근의 아래면으로부터 위눈꺼풀판의 위가장자리로 가는 민무늬 근육섬유의 집단이 있다(그림 8-2). 이 근육은 **위눈꺼풀판근(superior tarsal muscle)**이며 위목신경절(superior cervical ganglion)로부터 온 신경절이후 교감신경섬유가 지배한다.

위눈꺼풀올림근이나 위눈꺼풀판근의 기능에 이상이 생기면 위눈꺼풀의 눈꺼풀처짐(ptosis)이 나타난다.

결막(Conjunctiva)

눈꺼풀의 뒷면의 덮고 있는 얇은 막인 **결막(conjunctiva)**이 있다(그림 8-2). 이 막은 안구의 바깥막인 **공막(sclera)**에서 되돌아가기 전에 각 눈꺼풀의 뒷면 전체를 덮고 있다. 결막은 공막과 각막(cornea) 사이의 이음부에서 안구에 붙는다. 눈꺼풀을 닫으며 이 막이 **결막주머니(conjunctival sac)**를 형성하며 이 주머니의 위와 아래로 확장된 부분을 각각 **위결막구석(superior conjunctival fornix)**과 **아래결막구석(inferior conjuctival fornix)**이라 한다(그림 8-2).

샘(Glands)

눈꺼풀판샘이 눈꺼풀과 관련된 유일한 샘은 아니다. 속눈썹 소포(follicle)와 관련된 피지샘(sebaceous gland)과 땀샘(sweat gland)이 있다. 이들 샘이 막히거나 염증이 발생되면 눈꺼풀 가장자리에 **다래끼(stye)**가 생기며, 눈꺼풀판샘이 막히거나 염증이 발생하면 눈꺼풀의 안쪽 면에 **콩다래끼(산립종, chalazion)**이 생긴다.

혈관(Vessels)

눈꺼풀의 동맥공급은 다양한 혈관으로부터 오며 다음과 같다:

- 눈동맥(ophthalmic artery)으로부터의 도르래위동맥(supratrochlear artery), 눈확위동맥(supra-orbital artery), 눈물샘동맥(lacrimal artery) 및 콧등동맥(dorsal nasal artery).
- 얼굴동맥(facial artery)으로부터의 눈구석동맥(angular artery).
- 얕은관자동맥(superficial temporal artery)으로부터의 가로얼굴동맥(transverse facial artery).
- 얕은관자동맥의 가지 자체(그림 8-6).

정맥배출은 밖으로는 여러 동맥과 관련된 정맥과 안으로 눈정맥(ophthalmic vein)과 연결되어 눈확으로 들어간다.

림프관배출은 기본적으로 귀밑샘림프절(parotid nodes)로 가며, 턱밑림프절(submandibular nodes)로 가는 눈구석동맥(angular artery)과 얼굴동맥(facial artery)의 관련된 림프관을 따라 눈의 안쪽구석으로부터 배출된다.

신경지배(Innervation)

눈꺼풀의 신경지배는 감각 및 운동성분을 포함한다.

감각신경은 모두 삼차신경(trigeminal nerve[V])의 가지이며 다음의 신경으로부터 눈꺼풀가지가 나온다:

- 눈신경(ophthalmic nerve[V_1])의 눈확위가지(supra-orbital branch), 도르래위가지(supratrochlear branch), 도르래아래가지(infratrochlear branch) 및 눈물샘가지(lacrimal branch).
- 위턱신경(maxillary nerve[V_2])의 눈확아래가지(infra-orbital branch)(그림 8-7)

운동 신경지배는 다음의 신경에서 온다:

- 눈둘레근(orbicularis oculi)의 눈꺼풀부분(palpebral part)을 지배하는 얼굴신경(facial nerve[VII]).
- 위눈꺼풀올림근(levator palpebrae superioris)을 지배하는 동안신경(oculomotor nerve[III]).
- 위눈꺼풀근(superior tarsal muscle)을 지배하는 교감신경섬유.

얼굴신경에 의한 눈둘레근의 신경지배가 차단되면 눈꺼풀을 꼭 닫을 수 없고 아래눈꺼풀이 쳐져서 눈물이 넘쳐흐르게 된다.

눈돌림신경에 의한 위눈꺼풀올림근이 신경지배가 끊기면 위눈꺼풀을 마음대로 열수 없으며, 완전한 눈꺼풀처짐(ptosis)이 초래된다.

교감신경에 의한 위눈꺼풀근의 신경지배가 끊기면 일정한 부분적인 눈꺼풀처짐이 생긴다.

눈물기관(Lacrimal apparatus)

눈물기관은 눈물의 생산과 안구운동 및 안구면으로부터 눈물의 배출에 관여한다. 이 기관은 **눈물샘(lacrimal gland)**과 눈물관(lacrimal duct), **눈물소관(lacrimal canaliculi)**, **눈물주머니(lacrimal sac)** 및 **코눈물관(nasolacrimal duct)**으로 구성되어 있다.

눈물샘은 눈확의 위가쪽 부위의 앞쪽에 있으며(그림 8-8), 위눈꺼풀올림근(levator palpebrae superioris)에 의해 두 부분으로 나누어진다(그림 8-9):

- 이마뼈 눈물샘오목(lacrimal fossa)에 있는 큰 **눈확부분(orbital part)**.
- 눈꺼풀의 위가쪽부분에 위눈꺼풀올림근의 아래에 있는 작은 **눈꺼풀부분(palpebral part)**.

많은 도관이 위결막구석(superior conjuctival fornix)의 가쪽으로 샘분비물을 배출한다. 눈물은 눈물샘에 의해 계속적으로 분비되며 눈꺼풀을 깜박일 때 안구의 면을 가로질러 간다.

눈물은 **눈물못(lacrimal lake)**에 모이며 각 눈꺼풀에 하나씩

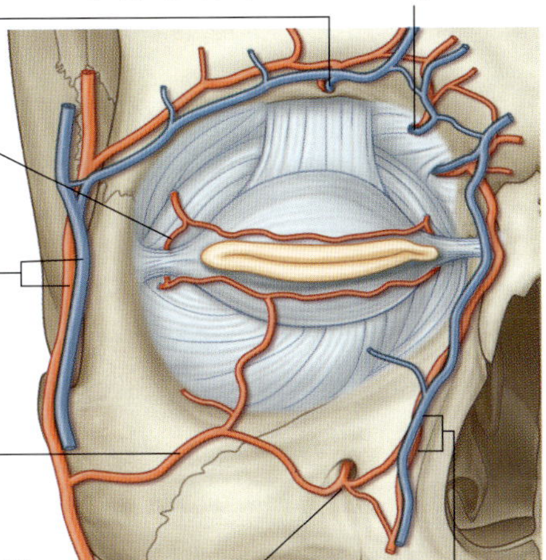

그림 8-6. 눈꺼풀의 혈관.

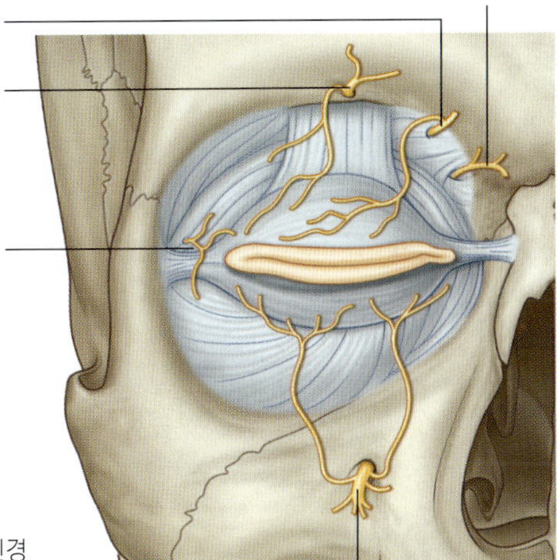

그림 8-7. 눈꺼풀의 신경지배.

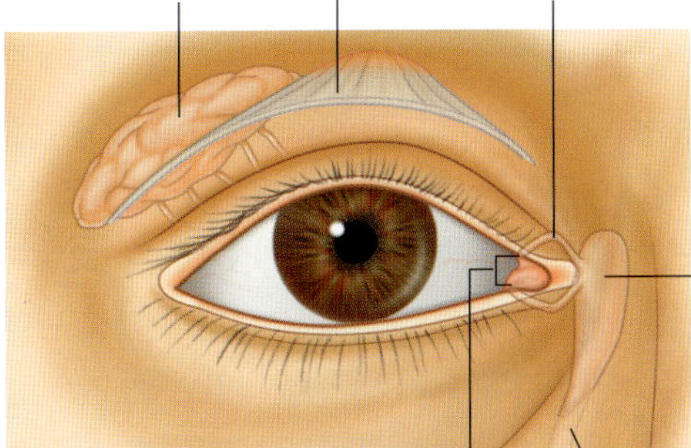

그림 8-8. 눈물샘. 앞면.

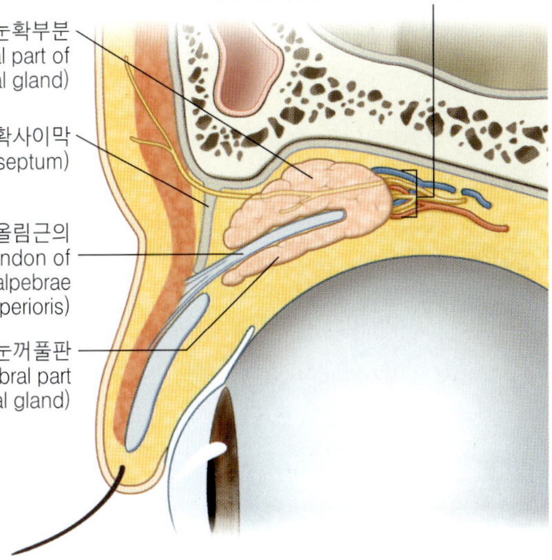

그림 8-9. 눈물샘과 위눈꺼풀올림근.

있는 눈물소관으로 유입된다(그림 8-8). **눈물점(lacrimal punctum)**은 각 눈물소관을 통하여 눈물이 들어가는 구멍이다.

눈물소관은 안쪽으로 달려 서로 만나 앞 · 뒤눈물능선(anterior and posterior lacrimal crests) 사이 안쪽눈꺼풀인대(medial palpebral ligament)의 뒤쪽 눈둘레근(orbicularis oculi) 눈물주머니부분(lacrimal part)의 앞쪽에 있는 눈물주머니로 들어간다(그림 8-10, 8-11). 눈을 깜박이는 동안에 작은 눈둘레근 눈물주머니부분이 눈물주머니를 눌러 눈물이 코

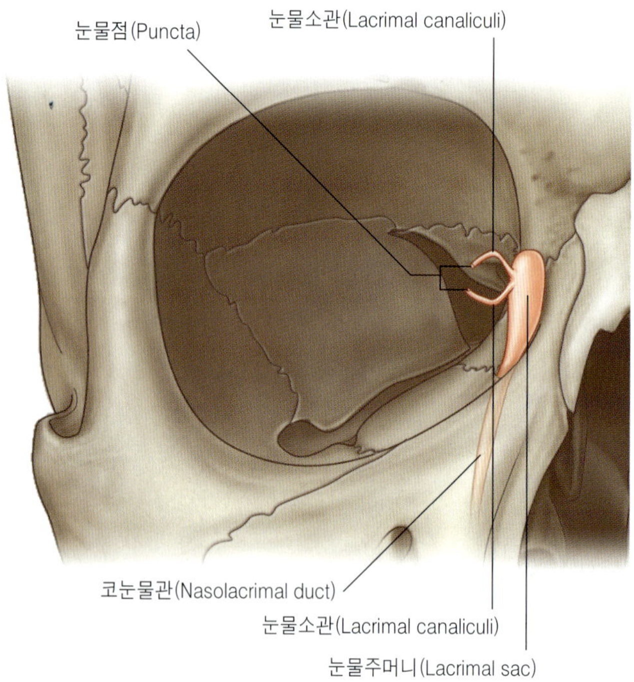

그림 8-10. 눈물주머니의 형성.

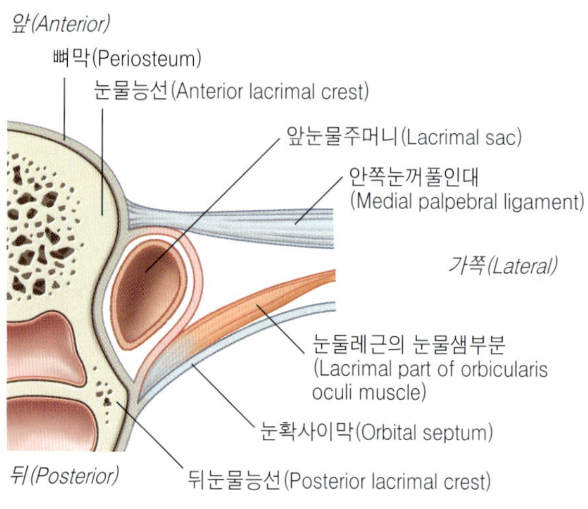

그림 8-11. 눈물주머니의 위치.

안의 아래콧길(inferior meatus)로 배출되는 코눈물관으로 들어가게 한다. 눈둘레근의 눈물주머니부분이 이완되면 눈물주머니를 부풀어 오르게 하여 결막주머니(conjunctival sac)로부터 눈물소관을 통하여 눈물이 배출된다.

신경지배(Innervation)

신경지배는 세 가지 다른 성분이 있다(그림 8-81).

감각 신경지배(Sensory innervation)

눈물샘으로부터의 감각신경세포는 눈신경(ophthalmic nerve[V_1])의 눈물샘가지(lacrimal branch)를 통해 중추신경계통으로 연결된다.

분비운동(부교감성) 신경지배(Secretomotor [parasympathetic] innervation)

말초신경계통 자율신경가지의 부교감신경부분으로부터 분비운동 신경섬유가 눈물샘의 분비를 촉진시킨다. 신경절이전 부교감신경세포는 얼굴신경을 나와 얼굴신경의 가지인 큰바위신경(greater petrosal nerve)으로 들어가 **날개관신경(nerve of pterygoid canal)**이 될 때가지 계속 간다(그림 8-12).

날개관신경은 날개입천장신경절(ptergopalatine ganglion)로 들어가 신경절이전 부교감신경세포가 신경절이후 부교감신경과 연접한다. 신경절이후 부교감신경은 위턱신경과 만나 이로부터 광대신경(zygomatic nerve) 가지를 낼 때까지 계속 가며, 광대관자신경(zygomaticotemporal nerve)을 낼 때까지 광대신경으로 계속되며, 최종적으로 눈물샘신경(lacrimal nerve)과 합쳐지는 작은 가지에 신경절이후 부교감신경섬유가 분포한다. 눈물샘신경은 눈물샘으로 간다.

교감신경지배(Sympathetic innervation)

눈물샘의 교감신경지배는 부교감신경과 유사한 경로를 따른다. 위목신경절(superior cervical ganglion)에서 시작된 신경절이후 교감신경섬유는 속목동맥(internal carotid artery)을 둘러싸고 있는 얼기(plexus)를 따라 주행한다(그림 8-12). 이들은 깊은바위신경(deep petrosal nerve)으로서 얼기를 떠나 날개관신경에서 부교감신경과 합쳐진다. 날개입천장신경절을 지나서는 교감신경섬유는 눈물샘으로 가는 부교감신경섬유와 같은 통로로 간다.

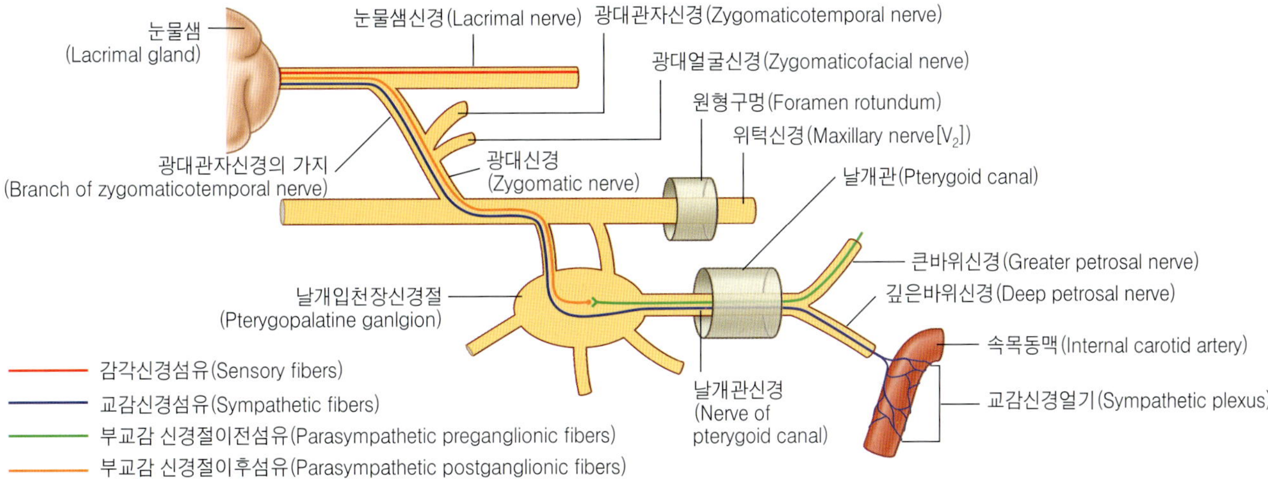

그림 8-12. 눈물샘의 신경지배.

혈관(Vessel)

눈물샘에 분포하는 동맥은 눈동맥(ophthalmic artery)의 가지이며, 정맥배출은 눈정맥(ophthalmic vein)을 통하여 이루어진다.

틈새(열, Fissures)와 구멍(공, Foramina)

많은 구조물이 다양한 구멍을 통하여 들어가고 나간다(그림 8-13).

시각신경관(시신경공, Optic canal)

뼈눈확을 앞가쪽에서 보면 피라밋 모양의 꼭지에 있는 둥근 구멍을 시각신경관이라 하며, 이 관은 중간머리뼈우묵(middle cranial fossa)으로 열리며 안쪽으로 나비뼈 몸통 가쪽으로 나비뼈 작은날개에 의해 경계가 이루어진다. 시각신경관을 통과하는 구조물은 시각신경(optic nerve)과 눈동맥(ophthalmic artery)이다(그림 8-14).

위눈확틈새(상안와열, Superior orbital fissure)

시각신경관 바로 가쪽으로 뼈눈확의 지붕과 가쪽벽 사이에 삼각형 모양의 틈이 있다. 이를 위눈확틈새라 하며, 여러 구조물들이 이를 통하여 눈확과 중간머리뼈우묵 사이를 지나간다(그림 8-13).

위눈확틈새로 지나가는 구조물로는 눈돌림신경(oculomotor nerve[III])의 위 · 아래가지, 도르래신경(trochlear nerve[IV]), 가돌림신경(abducent nerve[VI]), 눈신경(ophthalmic nerve)[V_1])의 눈물샘가지(lacrimal branch), 이마가지(frontal branch) 및 코섬모체가지(nasociliary branch)와 위눈정맥(superior ophthalmic vein)이 있다(그림 8-14).

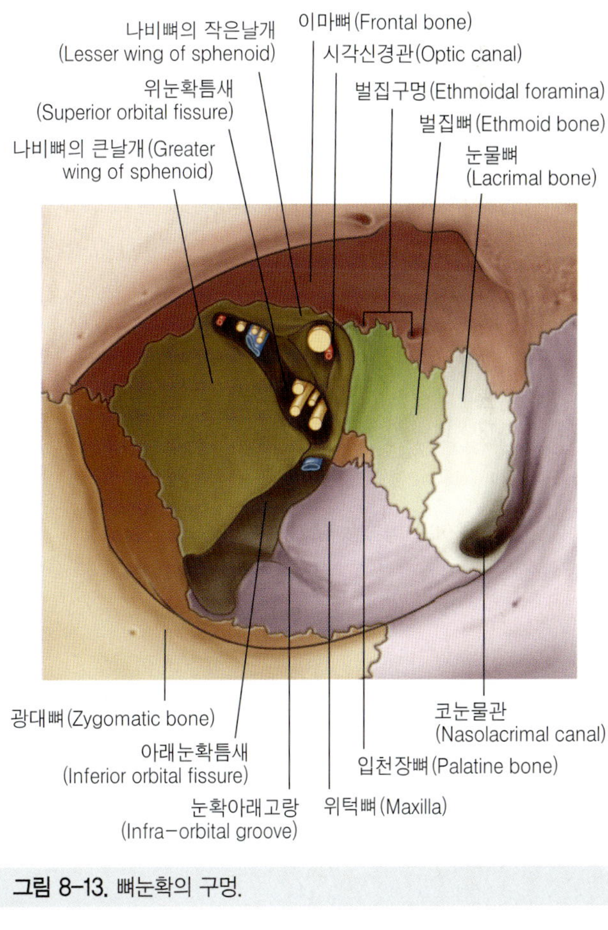

그림 8-13. 뼈눈확의 구멍.

아래눈확틈새 (하안와열, Inferior orbital fissure)

눈확의 가쪽벽과 바닥을 분리하는 세로구멍이 아래눈확틈새이다(그림 8-13). 이 틈새의 경계는 나비뼈 큰날개, 위턱뼈, 입천장뼈 및 광대뼈로 이루어진다. 이 긴 틈새는 다음 구조물 사이의 교통을 가능하게 해 준다:

- 뒤쪽으로 눈확과 날개입천장오목(pterygopalatine fossa).
- 가운데에서 눈확과 관자아래오목(infratemporal fossa).
- 앞쪽에서 눈확과 관자오목(temporal fossa).

아래눈확틈새를 통과하는 구조물로는 위턱신경(maxillary nerve[V_2])과 이의 광대가지(zygomatic branch), 눈확아래혈관(infra-orbital vessels) 및 날개근정맥얼기(pterygoid plexus of veins)와 교통하는 정맥이 있다.

눈확아래구멍(안와하공, Infra-orbital foramen)

아래눈확틈새의 뒤쪽에서 시작하여 약 2/3 정도 오면 **아래눈확고랑(infra-orbital groove)**이 있으며, 이 고랑은 눈확의 바닥을 가로질러 앞으로 계속된다(그림 8-13). 이 고랑은 **아래눈확관(infra-orbital canal)**으로 연결되어 얼굴에 **아래눈확구멍(infra-orbital foramen)**으로 열린다.

아래눈확구멍을 통하여 얼굴로 빠져나오는 구조물로는 위턱신경의 가지인 아래눈확신경(infra-orbital nerve)과 아래눈확혈관(infra-orbital vessels)이 이 구멍을 빠져나와 얼굴로 간다.

기타 구멍(Other openings)

뼈눈확의 안쪽벽과 연관된 여러 작은 구멍이 있다(그림 8-13).

앞 · 뒤벌집구멍(anterior and posterior ethmoidal foramina)은 눈확의 위벽과 안쪽벽이 만나는 곳에 있다. 이 구멍으로는 눈확으로부터 벌집뼈로 들어가는 앞 · 뒤벌집신경 및 혈관(anterior and posterior ethmoidal nerves and vessels)이 지나간다.

눈확 안쪽벽의 앞쪽으로 낮은 부위에 하나의 관이 있다. 눈물주머니를 위한 오목이 눈물뼈와 위턱뼈의 이마돌기에 의해 형성된다. 이 오목은 코눈물관(nasolacrimal canal)으로 계속되어 아래콧길(inferior meatus)로 간다. 코눈물관에는 눈물기관의 한 부분인 코눈물관(nasolacrimal duct)이 있다.

근막의 특수화(Fascial specilizations)

눈확뼈막(Periorbita)

눈확을 형성하고 있는 뼈를 싸고 있는 뼈막을 **눈확뼈막**이라 한다(그림 8-15). 눈확뼈막은 눈확의 모서리에서 머리뼈의 바깥면에 있는 뼈막과 연속되며 위 · 아래눈꺼풀로 가는 연장부분(**눈확사이막, orbital septa**)이 있다.

눈확이 머리안과 교통하는 여러 구멍에서는 눈확뼈막이 경질막의 뼈막층과 연속된다. 눈확의 뒷부분에서는 눈확뼈막이 시각신경관과 위눈확틈새의 가운데 부분 주위가 두터워져 있다. 이 부분은 **온힘줄고리(common tendinous ring)**로 네 개의 곧은근(rectus muscles)이 시작되는 곳이다.

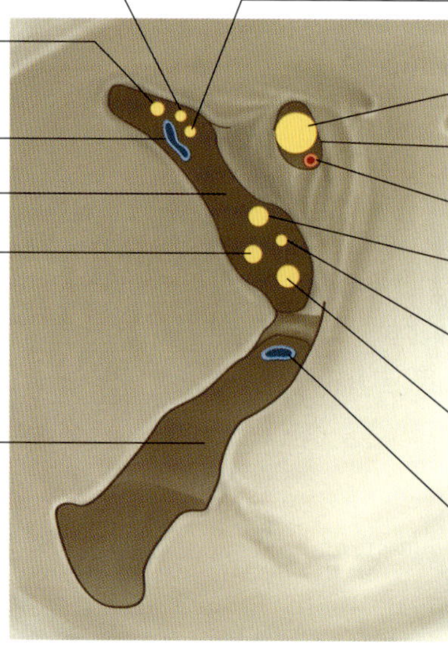

그림 8-14. 시각신경관과 위눈확틈새.

안구의 근막(Fascial sheath of the eyeball)

안구의 근막(bulbar sheath)은 안구 대부분을 싸고 있는 근막층이다(그림 8-16, 8-17):

- 뒤쪽으로 안구의 근막은 시각신경(optic nerve)이 안구로 들어가는 부위 근방에 안구의 흰 부분인 공막(sclera)에 단단하게 붙어있다.
- 앞쪽으로 안구의 근막은 안구의 투명한 부분인 각막(cornea)의 가장자리 가까이 있는 공막에 단단히 붙어있다.
- 추가적으로 안구로 각 근육이 다가갈 때 각 근육을 싸고 있는 감싸기근막(investing fascia)이 근육이 지나가 붙는 부위에서 안구의 근막과 합쳐진다.

눈확의 근막의 특수화된 아래부분은 **걸이인대(suspensory ligament)**(그림 8-16, 8-17)로 안구를 지지해준다. 이 인대의 걸이(sling) 모양 구조는 안구의 근막과 아래에 있는 눈근육과 안쪽 가쪽에 있는 눈근육에 의해 형성된다.

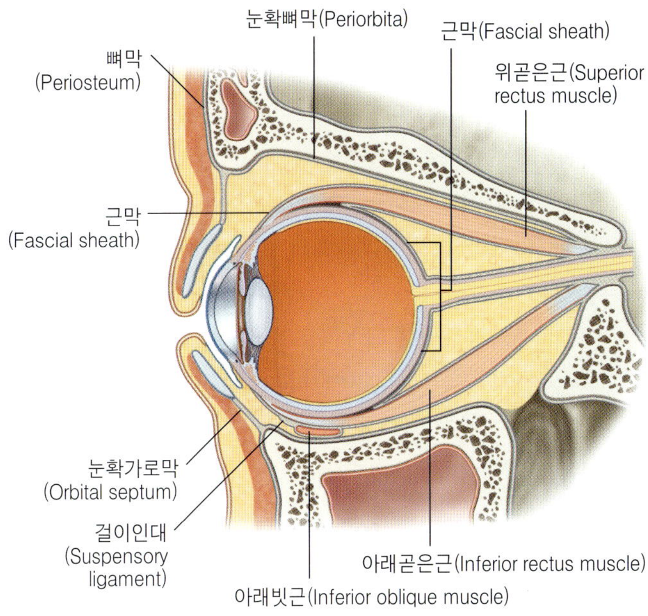

그림 8-16. 안구의 근막.

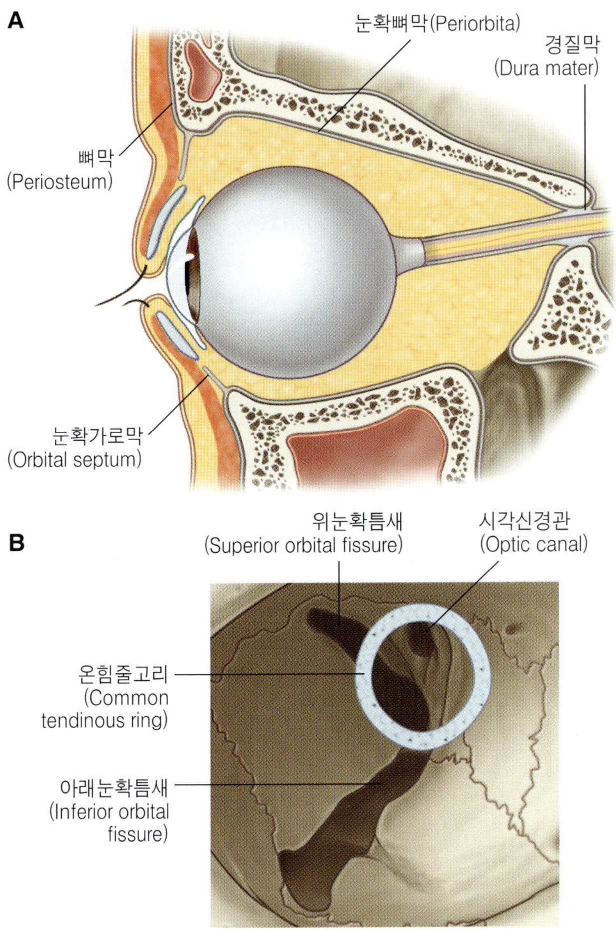

그림 8-15. 눈확뼈막. A, 가쪽면. B, 온힘줄고리.

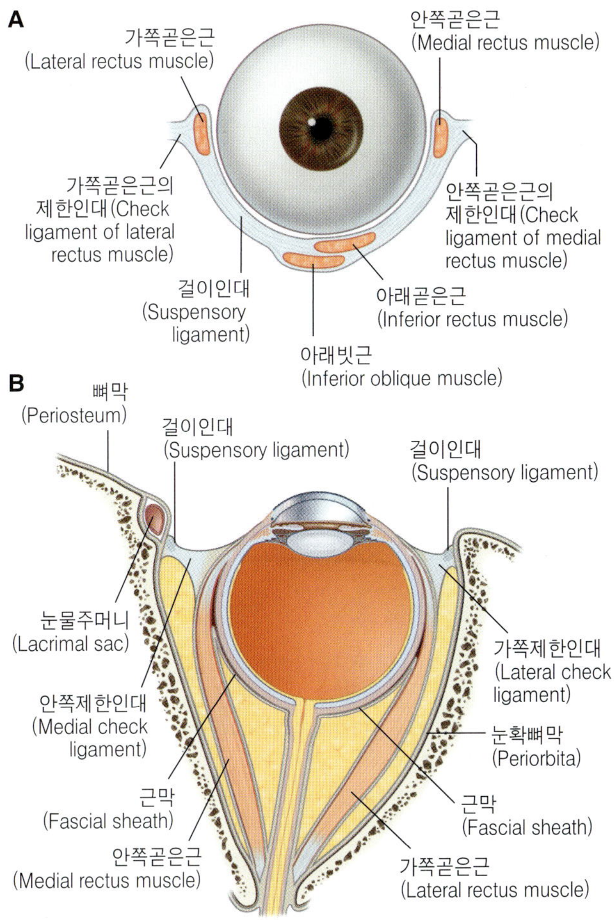

그림 8-17. 제한인대. A, 앞면. B, 위면.

안쪽 · 가쪽곧은근의 제한인대(Check ligaments of medial and lateral rectus muscles)

눈확에서 특수화된 다른 근막은 제한인대이다(그림 8-17). 이 인대는 안쪽 · 가쪽곧은근을 싸고있는 감싸기근막의 확장으로 뼈눈확의 안쪽 · 가쪽벽에 붙는다:

- 안쪽걸이인대(medial check ligament)는 안쪽곧은근을 덮고 있는 근막의 확장으로 눈물뼈의 뒤눈물능선(posterior lacrimal crest) 바로 뒤쪽에 붙는다.
- 가쪽걸이인대(lateral check ligament)는 가쪽곧은근을 덮고 있는 근막의 확장으로 광대뼈의 눈확결절(orbital tubercle)에 붙는다.

기능적으로 이들 인대는 안쪽곧은근과 가쪽곧은근을 제한하는 역할을 한다.

근육(Muscles)

눈확에는 두 무리의 근육이 있다.

- 안구를 움직이고 위눈꺼풀을 올리는데 관여하는 **외재(바깥눈)근육(extrinsic muscles of eyeball[extra-ocular muscles])**.
- 수정체의 모양과 동공의 크기를 조절하는 내재근육(intrinsic muscles).

바깥근육에는 위눈꺼풀올림근(levator palpebrae superioris), 위곧은근(superior rectus), 아래곧은근(inferior rectus), 안쪽곧은근(medial rectus), 가쪽곧은근(lateral rectus), 위빗근(superior oblique) 및 아래빗근(inferior oblique)이 있다.

속근육에는 섬모체근(ciliary muscle), 동공조임근(sphincter pupillae) 및 동공확대근(dilator pupillae)이 있다.

바깥근육(외재근육, Extrinsic muscles)

바깥근육에는 일곱 개의 근육이 있으며 한 개는 눈꺼풀을 들어올리며, 나머지 여섯 개의 근육은 안구를 움직인다(표 8-1).

안구의 운동은 다음과 같은 삼차원적인 움직임이 있다(그림 8-18):

- 올림(elevation) – 동공을 위로 움직임.
- 내림(depression) – 동공을 아래로 움직임.
- 벌림(abduction) – 동공을 가쪽으로 움직임.
- 모음(adduction) – 동공을 안쪽으로 움직임.
- 안쪽으로 돌림(internal rotation) – 동공의 윗부분을 안쪽으로 또는 코 쪽으로 돌림.
- 가쪽으로 돌림(external rotation) – 동공의 윗부분을 가쪽으로 또는 관자놀이 쪽으로 돌림.

추가적으로 안구의 축은 각 눈확은 뒤에서 앞으로 약간 가쪽으로 향하고 있지만 각 안구는 앞쪽을 향하고 있다(그림 8-19). 그러므로 일부 근육은 안구의 움직임에 있어 다양한 결과를 나타낸다.

표 8-1. 바깥눈근육

근육	이는곳	닿는곳	신경지배	기능
위눈꺼풀올림근	시각신경관 앞쪽의 나비뼈 작은날개	눈꺼풀판의 앞면, 일부 섬유는 피부와 위결막구석으로 감	눈돌림신경-위가지	위눈꺼풀을 올림
위곧은근	온힘줄고리의 위부분 앞 절반	안구의 위쪽 안쪽으로 돌림	눈돌림신경-위가지	안구를 올리고, 모으고,
아래곧은근	온힘줄고리의 아래부분 앞 절반	안구의 아래쪽 가쪽으로 돌림	눈돌림신경-아래가지	안구를 내리고, 벌리고,
안쪽곧은근	온힘줄고리의 안쪽부분 앞 절반	안구의 안쪽	눈돌림신경-아래가지	눈을 모음
가쪽곧은근	온힘줄고리의 가쪽부분 앞 절반	안구의 가쪽	가돌림신경	안구를 벌림
위빗근	시각신경관 위쪽 안쪽의 나비뼈몸통	안구의 바깥 뒤 사분역	도르래신경 안쪽으로 돌림	안구를 내리고, 벌리고,
아래빗근	눈확테 뒤쪽 눈확의 안쪽바닥	안구의 바깥 뒤 사분역	눈돌림신경-아래가지 가쪽으로 돌림	안구를 올리고, 벌리고,

눈꺼풀올림근(Levator palpebrae superioris)

눈꺼풀올림근은 위눈꺼풀을 들어올린다(표 8-1). 이 근육은 나비뼈 작은날개(lesser wing of the sphenoid)의 아래면에 시각신경관(optic canal) 바로 앞쪽의 지붕에서 시작하는 눈확에 있는 근육 중 가장 얇은 근육이다(그림 8-20B). 눈꺼풀올림근의 기본적으로 위눈꺼풀판(superior tarsus)의 앞면에 닿지만 일부 근섬유는 위눈꺼풀의 피부와 위결막구석(superior conjunctival fornix)에도 붙는다.

눈꺼풀올림근은 눈돌림신경(oculomotor nerve[III])의 윗가지가 분포한다.

눈꺼풀올림근이 수축하면 위눈꺼풀이 올라간다.

눈꺼풀올림근의 독특한 양상은 민무늬근섬유의 집단이 눈꺼풀올림근의 아래면을 지나 위눈꺼풀판의 위가장자리로 간다(그림 8-2). 이들 민무늬근섬유의 무리를 위눈꺼풀판근(supe-

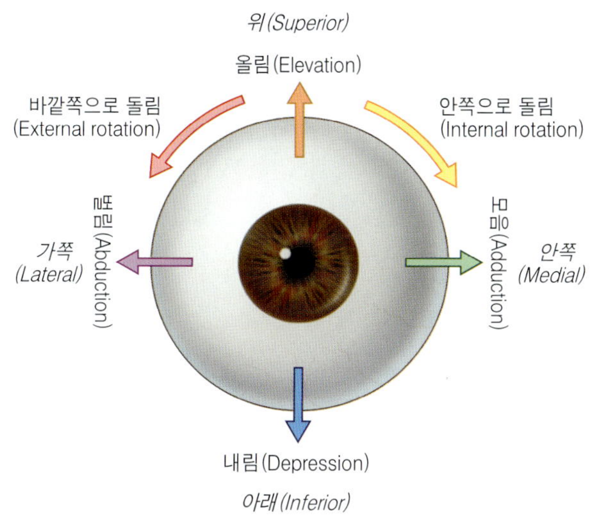

그림 8-18. 안구의 움직임.

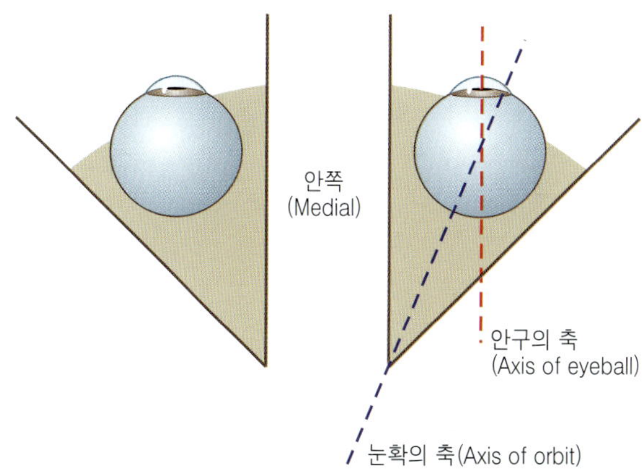

그림 8-19. 안구와 눈확의 축.

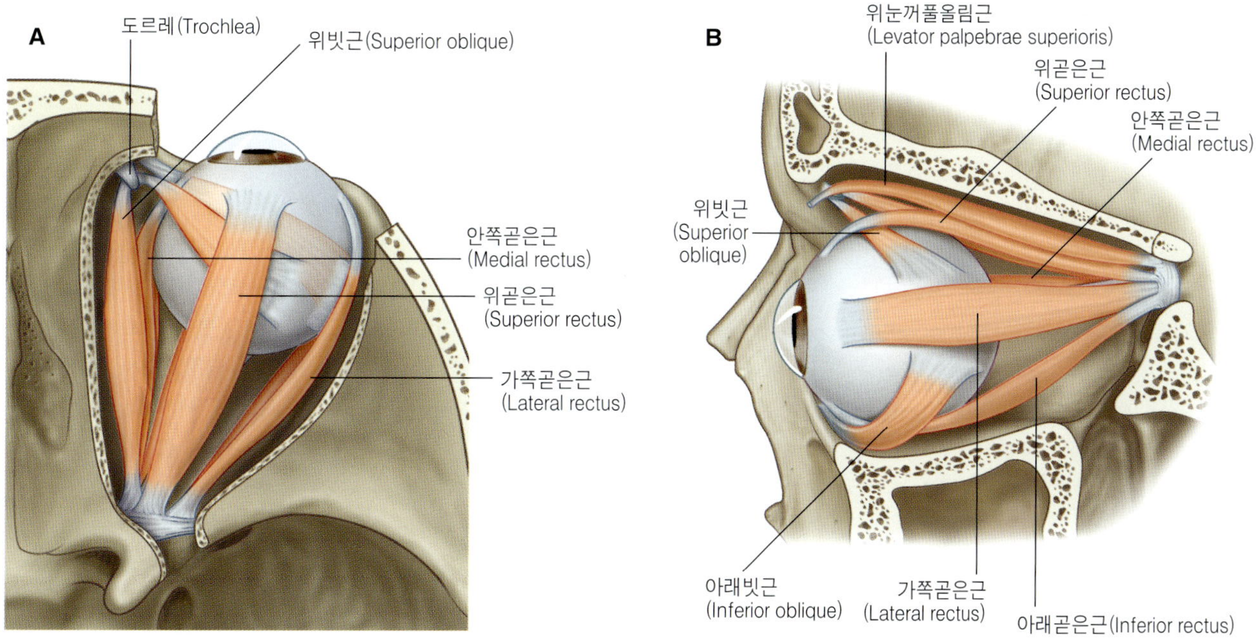

그림 8-20. 안구의 근육. A, 위면 B, 가쪽면.

(계속)

rior tarsal muscle)이라 하며 눈꺼풀을 올리는 데 관여하며 위목신경절(superior cervical ganglion)로부터 온 신경절이후 교감신경섬유에 의해 지배를 받는다.

눈돌림신경의 기능이 차단되면 위눈꺼풀의 완전한 눈꺼풀처짐(ptosis or drooping)이 생기는 반면 위눈꺼풀근에 가는 교감신경이 차단되면 부분적인 눈꺼풀처짐이 나타난다.

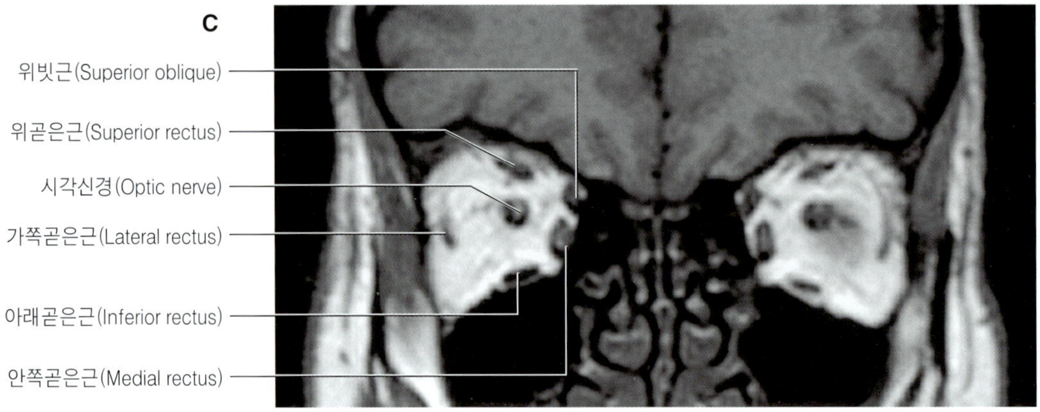

그림 8-20. *(계속)* C, 눈을 통과하는 관상 자기공명영상 사진.

임상 강의(In the clinic)

Horner증후군(Horner's syndrome)

Horner증후군은 목에서 교감신경줄기의 병소가 생겨 교감신경계 이상에 의해 발생한다. 이 증후군은 다음 세 가지의 전형적인 특징을 나타낸다:

- 동공확대근의 마비에 의한 동공 수축.
- 눈꺼풀올림근의 위눈꺼풀판근의 마비에 의한 부분적인 눈꺼풀처짐.
- 땀샘의 신경지배가 없어져 같은 쪽의 얼굴과 목에 땀이 나지 않음.

다음과 같은 이차적인 변화도 나타날 수 있다:

- 피부밑 혈관의 정상적인 교감신경 조절 소실에 의한 같은 쪽의 혈관확장.
- Horner증후군에 흔한 양상은 아니지만 눈확근육의 마비에 의한 결과로 여겨지는 안구함몰(enophthalmos).

눈확근육은 아래눈확틈새에 걸쳐있어 눈확의 내용물들을 앞으로 위치하게 하는 데 도움을 준다.

Horner증후군의 가장 흔한 원인은 목가슴신경절(cervicothoracic ganglion)을 침투하는 종양(전형적으로 꼭대기쪽 폐종양[apical lung tumor])이다.

수술로 유도한 Horner증후군

수술로 유도한 Horner증후군은 심한 땀과다증을 겪고 있는 환자에게 필요할 수 있다. 이러한 좋지 않은 상황은 환자를 난처하게 만들어 집에만 머무르게 하기도 한다. 치료방법은 상대적으로 간단하고 효과적이다. 환자를 마취시키고 왼·오른주기관지(left and right main bronchi)안으로 갈라진 기관내관(endotracheal tube)을 집어넣는다. 땀이 많이 나는 쪽의 갈비사이공간(intercostal space)에 작게 절개를 하여 공기가슴증(기흉, pneumothorax)을 만든다. 환자는 반대쪽의 허파(폐)로 호흡하게 한다.

내시경을 이용하여 가슴안의 꼭지를 잘 볼 수 있으며 목가슴신경절을 쉽게 확인할 수 있다. 제거술로는 열응고(thermocoagulation)와 외과적 절제가 있다. 신경절을 파괴시킨 후 내시경을 제거하고 허파를 다시 부풀게 한 다음 작은 구멍을 봉합한다.

곧은근(직근, Rectus muscles)

안구의 안쪽, 가쪽, 아래쪽 및 위쪽에 있는 네 개의 근육은 뒤쪽에서 시작하여 안구의 앞 절반에 붙는 지점까지 간다(그림 8-20; 표 8-1). 곧은근들은 눈확의 꼭대기에 있는 온힘줄고리(common tendinous ring)로부터 한 집단으로 시작하여 안구에 붙는 쪽으로 가서 근육의 원뿔을 형성한다.

위 · 아래곧은근(상 · 하직근, Superior and inferior rectus muscles)

위 · 아래곧은근은 이들 근육이 시작되는 눈확의 꼭대기가 앞을 볼 때 안구 중심축의 안쪽에 있어 복잡한 작용을 나타낸다:

- 위곧은근은 시각신경관(optic canan) 위쪽의 온힘줄고리 윗부분에서 시작된다.
- 아래곧은근은 시각신경관 아래쪽의 온힘줄고리 아래부분에서 시작된다(그림 8-21).

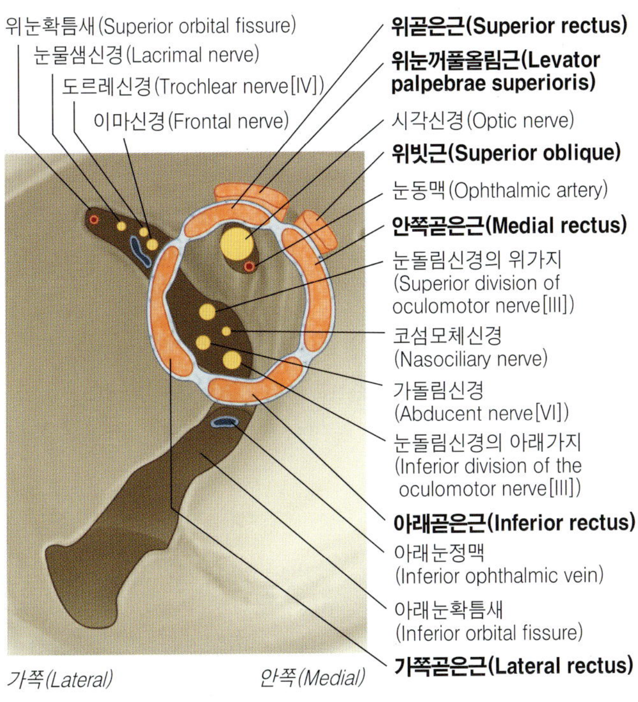

그림 8-21. 안구 근육의 이는곳, 관상면.

이들 근육은 눈확의 앞으로 가쪽으로 간 안구의 앞 절반에 붙는다(그림 8-20). 이러한 방향성 때문에 위곧은근이 수축하면 안구를 올리고 모으고 안쪽으로 돌리며, 아래곧은근은 안구를 내리고 모으고 가쪽으로 돌린다(그림 8-22).

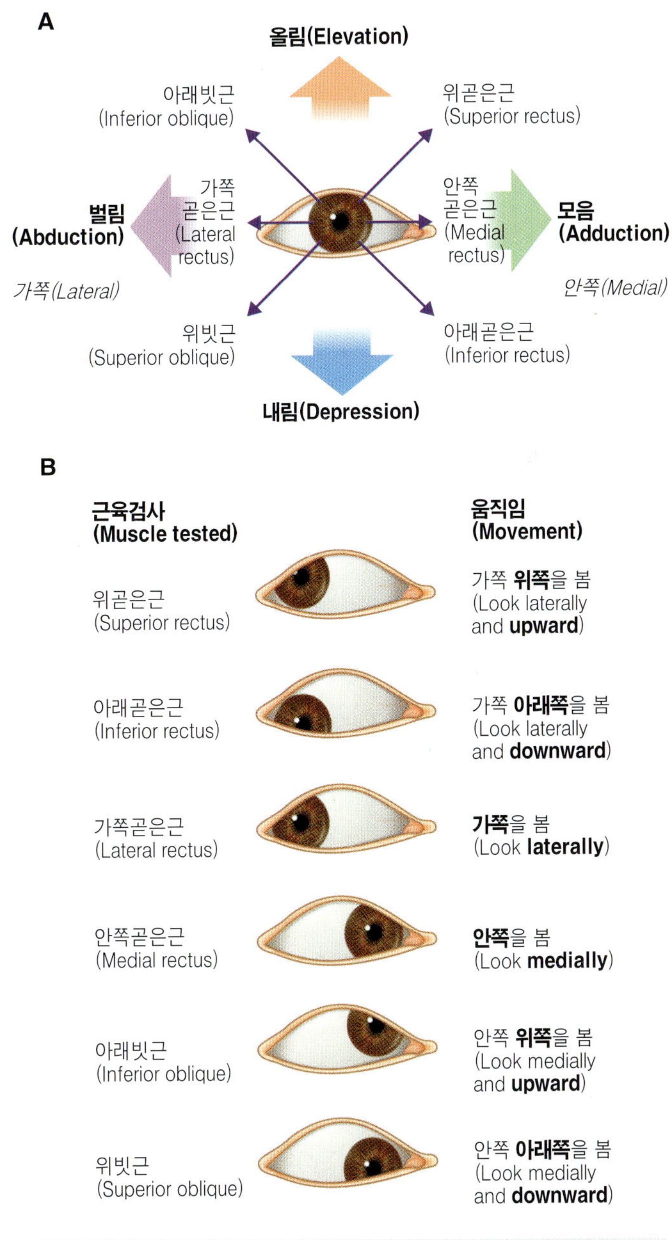

그림 8-22. 안구 근육의 작용. A, 각 근육의 작용(해부학적 작용). B, 특별한 근육을 검사할 때 눈의 움직임(임상적 작용).

눈돌림신경(oculomotor nerve[III])의 **윗가지(superior branch)**가 위곧은근을 지배하며, 눈돌림신경의 **아래가지(inferior branch)**가 아래곧은근을 지배한다.

위 · 아래곧은근의 작용을 분리하고 검사하기 위해 환자가 의사의 손을 따라 가쪽을 보도록 한 다음 위 또는 아래로 움직이기 해 본다(그림 8-22). 가쪽을 보게 하면 안구의 축을 위 · 아래곧은근의 긴 축에 놓이게 한다. 위를 보게 하여 위곧은근의 검사하고 아래를 보게 하여 아래곧은근을 검사한다.

안쪽 · 가쪽곧은근(내측 · 외측직근, Medial and lateral rectus muscles)

안쪽 · 가쪽곧은근의 방향과 작용은 위 · 아래곧은근보다 더 직선적이다.

안쪽곧은근은 시각신경관 안쪽 아래쪽 온힘줄고리의 안쪽부분에서 시작되는 반면, **가쪽곧은근**은 온힘줄고리가 위눈확틈새(superior orbital fissure)와 다리를 형성하는 곳의 온힘줄고리 가쪽부분에서 시작된다(그림 8-21).

안쪽 · 가쪽곧은근은 앞으로 가서 안구의 앞 절반에 붙는다(그림 8-20). 안쪽곧은근이 수축하여 안구를 모이는 반면 가쪽곧은근이 수축하여 안구를 벌린다.

눈돌림신경의 아래가지가 안쪽곧은근을 지배하며 가돌림신경(abducent nerve[VI])이 가쪽곧은근을 지배한다(그림 8-22).

안쪽 · 가쪽 곧은근의 작용을 분리하고 검사하기 위하여 환자가 수평면상에서 의사의 손가락을 따라 각각 안쪽과 가쪽을 보게 한다.

빗근(사근, Oblique muscles)

빗근은 눈확의 위 · 아래 부분에 있으나 온힘줄고리에서 시작되지 않는다. 빗근은 안구로 가는 양상이 각도를 이루고 있으며 곧은근과 달리 안구의 뒤 절반에 붙는다(표 8-1).

위빗근(상사근, Superior oblique)

위빗근은 시각신경관(optic canal) 위쪽 안쪽 및 눈꺼풀올림근(levator palpebrae superioris)이 시작되는 부분의 안쪽에 나비뼈 몸통에서 시작된다(그림 8-20, 8-21). 위빗근은 눈확의 지붕 안쪽 가장자리를 따라 앞으로 달려 이마뼈의 도르래오목(trochear fovea)에 붙는 섬유연골성 **도르래(trochlea)**에 도달한다.

위빗근의 힘줄은 도르래를 뚫고 지나가 가쪽으로 방향을 틀어 뒤가쪽 방향으로 안구를 가로질러 간다. 위빗근은 위곧은근 깊숙이 계속 가서 안구의 바깥 뒤 사분역(quadrant)에 닿는다.

위빗근이 수축하면 동공을 아래쪽으로 바깥쪽으로 가게 한다.

도르래신경(trochlear nerve[IV])이 위빗근의 위면을 따라 가서 위빗근을 지배한다.

위빗근의 작용을 분리하고 검사하기 위하여 환자가 의사의 손가락을 따라 안쪽을 보게 하여 안구의 축과 위빗근 인대의 축이 안구의 축과 일치시킨 다음 아래를 보게 한다(그림 8-22).

아래빗근(하사근, Inferior oblique)

아래빗근은 눈확의 뒷부분에서 시작되지 않는 유일한 외인근육이다. 아래빗근은 눈확테(orbital rim) 바로 뒤쪽에 눈확 바닥의 안쪽으로부터 시작되며, 코눈물고랑(nasolacrimal groove)의 바로 가쪽에 위턱뼈의 눈확면에도 붙는다(그림 8-20).

아래빗근은 아래곧은근과 눈확 바닥 사이에서 뒤가쪽방향으로 가서 가쪽곧은근 바로 아래의 바깥 뒤 사분역에 닿는다.

아래빗근이 수축하면 동공을 위로 바깥쪽으로 가게 한다.

눈돌림신경의 아래가지가 아래빗근을 지배한다.

아래빗근의 작용을 분리하고 검사하기 위하여 환자가 의사의 손가락을 따라 안쪽을 보게 하여 안구의 축과 아래빗근 인대의 축이 안구의 축과 일치시킨 다음 위를 보게 한다(그림 8-22).

바깥근육과 안구 움직임(외재근육과 안구운동, Extrinsic muscles and eyeball movements)

일곱 개의 눈확의 외인근 중 여섯 개의 근육은 안구의 운동과 직접적으로 관련된다.

안쪽곧은근, 가쪽곧은근, 아래곧은근, 위곧은근, 위빗근 및 아래빗근의 각각의 작용과 무리(group)의 작용이 기술될 수 있다(표 8-1). 그렇지만 이들 근육이 분리되어 작용하지는 않는다. 이들은 동공을 제 위치로 가게 하기 위해 서로 협동하여 근육의 팀(team)으로 작용한다.

예를 들어 가쪽곧은근이 안구를 가쪽으로 움직이는 기본적인 근육이지만 위 · 아래빗근의 도움을 받는다.

임상 강의(In the clinic)

눈의 검사(Examination of the eye)

눈의 검사는 시력과 외인근육과 이의 기능을 평가하며, 눈에만 영향을 미치는 질병이나 온몸 질환의 한 부분으로서 평가하기 위함이다.

눈의 검사는 여러 상황에서 시력, 난시, 시야 및 색맹의 확인을 위한 색깔 인식을 포함한다. 의사는 또한 망막(retina), 시신신경(optic nerve)과 이를 덮고 있는 막, 수정체(lens) 및 각막(cornea)을 평가한다.

외인근육은 가돌림신경, 도르래신경 및 눈돌림신경에 의해 지배를 받는다.

외인근육은 상호 작용하여 적당한 결합된 눈 운동을 할 수 있게 해준다.

- 가쪽곧은근 – 가돌림신경.
- 위빗근 – 도르래신경.
- 나머지근육 – 눈돌림신경.

눈은 온몸을 침범하는 질병에 영향을 받을 수 있다. 당뇨병은 전형적으로 눈에 영향을 주어 시력을 손상시키는 백내장(cataracts), 황반질환(macular disease) 및 망막출혈(retinal hemorrhage)을 초래한다.

가끔 바깥눈근육의 한쪽 마비가 나타나며 이는 뇌줄기(brain stem)나 직접적인 신경의 손상의 의하며 종양의 의한 눌림이나 외상과 관련될 수 있다. 근육의 마비는 환자가 각 근육의 정상적인 작용과 관련된 방향으로 눈을 움직이게 하여 알 수 있다. 전형적으로 환자들은 복시(diplopia)를 호소한다.

눈 주위 근육의 신경지배 소실(Loss of innervation of the muscles around the eye)

눈둘레근(orbibicularis oculi)의 신경지배 소실은 얼굴신경(facial nerve[VII])에 의해 나타나며 눈을 꼭 감을 수 없고 아래눈꺼풀이 아래로 쳐져 눈물이 흘러넘친다. 눈물이 없어지면 결막이 건조되고 궤양을 일으켜 이차적인 감염이 초래된다.

눈돌림신경(oculomotor nerve[III])에 의한 눈꺼풀올림근(levator palpebra superioiris)의 신경지배가 소실되면 위눈꺼풀을 올릴 수 없게 되어 눈꺼풀처짐이 나타난다. 보통 눈돌림신경의 손상은 심한 머리손상에 의해 발생된다.

교감신경섬유에 의한 위눈꺼풀판근(superior tarsal muscle)의 신경지배가 소실되면 일정 부분에서 눈꺼풀처짐이 나타난다. 교감신경줄기 어느 곳이라도 손상이 생기면 이 같은 현상이 나타날 수 있다. 눈꺼풀처짐은 Honer증후근의 한 증상이기 때문에 항상 꼭대기쪽 폐종양을 의심해 보아야 한다.

혈관(Vessels)

동맥(Arteries)

안구를 포함하는 눈확의 구조물의 동맥공급은 눈동맥(ophthalmic artery)에 의해 이루어진다(그림 8-21). 눈동맥은 해면정맥굴(cavernous sinus)을 나온 뒤 바로 나온 속목동맥(internal carotid artery)의 가지이다. 눈동맥은 시각신경관(optic canal)을 통하여 시각신경과 같이 눈확으로 들어간다.

눈동맥은 눈확에서 처음에 시각신경의 아래쪽 가쪽에 위치한다(그림 8-23). 눈동맥은 계속 눈확에서 앞으로 진행하여 시각신경의 위를 가로질러 눈확의 안쪽에서 앞으로 간다.

눈동맥은 눈확에서 다음과 같은 많은 가지를 낸다:

- **눈물샘동맥(lacrimal artery)**은 시각신경의 가쪽에 있는 눈동맥에서 시작되며 눈확의 가쪽에서 앞으로 달려 눈물샘, 근육에 혈액을 공급하며 앞섬모체가지(anterior ciliary branch) 는 안구와 눈꺼풀의 가쪽에 분포한다.
- **중심망막동맥(central retinal artery)**은 망막으로 가는 신경의 중심부를 따라가며, 검안경(ophthalmoscope)으로 관

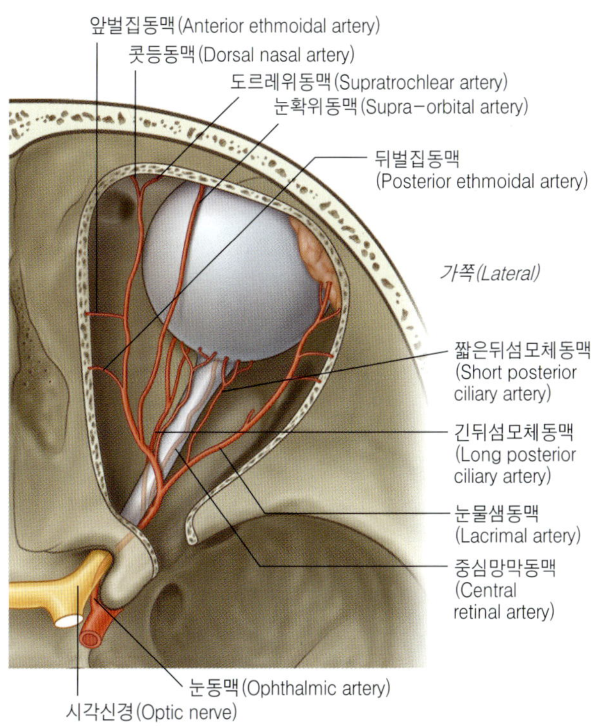

그림 8-23. 눈확과 안구의 동맥공급.

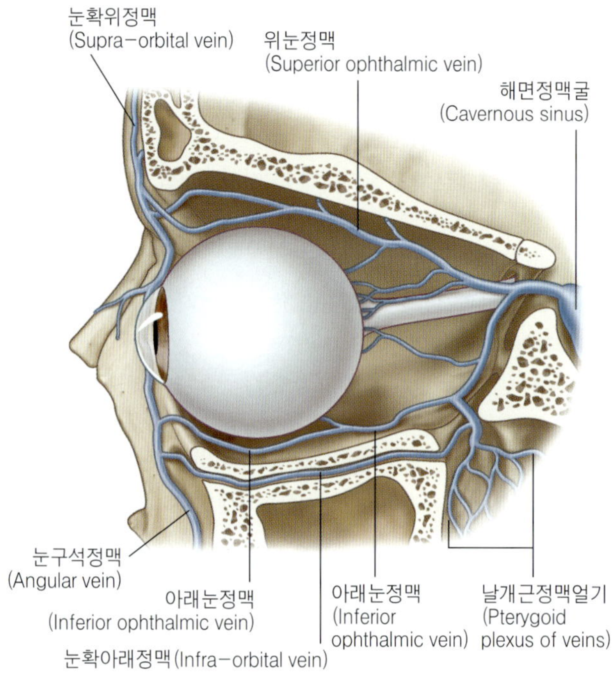

그림 8-24. 눈확과 안구의 정맥 배출.

찰하면 아주 잘 보인다. 중심망막동맥이나 그 이전의 동맥이 막히면 실명하게 된다.

- **긴 · 짧은뒤섬모체동맥(long and short posterior ciliary arteries)**은 안구 뒤쪽으로 들어가는 가지로서 공막을 뚫고 들어가 안구의 안에 있는 구조물에 분포한다.
- 근육동맥(muscular arteries)은 안구의 내재근육(intrinsic muscles)에 분포하는 가지이다.
- **눈확위동맥(supra-orbital artery)**은 보통 눈동맥이 시각신경을 가로지른 후 바로 시작되며 눈확위신경(supra-orbital nerve)과 같이 눈확위구멍(supra-orbital foramen)을 통해 눈확을 빠져나와 머리뼈의 마루점(vertex)에 이르는 부위의 이마와 머리덮개에 분포한다.
- **뒤벌집동맥(posterior ethmoidal artery)**은 뒤벌집구멍(posterior ethmoidal foramen)을 통해 눈확을 빠져나와 벌집뼈벌집(ethmoidal air cells)과 코안(nasal cavity)에 분포한다.
- **앞벌집동맥(anterior ethmoidal artery)**은 앞벌집구멍(anterior ethmoidal foramen)을 통해 눈확을 빠져나와 앞뇌막가지(anterior meningeal branch)를 내면서 머리안으로 들어가 코안으로 계속되어 코중격(nasal septum)과 가쪽벽에 분포하고 콧등동맥(dorsal nasal artery)에서 끝난다.
- **안쪽눈꺼풀동맥(medial palpebral arteries)**은 위 · 아래 눈꺼풀의 안쪽에 분포하는 작은 가지이다.
- **콧등동맥(dorsal nasal artery)**은 눈동맥의 두 종말가지중의 하나로서 눈확을 떠나 코의 윗면에 분포한다.
- **도르래위동맥(supratrochlear artery)**은 눈동맥의 또 다른 종말가지로서 도르래위신경(supratrochlear nerve)과 같이 눈확을 떠나 위쪽방향으로 가면서 이마에 분포한다.

정맥(Veins)

눈확에는 위 · 아래눈정맥(superior and inferior ophthalmic veins)의 두 가지 정맥이 있다(그림 8-24).

위눈정맥은 눈확위정맥(supra-orbital vein)과 눈구석정맥(angular vein)이 합쳐진 연결 정맥으로서 눈확의 앞부분에서 시작된다. 위눈정맥은 눈확의 윗부분을 가로지르면서 눈동맥의 가지와 동반하는 정맥과 안구의 뒷부분으로부터 유입되는 정맥의 가지를 받는다. 뒤쪽으로 위눈정맥은 위눈확틈새(superior orbital fissure)를 통해 눈확을 떠나 해면정맥굴(cavernous sinus)로 들어간다.

아래눈정맥은 위눈정맥보다 작으며 앞쪽에서 시작하여 눈확의 아랫부분을 가로질러 간다. 아래눈확정맥은 눈확을 가로지르면서 근육과 안구의 뒷부분으로부터의 가지를 받는다.

아래눈정맥은 눈확의 뒤쪽으로 빠져나가면서:

- 위눈정맥과 합쳐지고,
- 위눈확틈새를 통과한 후 해면정맥굴과 합쳐지거나,
- 또는 아래눈확틈새(inferior orbital fissure)를 지나 관자아래우묵(infratemporal fossa)에 있는 날개근정맥얼기(pterygoid plexus of veins)와 만난다.

눈정맥은 해면정맥굴과 교통하고 있기 때문에 밖으로부터 머리안으로 감염이 파급될 수 있다.

신경지배(Innervation)

많은 신경이 눈확을 지나가고 아 안에 있는 구조물을 지배한다. 이들에는 시각신경(optic nerve[II]), 눈돌림신경(oculomotor nerve[IV]), 도르래신경(trochlear nerve[IV]), 가돌림신경(abducent nerve[VI]) 및 자율신경(autonomic nerves)이 있다. 눈신경(ophthalmic nerve[V_1]) 같은 기타 신경은 눈확의 구조물을 지배하고 눈확 밖으로 나와 다른 부분에 분포한다.

시각신경(시신경, Optic nerve)

시각신경[II]은 진정한 뇌신경이 아니며 오히려 안구의 망막으로부터 뇌의 시각중추에 들섬유(afferent fibers)를 운반하는 연장부분이다. 시각신경은 거미막밑공간(subarachnoid space)을 포함한 뇌막(cranial meninges)에 의해 둘러싸여져 있으며, 이 뇌막은 앞으로 안구까지 뻗어있다.

머리속 압력이 높아지면 시각신경을 둘러싸고 있는 거미막밑공간에 압력이 높아진다. 이는 망막정맥(retinal veins)을 따라 되돌아오는 정맥순환을 막아 시각신경원반(optic disc)의 부기(시각신경유두부종, papilledema)를 야기하며, 검안경(ophthalmoscope)으로 망막을 관찰할 때 보일 수 있다.

시각신경은 시각신경관(optic canal)을 통하여 눈확을 빠져나간다(그림 8-25). 시각신경은 시각신경관에서 눈동맥(ophthalmic artery)을 동반한다.

눈돌림신경(동안신경, Oculomotor nerve)

눈돌림신경은 중간뇌(midbrain)와 다리뇌(pons) 사이 뇌줄기(brain stem)의 앞면에서 나온다. 눈돌림신경은 해면정맥굴의 가쪽벽 안에서 앞으로 간다.

눈돌림신경은 눈확으로 들어가기 바로 전에 위 · 아래가지로 나누어진다(그림 8-26). 이들 가지는 위눈확틈새(superior orbital fissure)를 통하여 눈확으로 들어가며 온힘줄고리(common tendinous ring) 안에 놓여 있다(그림 8-25).

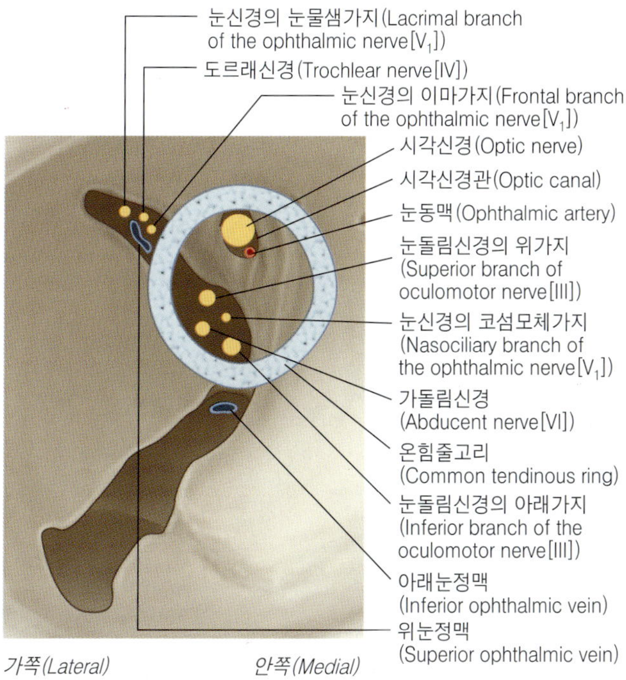

그림 8-25. 눈확과 안구의 신경지배.

눈확 안에서 작은 윗가지는 시각신경 가쪽에서 위쪽으로 가서 위곧은근(superior rectus)과 위눈꺼풀올림근(levator palpebrae superioris)에 분포한다(그림 8-26).

큰 아래가지는 세 개의 가지로 나누어진다:

- 첫째가지는 시각신경 아래로 눈확의 안쪽을 달려 안쪽곧은근(medial rectus)에 분포한다.
- 둘째가지는 내려와 아래곧은근(inferior rectus)에 분포한다.
- 셋째가지는 내려와 눈확의 바닥을 따라 앞으로 가서 아래빗근(inferior oblique)에 분포한다(그림 8-26).

셋째가지는 내려가면서 **섬모체신경절가지(branch to the ciliary ganglion)**를 낸다. 이는 섬모체신경절로 가는 부교감신경 뿌리로서 섬모체신경절에서 신경절이후 부교감신경섬유와 연접하는 신경절이전 부교감신경섬유을 운반한다. 이 신경절이후 섬유는 짧은섬모체신경(short ciliary nerves)을 통해 안구에 분포하며 동공확장근(sphincter pupillae)과 섬모체 근육(ciliary muscles)에 분포한다.

도르래신경(활차신경, Trochlear nerve)

도르래신경은 중간뇌(midbrain)의 뒷면에서 나와 중간뇌를 돌아 소뇌천막(tentorium cerebelli)의 가장자리로 들어간다. 도르래신경은 머리안을 계속 가서 눈돌림신경(oculomotor nerve[III]) 바로 아래에 해면정맥굴(cavernous sinus)의 가쪽벽을 통해 안으로 들어가 진행한다.

눈확에 들어가기 바로 전에 도르래신경은 올라가면서 눈돌림신경을 가로지르고 온힘줄고리(common tendinous ring) 위쪽으로 위눈확틈새(superior orbital fissure)를 통하여 눈

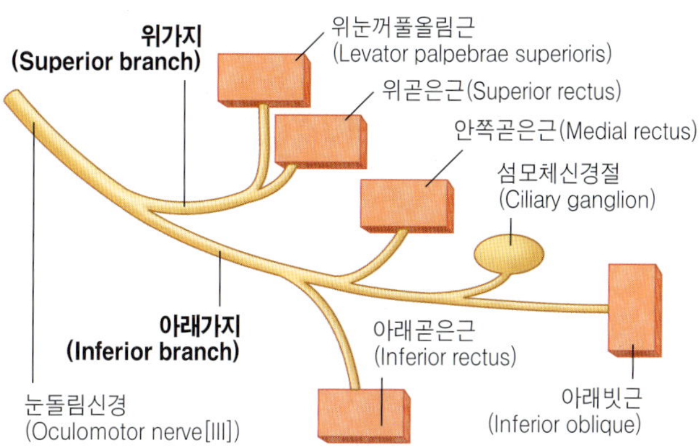

그림 8-26. 눈돌림신경과 가지들.

확으로 들어간다(그림 8-25). 눈확에서 도르래신경은 올라가 안쪽으로 방향을 바꾸어 위눈꺼풀올림근(levator palpebrae superioris) 위를 가로질러 위빗근(supeiror oblique)의 위가장자리로 들어간다(그림 8-27).

가돌림신경(외전신경, Abducent nerve)

가돌림신경은 다리뇌와 숨뇌 사이의 뇌줄기에서 나온다. 가돌림신경은 비스듬틀(clivus)를 덮고 있는 경질막으로 들어가 경질막 관으로 계속 가서 해면정맥굴에 도달한다.

가돌림신경은 해면정맥굴로 들어가 속목동맥의 가쪽으로 계속 간다. 가돌림신경은 해면정맥굴을 빠져나와 위눈확틈새를 통하여 눈확으로 들어가 온힘줄고리의 안에 놓인다(그림 8-25). 이 신경은 눈확에서 가쪽으로 가서 가쪽곧은근(lateral rectus)에 분포한다.

신경절이후 교감신경섬유 (Postganglionic sympathetic fibers)

신경절이전 교감신경섬유는 가슴척수의 윗분절(upper segment) 특히 첫째가슴분절(T1)에서 시작된다. 이들은 백색교통가지(white rami communicates)를 통하여 교감신경줄기(sympathetic chain)로 들어가 신경절이후 교감신경섬유와 연접하는 **위목신경절(superior cervical ganglion)**로 올라간다.

신경절이후 신경섬유는 속목동맥(internal carotid artery)의 가지를 따라 분포한다.

눈확으로 가는 신경절이후 교감신경섬유는 눈동맥(ophthalmic artery)과 함께 간다. 눈확에 들어온 교감신경섬유는 다음과 같이 안구에 분포한다:

- 연접하지 않고 섬모체신경절(ciliary ganglion)을 통해 지나가 짧은섬모체신경(short ciliary nerve)과 만나 안구에 분포한다.
- 긴섬모체신경(long ciliary nerve)을 통해 지나가 안구에 도달한다.

안구에서 신경절이후 교감신경섬유는 동공확장근(dilator pupillae)을 지배한다.

눈신경(안신경, Ophthalmic nerve[V_1])

눈신경은 삼차신경의 세 가지 중 가장 작으며 맨 위에 있다. 눈신경은 순수한 감각신경으로서 눈확에 있는 구조물과 얼굴과 머리덮개에 분포하는 가지로부터 신호를 받는다.

삼차신경절(trigeminal ganglia)을 떠나 눈신경은 도르래신경과 눈돌림신경 아래로 해면정맥굴의 가쪽벽에서 앞으로 간다. 눈확으로 들어가기 바로 전에 눈신경은 코섬모체신경

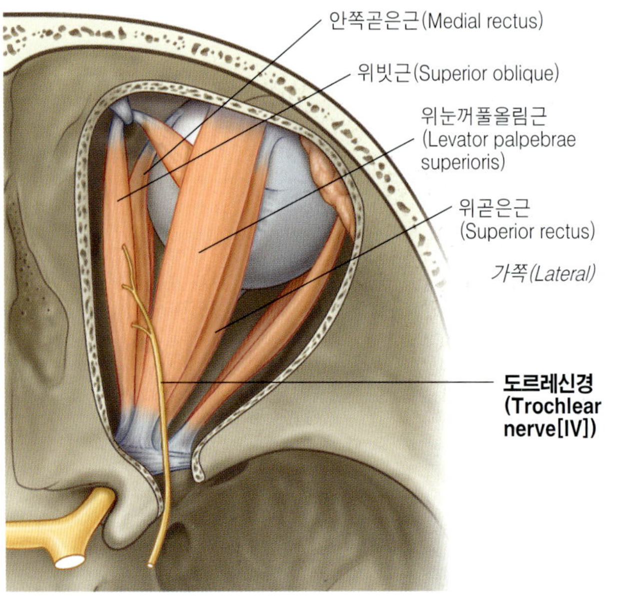

그림 8-27. 눈확의 도르래신경.

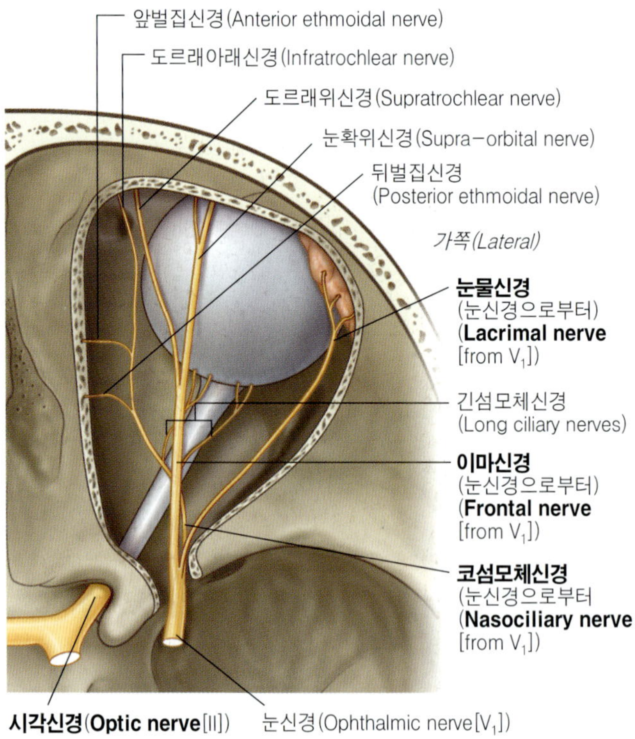

그림 8-28. 눈신경과 이의 가지.

(nasociliary nerve), 눈물샘신경(lacrimal nerve) 및 이마신경(frontal nerve)의 세 가지로 나누어진다(그림 8-28). 이들 가지는 위눈확틈새(superior orbital fissure)를 통하여 눈확으로 들어가며, 이마신경과 눈물샘신경은 온힘줄고리 밖으로 코섬모체신경은 온힘줄고리 안으로 간다(그림 8-25).

눈물샘신경(누선신경, Lacrimal nerve)

눈물샘신경은 눈신경의 세 가지 중 가장 작다. 눈확에 들어간 다음 눈물샘신경은 가쪽곧은근(lateral rectus)의 위가장자리를 따라 간다(그림 8-29). 눈물샘신경은 광대관자신경(zygomaticotemporal nerve)으로부터 가지를 받아 눈물샘에 분포하는 부교감 및 교감신경절이후섬유를 운반한다.

눈확의 앞가쪽에 도달하여 눈물샘신경은 눈물샘, 결막 및 위눈꺼풀의 가쪽부분에 분포한다.

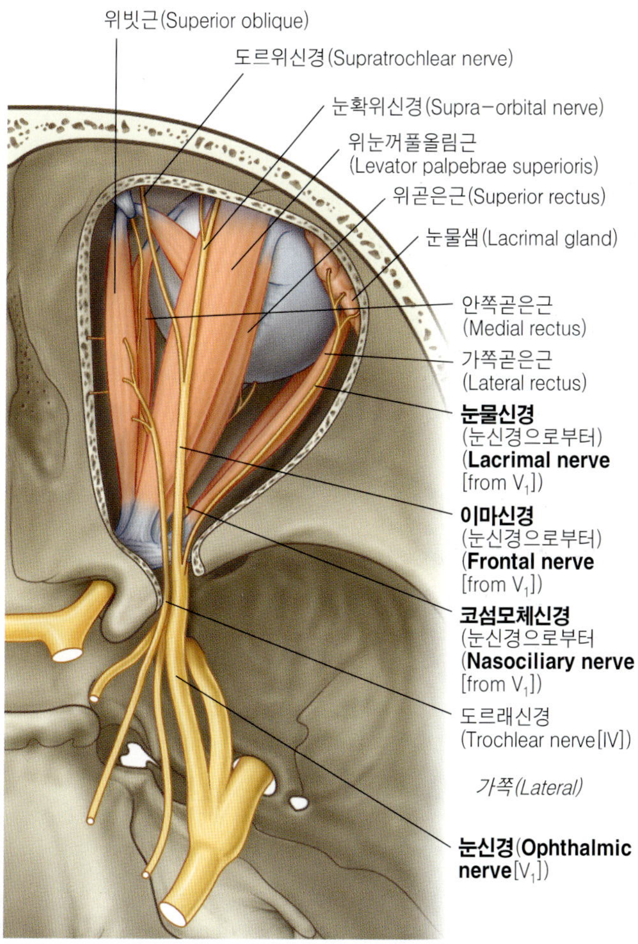

그림 8-29. 눈신경의 가지와 안구근육에 분포하는 가지와의 관계.

이마신경(전두신경, Frontal nerve)

이마신경은 눈신경 중 가장 큰 가지로 눈확 밖의 부위로부터 감각정보를 받는다. 위눈확틈새(superior orbital fissure)를 빠져나간 다음 이마신경은 위눈꺼풀올림근(levator palpebrae superioris)과 눈확 지붕에 있는 눈확뼈막(periorbita) 사이에서 앞으로 간다(그림 8-25). 눈확을 가로지로며 중간쯤에서 이마신경은 눈확위신경(supra-orbital nerve)과 도르래위신경(supratrochlear nerve)의 두 종말가지로 나누어진다(그림 8-28, 8-29):

- 도르래위신경은 앞쪽으로 계속 가서 도르래(trechlea) 위를 지나 눈확위구멍(supra-orbital foramen)의 안쪽으로 눈확을 빠져나와 위눈꺼풀의 피부와 결막과 이마의 아래 안쪽 부분의 피부에 분포한다.
- 눈확위신경은 두 가지 중 큰 가지로 앞으로 가서 위눈꺼풀올림근과 눈확 지붕을 덮고 있는 눈확뼈막 사이를 지나(그림 8-29), 위눈확패임(supra-orbital notch)를 통해 눈확을 빠져나온 후 이마와 머리덮개를 가로질러 위눈꺼풀, 결막 이마 및 머리덮개의 중심부까지 분포한다.

코섬모체신경(비모양체신경, Nasociliary nerve)

코섬모체신경은 이마신경과 눈물샘신경 사이의 중간 크기로 보통 눈신경의 첫째가지이다(그림 8-28). 코섬모체신경은 눈확에서 가장 깊이 위치하며 눈돌림신경의 위·아래가지 사이의 온힘줄고리 안으로 들어간다(그림 8-25).

눈확에서 코섬모체신경은 위곧은근 아래에서 안쪽방향으로 달리면서 시각신경의 윗면을 가로지른다(그림 8-28, 8-30). 코섬모체신경의 첫째가지는 **섬모체신경절과의 교통가지(섬모체신경절로 가는 감각뿌리)(communicating branch with the ciliary ganglion[sensory root to the ciliary ganglion])**로 눈확에서 바로 나온 가지이다.

코섬모체신경은 눈확의 안쪽벽을 따라 위빗근과 안쪽곧은근 사이에서 앞으로 계속 가 다음의 여러 가지를 낸다:

- **긴섬모체신경(long ciliary nerve)**은 안구에 분포하는 감각신경이지만 동공확대를 위한 교감신경섬유도 포함한다.
- **뒤벌집신경(posterior ethmoidal nerve)**은 뒤벌집구멍을 통해 눈확을 빠져나와 뒤벌집뼈 벌집(posterior ethmoidal air cells)과 나비굴(sphenoid sinus)에 분포한다.
- **도르래아래신경(infratrochlear nerve)**은 위·아래눈꺼풀의 안쪽부분, 눈물주머니(lacrimal sac) 및 코의 위 절반 피부에 분포한다.

• 앞벌집신경(anterior ethmoidal nerve)은 앞벌집구멍을 통해 눈확을 빠져나와 앞머리뼈우묵, 코안 및 코의 아래 절반 피부에 분포한다(그림 8-28, 8-30).

섬모체신경절(모양체신경절, Ciliary ganglion)

섬모체신경절은 눈돌림신경(oculomotor nerve[III])의 부교감신경절이다. 이 신경절은 눈신경(ophthalmic nerve[V_1])의 코섬모체가지(nasociliary branch)와 연관되어 있으며 안구에 분포하는 말초신경계통 자율신경 가지의 부분으로부터 오는 신경섬유로서 신경절이전 부교감신경세포와 신경절이후 부교감신경세포가 연접하는 곳이다. 섬모체신경절은 또한 안구로 가는 신경절이후 교감신경섬유와 감각신경섬유가 지나간다.

섬모체신경절은 매우 작은 신경절로 시각신경(optic nerve)과 가쪽곧은근(lateral rectus) 사이에 시각신경(optic nerve)의 바로 가쪽으로 눈확의 뒷부분에 있다(그림 8-30). 섬모체신경절은 보통 눈확에 있는 다른 신경으로부터 둘 또는 세 개의 가지 또는 뿌리를 받는 것으로 보고 있다.

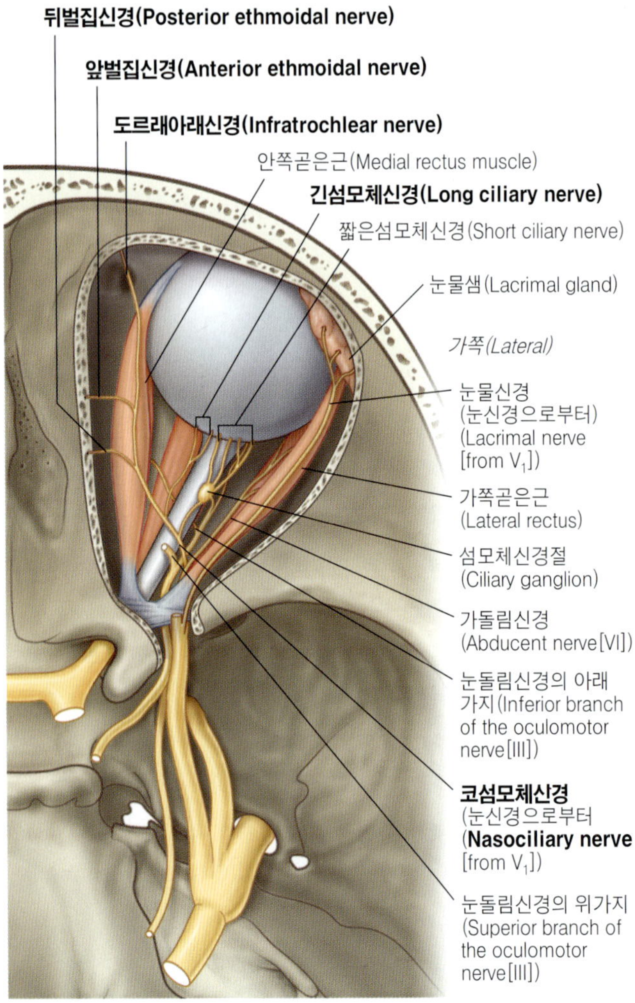

그림 8-30. 안구에서 코섬모체신경의 주행경로.

부교감신경뿌리(Parasympathetic root)

눈돌림신경의 아래가지가 섬모체신경절 부근을 지나갈 때 가지(부교감신경의 뿌리)를 섬모체신경절로 보낸다. 부교감신경 가지는 신경절이전 부교감신경섬유를 운반하여 섬모체신경절로 들어가 그 안에서 신경절이후 부교감신경섬유와 연접한다(그림 8-31).

신경절이후 부교감신경섬유는 짧은섬모체신경(short ciliary nerve)을 통하여 섬모체신경절을 빠져나가며 시각신경 주위에서 안구의 뒤쪽으로 들어간다.

안구에서 부교감신경섬유는 동공을 수축시키는 데 관여하는 동공조임근(sphincter pupillae)과 가까운 곳을 보기 위해 수정체의 조절에 관여하는 모양체근(ciliary muscle)을 지배한다.

감각뿌리(Sensory root)

둘째가지(감각가지)는 코섬모체신경(nasociliary nerve)에서 나와 섬모체신경절로 들어간다(그림 8-31). 이 가지는 섬모체신경절의 뒤위쪽으로 들어가 섬모체신경절을 뚫고 들어가 안구로 가는 짧은섬모체신경을 따라 계속된다. 이 신경섬유는 안구 모든 부분의 감각을 담당한다.

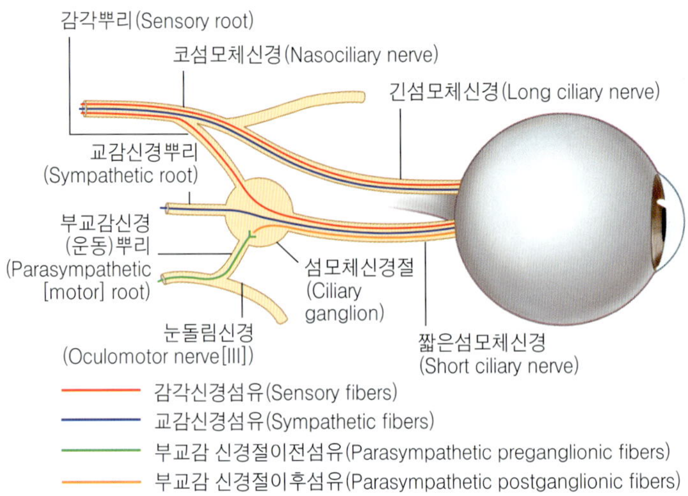

그림 8-31. 섬모체신경절.

교감신경뿌리(Sympathetic root)

섬모체신경절로 가는 셋째가지는 가장 변이가 심하다. 이 가지는 교감신경뿌리로서 위목신경절(superior cervical ganglion)로부터 신경절이후 교감신경섬유를 포함하고 있다(그림 8-31). 이 신경섬유는 속목동맥(internal carotid artery)을 따라가서 해면정맥굴(cavernous sinus)에서 이 동맥을 둘러싸고 있는 얼기를 떠나 온힘줄고리(common tendinous ring)를 통해 눈확으로 들어간다. 눈확에서 이 섬유들은 섬모체신경절의 뒤쪽으로 들어가 이 신경절을 가로질러 안구에 분포하는 짧은섬모체신경을 따라 계속 간다.

안구로 가는 교감신경섬유는 분리된 가지로 섬모체신경절에 들어가지 않는 경우도 있다. 신경절이후 교감신경섬유는 해면정맥굴에서 속목동맥과 관련된 얼기에서 나와 눈신경(ophthalmic nerve[V_1])을 만나 코섬모체신경(nasociliary nerve)의 감각 뿌리를 통해 섬모체신경절에 분포한다.

신경절이후 교감신경섬유는 경로에 관계없이 안구에 도달하여 동공확대근(dilator pupillae)을 지배한다.

안구(Eyeball)

공 모양의 안구는 눈확의 앞부분을 차지한다. 이러한 둥근 모양은 앞쪽에서 밖으로 튀어나와 있다. 이 튀어나온 부분은 안구의 1/6에 해당되며 투명한 각막(cornea)이다(그림 8-32).

각막 뒤쪽으로 앞에서 뒤 순서로 앞방(anterior chamber), 홍채(irs), 동공(pupil), 뒤방(posterior chamber), 수정체(lens), 유리체방(postrenal or vitreous chamber) 및 망막(retina)이 있다.

앞 · 뒤방(Anterior and posterior chambers)

앞방은 각막의 뒤쪽에 있으며 눈의 색깔을 나타내는 부분인 **홍채** 앞에 있다. 홍채의 가운데 구멍은 동공이다. 홍채 뒤쪽 수정체 앞쪽에 작은 **뒤방**이 있다.

앞 · 뒤방은 동공구멍을 통해 서로 연결되어 있다. 이들은 **눈방수(안방수, aqueous humor)**라는 액체가 차여있다. 눈방수는 뒤방으로 분비되어 동공을 통해 앞방으로 흘러가며 각막과 홍채사이의 이음부에 있는 **공막정맥굴**(scleral venous sinus, canal of Schlemm)로 흡수된다(그림 8-32).

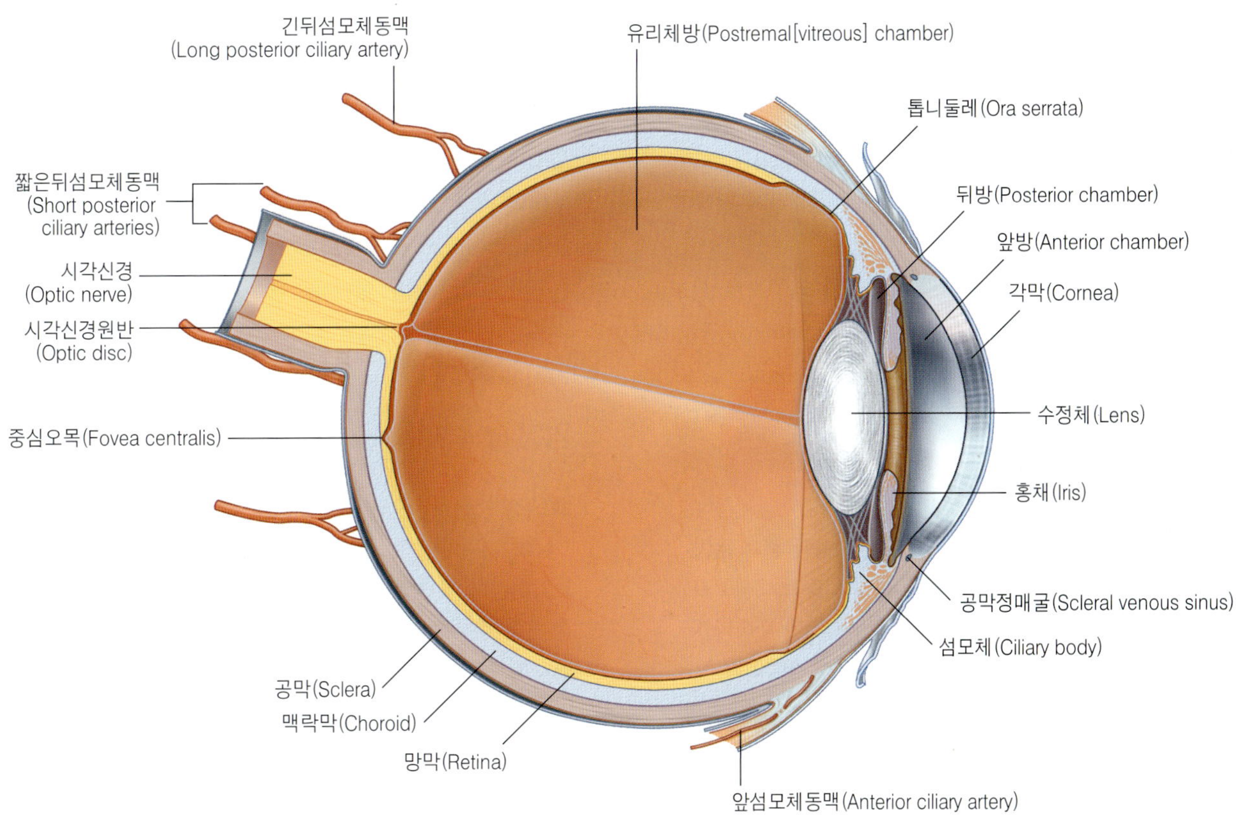

그림 8-32. 안구.

눈방수는 혈관이 없는 각막과 수정체에 영양을 공급해 주며 눈의 압력(안압)을 유지해 준다. 눈방수의 생산과 흡수에 장애가 생겨 눈방수의 양이 증가되면 안압이 높아진다. 이러한 현상을 녹내장(glaucoma)라 하며 다양한 시각장애를 일으킬 수 있다.

수정체와 유리체(Lens and vitreous humor)

수정체는 안구의 앞 1/5 부분과 뒤 4/5 부분을 분리해 준다(그림 8-32). 수정체는 안구의 바깥벽과 관련된 근육이 주위에 붙어있는 투명하고 양쪽으로 볼록한 탄력 원반이다. 가쪽에 붙어 있는 구조물로 수정체가 시력을 유지에 필요한 굴절력의 변화를 가능하게 해준다. 수정체가 탁해지는 것을 임상적으로 백내장(cataract)이라 한다.

안구의 뒤 4/5 부분, 즉 수정체와 망막 사이는 유리체방으로 차여있다(그림 8-32). 이곳에는 투명하고 젤라틴 같은 물질인 **유리체**가 차 있다. 유리체는 눈방수와 달리 교체된 않는다.

안구의 벽(Walls of the eyeball)

안구의 안쪽 성분을 둘러싸고 있는 것이 안구의 벽이다. 이 벽은 바깥섬유층(outer fibrous layer), 중간혈관층(middle vascular layer) 및 속망막층(inner retinal layer)의 세 층으로 구성되어 있다(그림 8-32).

- 바깥섬유층은 뒤로는 공막(sclera) 앞으로는 각막(cornea)으로 구성되어 있다.
- 중간혈관층은 뒤로 **맥락막(choroid)**으로 구성되며 앞으로 섬모체(ciliary body)와 홍채(iris)가 있다.
- 속층은 뒤로 **망막**의 시각부분(optic part)과 앞쪽으로 섬모체와 홍채의 속면을 덮고 있는 시각기능이 없는 망막으로 구성되어 있다.

혈관(Vessels)

동맥공급(Arterial supply)

안구의 동맥공급은 여러 곳으로부터 형성된다:

- 짧은뒤섬모체동맥(short posterior ciliary arteries)은 눈동맥(ophthalmic artery)의 가지로 시각신경(optic nerve) 주변에서 공막을 뚫고 들어가 맥락막층으로 들어간다(그림 8-32).
- 긴뒤섬모체동맥(long posterior ciliary arteries)은 보통 두 개로 시각신경의 안쪽 및 바깥쪽에서 공막으로 들어가, 맥락막층에서 앞으로 진행하여 앞섬모체동맥(anterior ciliary artereis)과 연결된다.
- 앞섬모체동맥은 공막에 붙는 근육들을 공급하는 동맥의 가지들로서(그림 8-32) 공막을 뚫고 들어가 맥락막층에서 긴뒤섬모체동맥과 연결된다.
- 중심망막동맥(central retinal artery)은 시각신경을 가로질러 시각신경원반(optic disc) 부위로 들어간다.

정맥배출(Venous drainage)

안구의 정맥배출은 기본적으로 맥락막층의 배출과 관련된다. 또아리정맥(vorticose veins)이라는 네 개의 큰 정맥이 이 과정에 관여한다. 이들은 안구의 각 뒤 사분역(quadrants)으로부터 공막을 뚫고 나와 위 · 아래눈정맥(superior and inferior ophthalmic veins)으로 들어간다. 중심망막동맥을 동반하는 중심망막정맥도 있다.

임상 강의(In the clinic)

녹내장(Glaucoma)

눈방수의 생산과 흡수의 정상적인 순환이 이상이 생겨 눈방수의 양이 증가되면 안압이 증가된다. 이러한 것을 녹내장이라 하며 시력상실을 포함하는 여러 가지 시력의 문제가 나타나게 되는데 이는 망막과 이 부위에 있는 혈관을 누르기 때문이다.

임상 강의(In the clinic)

백내장(Cataracts)

나이가 증가하거나 어떤 병적인 상태에서 눈의 수정체가 불투명해진다. 수정체가 불투명해지면 시력장애를 초래한다. 가장 흔한 수술방법은 불투명한 수정체를 적출해 내고 새로운 인공수정체로 교환하는 것이다.

임상 강의(In the clinic)

검안경검사(Ophthalmoscopy)

눈의 유리체방의 직접적인 관찰은 대부분 임상적으로 가능하다. 작은 렌즈가 있고 작은 전지로 작동되는 전등이 있는 검안경으로 동공과 수정체를 통하여 유리체방과 눈의 뒷벽을 관찰할 수 있다. 더 잘 관찰하기 위하여 동공확대를 위해 눈에 직접 약물을 넣어줄 필요가 있기도 하다.

시각신경은 쉽게 보인다. 전형적인 네 개의 중심망막동맥 가지와 중심오목(fovea centralis)도 잘 관찰된다.

검안경을 사용하여 의사들은 시각신경의 질병, 혈관의 이상 및 망막의 변화를 확인할 수 있다(그림 8-33).

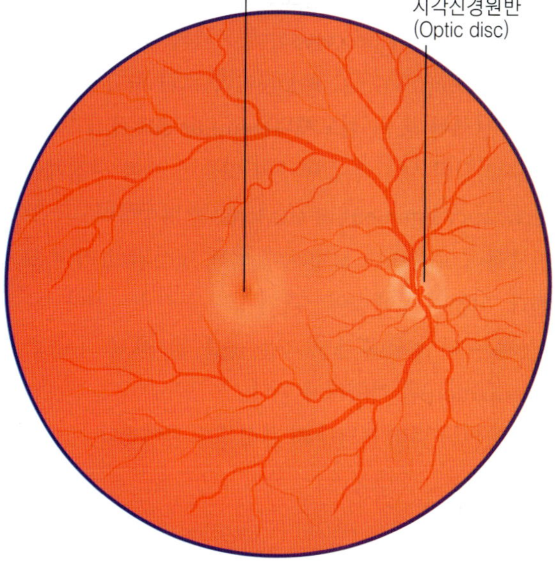

그림 8-33. 눈의 뒤방의 검안경으로 본 모습.

안구의 섬유층(Fibrous layer of the eyeball)

안구의 섬유층은 안구의 뒤쪽과 가쪽을 덮고 있는 공막(안구면의 5/6)과 앞부분을 덮고 있는 각막의 두 부분으로 구성된다(그림 8-32).

공막(Sclera)

공막은 덮고 있는 결막층을 통해 앞에서 볼 수 있는 치밀결합조직의 불투명한 층(눈의 흰자)이다. 공막은 뒤쪽에 시각신경을 포함한 여러 가지 혈관과 신경에 의해 뚫려지며, 안구를 움직이는 데 관여하는 여러 근육이 붙는다.

안구의 근막이 바깥쪽으로 시각신경(optic nerve)이 들어가는 곳으로부터 각막공막 이음부까지 공막의 표면을 덮고 있는 반면 속으로는 공막의 면이 혈관층인 맥락막에 느슨하게 붙어 있다.

각막(Cornea)

공막이 앞쪽으로 계속 가서 투명한 각막이 된다. 각막은 안구의 앞 1/6 표면을 덮고 있으며, 투명하여 빛이 안구로 들어갈 수 있게 한다.

안구의 혈관층(Vascular layer of the eyeball)

안구의 혈관층은 뒤에서 앞으로 맥락막(choroid), 섬모체(ciliary body) 및 홍채(iris)의 세 가지의 연속된 부분으로 구성되어 있다(그림 8-32).

맥락막(Choroid)

맥락막은 뒤에 있으며 혈관층의 약 2/3 정도를 차지한다. 맥락막은 망막 가까이에 있는 작은 혈관과 주변에는 더 큰 혈관으로 구성된 혈관이 잘 발달된 얇은 색소층이다. 맥락막은 속으로 망막과 단단히 부착되어 있으며 바깥쪽으로 공막과 느슨하게 부착되어 있다.

섬모체(Ciliary body)

맥락막의 앞가장자리에서 돌출된 것이 섬모체이다(그림 8-32). 맥락막과 홍채사이에 있는 이 삼각형 모양의 구조물은 안구에서 완전한 고리를 형성한다. 섬모체는 섬모체근(ciliary muscle)과 섬모체돌기(ciliary processes)로 구성되어 있다(그림 8-34).

섬모체근은 세로로(longitudinally) 원형으로(circularly) 방

사상으로(radially) 달리는 민무늬근육섬유으로 구성되어 있다. 섬모체근은 눈돌림신경(oculomotor nerve[III])의 부교감신경에 의해 지배를 받으며 이 근육이 수축하며 섬모체에 의하여 만들어진 고리의 크기가 감소한다.

섬모체돌기(ciliary process)는 섬모체의 속면으로부터 돌출된 세로능선(longitudinal ridge)이다(그림 8-34). 이로부터 안구의 수정체에 붙는 **섬모체띠(zonular fiber)**가 뻗어 나와 수정체를 적당한 위치에 걸어주며 이들이 모여 **수정체걸이인대(suspensory ligament of the lens)**를 형성한다.

모양체근이 수축하면 모양체에 의해 형성된 고리의 크기가 작아진다. 이는 수정체걸이인대의 장력을 감소시킨다. 이 결과로 수정체는 더 볼록해져 가까운 곳을 볼 때 수정체의 조절(acommodation)을 가능하게 한다.

모양체돌기는 또한 눈방수의 형성에도 관여한다.

홍채(Iris)

안구의 맨 앞쪽에 있는 혈관층은 홍채이다(그림 8-32). 이 둥근 구조물은 섬모체로부터 바깥쪽으로 돌출된 가운데 구멍

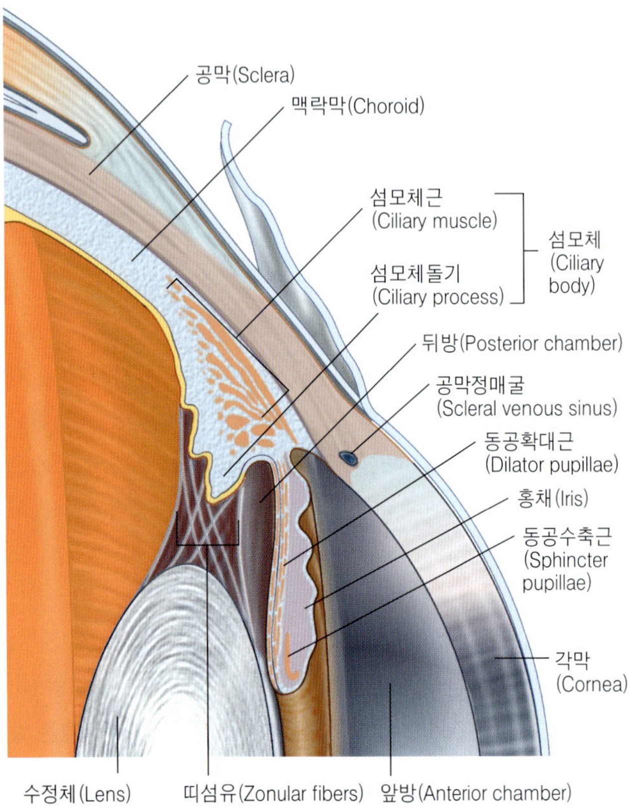

그림 8-34. 섬모체.

(동공)이 있는 눈의 색깔이 나타내는 부분이다. 동공의 크기는 홍채에 있는 민무늬근에 의해 조절된다(그림 8-34):

- 근육섬유가 원형으로 배열된 **동공조임근(sphincter pupillae)**(표 8-2)은 부교감신경에 의해 지배되며 이 근육이 수축하며 동공 구멍을 작아진다.
- **동공확장근(dilator pupillae)**은 교감신경의 지배를 받으며 이 근육이 수축하면 동공 구멍이 작아진다.

안구의 속층(Inner layer of the eyeball)

안구의 속층은 망막(retina)이다(그림 8-32). 이 층은 두 부분으로 구성되어 있다. 뒤쪽 가쪽으로 빛에 예민한 **망막의 시각부분(optic part)**과 앞쪽으로 섬모체와 홍채의 속면을 덮고 있는 **비시각부분(nonvisual part)**이 있다. 이들 부분의 경계는 불규칙한 선 모양으로 **톱니둘레(ora serrata)**라 한다.

망막의 시각부분(Optic part of the retina)

망막의 시각부분은 바깥쪽 색소층(pigmented layer)과 속의 신경층(neural layer)의 두 층으로 구성되어 있다:

- **색소층**은 맥락막에 단단하게 붙어 있으며 앞쪽으로 섬모체와 홍채의 속면까지 계속된다.
- **신경층**은 여러 신경 성분으로 다시 나누어지며 신경층은 시각신경 주위와 톱니둘레에서만 색소층과 붙어있다.

망막박리(detached retina)의 경우 이 신경층이 분리된다.

여러 특징적인 양상이 망막의 시각부분의 뒷면에 나타난다.

시각신경원반(optic disc)은 시각신경이 망막을 빠져나가는 곳이다(그림 8-33). 시각신경원반은 주변 망막보다 밝으며 중심망막동맥(central retinal artery)의 가지들이 망막의 혈액 공급을 위해 이 지점으로부터 뻗어 나간다. 시각신경원반에는 빛에 예민한 수용체가 없기 때문에 망막의 맹점(blind spot)이라 한다.

시각신경원반 가쪽으로 노란빛을 띤 작은 부위는 **중심오목(fovea centralis)**이 있는 **황반(macula lutea)**이다(그림 8-33). 황반은 망막에서 가장 얇은 부위이며 망막에서 시각이 가장 예민한 곳이다. 황반은 희미한 빛에서 빛에 예민한 수용체로 색깔에는 무감각한 **막대세포(rods)**가 적고 밝은 빛에 반응하여 빛에 예민하여 색깔에 예민한 **원뿔세포(cones)**가 더 많기 때문이다.

표 8-2. 눈의 내속근육

근육	위치	신경지배	기능
섬모체근	섬모체의 근육섬유	눈돌림신경으로부터의 부교감신경	섬모체를 수축하여 수정체의 장력을 풀어주어 수정체를 더 둥글게 함
동공수축근	홍채에 원형으로 배열된 섬유	눈돌림신경으로부터의 부교감신경	동공을 수축시킴
동공확대근	홍채에 방사상으로 배열된 섬유	위목신경절로부터의 교감신경	동공를 확대시킴

귀(Ear)

귀는 청각과 평형에 관계하는 기관으로 세부분으로 구성되어 있다(그림 8-35):

- 첫째부분은 머리의 가쪽에 붙어있는 부분과 안쪽으로 인도하는 관으로 구성된 **바깥귀**(external ear)가 있다.
- 둘째부분은 가쪽으로 관자뼈의 바위부분(petrous part)에 의해 경계가 이루어지며 바깥 관과는 막에 의해 분리되어 있는 공간인 **가운데귀**(middle ear)가 있으며 속으로 좁은 관에 의해 인두(pharynx)와 연결되어 있다.
- 셋째부분은 가쪽으로 가운데귀와 안쪽으로 속귀길(internal acoustic meatus) 사이에 관자뼈의 바위부분 안에 있는 공간인 **속귀**(internal ear)가 있다.

바깥귀에서 모아진 소리는 가운데귀에서 물리적인 신호로 바뀌며 속귀에서 뇌로 정보를 전달하기 위해 전기신호로 바뀐다. 속귀는 또한 움직임과 위치를 감지하는 수용체들이 있다.

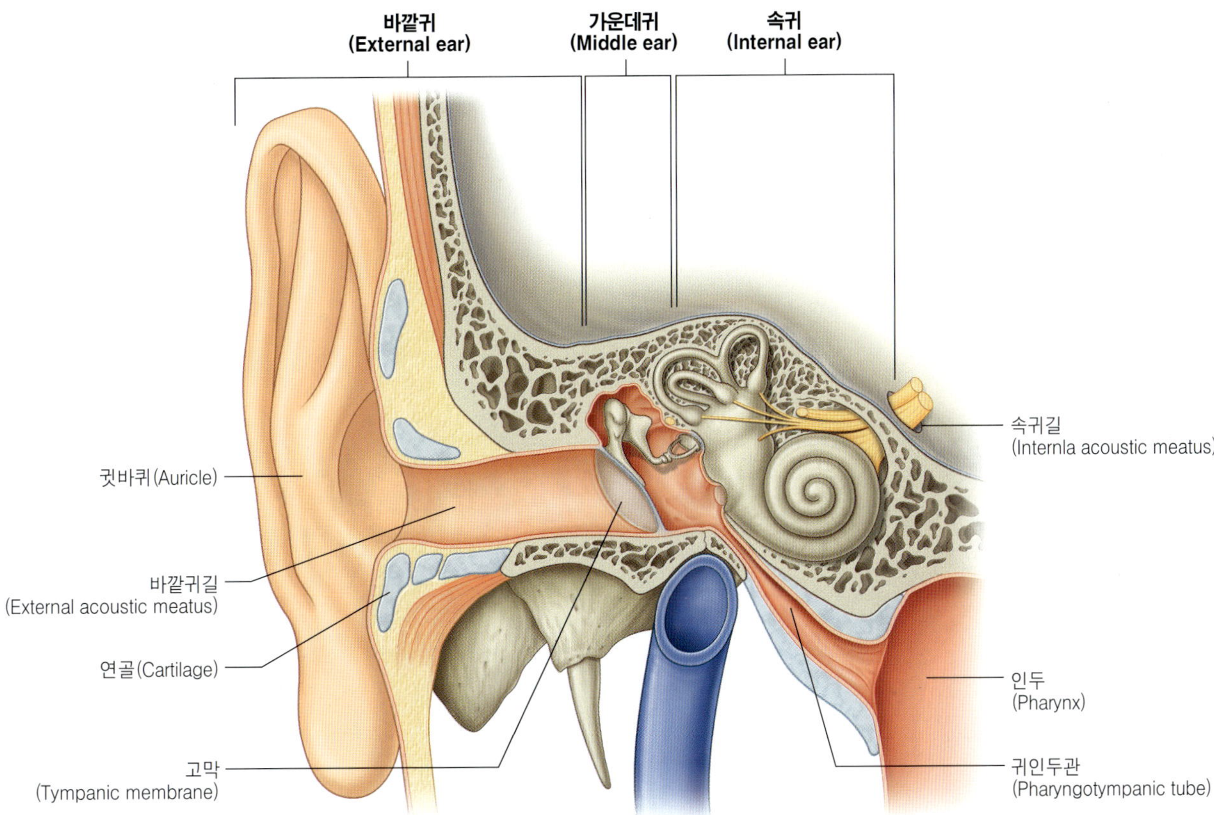

그림 8-35. 귀.

바깥귀(외이, External ear)

바깥귀는 두 부분으로 구성되어 있다. 머리로부터 튀어나온 부분이 **귓바퀴**(auricle, pinna)이며 속으로 인도하는 관이 **바깥귀길**(external acoustic meatus)이다.

귓바퀴(이개, Auricle)

귓바퀴는 머리의 옆에 있으며 소리를 모으는 역할을 한다. 귓바퀴는 피부로 덮혀진 연골로 구성되어 있으며 다양한 융기와 오목들이 있다(그림 8-36). 귓바퀴의 바깥쪽 테는 **귀둘레**(helix)이다. 귀둘레는 아래로 연골에 의해 지지되지 않는 유일한 귓바퀴 부분인 귓불(lobule)에서 끝난다.

귓바퀴의 움푹 들어간 중심부는 **귀조가비**(concha of auricle)이다. 바깥귀길은 이 부위의 깊은 곳에서 시작된다.

바깥귀길의 구멍 바로 앞에 귀조가비의 앞에 **귀구슬**(tragus)라는 튀어나온 부분이 있다. 귀구슬 맞은 편에 귓불 위쪽에 다른 튀오나온 부분인 **맞구슬**(antitragus)이 있다. 귀둘레 앞쪽으로 평행한 작은 곡선 테인 **맞둘레**(antihelix)가 있다.

근육(Muscles)

많은 바깥 · 안쪽근육들(intrinsic and extrinsic muscles)이 귓바퀴와 관련된다:

- 귓바퀴 연골 사이를 지나는 내인근육은 귓바퀴의 모양을 변화시킬 수 있다.
- 바깥근육은 앞 · 위 · 뒤귓바퀴근(anterior, superior, and posterior auricular muscles)이 있으며, 머리덮개나 머리뼈로부터 귓바퀴로 가서 귓바퀴가 위치를 잡도록 한다.

이들 근육들은 얼굴신경(facial nerve[VII])의 지배를 받는다.

신경지배(Innervation)

귓바퀴의 감각신경 지배는 여러 곳으로부터 온다(그림 8-37):

- 귓바퀴의 바깥쪽 얕은 면은 목신경절(cervical plexus)로부터 큰귓바퀴신경(great auricular nerve)과 작은뒤통수신경(lesser occipital nerves) 및 아래턱신경(mandibular nerve[V_3])의 귓바퀴관자가지(auriculotemporal branch)가 분포한다.
- 귓바퀴의 깊은 부분은 얼굴신경(facial nerve[VII])과 미주신경(vagus nerve[X])의 가지로부터 지배를 받는다.

혈관(Vessels)

귓바퀴의 동맥공급은 여러 곳으로부터 온다. 바깥목동맥(external carotid artery)으로부터 뒤귓바퀴동맥(posterior auricular artery), 얕은관자동맥(superficial temporal artery)으로부터 앞귓바퀴가지(anterior auricular branches) 및 뒤통수동맥(occipital artery)의 가지가 분포한다.

정맥배출은 동맥을 따라가는 혈관에 의해 이루어진다.

귓바퀴의 림프관배출은 앞으로 귀밑샘림프절(parotid nodes) 뒤로 꼭지림프절(mastoid nodes) 또는 위쪽 깊은목림프절(deep cervical nodes)로 간다.

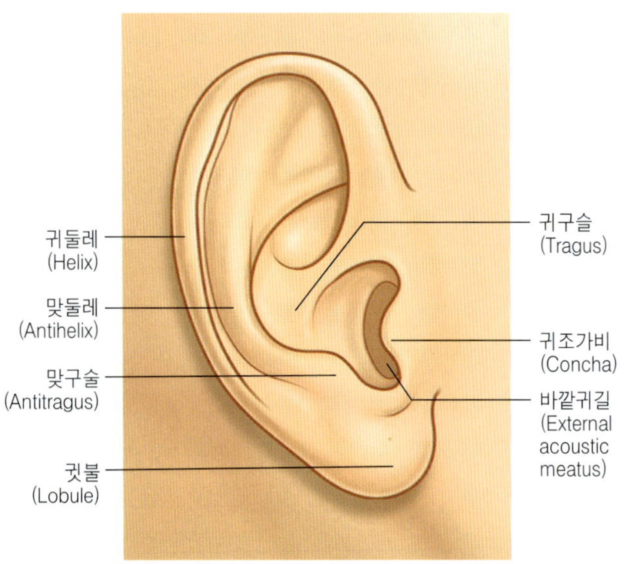

그림 8-36. 귓바퀴.

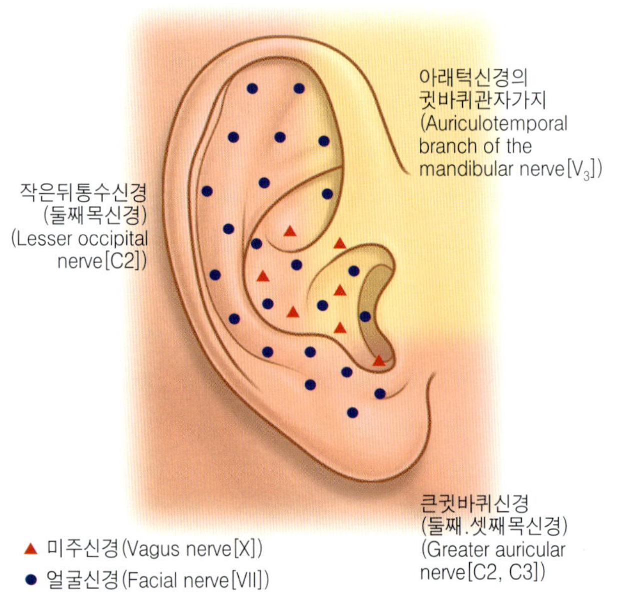

그림 8-37. 귓바퀴의 신경분포.

바깥귀길(외이도, External acoustic meatus)

바깥귀길은 귀조가비(concha)의 깊은 곳으로부터 **고막(tympanic membrane)**까지 뻗어 있으며 길이가 약 2.5cm 정도 된다(그림 8-38). 바깥귀길은 연골과 뼈로 구성되어 있다. 가쪽 1/3 부분은 귓바퀴 연골의 일부가 연장되어 형성되어 있고 안쪽 2/3 부분은 관자뼈에 있는 뼈관이다.

귓바퀴 전체에 걸쳐 피부가 덮여 있으며 털과 **귀지(cerumen**, earwax)를 생산하는 변형된 땀샘이 있다. 바깥귀길의 지름은 다양하며 가쪽이 넓으며 안쪽이 좁다.

바깥귀길은 일직선상으로 되어있지 않다. 바깥귀길은 바깥구멍으로부터 앞쪽방향으로 위로 가며, 계속 위쪽으로 가면서 뒤쪽으로 방향을 바꾸며, 최종적으로 약간 아래로 내려가면서 앞쪽으로 간다. 바깥귀길과 고막을 관찰할 때 귀를 위쪽, 뒤쪽 및 약간 가쪽으로 잡아당기면 더 잘 보이게 된다.

신경지배(Innervation)

바깥귀길의 감각신경 지배는 여러 뇌신경으로터 온다. 주요 감각신경은 아래턱신경(mandibular nerve[V_3])의 가지인 귓바퀴관자신경(auriculotemporal nerve)과 미주신경(vagus nerve[X])의 귓바퀴가지(auricular branch)이다. 기타 감각신경의 일부 얼굴신경(facial nerve[VII])의 가지가 관여한다.

고막(Tympanic membrane)

고막은 바깥귀길과 가운데귀를 분리시켜 준다(그림 8-39, 8-40). 고막은 위쪽에서 아래쪽으로 안으로 경사져 있으며, 뒤쪽에서 앞쪽으로도 안으로 경사져 있다. 그러므로 고막의 가쪽면은 아래쪽 앞쪽으로 향하고 있다. 고막은 바깥쪽은 피부로 안쪽은 점막으로 덮여진 결합조직으로 구성되어 있다.

고막의 가장자리 주위에는 관자뼈의 고막부분(tympanic part)과 붙는 **섬유연골성고리(fibrocartilaginous ring)**가 있다. 고막의 중심부에 **망치뼈자루(handle of malleus)**의 아래끝부분이 고막 속면에 붙어 오목한 모양을 이룬다. 이 부착 지점이 **고막배꼽(umbo of tympanic membrane)**이다.

귀보개(이경, otoscope)로 고막을 관찰할 때 고막배꼽에서 앞아래쪽으로 빛원뿔(cone of light)라는 빛의 밝은 반사가 보인다.

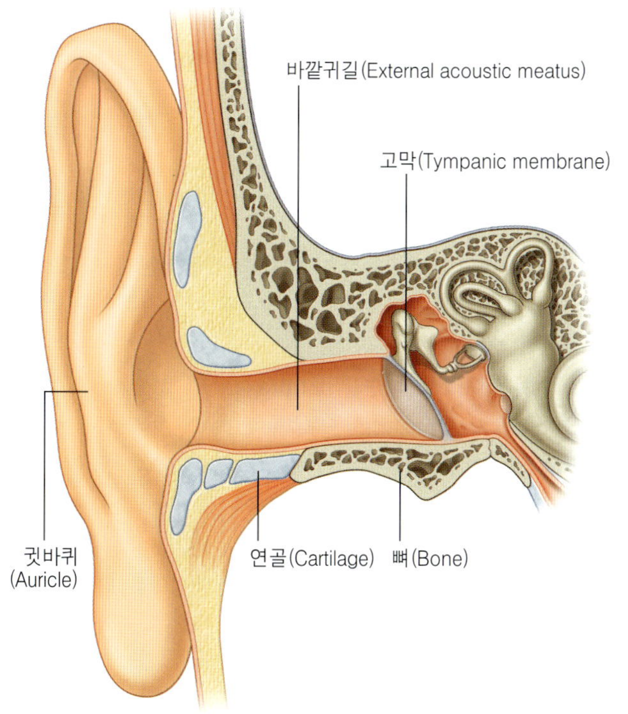

그림 8-38. 바깥귀길.

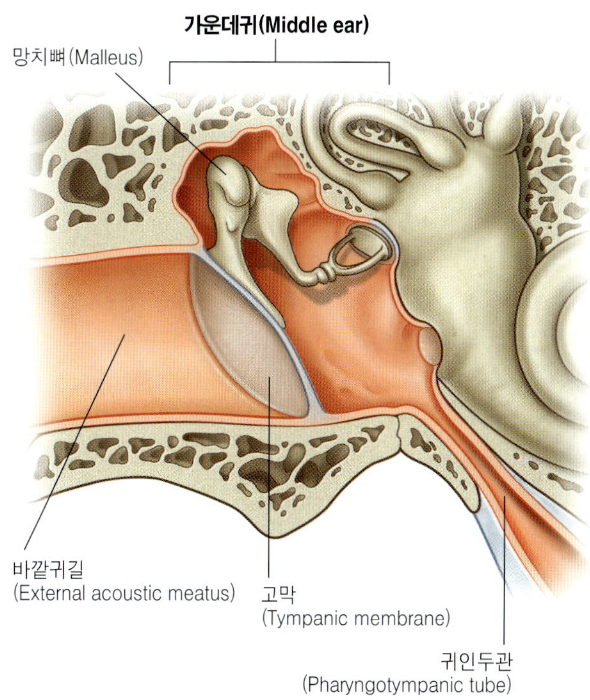

그림 8-39. 가운데귀.

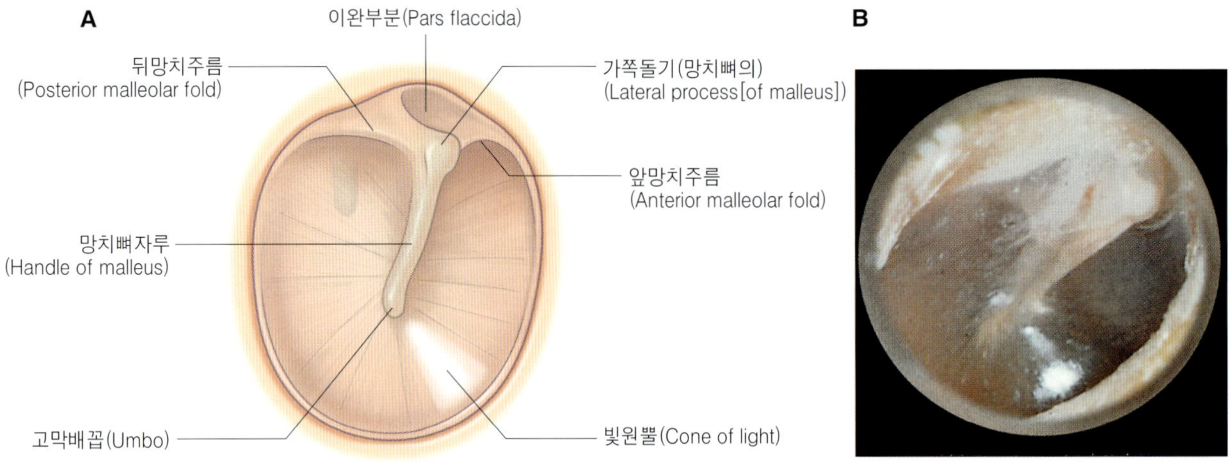

그림 8-40. 고막. A, 모식도. B, 귀보개(이경)로 본 사진.

고막빼꼽 위쪽에서 앞 방향으로 나머지 망치뼈자루가 붙는다(그림 8-40). 망치뼈자루가 붙는 위쪽 부분에 고막의 속면으로부터 돌출한 망치뼈의 **가쪽돌기(lateral process)**에 의해 고막에 작은 돌출부가 있다. 이 부분으로부터 고막의 속면에 **앞·뒤망치주름(anterior and posterior malleolar folds)**이 뻗어나간다. 이 주름을 경계로 위쪽부분은 얇고 느슨한 **이완부분(pars flaccida)**이고 반면에 나머지 아래 부분은 두껍고 팽팽한 **긴장부분(pars tensa)**이다.

신경지배(Innervation)

고막의 바깥면과 속면의 신경지배는 여러 뇌신경에 의해 이루어진다:

- 고막의 바깥면의 피부의 감각신경은 기본적으로 삼차신경(trigeminal nerve[V])이 분포하며 얼굴신경(facial nerve[VII])과 미주신경(vagus nerve[X])이 일부 관여한다.
- 고막의 속면 점막의 감각신경은 전부 혀인두신경(glossopharyngeal nerve[IX])에 의해 지배된다.

임상 강의(In the clinic)

귀의 검사(Examination of the ear)

귀는 바깥귀, 가운데귀 및 속귀의 세 가지로 구성되어 있다.

임상적인 검사는 청각과 평형감각을 평가하기 위해 행해진다. 그 밖의 검사로는 귀보개(이경, otoscope)나 다른 영상기술이 있다.

바깥귀(External ear)

바깥귀는 쉽게 검사된다. 바깥귀길과 고막은 귀보개 검사가 필요하다(그림 8-40B). 귀보개는 바깥귀길과 고막을 검사하게 위해 빛을 비추고 상을 확대할 수 있는 장비이다.

귀의 뒤위쪽을 잡고 부드럽게 잡아당겨 바깥귀길을 일직선으로 만든다. 정상적인 고막은 상대적으로 반투명하며 회적색의 색조를 띤다. 망치뼈자루가 고막의 중심부 가까이에서 관찰된다. 시계의 5시 방향에 항상 빛원뿔을 볼 수 있다.

가운데귀(Middle ear)와 속귀(Inner ear)

가운데에서 망치뼈(malleus), 모루뼈(inculs) 및 등자뼈(stapes)를 관찰하기 위하여 컴퓨터단층촬영술이나 자기공명영상을 이용한다. 가운데귀 안에서 이들 뼈의 관계와 어떤 덩이(masses)가 있는지 알 수 있다.

속귀 또한 컴퓨터단층촬영술이나 자기공명영상으로 평가할 수 있다.

임상 강의(In the clinic)

고막천공(Tympanic membrane perforation)

고막천공의 원인은 다양지만 오늘날까지 외상감염이 가장 흔한 원인 중의 하나이다.

중이염(otitis media)은 흔하지만 보통 항생제로 치료될 수 있다. 감염이 만성염증으로 지속되면 귓속뼈와 가운데귀의 다른 구조물에 손상을 주어 귀먹음(deafness)을 초래할 수 있다.

대부분의 고막천공은 저절로 치유되지만 천공된 구멍이 큰 경우에는 수술이 필요한 수 있다.

때때로 고막을 통해 가운데귀를 들어갈 필요도 있다. 고실끈신경(chorda tympani)이 고막의 위 1/3 부분을 달리고 있기 때문에 고막절개는 항상 이 아래 높이로 해야 한다. 고막의 뒤쪽에 더 풍부한 혈액공급이 이루어지고 있어 고막의 뒤아래 부분에서 통상적으로 수술접근이 이루어진다.

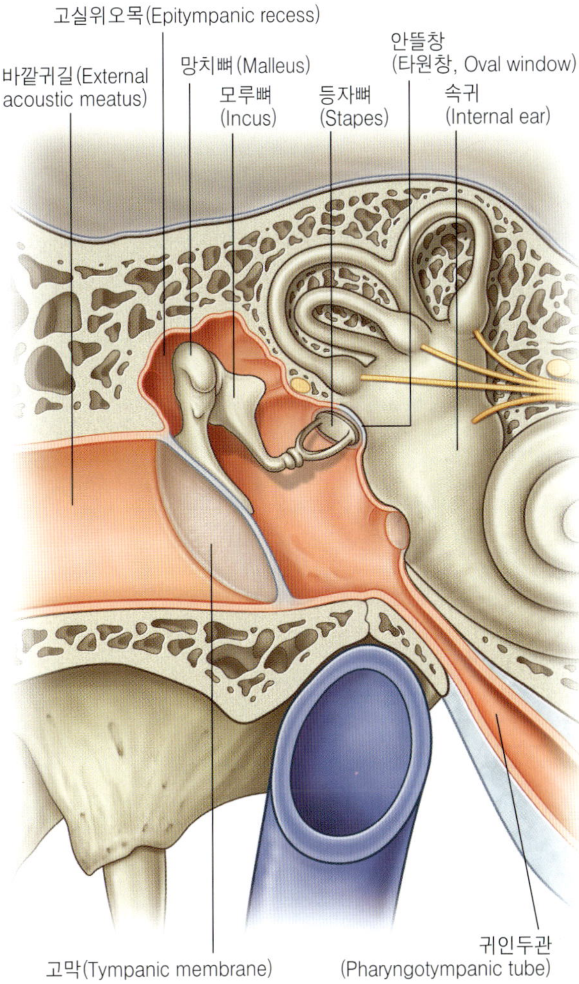

그림 8-41. 가운데귀의 부분.

가운데귀(중이, Middle ear)

가운데귀는 가쪽으로 고막 안쪽으로 속귀의 가쪽벽 사이에서 관자뼈에 공기가 차 있고 점막으로 덮여진 공간이다. 가운데귀는 두 부분으로 나눈다(그림 8-41):

- 고막의 바로 옆에 있는 **고실**(tympanic cavity).
- 위쪽의 **고실위오목**(epitympanic recess)

가운데귀는 뒤쪽으로 꼭지부위(mastoid area)와 앞쪽으로 귀인두관(pharyngotympanic tube)을 통해 코인두(pharyngotympanic tube)와 교통한다. 가운데귀의 기본적인 기능은 고막의 진동을 가운데귀의 공간을 가로질러 속귀에 전달하는 것이다. 이는 고막과 속귀 사이의 공간에 위치하고 있는 세 개의 연결된 움직일 수 있는 뼈에 의해 이루어진다. 이 뼈들은 고막에 연결된 망치뼈(malleus), 망치뼈에 연결된 모루뼈(incus) 및 모루뼈와 안뜰창(oval window)에 속귀의 가쪽벽을 연결하는 등자뼈(stapes)가 있다.

경계(Boundaries)

가운데귀는 지붕, 바닥, 앞벽, 뒷벽, 안쪽벽 및 가쪽벽이 있다(그림 8-42).

천장벽(Tegmental wall)

가운데귀의 천장(지붕)은 가운데귀(middle ear)와 중간머리뼈우묵(middle cranial fossa)을 분리시켜 주는 얇은 뼈층으로 구성된다. 이 뼈층은 관자뼈 바위부분(petrous part)의 앞면에 있는 고실천장(tegmen tympani)이다.

목정맥벽(Jugular wall)

가운데귀의 바닥인 목정맥벽은 속목정맥(internal jugular vein)을 분리시켜주는 얇은 뼈층이다. 간혹 바닥이 꼭지벌집(mastoid air cells)에 의해 두꺼워져 있기도 한다.

바닥의 안쪽 가장자리 부근에 가운데귀로 들어가는 혀인두신경(glossopharyngeal nerve[IX])의 고실가지(tympanic branch)가 지나가는 작은 구멍이 있다.

막벽(Membranous wall)

가운데귀의 가쪽벽인 막벽은 대부분 고막으로 구성되나, 고막이 고실위오목까지 뻗어있지 않기 때문에 가운데귀의 막벽 윗부분은 고실위오목의 가쪽벽 뼈이다.

꼭지벽(Mastoid wall)

가운데귀의 뒷벽인 꼭지벽은 완전히 막히지 않은 곳이다. 꼭지벽의 아래부분은 고실과 꼭지벌집(mastoid air cells) 사이의 뼈로 구성된다. 위쪽으로 고실위오목은 **꼭지방어귀(aditus to the mastoid antrum)**로 연속된다(그림 8-42, 8-43).

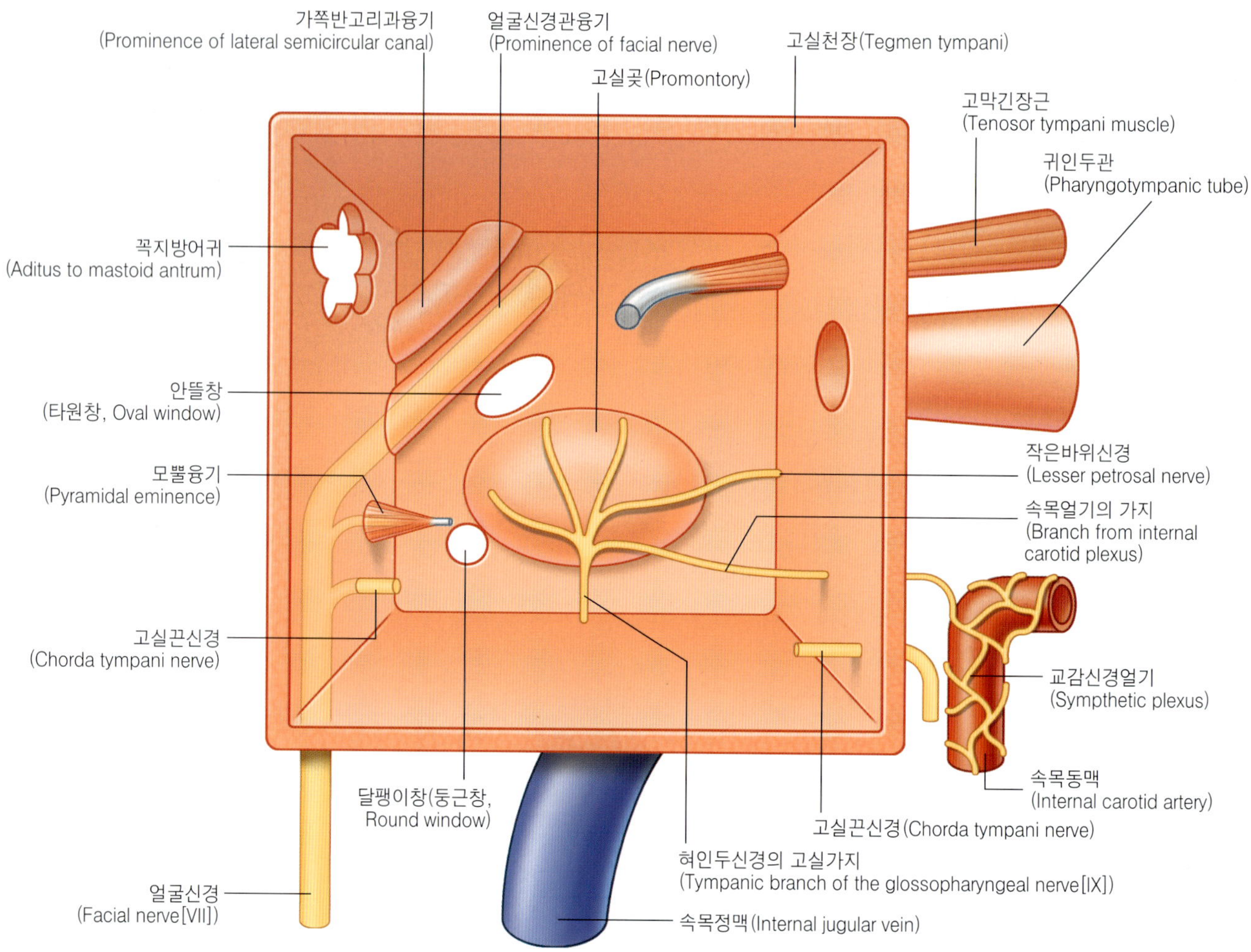

그림 8-42. 가운데귀의 경계.

꼭지벽과 관련된 구조물은 다음과 같다:

- 등자근(stapedius)의 인대가 작은 돌출물인 모뿔융기(pyramidal eminence)에서 시작하여 가운데귀로 들어간다.
- 가운데귀로 들어가는 얼굴신경의 가지인 고실끈신경(chorda tympani nerve)이 나오는 구멍이 있다.

앞벽(Anterior wall)

가운데귀의 앞벽은 부분적으로 막혀져 있다. 아랫부분은 속목동맥(internal carotid artery)으로부터 고실을 분리시켜 주는 얇은 층으로 구성되어 있다. 위쪽으로는 다음의 구조 때문에 막혀있지 않다:

- 가운데귀로 가는 귀인두관(pharyngotympanic tube)의 출입을 위한 큰 구멍.
- 고막긴장근(tensor tympani)을 포함한 관을 위한 작은 구멍.

가운데귀에서 고실끈신경(chorda tympani)의 출구를 위한 구멍도 앞벽과 관련 있다.

미로벽(Labyrinthine wall)

가운데귀의 안쪽벽인 미로벽은 속귀의 가쪽벽이기도 하다. 미로벽에서 가장 특징적인 구조는 청각과 관련된 속귀의 구조로서 **달팽이(cochlea)**의 바닥회전부분(basal coil)에 의하여 형성된 **고실곶(promontory)**이다(그림 8-42).

고실곶을 덮고 있는 점막에는 **고실얼기(tympanic plexus)**라는 신경얼기가 있다. 고실얼기는 기본적으로 혀인두신경(glossopharyngeal nerve[IX])의 고실가지(tympanic branch)와 속목얼기(internal carotid plexus)의 가지로 구성되어 있다. 이 얼기는 가운데귀의 점막, 꼭지부위(mastoid area) 및 귀인두관에 분포한다.

고실얼기의 한 가지인 작은바위신경(lesser petrosal nerve)은 고실곶과 가위데귀를 떠나 관자뼈 바위부분의 앞면을 따라 가로질러가며, 타원구멍을 통해 중간머리뼈우묵(middle cranial fossa)을 빠져나와 귀신경절(otic ganglion)로 들어간다. 미로벽과 관련된 다른 구조물들은 안뜰창(oval window)와 달팽이창(round window)의 두 구멍과 두 돌출물이 있다(그림 8-42):

- **안뜰창**은 고실곶의 뒤위쪽에 있으며 **등자뼈바닥(base of stapes, footplate)**이 붙는 지점으로 속귀의 달팽이로 고막에서 시작된 진동을 전달하는 뼈의 마지막 부분이다.
- **당팽이창**은 고실곶의 뒤아래쪽에 있다.

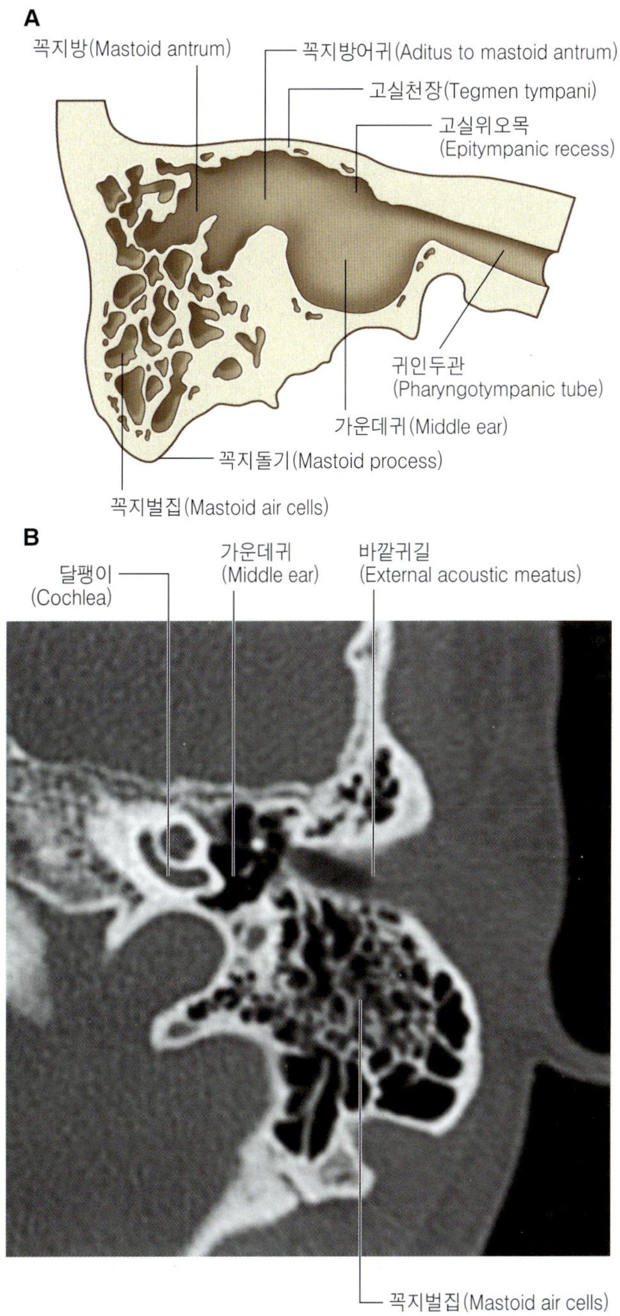

그림 8-43. 꼭지방과 주위의 뼈. A, 모식도. B, 왼쪽귀(관자뼈 바위부분)의 고해상도 컴퓨터단층촬영상.

- 안쪽벽에서 안뜰창의 뒤쪽 위쪽에는 **얼굴신경관융기(prominence of facial canal)**가 있으며 이는 얼굴신경이 관자뼈 속을 지나가면서 형성된 뼈 능선이다.
- 얼굴신경관융기의 바로 위쪽 뒤쪽에는 **가쪽반고리뼈관융기(prominence of lateral semicircular canal)**이라는 넓은 능선이 있으며 이는 움직임을 감지하는 구조물인 가쪽반고리관에 의해 형성된 것이다.

꼭지부위(유양부, Mastoid area)

가운데귀의 고실위오목(epitympanic recess) 뒤쪽에 꼭지방(mastoid antrum)의 구멍인 꼭지방어귀(aditus to mastoid antrum)가 있다(그림 8-43).

꼭지방은 꼭지돌기를 포함한 관자뼈 꼭지부위에 공기가 찬 공간(**꼭지벌집, mastoid cells**)의 집합체로 연속된 공간이다. 꼭지방은 중간머리뼈우묵과 얇은 고실천장에 의해 분리되어 있다.

꼭지벌집을 덮고 있는 점막은 가운데귀의 점막과 연속되어 있다. 그러므로 가운데귀의 감염이 꼭지부위에 잘 퍼질 수 있다.

임상 강의(In the clinic)

꼭지염(Mastoiditis)

꼭지방(mastoid antrum)과 꼭지벌집(mastoid cells) 안의 감염은 보통 가운데귀의 감염의 이차적으로 나타난다. 꼭지벌집은 감염을 위한 아주 우수한 배양액을 제공한다. 뼈의 염증(골수염, osteomyelitis)이 생겨 중간머리뼈우묵(middle cranial fossa)까지 갈 수 있다.

꼭지벌집 안에 있는 고름을 배출시키는 것이 필요하며 이를 위한 여러 가지 방법이 있다. 수술을 시행할 때 얼굴신경을 손상시키지 않기 위해서는 가운데귀 꼭지벽을 손상시키지 않도록 매우 조심을 해야 한다. 머리뼈둥근천장(cranial vault)의 속판의 파손은 박테리아가 머리안으로 들어가 수막염(menigitis)을 일으킬 수 있다.

귀인두관(이관, Pharyngotympanic tube)

귀인두관(pharyngotympanic tube, auditory tube)은 가운데귀(middle ear)와 코인두(nasopharynx)를 연결시켜 주며(그림 8-44), 고막 양쪽의 압력을 같게 해준다. 가운데귀에서 귀인두관의 구멍은 앞벽에 있으며 이로부터 앞쪽 안쪽 아래쪽으로 진행하여 코안의 아래콧길(inferior meatus) 바로 뒤의 코인두로 들어간다. 이 관은 가운데귀 가까이의 1/3 부분인 **뼈부분(bony part)**과 나머지 2/3 부분인 **연골부분(cartilaginous part)**으로 구성된다.

뼈부분의 구멍은 타원구멍(foramen ovale)과 뇌막동맥구멍(foramen spinosum) 바로 뒤 관자뼈 비늘부분(squamous part)과 바위부분(petrous part)이 만나는 부분에서 잘 볼 수 있다.

혈관(Vessels)

귀인두관의 동맥공급의 여러 곳에서 온다. 바깥목동맥(external carotid artery)의 가지인 **오름인두동맥(ascending pharyngeal artery)**과 위턱동맥(maxillary artery)의 두 가지인 중간뇌막동맥(middle meningeal artery)과 날개관동맥(artery of pterygoid canal)이 분포한다.

귀인두관의 정맥은 관자아래우묵(infratemporal fossa)의 날개근정맥얼기(pterygoid plexus of veins)로 배출된다.

신경지배(Innervation)

귀인두관의 점막이 고막의 안쪽면, 꼭지방(mastoid antrum) 및 꼭지벌집(mastoid cells)의 점막과 연속되어 있어, 귀인두관의 신경은 기본적으로 고실얼기(tympanic plexus)가 분포한다. 이 얼기는 주로 혀인두신경(glossopharyngeal nerve[IX]) 가지인 고실신경(tympanic nerve)에 의해 이루어져 있다.

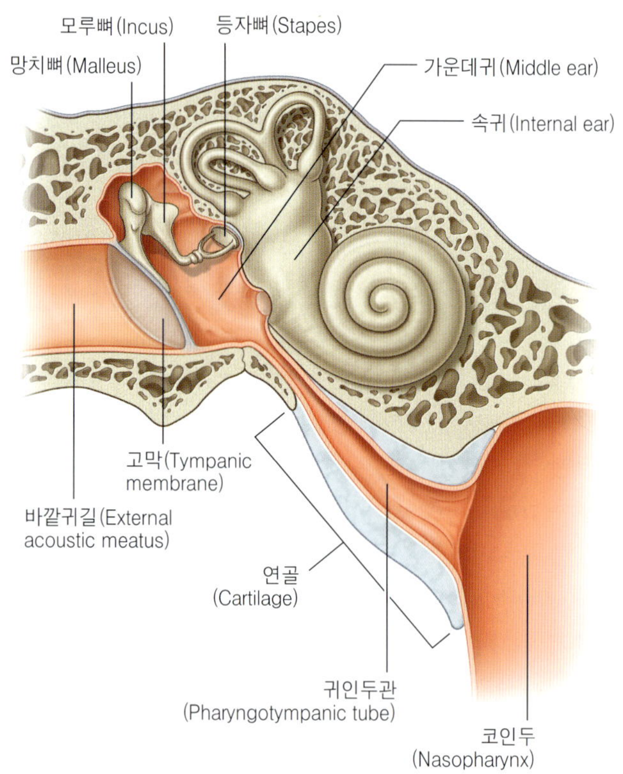

그림 8-44. 귀인두관.

귓속뼈(Auditory ossicles)

가운데귀의 뼈는 망치뼈(malleus), 모루뼈(incus) 및 등자뼈(incus)로 구성되어 있다. 이들은 고막으로부터 속귀의 안뜰창(oval window)까지 가운데귀를 가로지르는 뼈사슬을 형성한다(그림 8-45).

귓속뼈와 관련된 근육은 진동을 전달하는 동안 움직임을 조절한다.

망치뼈(추골, Malleus)

망치뼈는 귓속뼈 중 가장 크며 고막에 붙는다. **망치뼈머리(head of malleus)**, **망치뼈목(neck of malleus)**, **앞 · 가쪽돌기(anterior and lateral processes)** 및 **망치뼈자루(handle of malleus)**의 부분이 있다(그림 8-45). 망치뼈머리는 고실위오목(epitympanic recess)에 있는 망치뼈의 둥근 위부분이다. 망치뼈머리의 뒷면은 모루뼈와 관절한다.

망치뼈의 아래부분은 좁아진 망치뼈목이 있으며 이 아래로 앞 · 가쪽돌기가 있다:

- 앞돌기는 인대에 의해 가운데귀의 앞벽에 붙는다.
- 가쪽돌기는 고막의 앞 · 뒤망치주름(anterior and posterior malleolar folds)에 붙어있다.

앞 · 가쪽돌기 아래로 망치뼈가 아래쪽으로 뻗어 고막에 붙는 망치뼈자루를 형성한다.

모루뼈(침골, Incus)

귓속뼈의 둘째 뼈는 모루뼈이다. 모루뼈는 **모루뼈몸통(body of incus)**과 **긴 · 짧은다리(long and short limbs)**로 구성되어 있다(그림 8-45):

- 큰 모루뼈몸통은 망치뼈자루와 관절하며 고실위오목에 있다.
- 긴다리는 모루뼈몸통에서 아래 뻗어 있으며 망치뼈자루와 평행하게 달려 등자뼈와 관절하기 위해 안쪽으로 구부러져 끝난다.
- 짧은다리는 뒤로 뻗어 가운데귀의 위쪽 뒷벽에 인대에 의해 붙는다.

등자뼈(등골, Stapes)

등자뼈의 귓속뼈 중 가장 안쪽에 있으며 안뜰창(oval window)에 붙는다. 등자뼈는 등자뼈머리(head of stapes), **앞 · 뒤다리(anterior and posterior limbs)** 및 **등자뼈바닥(base of stapes)**으로 구성되어 있다(그림 8-45):

- 등자뼈머리는 가쪽으로 향하고 있어 모루뼈의 긴돌기와 관절한다.
- 두 다리는 서로 분리되어 있고 타원형의 바닥에 붙는다.
- 등자뼈바닥은 가운데귀 미로벽에 있는 안뜰창에 붙는다.

귓속뼈와 관련된 근육 (Muscles associated with the ossicles)

가운데귀 귓속뼈와 관련된 근육에는 고막긴장근(tensor tympani)과 등자근(stapedius)이 있다(그림 8-46; 표 8-3).

고막긴장근(고막장근, Tensor tympani)

고막긴장근은 귀인두관(phayryngotympanic tube) 위쪽의 뼈관에 있다. 이 근육은 귀인두관의 연골부분, 나비뼈 큰날개 및 뼈관 자체에서 시작하여 뒤쪽 방향으로 뼈관을 지나 망치뼈자루의 윗부분에 붙는 둥근 인대로 끝난다.

고막긴장근은 아래턱신경(mandibular nerve[V_3])의 가지에 의해 지배를 받는다.

고막긴장근이 수축하면 망치뼈자루를 안쪽으로 잡아당긴다. 이는 고막을 긴장시켜 큰 소리에 반응할 때 진동의 힘을 감소시킨다.

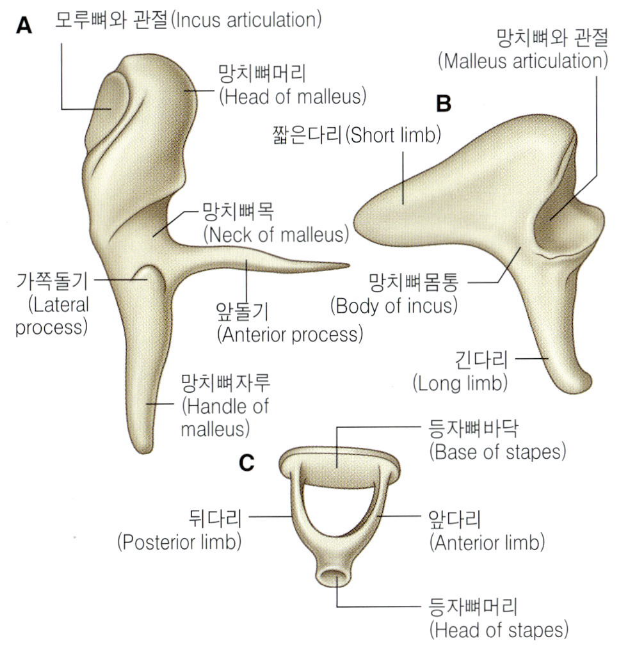

그림 8-45. 귓속뼈. A, 망치뼈. B, 모루뼈. C, 등자뼈.

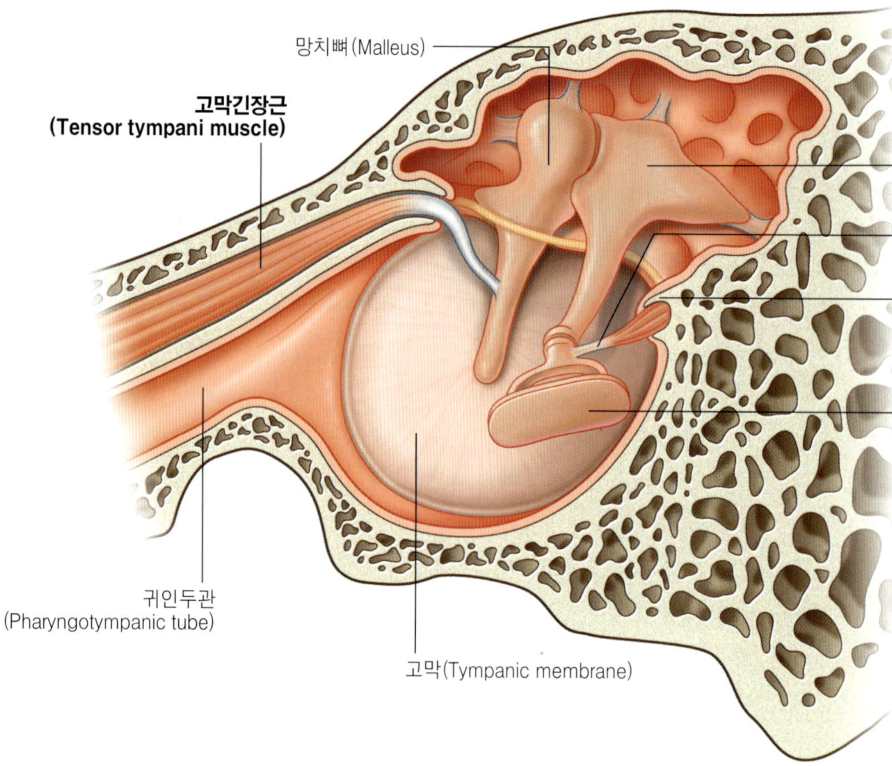

그림 8-46. 귓속뼈와 관련된 근육.

표 8-3. 가운데귀의 근육

근육	이는곳	닿는곳	신경지배	기능
고막긴장근	귀인두관의 연골부분, 나비뼈 큰날개, 자체의 뼈관	망치뼈자루의 윗부분	아래턱신경의 가지	망치뼈자루를 안쪽으로 잡아 당겨, 큰소리에 반응하여 진동의 힘을 줄이기 위해 고막을 팽팽하게 함
등자근	모뿔융기의 안쪽	등자뼈 목	얼굴신경의 가지	보통은 큰소리에 반응하여 수축하며, 등자뼈를 뒤로 잡아당겨 과도한 진동을 막음

등자근(등골근, Stapedius)

등자근은 가운데귀의 꼭지벽(mastoid wall)에 있는 작은 융기인 모뿔융기(pyramidal eminence)의 안쪽으로부터 시작되는 작은 근육이다(그림 8-46). 이 근육의 인대는 모뿔융기의 꼭지로부터 시작하여 위쪽 방향으로 달려 등자뼈목의 뒷면에 붙는다.

등자근은 얼굴신경(facial nerve[VII])의 가지에 의해 지배를 받는다.

등자근이 수축하면 보통 큰 소리에 반응하여 등자근을 뒤로 잡아당겨 과도한 진동을 막아준다.

혈관(Vessels)

가운데귀에 있는 구조에 분포하는 동맥은 다음과 같다:

- 두 개의 큰 가지는 위턱동맥(maxillary artery)의 **고실가지(tympanic branch)**와 뒤통수동맥(occipital artery) 또는 뒤귓바퀴동맥(posterior auricular artery)의 **꼭지가지(mastoid branch)**이다.
- 작은 가지들은 중간뇌막동맥(middle meningeal artery), 오름인두동맥(ascending pharyngeal artery), 날개관동맥(artery of pterygoid canal) 및 속목동맥(internal carotid artery)의 고실가지가 있다.

가운데귀의 정맥은 날개근정맥얼기(pterygoid plexus of veins)와 위바위정맥굴(superior petrosal sinus)로 배출된다.

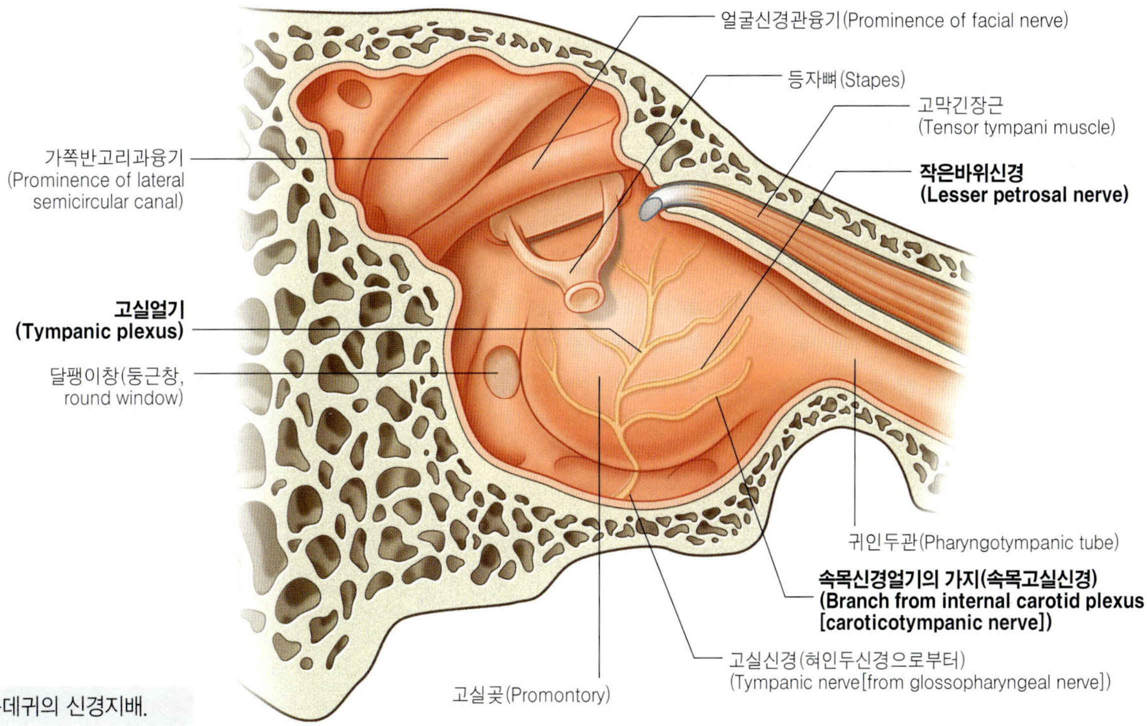

그림 8-47. 가운데귀의 신경지배.

신경지배(Innervation)

고실얼기(tympanic plexus)는 꼭지부위(mastoid area)와 귀인두관(pharyngotympanic tube)을 포함하는 가운데귀의 벽 및 내용물을 덮고 있는 점막에 분포한다. 이 얼기는 가운데귀의 미로벽(labyrinthine wall)에 있는 둥근 돌출물인 고실곶(promontory)을 덮고 있는 점막에 혀인두신경(glossopharyngeal nerve[IX])의 가지와 속목신경얼기(internal carotid plexus)로 구성된 **고실신경(tympanic nerve)**에 의해 형성된다(그림 8-47).

혀인두신경은 목정맥구멍(jugular foramen)을 통해 머리뼈를 빠져나와 고실가지를 낸다. 이 가지는 한 작은 구멍을 통하여 머리뼈 안으로 다시 들어가 뼈를 통과하여 가운데귀로 간다.

고실신경이 가운데귀에 들어오면 고실곶을 덮고 있는 점막에서 속목동맥(internal carotid artery)을 둘러싸고 있는 신경(**목동맥고실신경, carotico-tympanic nerves**)의 신경얼기로부터 온 가지와 같이 **고실얼기(tympanic plexus)**를 형성한다. 고실얼기의 가지들이 귀인두관과 꼭지부위를 포함한 가운데귀의 점막에 분포한다.

고실얼기는 또한 귀신경절(otic ganglion)로 가는 신경절이전 부교감신경섬유를 공급하는 주 가지인 작은바위신경(lesser petrosal nerve)을 낸다(그림 8-47).

작은바위신경은 고실곶을 벗어나 가운데귀를 빠져나오고 관자뼈의 바위부분 속을 지나 큰바위신경틈새(hiatus for greater petrosal nerve) 바로 아래에 한 틈새를 통하여 관자뼈 바위부분의 앞면으로 나온다(그림 8-48). 이 신경은 관자뼈

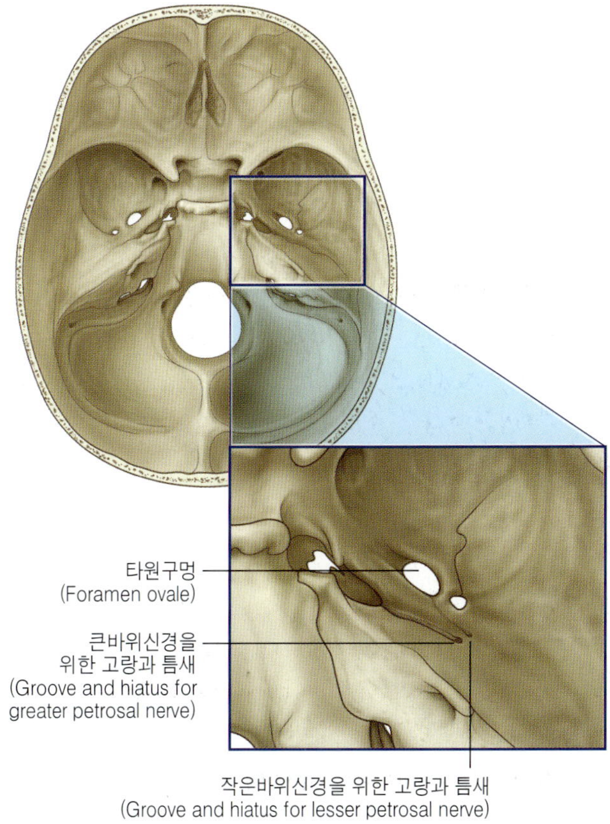

그림 8-48. 큰 · 작은바위신경을 위한 고랑과 틈새.

의 앞면을 대각선으로 달려 타원구멍(foramen ovale)을 통해 중간머리뼈우묵(middle cranial fossa)을 빠져나온다. 이 신경은 머리뼈를 빠져나온 후 귀신경절로 들어간다.

속귀(내이, Internal ear)

속귀는 연속된 뼈공간(**뼈미로, bony labyrinth**)과 뼈공간에 있는 관과 주머니(**막미로, membranous labyrinth**)로 구성되어 있다. 이들 구조물들은 모두 가쪽으로 가운데귀(middle ear) 안쪽으로 속귀길(internal acoustic meatus) 사이의 관자뼈 바위부분(petrous part)에 있다(그림 8-49, 8-50).

뼈미로는 **안뜰**(vestibule), 세 개의 **반고리뼈관**(semicircular canals) 및 **달팽이**(cochlea)로 구성되어 있다(그림 8-50). 이 뼈공간은 골막으로 덮여 있으며 맑은 액체인 **바깥림프**(perilymph)가 차 있다.

막미로는 바깥림프 안에 떠 있으며 뼈미로를 다 차지하지 않고 있으며 **반고리관**(semicirvular ducts), **달팽이관**(cochlear duct) 및 **타원주머니**(utricule)와 **둥근주머니**(saccule)의 두 주머니로 구성되어 있다. 막미로에는 속림프(endolymph)가 차 있다.

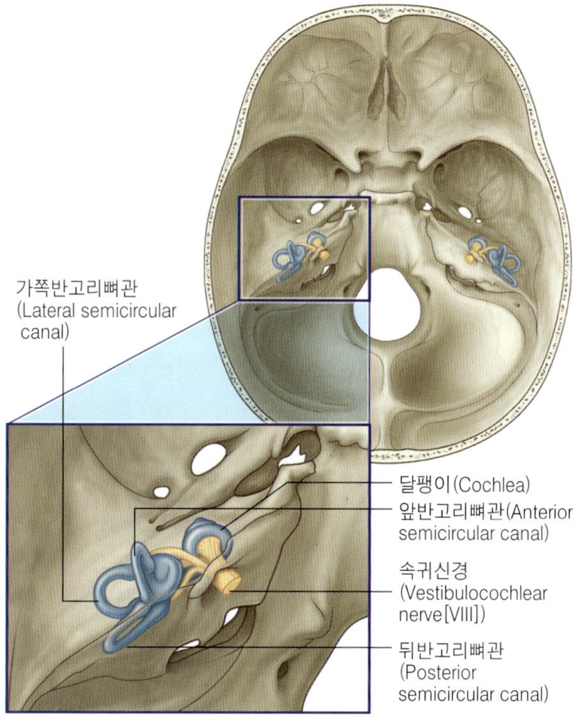

그림 8-49. 관자뼈에서 속귀의 위치.

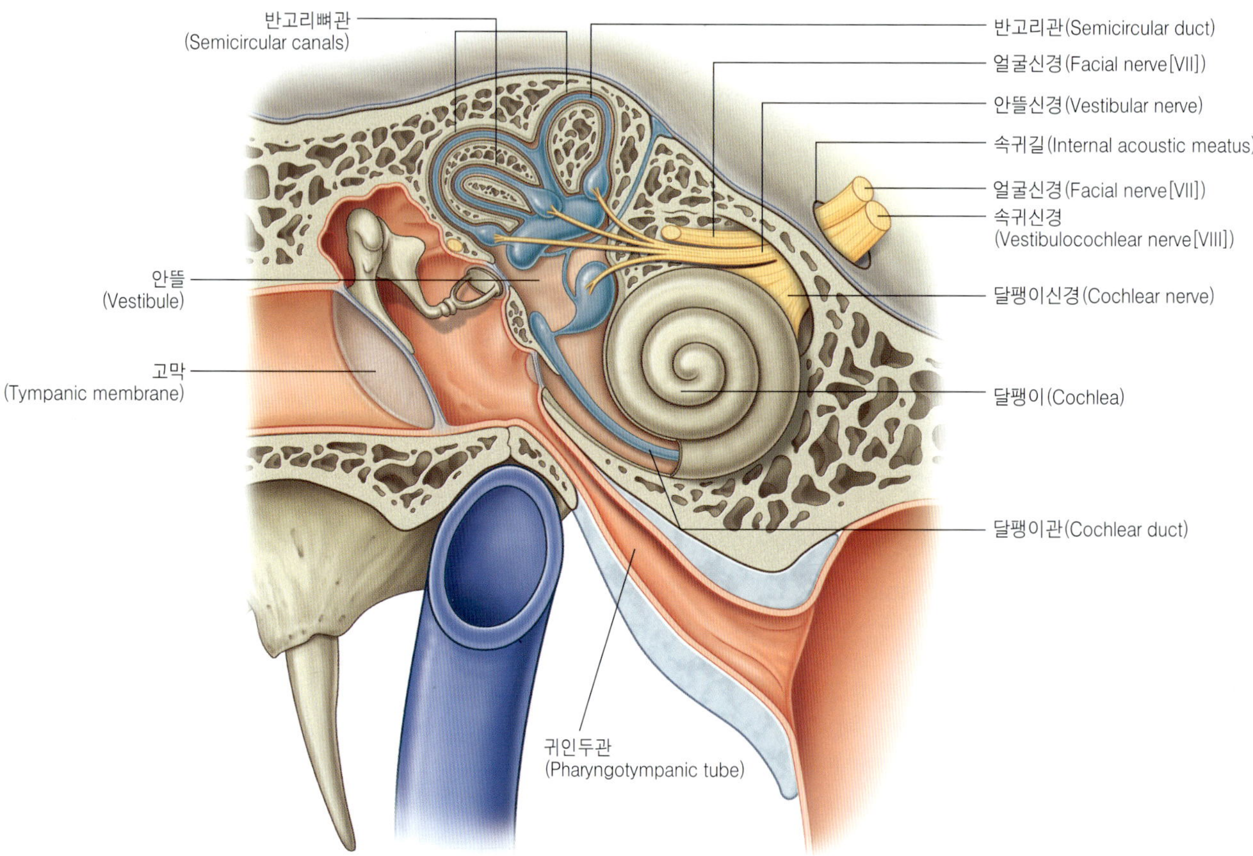

그림 8-50. 속귀.

속귀의 구조물들은 평형과 청각의 대한 정보를 뇌에 전달해 준다:

- 달팽이관은 청각기관이다.
- 반고리관, 타원주머니 및 원형주머니는 평형기관이다.

이들의 기능은 속귀신경(vestibulocohclear nerve[VIII])에 의해 이루어지며 속귀길에 들어간 다음 평형을 담당하는 안뜰신경(vestibular nerve)과 청각을 담당하는 달팽이신경(cochlear nerve)으로 나뉜다(그림 8-50).

뼈미로(Bony labyrinth)

안뜰(vestibule)은 가쪽벽에 안뜰창(oval window)을 포함하고 있으며 뼈미로의 중심부분이다(그림 8-51). 안뜰은 앞쪽으로 달팽이(cochlea)와 뒤위쪽으로 반고리뼈관(semicircular canal)과 교통한다.

좁은 관인 **안뜰수도관**(vestibular aqueduct)은 안뜰을 벗어나 관자뼈 속을 지나 관자뼈 바위부분의 뒷면으로 열린다.

반고리뼈관(골반류관, Semicircular canals)

안뜰로부터 뒤위쪽으로 나온 구조물은 **앞 · 뒤 · 가쪽반고리뼈관**(anterior, posterior, and lateral semicircular canals)이다(그림 8-51). 각 반고리뼈관은 안뜰의 끝에 연결된 2/3 정도의 원을 형성하며, 한쪽 끝은 부풀어져 **팽대**(ampulla)를 형성한다. 이 관들은 각 관들이 다른 두 관들과 서로 직각으로 만나도록 위치하고 있다.

달팽이(와우, Cochlea)

안뜰의 앞쪽 방향으로 나온 달팽이가 있으며, 이는 뼈 중심기둥인 **달팽이축**(modiolus) 주변을 $2\,^{1}/_{2}$에서 $2\,^{3}/_{4}$ 회전하는 뼈 구조물이다. 이러한 배열은 뒤안쪽으로 면한 **달팽이바닥**(base

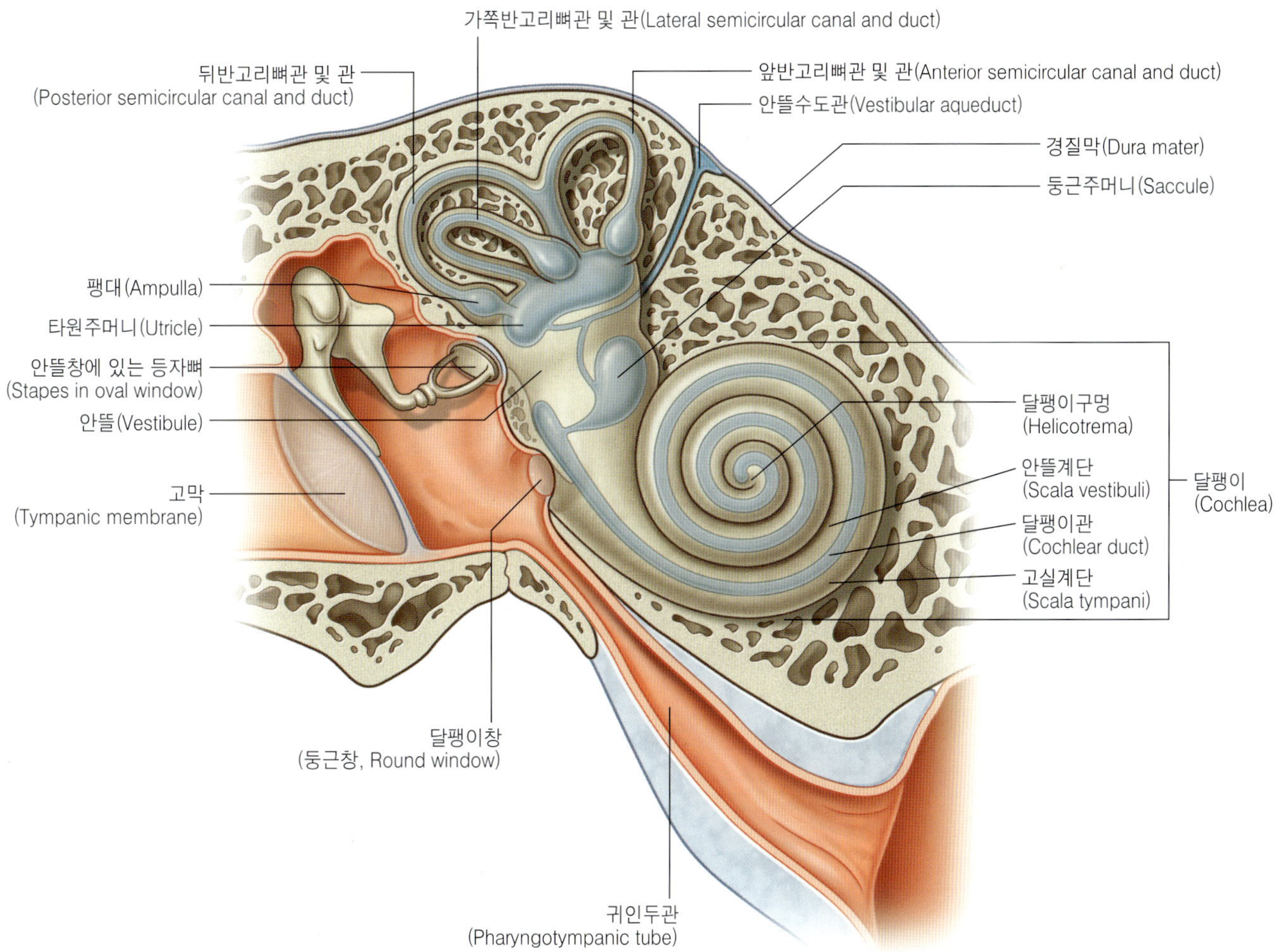

그림 8-51. 뼈미로.

of cochlea)와 앞가쪽으로 향한 꼭지를 가진 원뿔모양의 구조를 만든다(그림 8-52). 이는 넓은 달팽이의 바닥이 속귀길(internal acoustic meatus)과 가깝게 위치하게 되어 속귀신경(vestibulocochlear nerve[VIII])의 달팽이부분의 가지가 들어간다.

달팽이축 전체에 걸쳐 가쪽으로 얇은 뼈판인 **달팽이축판**(lamina of modiolus or spiral lamina)이 뻗어 나와 있다. 달팽이축판을 돌아가면서 달팽이축판에 부착되어 중앙에 걸려있는 막미로인 달팽이관(cochlear duct)이 있다.

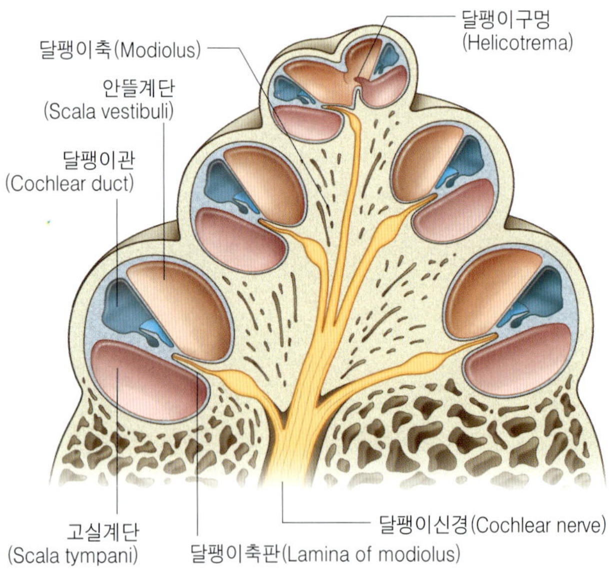

그림 8-52. 달팽이.

달팽이의 바깥벽 주위에 붙어 달팽이관이 **안뜰계단**(**scala vestibuli**)과 **고실계단**(**scala tympani**)의 두 관을 형성하며, 이들은 달팽이 전체에 걸쳐 있으며 **달팽이구멍**(**helicotrema**)이라는 작은 틈새를 통해 달팽이의 꼭지에서 연속된다:

- 안뜰계단은 안뜰과 연속된다.
- 고실계단은 달팽이창(round window)을 덮고 있는 둘째고막(secondary tympanic mebrane)에 의해 가운데귀와 분리되어 있다(그림 8-53).

달팽이창 가까이에 **달팽이소관**(**cochlear canaliculus**)이라는 작은 관이 있으며 이는 관자뼈를 지나 뒤머리뼈우묵(posterior cranial fossa)의 아래면으로 열린다. 이는 바깥림프(perilymph)를 포함하고 있는 달팽이와 거미막밑공간(subarachnoid space) 사이를 연결시켜 준다.

막미로(Membranous labyrinth)

막미로는 뼈미로 안에 있는 관과 주머니들의 연속된 구조물이다. 막미로는 속림프(endolymph)로 차 있으며 바깥림프(perilymph)에 의해 뼈미로를 덮고 있는 뼈막과 분리되어 있다.

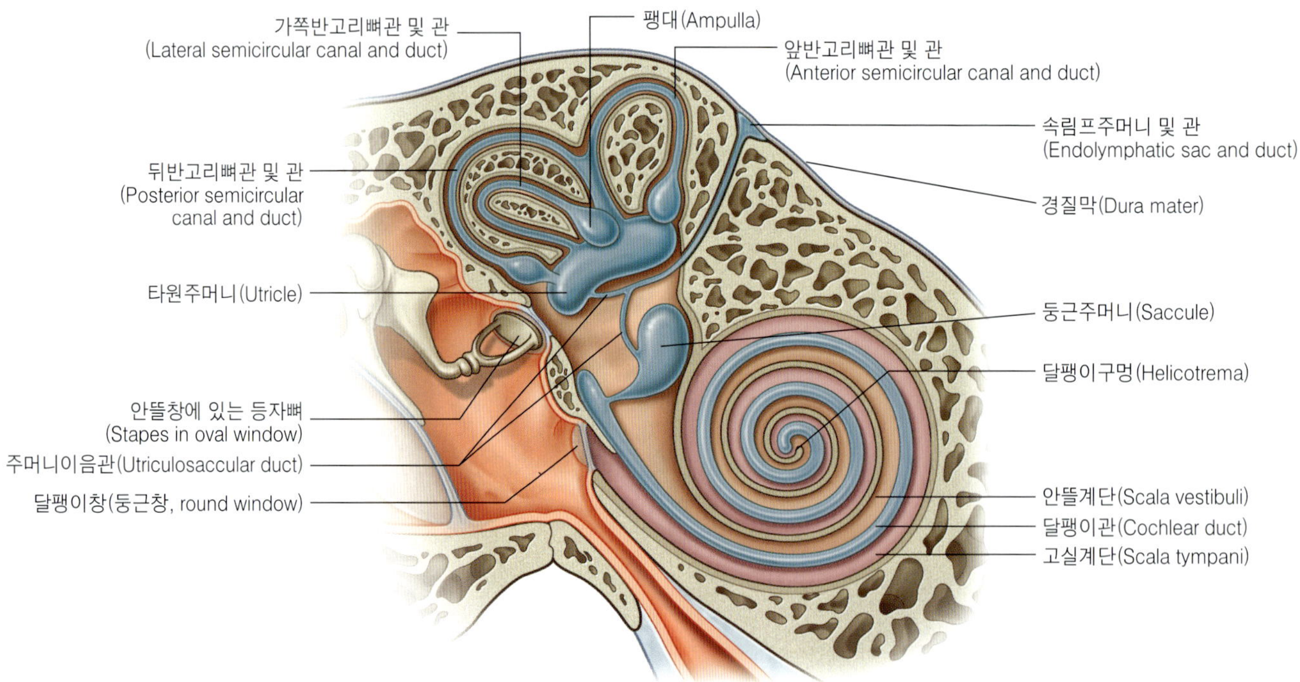

그림 8-53. 막미로.

타원주머니(utricle) 및 둥근주머니(saccule)의 두 주머니와, 세 개의 반고리관(semicircular ducts)과 하나의 달팽이관(cochlear duct)의 네 개의 관으로 구성된 막미로는 평형과 청각과 관련된 독특한 기능을 한다:

- 타원주머니, 둥근주머니 및 세 개의 반고리관은 안뜰기관(평형기관)(vestibular apparatus, organs of balance)의 부분이다.
- 달팽이관은 청각기관이다.

막미로 부분의 일반적인 배열은 다음과 같다(그림 8-53):

- 앞쪽으로 달팽이뼈미로(cochlear of the bony labyrinth) 안에 있는 달팽이관.
- 뒤쪽으로 세 개의 반고리관뼈미로(semicircular canals of the bony labyrinth) 안에 있는 세 개의 반고리관(semicircular ducts).
- 가운데 안뜰뼈미로(vestibule of the bony labyrinth) 안에 있는 타원주머니와 둥근주머니.

평형기관(Organs of balance)

막미로의 여섯 가지 구조물 중에 다섯 가지가 평형에 관여한다. 이들에는 타원주머니(utricle), 둥근주머니(saccule)의 두 주머니와 앞 · 뒤 · 가쪽 반고리관의 세 관들이 있다.

타원주머니(utricle), 둥근주머니(saccule) 및 속림프관(endolymphatic duct)

타원주머니는 두 주머니 중 더 크다. 이 주머니는 뼈미로의 뒤위쪽 부분에 있으며 타원형의 길고 불규칙한 모양을 하고 있다.

세 개의 반고리관이 타원주머니와 연결된다. 각 반고리관은 반고리뼈관(bony semicircular canal)보다는 작지만 끝부분이 부풀은 부분인 팽대(ampulla)를 포함하여 그 모양이 유사하다.

둥근주머니는 안뜰뼈미로 앞아래 부분에 놓여있는 작은 둥근주머니이다(그림 8-53). 달팽이관이 둥근주머니와 연결된다.

주머니이음관(utriculosaccular duct)은 막미로의 모든 구조물 사이에 연속되어 있으며 타원주머니와 원형주머니를 연결한다. 이 작은 관으로부터 가지가 나오는데 이를 **속림프관(endolymphatic duct)**이라 한다. 속림프관은 관자뼈에 있는 관인 안뜰수도관(vestibular aqueduct)으로 들어가 뒤머리뼈우묵에서 관자뼈 바위부분의 뒷면으로 나온다. 여기서 속림프관은 경질막바깥주머니(extradural pouch)인 **속림프주머니(endolymphatic sac)**로 확장되어 있다.

감각수용체(Sensory receptors)

기능적으로 평형감각을 위한 감각수용체는 독특한 구조로 구성되어 있고 안뜰기관의 각 구조물에 있다. 타원주머니와 둥근주머니에는 각각 **타원주머니평형반(macula of utricle)**과 **둥근주머니평형반(macula of saccule)**이 있고 세 개의 반고리관 팽대에는 능선(crista)이 있다.

타원주머니는 원심(centrifugal) 및 수직의 가속에 반응하며 둥근주머니는 수평의 가속에 반응하며, 반고리관은 모든 방향의 움직임에 반응한다.

청각기관(Organ of hearing)

달팽이관(Cochlear duct)

달팽이관은 달팽이뼈미로(cochlea of the bony labyrinth)의 가운데에 위치하며 달팽이를 전정계단(scala vestibuli)과 고실계단(scala tympani)으로 나누어 준다. 달팽이관은 중심부로 달팽이축(modiolus)(달팽이의 중심 뼈)으로부터 뻗어있는 얇은 판인 달팽이축판(lamina of modiolus)에 붙어있어 위치가 유지되며 바깥쪽으로 달팽이의 바깥벽에 붙는다(그림 8-54).

삼각형 모양의 달팽이관 구조는 다음과 같다:

- 뼈달팽이 바깥쪽 벽은 **나선인대(spiral ligament)**라는 두꺼

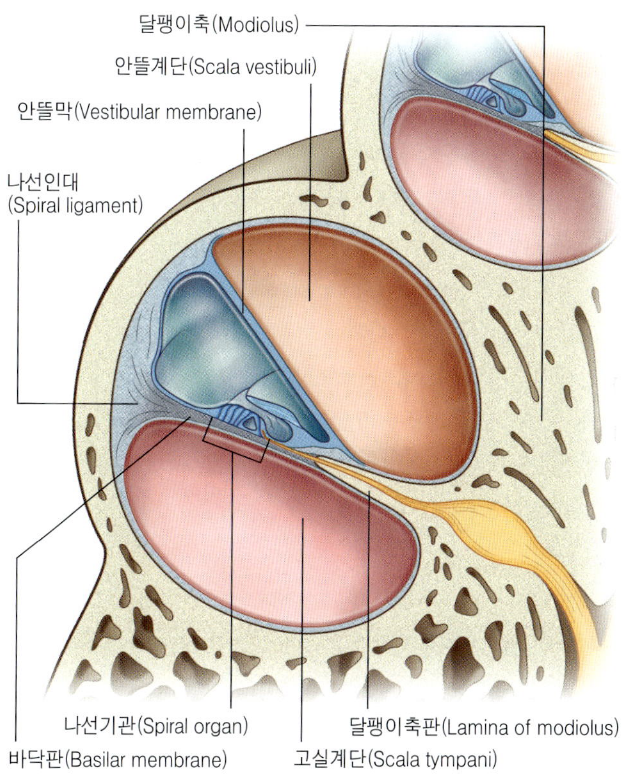

그림 8-54. 막미로 단면도.

워진 상피가 덮혀져 있는 뼈막으로 되어 있다.

- 지붕 즉 **안뜰막(vestibular surface membrane)**은 달팽이관에 있는 속림프와 전정계단에 있은 바깥림프를 분리시켜 주며 상피로 양쪽이 덮인 결합조직 중심부가 있는 막으로 구성되어 있다.
- 바닥은 달팽이관에 있는 속림프와 고실계단에 있는 바깥림프를 분리시켜 주며, 달팽이축판의 자유가장자리와 달팽이축판의 자유가장자리로부터 달팽이의 바깥벽을 덮고 있는 나선인대의 연장부분까지 뻗어 있는 **바닥판(basilar membrane)**으로 구성되어 있다.

나선기관(spiral organ)은 청각기관으로 바닥판에 놓여 있으며 속림프로 채워진 달팽이관으로 돌출되어 있다(그림 8-54).

혈관(Vessels)

속귀에 분포하는 동맥은 뼈미로와 막미로에 분포하는 혈관들 사이에서 갈라진다.

뼈미로는 관자뼈 주변에 분포하는 동맥으로부터 혈액공급을 받는데, 위턱동맥(maxillary artery)의 앞고실가지(anterior tympanic branch), 뒤귓바퀴동맥(posterior auricular nerve)의 붓꼭지가지(stylomastoid branch) 및 중간뇌막동맥(middle meningeal artery)의 바위가지(petrosal branch)가 있다.

막미로는 미로동맥(labyrinthine artery)이 분포한다. 미로동맥은 아래소뇌동맥(inferior cerebellar artery)이나 바닥동맥(basilar artery)에서 직접 시작하여 얼굴신경(facial nerve[VII])과 혀인두신경(glossopharyngeal nerve[IX])과 같이 속귀길(internal acoustic meatus)로 들어가 최종적으로 다음의 가지로 나누어진다:

- **달팽이가지(cochlear branch)**는 달팽이축(modiolus)을 통해 지나가 달팽이관(cochlear duct)에 분포한다.
- 한 개 또는 두 개의 **안뜰가지(vestibular branches)**는 안뜰기관에 분포한다.

막미로의 정맥은 안뜰정맥(vestibular veins)과 달팽이정맥(cochlear veins)을 통해 배출되며 같은 이름의 동맥을 따라간다. 이들은 합쳐져 **미로정맥(labyrinthine vein)**을 형성하여 최종적으로 아래바위정맥굴(inferior petrosal sinus)이나 구불정맥굴(sigmoid sinus)로 배출된다.

신경지배(Innervation)

속귀신경(vestibulocochlear nerve[VIII])은 청각(달팽이 부분, cochlear component))과 평형감각(안뜰부분, vestibular component)을 위한 들신경섬유를 운반한다. 속귀신경은 속귀길을 통해 관자뼈를 빠져나와 뒤머리뼈우묵을 가로질러 다리뇌와 숨뇌 사이에서 뇌줄기의 가쪽면으로 들어간다.

관자뼈 속귀길의 먼쪽 끝에서 속귀신경은 **달팽이신경(cochlear nerve)**과 **안뜰신경(vestibular nerve)**으로 나누어진다.

안뜰신경은 세 개의 반고리관(semicircular ducts)과 타원주머니(utricle) 및 둥근주머니(saccule)에 분포하는 **위 · 아래 부분(superior and inferior parts)**으로 나누어지기 전에 부풀어져 **안뜰신경절(vestibular ganglion)**을 형성한다.

달팽이신경은 달팽이바닥에 들어가 달팽이축(modiolus)을 통해 위로 올라간다. 달팽이 신경의 신경절세포는 달팽이축판(lamina of modiolus)의 바닥에 있는 나선신경절(spiral ganglion)에 있다. 달팽이신경의 가지는 달팽이축판을 통해 가서 나선기관의 수용체에 분포한다.

관자뼈에 있는 얼굴신경 (Facial nerve[VII] in the temporal bone)

얼굴신경은 관자뼈의 속귀길(internal acoustic meatus)로 들어갈 때 속귀신경(vestibulocochear nerve[VIII])과 밀접하게 관련되어 있다. 관자뼈를 지나가면서 얼굴신경의 가지들은 직접적으로 속귀 및 가운데귀와 관련되어있다.

얼굴신경은 관자뼈 바위부분에 있는 속귀길로 들어간다(그림 8-55A). 속귀신경과 미로동맥(labyrinthine artery)이 얼굴신경을 동반한다.

속귀길의 끝부분에서 얼굴신경은 얼굴신경관(facial canal)으로 들어가 속귀와 가운데귀 사이에서 가쪽으로 계속된다. 이 지점에서 얼굴신경은 커지며 뒤쪽 가쪽으로 방향을 바꾸어 달린다. 이 커진 부분을 감각 **무릎신경절(geniculate ganglion)**이라 한다. 얼굴신경은 계속 가서 아래쪽으로 급격히 방향을 바꾸어 거의 수직으로 달려 붓꼭지구멍(stylomastoid foramen)을 통해 머리뼈 밖으로 빠져 나간다(그림 8-55A).

가지(Branches)

큰바위신경(대추체신경, Greater petrosal nerve)

무릎신경절에서 얼굴신경은 큰바위신경을 낸다(그림 8-55A). 이 신경은 얼굴신경의 첫째가지이다. 큰바위신경은 무

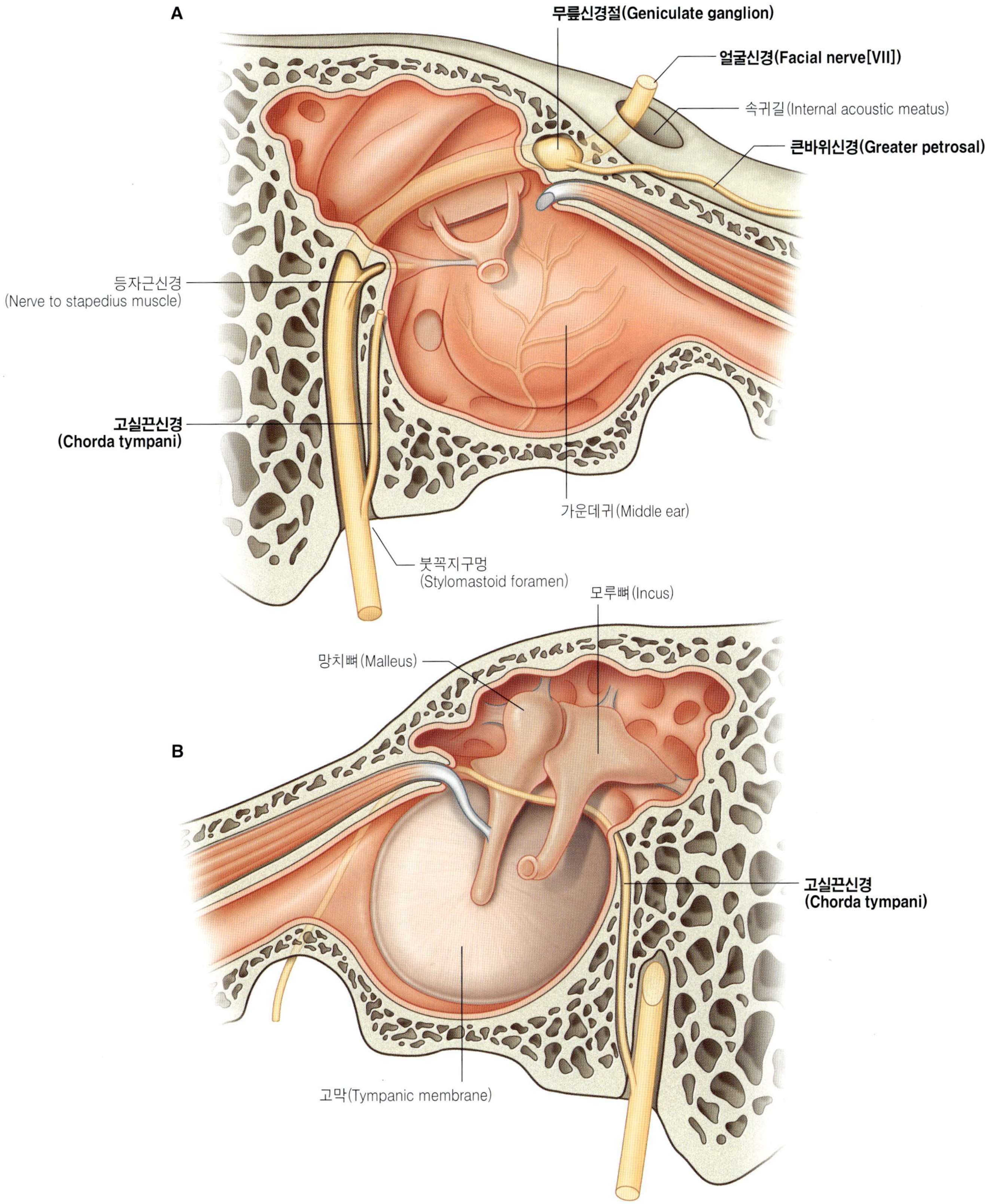

그림 8-55. A, 관자뼈의 얼굴신경. B, 관자뼈의 고실끈신경.

릎신경절을 떠나 관자뼈 속에서 앞안쪽으로 달려 관자뼈 암석부분(petrous part)의 앞면에 큰바위신경틈새(hiatus for the greater petrosal nerve)를 통하여 빠져나온다(그림 8-48). 큰바위신경은 날개입천전신경절(pterygopalatine ganglion)로 가는 신경절이전 부교감신경섬유를 운반한다.

얼굴신경의 위치는 가운데귀 안쪽벽에서 한 돌출물(bulge)로 표시된다(그림 8-47).

등자근신경과 고실끈신경(등골근신경과 고삭신경, Nerve to stapedius and chorda tympani)

얼굴신경의 수직으로 내려가기 시작하는 곳에서 얼굴신경은 등자근에 분포하는 작은 가지인 등자근신경을 내며(그림 8-55), 머리뼈를 빠져나가기 바로 전에 고실끈신경을 낸다.

고실끈신경은 관자뼈를 바로 빠져나가지 않고 가운데귀의 뒷벽을 통해 올라가 가운데귀로 들어가 망치뼈(malleus)와 모루뼈(incus) 사이의 고막(tympanic membrane) 윗부분 가까이를 지난다(그림 8-55B). 고실끈신경은 **바위고실틈새(petrotympanic fissure)**로 인도하는 한 구멍을 통해 가운데귀를 빠져나가며, 이 틈새를 통해 머리뼈 밖으로 빠져나가 관자아래우묵(infratemporal fossa)에서 혀신경(lingual nerve)과 만난다.

소리의 전달(Transmission of sound)

소리 파동은 바깥귀길(external acoustic meatus)을 들어가 고막을 때려 안쪽으로 움직이게 한다(그림 8-56). 고막에 붙어 있는 망치뼈자루(handle of malleus)도 안쪽으로 움직인다. 이 움직임은 망치뼈머리(head of malleus)를 가쪽으로 움직인다. 망치뼈머리는 모루뼈(incus)와 서로 관절하고 있기 때문에 모루뼈머리(head of incus)도 가쪽으로 움직인다. 이는 모루뼈긴돌기(long process of incus)를 안쪽으로 밀어준다. 이 긴돌기는 등자뼈(stapes)와 관절하고 있어 이 움직임은 등자뼈를 안쪽으로 움직이게 한다. 결국 등자뼈바닥(base of stapes)이 안뜰창(oval window)에 붙어있기 때문에 안뜰창도 안쪽으로 움직인다.

이 작용은 큰 진폭, 낮은 에너지의 공기파동을 전달하여 고막을 진동시켜 안뜰창의 작은 진폭, 높은 에너지의 진동으로 바꾸어 주어 달팽이(cochlea)의 액체로 차 있는 안뜰계단(scala vestibuli)에 파동을 생성한다.

안뜰계단에서 발생된 파동은 달팽이를 통하여 진행되며 고실계단(scala tympani)의 아래 끝부분에 있는 달팽이창(round window)을 덮고 있는 둘째고막(secondary tympanic membrane)을 바깥쪽으로 불룩하게 한다(그림 8-56). 이는 바닥판(basilar membrane)을 동시키고 결국 나선기관(spiral ganlgion)의 수용체세포를 자극한다.

수용체세포는 속귀신경(vestibulocochlear nerve[VIII])의 달팽이부분(cochlear part)을 통하여 뇌로 신호를 전달하여 소리로서 인식하게 되게 한다.

소리가 너무 커서 고막이 과도하게 움직이는 경우에는 망치뼈에 붙어 있는 고막긴장근(tensor tympani)이나 등자뼈에 붙어 있는 등자근(stapedius)이 수축하여 귓속뼈의 진동을 억제하여 안뜰창에 도달하는 진동의 힘을 감소시킨다.

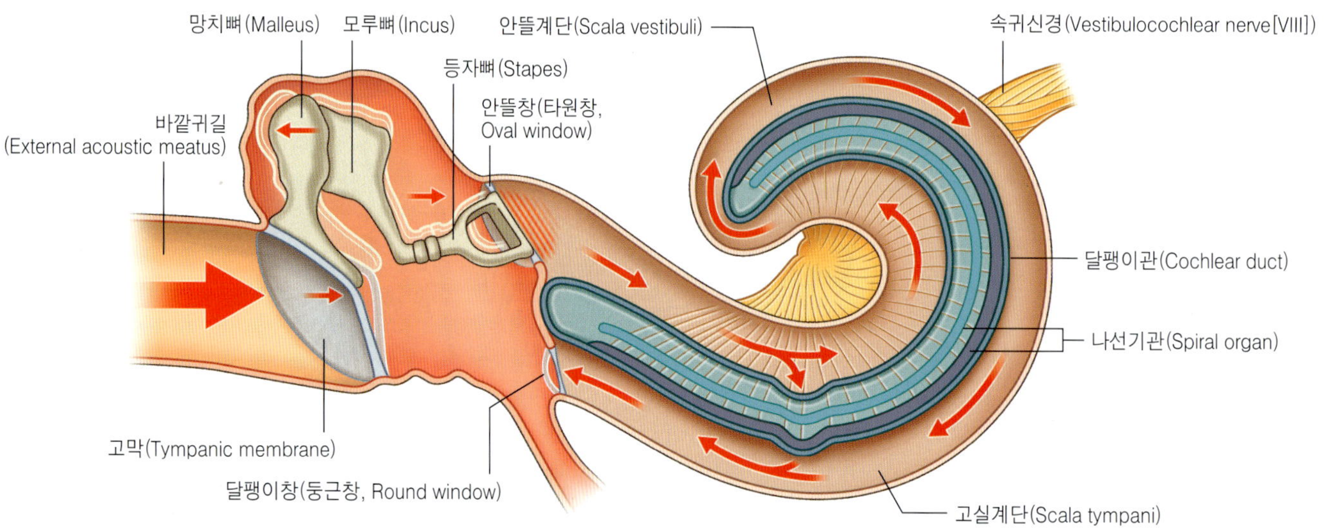

그림 8-56. 소리의 전달.

제 9 장

뇌와 뇌신경

뇌척수막(Meninges)

척수 뿐만 아니라 뇌는 세 층의 막(**뇌척수막, meninges**)에 의해 둘러싸여 있다(그림 9-1A). 질긴 바깥층의 **경질막(dura mater)**, 정교한 중간층인 **거미막(arachnoid mater)** 및 뇌 표면에 단단하게 붙어있는 속층인 **연질막(pia mater)**이 있다.

뇌막(cranial meninges)은 큰구멍(foramen magnum)을 통하여 척수막(spinal meninges)으로 이어진다. 두 막의 중요한 차이점은 뇌막은 두층으로 구성되어 있는 반면 척수막은 큰구멍을 통하면서 한 층으로 되어있다는 것이다(그림 9-1B).

뇌경질막(Cranial dural mater)

뇌경질막은 두껍고 질긴 뇌의 바깥막이다. 뇌경질막은 바깥쪽의 뼈막층(periosteal layer)과 안쪽의 뇌막층(meningeal layer)으로 구성되어 있다(그림 9-1A):

- 바깥 **뼈막층(periosteal layer)**은 머리뼈에 단단하게 부착되

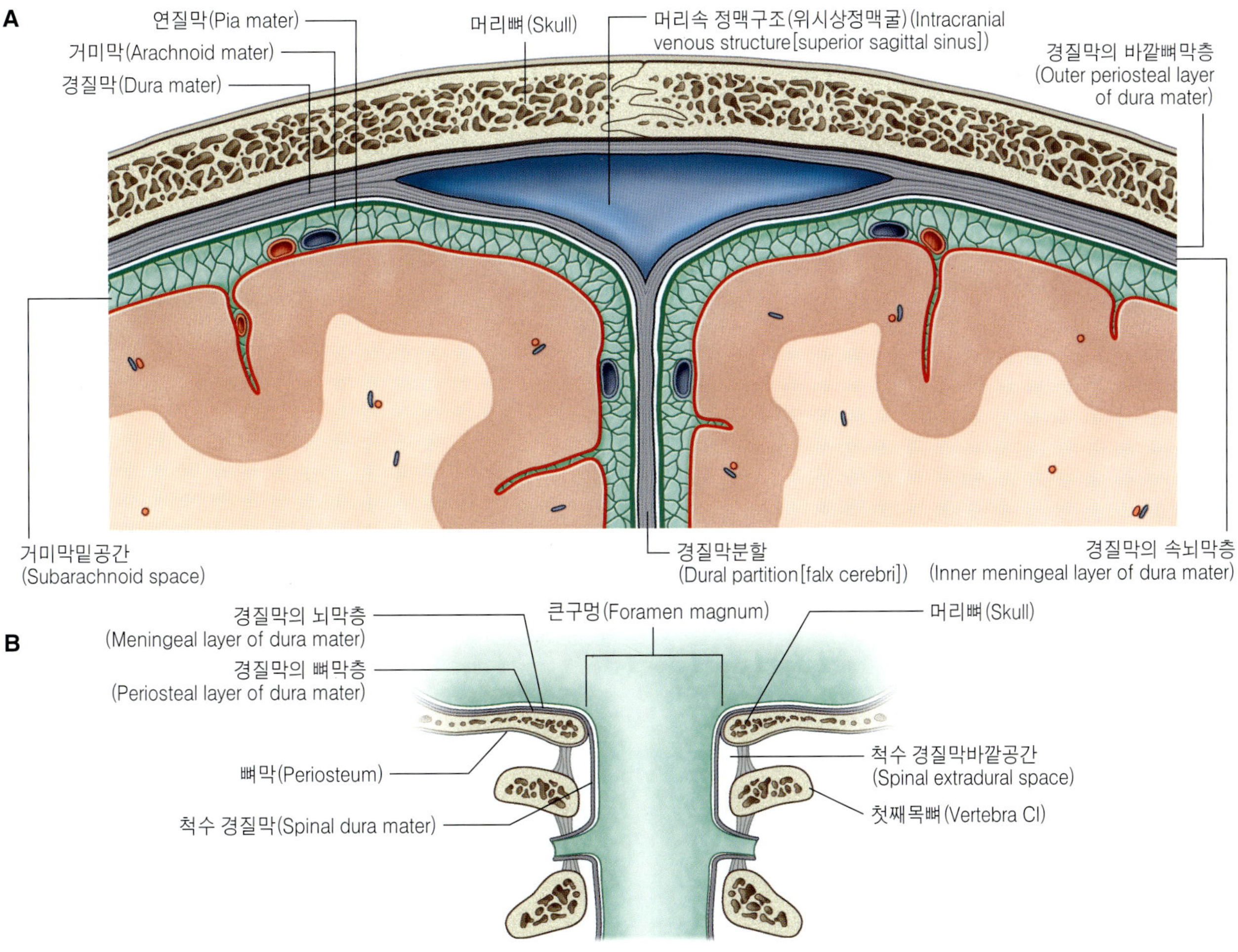

그림 9-1. 뇌막. A, 위쪽 관상면 보기. B, 척수막의 연속.

어 있으며, 머리안의 뼈막이며 큰구멍과 다른 머리안 구멍에서 머리뼈의 표면에 있는 뼈막과 연속된다(그림 9-1B).

- 속 **뇌막층(meningeal layer)**은 거미막(arachnoid mater)과 가깝게 접하고 있으며, 큰구멍을 통하여 척수막과 이어진다.

두 층의 경질막은 두 가지 독특한 구조를 형성하기 위해 여러 부분에서 분리된다(그림 9-1A):

- 안쪽으로 돌출하여 뇌의 부분을 부분적으로 분리하는 경질막 격막(dural partitions).
- 머리안 정맥구조물(intracranial venous structures).

경질막 격막(Dural partitions)

경질막 격막은 머리안으로 돌출하여 머리안을 부분적으로 나누어준다. 이에는 대뇌낫(falx cerbri), 소뇌천막(tentrium cerebelli), 소뇌낫(falx cerebelli) 및 안장가로막(diaphragma sellae)이 있다.

대뇌낫(Falx cerebri)

대뇌낫(그림 9-2)은 머리뼈덮개를 덮고 있는 경질막으로부터 두 대뇌반구 사이 아래로 돌출된 초승달 모양의 구조이다. 앞쪽으로 벌집뼈의 볏돌기(crista galli)와 이마뼈의 이마뼈능선(frontal crest)에 붙어있다. 뒤쪽으로 소뇌천막과 붙어 합쳐진다.

소뇌천막(Tentorium cerebelli)

소뇌천막(그림 9-2)은 경질막의 수평 돌출부분으로 뒤머리뼈우묵에서 대뇌반구의 뒷부분으로부터 소뇌를 덮고 분리해 준다. 소뇌천막은 가로정맥굴고랑(groove for the transverse sinus)을 따라 뒤통수뼈에 붙어있다. 가쪽으로 소뇌천막은 관자뼈 바위부분의 위 가장자리에 붙고 앞쪽으로 앞 · 뒤침대돌기(anterior and posterior clinoid processes)에서 끝난다.

소뇌천막의 앞쪽 안쪽 가장자리는 고정되어 있지 않으며 중간선에서 타원의 구멍(**천막패임, tentorial notch**)을 형성하며 이 패임을 통하여 중간뇌(midbrain)가 지나간다.

소뇌낫(Falx cerebelli)

소뇌낫(그림 9-2)은 뒤머리뼈우묵에서 경질막의 작은 중앙선 돌출부분이다. 소뇌낫은 뒤쪽으로 뒤통수뼈의 속뒤통수뼈능선(internal occipital crest)에 부착하며 위쪽으로 소뇌천막에 붙는다. 소뇌낫의 앞 가장자리는 고정되어 있지 않으며, 소뇌반구(cerebellar hemispheres) 사이에 있다.

안장가로막(Diaphragma sellae)

안장가로막(그림 9-2)은 나비뼈 안장에 있는 뇌하수체오목(hypophysial fossa)을 덮는 경질막의 작은 수평 격막이다. 안장가로막 중심부에는 뇌하수체(pituitary gland)와 뇌바닥을 연결하는 **깔대기(infundibulum)**와 동반 혈관들이 지나가는 구멍이 있다.

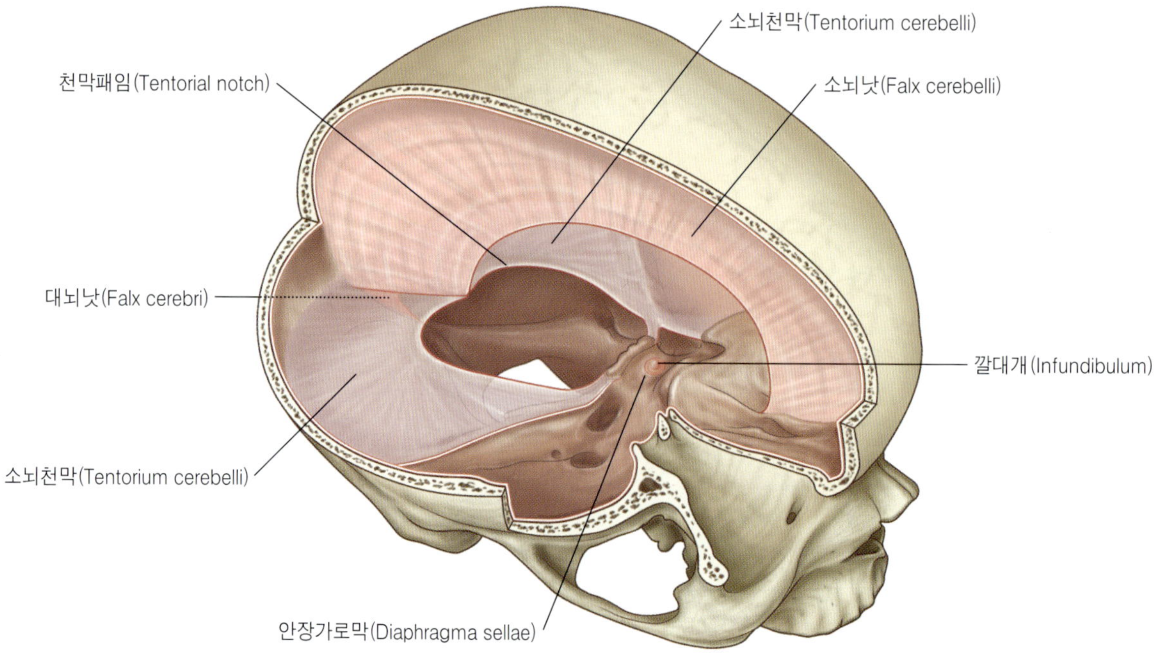

그림 9-2. 경질막의 구분.

동맥분포(Arterial supply)

경질막의 동맥분포는 다음과 같다(그림 9-3):

- 앞머리뼈우묵에 있는 **앞뇌막동맥**(anterior meningeal arteries).
- 중간머리뼈우묵에 있는 **중간 · 덧뇌막동맥**(middle and accessory meningeal arteries).
- 뒤머리뼈우묵에 있는 **뒤뇌막동맥**(posterior meningeal artery)과 기타 뇌막가지.

중간뇌막동맥을 제외한 모든 동맥들은 작은 동맥이며, 중간뇌막동맥은 매우 크며 경질막의 많은 부위에 분포한다.

앞뇌막동맥은 **벌집동맥**(ethmoidal arteries)의 가지이다.

중간뇌막동맥은 **위턱동맥**(maxillary artery)의 가지이다. 중간뇌막동맥은 뇌막동맥구멍(foramen spinosum)을 통하여 중간머리뼈우묵으로 들어가며 앞가지와 뒤가지로 나뉜다:

- 앞가지는 거의 수직으로 올라가 중간에 관자놀이점(pterion)을 지나 마루점(vertex)에 이른다.
- 뒤가지는 뒤위쪽으로 주행하여 중간머리뼈우묵 부위에 분포한다.

덧뇌막동맥은 보통 위턱동맥의 작은 가지로 타원구멍(foramen ovale)을 통해 중간머리뼈우묵으로 들어가 이 구멍 안쪽에 분포한다.

뒤머리뼈우묵의 경질막에 분포하는 뒤뇌막동맥과 다른 뇌막가지는 여러 동맥으로부터 분지한다(그림 9-3):

- **오름인두동맥**(ascending pharyngeal artery)의 마지막 가지인 뒤뇌막동맥은 목정맥구멍(jugular foramen)을 통하여 뒤머리뼈우묵으로 들어간다.
- 오름인두동맥의 한 뇌막가지는 혀밑신경관(hypoglosssal canal)을 통하여 뒤머리뼈우묵으로 들어간다.
- **뒤통수동맥**(occipital artery)의 뇌막가지는 목정맥구멍과 꼭지구멍(mastoid foramen)을 통하여 뒤머리뼈우묵으로 들어간다.
- **척추동맥**(vertebral artery)의 뇌막가지는 큰구멍(foramen magnum)을 통하여 뒤머리뼈우묵으로 들어간다.

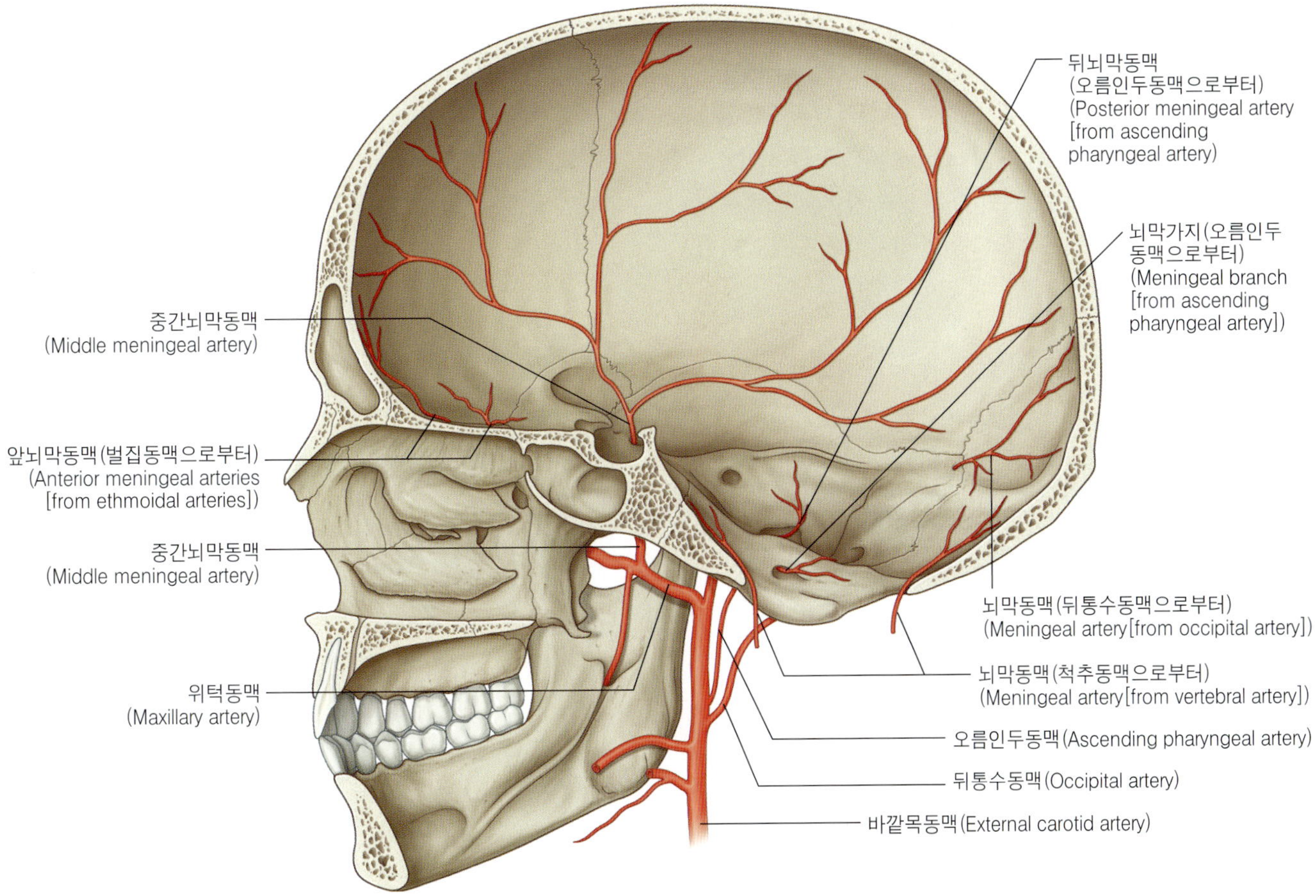

그림 9-3. 경질막의 동맥분포.

신경지배(Innervation)

경질막의 신경지배(그림 9-4)는 삼차신경(trigiminal nerve)의 세 가지(V_1, V_2, V_3)의 작은 뇌막가지(meningeal branches)와 첫째목신경(first cervical nerve), 둘째목신경(second cervical nerve) 및 가끔은 셋째목신경(third cervical nerve)에 의해 이루어진다.

앞머리뼈우묵에서 눈신경(ophthalmic nerve[V_1])의 가지인 벌집신경(ethmoidal nerve)은 대뇌낫(falx cerbri)의 바닥과 앞부분에 분포한다.

또한 눈신경의 뇌막가지는 뒤쪽으로 가서 소뇌천막(tentorium cerebelli)과 대뇌낫의 뒷부분에 분포한다.

중간머리뼈우묵은 안쪽으로 위턱신경(maxillary nerve[V_2])의 뇌막가지와 가쪽으로 중간뇌막동맥을 따라 아래턱신경(mandibular nerve[V_3])의 뇌막가지가 분포한다.

뒤머리뼈우묵은 첫째, 둘째 및 가끔은 셋째 목신경의 뇌막가지가 분포하며, 이 가지들은 큰구멍, 혀밑신경관 및 목정맥구멍을 통해 뒤머리뼈우묵으로 들어간다.

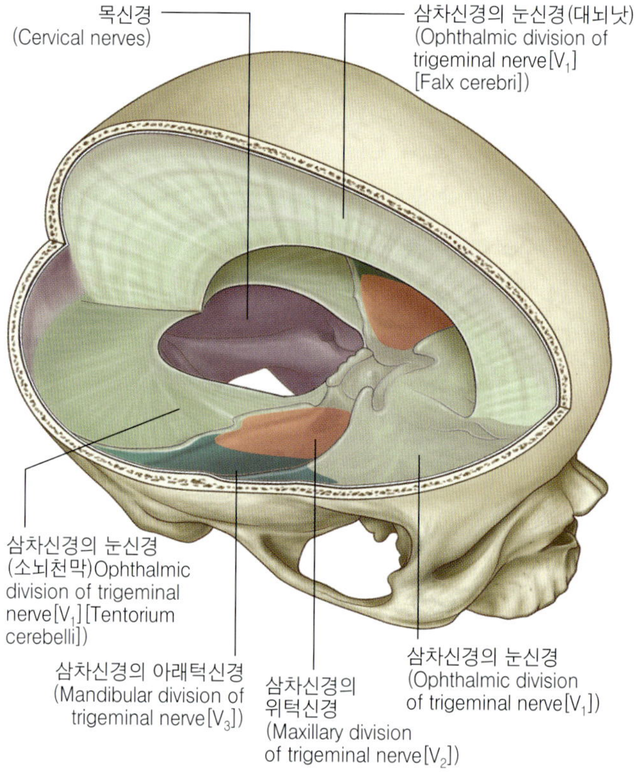

그림 9-4. 경질막의 신경분포.

거미막(Arachnoid mater)

거미막은 얇고 혈관이 없는 막으로 경질막의 속막과 붙어있다(그림 9-5). 경질막의 안쪽 면으로부터 가느다란 돌기 또는 기둥(trabeculae)이 아래쪽으로 뻗어 경질막밑공간(subarachnoid space)을 지나 연질막(pia mater)으로 이어진다.

거미막은 경질막과 붙어있지만 대뇌반구 사이의 세로틈새(longitudinal fissure)를 제외하고 뇌의 고랑이나 틈새로 들어가지 않는다.

연질막(Pia mater)

연질막은 얇고 정교한 막으로 뇌의 표면의 가깝게 감싸고 있다(그림 9-5). 연질막은 뇌의 윤곽을 따라가며 뇌의 표면에서 고랑과 틈새로 들어가며 뇌신경이 시작하는 부위의 뿌리 가까이 뻗어있다.

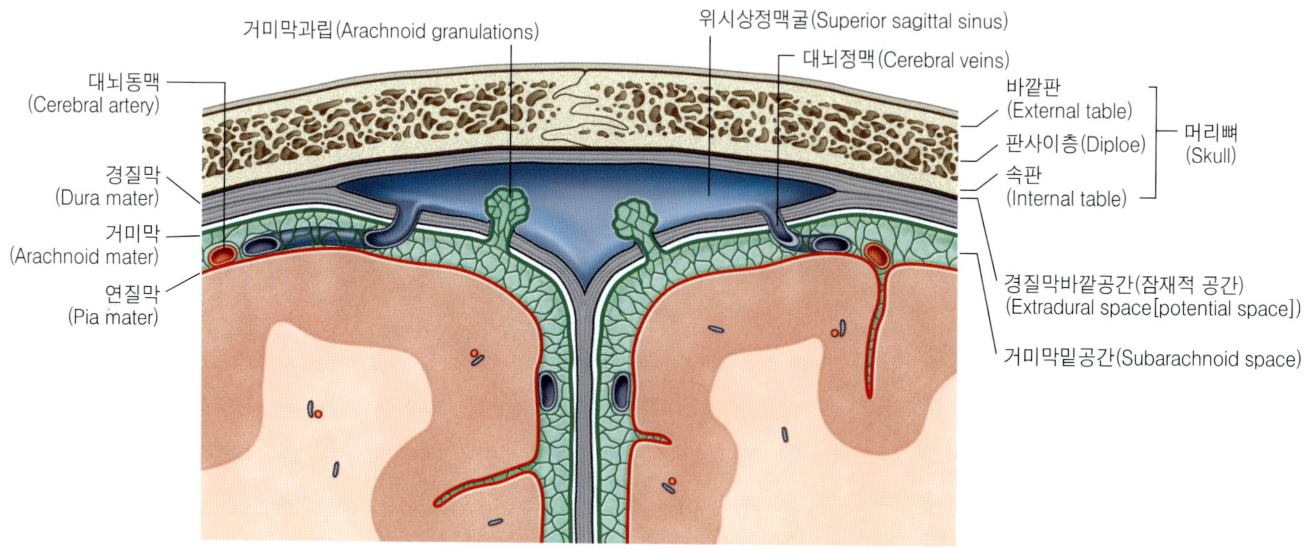

그림 9-5. 뇌막과 공간의 배열.

뇌막과 공간의 배열(Arrangement of meninges and spaces)

뇌막은 독특한 배열을 하고 있으며 머리안에서 실제공간(real space)과 잠재공간(potential space)으로 되어 있다(그림 9-5).

잠재공간은 경질막과 관련되어 있으며, 실제공간은 거미막과 연질막 사이에 위치한다.

경질막바깥공간(Extradural space)

경질막과 관련된 잠재적공간은 경질막바깥공간으로 머리안을 싸고 있는 뼈에 단단하게 부착되어 있는 경질막 바깥쪽, 즉 뼈막층(periosteal layer)이 이들 두 구조물 사이에 잠재적공간을 형성한다.

이 잠재적 공간은 혈관출혈(vascular hemorrhage)에 의한 외상(traumatic event)시 액체가 차는 실제 공간이 된다. 뇌막동맥이 터지거나 경질막의 정맥동굴이 찢어져 경질막바깥공간으로 출혈이 생기면 경질막바깥혈종(extradural hematoma)이 생긴다. 경질막의 정맥굴(venous sinus)로 들어가는 정맥이 찢어져 출혈이 생기면 경질막밑혈종(subdural hematoma)이 생긴다.

거미막밑공간(Subarachnoid space)

거미막 아래로 뇌척수막과 관련하여 평상시에 액체로 차이는 유일한 공간이 있다. 이는 거미막이 경질막의 속면에 딱 달라붙어 있고 뇌의 윤곽을 따라 달리지 않는 반면에 연질막은 뇌의 표면에 있는 고랑과 틈새를 따라 가깝게 달리는 데 기인한다. 이 작은 공간(**거미막밑공간, subarachnoid space**)은 이 두 막 사이에 존재한다(그림 9-5). 거미막밑공간은 뇌와 척수를 둘러싸며 어떤 부위는 확장되어 **거미막수조(subarachnoid cistern)**를 이룬다. 거미막밑공간에는 뇌척수액(cerebrospinal fluid, CSF)이 들어차 있고 혈관이 있다.

뇌척수액은 기본적으로 뇌의 뇌실(ventricle)에 있는 맥락얼기(choroid plexus)에서 생성된다. 뇌척수액은 맑은 무색의 세포가 없는 액체이며 뇌와 척수를 감싸고 있는 거미막밑공간을 통하여 순환된다.

뇌척수액은 **거미막융모(arachnoid villi)**를 통해 정맥계로 되돌아간다. 이는 덩어리(clumps)(**거미막과립,arachnoid granulation**)로 돌출되어 있으며 경질막 정맥굴인 위시상정맥굴(superior sagittal sinus)로 돌출되어 있다.

임상 강의(In the clinic)

물뇌증(Hydrocephalus)

물뇌증은 뇌실계통(cerebral ventricular system)이 확장된 것으로 뇌척수액의 흐름이 차단되거나 뇌척수액이 과도하게 생성되거나 또는 뇌척수액의 재흡수가 잘 이루어지지 않아 생긴다.

뇌척수액은 뇌의 가쪽뇌실(lateral ventricle), 셋째뇌실(third ventricle) 및 넷째뇌실(fourth ventricle) 안에 있는 맥락얼기(choroid plexus)의 상피세포에 의해 분비된다. 가쪽뇌실에서 만들어진 뇌척수액은 뇌실사이구멍(interventricular foramina, foramina of Monro)을 통해 셋째뇌실로 들어간다. 뇌척수액은 셋째뇌실에서 중간뇌수도관(cerebral aqueduct, aqueduct of Sylvius)을 통해 넷째뇌실로 들어간다. 여기서 정중구멍과 두 개의 가쪽구멍(foramen of Majende and foramen of Luschka)을 통해 거미막밑공간으로 간다.

뇌척수액은 아래로 척수 주위를 위로 뇌를 감싸며 경질막 정맥굴의 벽에 있는 거미막과립을 통해 흡수된다. 성인의 경우 뇌척수액이 하루에 약 500cc 정도 만들어진다.

성인에서 물뇌증의 가장 흔한 원인은 거미막과립을 통한 정상적인 뇌척수액 흡수의 장애에 의한 것이다. 이는 거미막밑혈종(subarachnoid hemorrhage) 후에 거미막밑공간으로 들어간 혈액이 뇌 위쪽으로 가서 정상적인 뇌척수액의 흡수를 방해한다. 심각한 물뇌증을 막기 위해 압력이 떨어지도록 작은 카테터(catheter)를 뇌를 통해 뇌실계통으로 집어넣을 필요성이 있을 수 있다.

물뇌증의 다른 원인으로는 중간뇌수도관의 선천적으로 막히거나 중간뇌수도관을 막을 수 있는 여러 가지 종양(예, 중간뇌종양, midbrain tumor)에 의한 것이 있다. 드물게는 뇌척수액을 분비하는 맥락얼기종양(choroid plexus tumors)도 있다.

어린이의 경우에는 물뇌증이 후반기에 항상 극적인 변화를 초래한다. 물뇌증은 뇌실의 크기와 용적을 증가시켜 결과적으로 뇌가 커진다. 머리뼈 봉합이 융합되어 있지 않아 머리가 커지게 된다. 자궁내에서 머리가 커지면 질분만(vaginal delivery)이 불가능하게 되어 제왕절개(cesarean section)를 해야 된다.

방사선과 의사들은 뇌척수액 흐름의 막힌 곳을 전산화단층촬영술과 자기공명영상을 이용하여 확인한다. 물뇌증에 기인한 뇌실의 확장인지 여러 다른 원인(예, 대뇌위축[cerebral atrophy])에 의한 것인지 구분되어야 한다.

임상 강의(In the clinic)

수막염(Meningitis)

수막염은 거미막과 연질막의 합친 **연질뇌척수막(leptomeninges)**의 드문 감염이다. 뇌막의 감염은 전형적으로 혈류를 타고 발생하지만, 어떤 경우는 외상에 의해 직접적으로나 벌집뼈의 체판(cribriform plate)을 통해 코안으로부터 온다.

뇌막의 박테리아 염증의 유형은 독성이 강해 환자를 혼수상태(coma)나 죽음에 이를 정도의 염증과 패혈증(sepsis)을 초래하기도 한다.

수막염은 보통 단순한 항생제로 치료된다.

수막염을 유발하는 어떤 유형의 박테리아는 다른 작용을 나타낸다. 예를 들어 수막알균수막염(meningococcal meningitis)에서는 피부밑출혈(ecchymoses)의 양상을 나타낸다.

수막염의 전형적인 과거력은 처음에 특이적이지 않다. 환자는 경미한 두통, 열, 졸림 및 욕지기(nausea)를 보인다. 감염이 진행되면 눈부심(photophobia)과 피부밑출혈이 생길 수 있다. 다리를 수직으로 들어 올릴 때 목의 통증과 불편함을 호소하면(Kernig 증상, Kernig's sign) 응급구조병원으로 입원을 시키는 것이 좋다.

고용량의 항생제와 보조 조치의 즉각적인 치료가 필요하다.

뇌와 뇌혈관 분포 (Brain and Its Blood Supply)

뇌(Brain)

뇌는 중추신경계통의 한 부분이다.

뇌는 발생학적으로 아래의 같이 입쪽부분(rostral part)으로부터 꼬리부분(caudal part)로 연속된 다섯 부분(그림 9-6, 9-7)으로 나눌 수 있다:

- **끝뇌(telencephalon)** 또는 **대뇌(cerebrum)**는 융기부(이랑, gyri) 함몰부(고랑, sulcus)가 표면에 있는 큰 대뇌반구(cerebral hemispheres)가 되며, 깊은 세로틈새(longitudinal fissure)에 의해 분리되며, 소뇌천막(tentorium cerebelli) 위쪽부분의 머리뼈 부위를 차지하며 위치에 따라 엽(lobes)로 나누어진다.
- **사이뇌(diencephalon)**는 성인의 경우 대뇌반구에 의해 덮여 가려져 있으며, 시상(thalamus), 시상하부(hypothalamus) 및 기타 관련 구조물로 구성되어 있고, 뇌줄기(brain stem)의 가장 입쪽부분에 있는 것으로 간주된다.
- **중간뇌(mesencephalon, midbrain)**는 정상 성인의 뇌를 관찰할 때 보이는 첫째 뇌줄기의 부분으로 중간머리뼈우묵(middle cranial fossa)과 뒤머리뼈우묵(posterior cranial fossa)의 사이에 있다.
- **후뇌(metencephalon)**는 소뇌천막 아래로 두 개의 가쪽 반구와 뒤머리뼈우묵에 있는 중간선 부분으로 이루어진 소뇌(cerebellum)와, 소뇌 앞쪽으로 비스듬틀(clivus)과 안장등(dorsum sellae) 위로 뒤머리뼈우묵의 가장 앞쪽 부분에 뇌줄기의 돌출부위인 다리뇌(pons)가 있다.
- **숨뇌(myelencephalon, medulla oblongata)**는 뇌줄기의 가장 아래 부분으로 큰구멍(foramen magnum) 또는 첫째 목신경(first cervical nerve)의 가장 위부분의 잔뿌리(rootlets)에서 끝나며 여섯째뇌신경(cranial nerve VI)부터 열두째뇌신경(cranial nerve XII)이 붙는다.

임상 강의(In the clinic)

뇌종양(Brain tumors)

뇌종양이 머리안에서 시작되는 경우라도 종양이 시작된 해부학적 구조를 확인하는 것은 매우 중요하다. 병소의 위치와 시작된 부위에 대해 잘못 판단하면 환자에게 심각한 결과를 초래할 수 있다.

뇌에 있는 병소를 분석함에 있어 축안(뇌안)인지 축바깥(뇌바깥)인지 확인하는 것이 중요하다.

전형적인 축바깥의 종양은 뇌막에 있는 종양인 수막종(meningioma)과 속귀신경집종(acoustic neuromas)이 있다. 수막종은 전형적으로 뇌척수막에서 시작되며 호발부위는 대뇌낫(falx cerebri) 주변부, 소뇌천막(tentorium cerebelli)의 자유가장자리 및 중간머리뼈우묵(middle cranial fossa)의 앞모서리이다. 속귀신경집종은 전형적으로 속귀신경(vestibulocochlear nerve[VIII]) 주위나 소뇌다리뇌각(cerebellopontine angle)에 생긴다.

축안 병소는 일차적 또는 이차적으로 생긴다. 가장 흔한 유형은 이차적인 뇌병소로 대부분 전이된 종양이며, 전이 감염(metastatic infection)도 이들에 해당된다.

전이된 종양 병소는 전형적으로 유방암(breast carcinoma)과 폐암(lung carcinoma) 환자들에서 발견되나 다른 악성암도 뇌에 전이될 수 있다.

일차적인 뇌병소는 드물며 양성종양에서 예후가 나쁜 악성종양에 이르기까지 다양하다. 이들 종양은 다른 세포계열로부터 사작하여 신경아교종(glioma), 희소돌기아교세포증(oligdendrocytoma) 및 맥락얼기종양(choroid plexus tumors)이 발생한다. 일차적인 뇌종양은 어떤 나이에서도 생길 수 있지만 태어난 지 수년 이내나 중년 초기에 잘 생긴다.

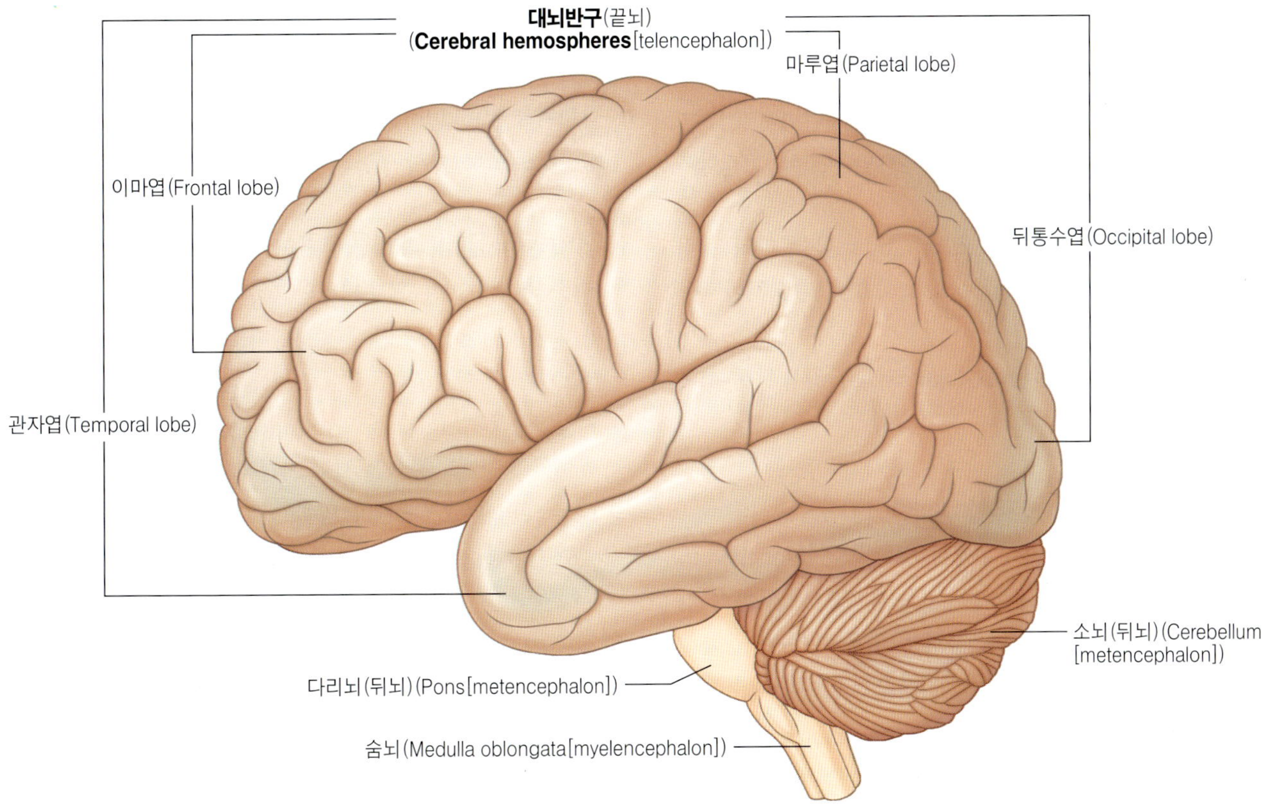

그림 9–6. 뇌의 가쪽면.

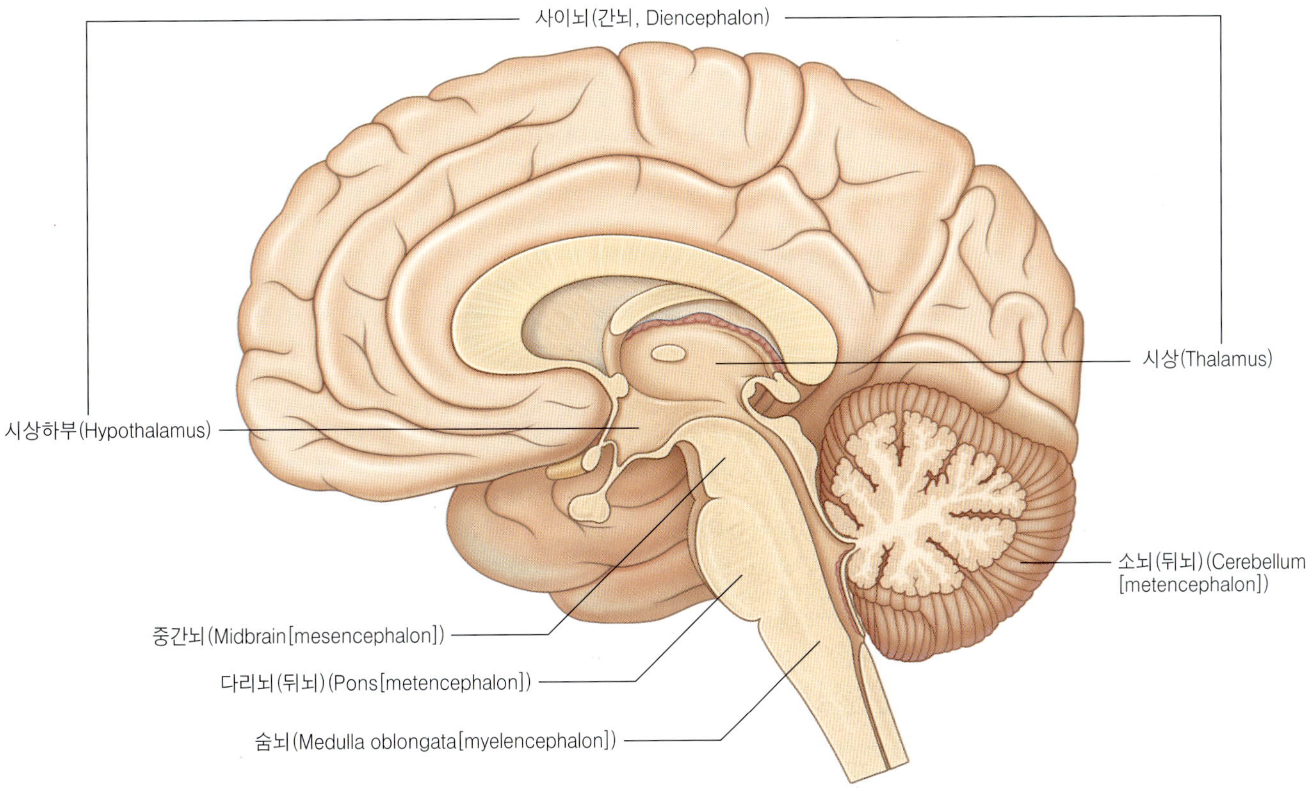

그림 9–7. 뇌의 시상면.

혈관분포(Blood supply)

뇌는 **척추동맥**(vertebral artery)과 **속목동맥**(internal carotid artery) 두 쌍의 혈관으로부터 공급받으며(그림 9-8), 머리안에서 서로 연결되어 **대뇌동맥고리**(arterial circle[of Willis])를 형성한다.

두 척추동맥은 큰구멍(foramen magnum)을 통하여 머리안으로 들어가며, 다리뇌(pons) 바로 아래에서 만나 **뇌바닥동맥**(basilar artery)이 된다.

두 속목동맥은 양쪽의 목동맥관(carotid canal)을 통하여 머리안으로 들어간다.

척추동맥(추골동맥, Vertebral arteries)

각 척추동맥은 목의 아래부분에서 **빗장밑동맥**(subclavian artery)의 첫째부분에서 시작하며, 위쪽의 여섯 개의 목뼈 가로구멍(transverse foramen)을 통하여 위로 올라간다. 큰구멍(foramen magnum)을 통하여 머리안으로 들어간 척추동맥은 작은 뇌막가지를 낸다.

척추동맥은 앞쪽으로 진행하여 서로 만나 뇌바닥동맥(basilar artery)이 되기 전에 부가적으로 세 개의 가지를 낸다(그림 9-9):

- 양쪽 척추동맥으로부터 나온 가지가 만나 하나의 **앞척수동맥**(anterior spinal artery)을 형성하여 척수의 앞정중틈새(anterior median fissure) 사이로 내려간다.
- 둘째가지는 **뒤척수동맥**(posterior spinal artery)로 숨뇌(medulla) 뒤쪽으로 돌아가 뒤뿌리(posterior root)가 붙는 부위의 척수 뒷면에서 양쪽으로 내려간다.
- 두 개의 척추동맥이 만나기 바로 전에 각 척추동맥은 **뒤아래소동맥**(posterior inferior cerebellar artery)을 낸다.

뇌바닥동맥은 다리뇌(pons)의 앞쪽면을 따라 앞 방향으로 달린다(그림 9-9). 뇌바닥동맥의 가지는 앞에서 뒤 방향으로 **앞아래소뇌동맥**(anterior inferior cerebellar arteries), 여러 개의 작은 **다리뇌동맥**(pontine arteries) 및 **위소뇌동맥**(superior cerebellar arteries)이다. 뇌바닥동맥은 나누어져 두 개의 **뒤대뇌동맥**(posterior cerebral arteries)이 된다.

속목동맥(내경동맥, Internal carotid arteries)

두 개의 속목동맥은 온목동맥(common carotid arteries)의 마지막 가지 중의 하나이다(그림 9-8). 속목동맥은 머리뼈 바닥까지 위쪽으로 올라가 목동맥관(carotid canal)로 들어간다.

속목동맥은 머리안으로 들어가 **눈동맥**(ophthalmic artery), **뒤교통동맥**(posterior communicating artery), **중간대뇌동맥**(middle cerebral artery) 및 **앞대뇌동맥**(anterior cerebral artery)의 가지를 낸다(그림 9-9).

대뇌동맥고리(대뇌동맥환, Arterial circle)

대뇌동맥고리는 척추뇌바닥 혈관(vertebrobasilar vessel)과 속목동맥이 서로 만나 형성된다(그림 9-8). 이 상호연결은 다음과 같이 형성된다:

- 앞교통동맥(anterior communicationg artery)은 왼쪽과 오른쪽 앞대뇌동맥을 서로 연결시켜 준다.
- 두 개의 뒤교통동맥은 양쪽으로 속목동맥과 뒤대뇌동맥을 연결시켜준다(그림 9-8, 9-9).

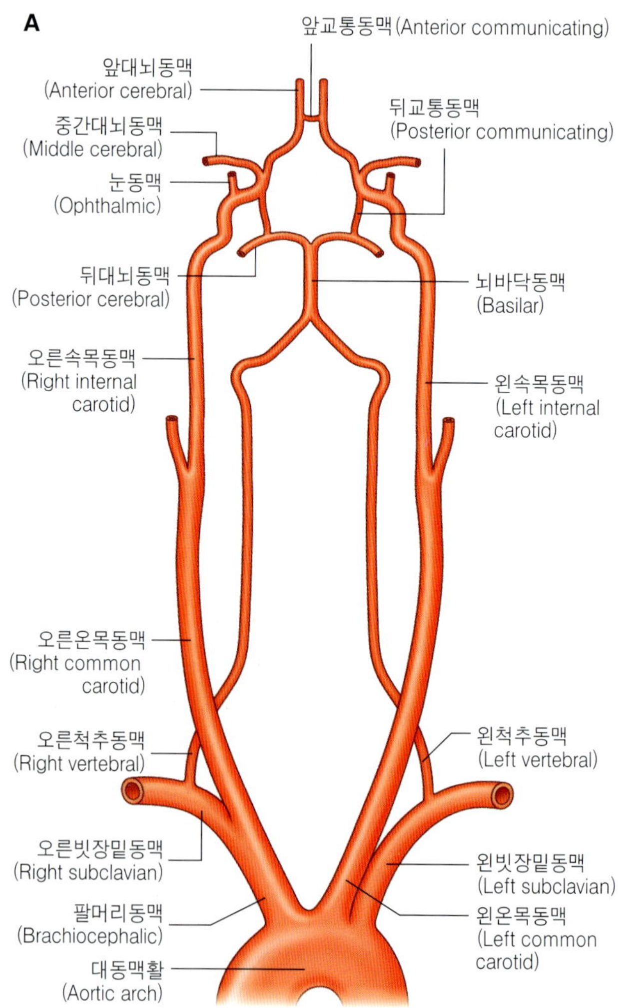

그림 9-8. 뇌의 동맥분포. A, 모식도.

(계속)

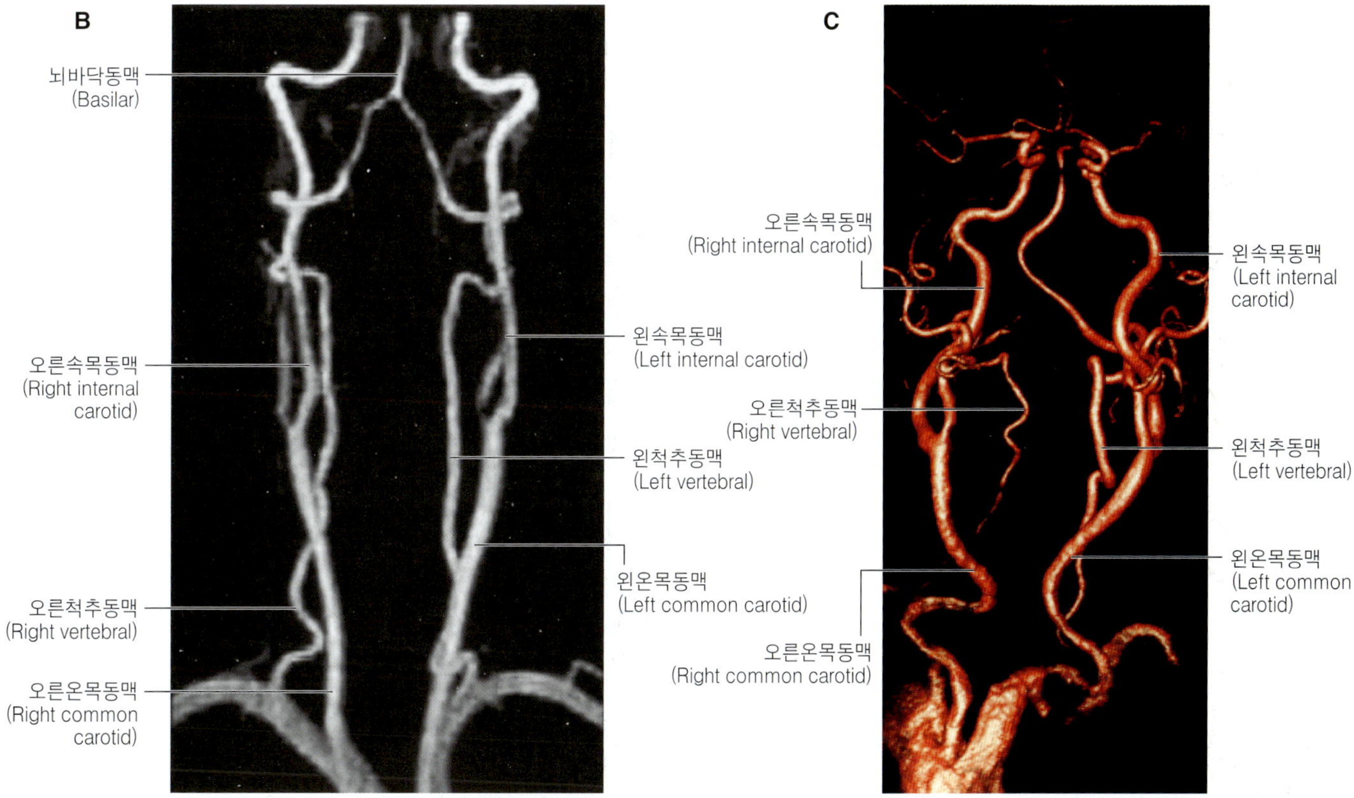

그림 9-8. *(계속)* 뇌의 동맥분포. B, 정상적인 목동맥과 척추동맥의 자기공명영상. C, 목 혈관의 조영증강 컴퓨터단층촬영.

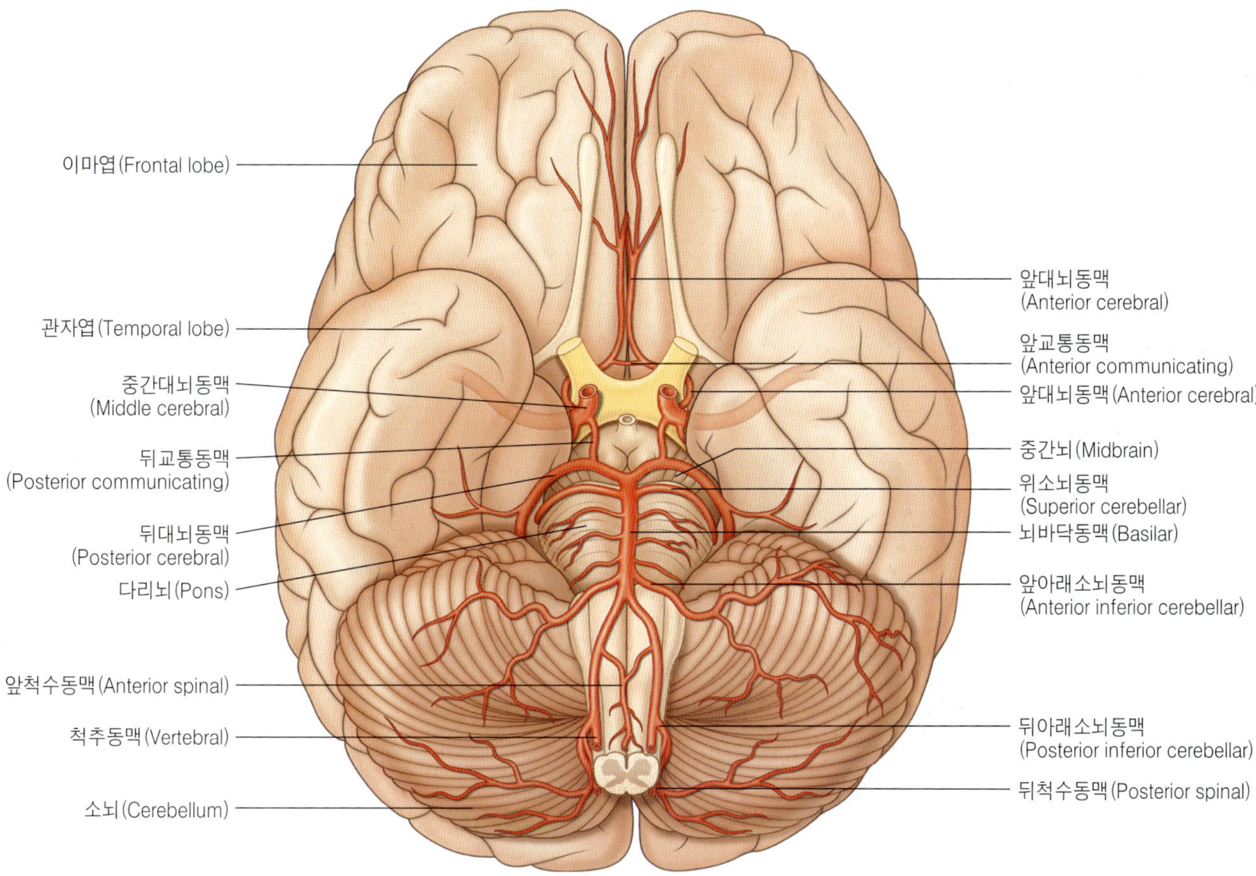

그림 9-9. 뇌 바닥의 동맥.

임상 강의(In the clinic)

뇌중풍(Stroke)

뇌중풍은 국소적이거나 광범위한 뇌관류저하(cerebral hypoperfusion)의 결과로 급격하게 신경학적인 문제가 발생하는 것이다.

뇌중풍의 원인은 뇌혈전(cerebral thrombosis), 뇌출혈(cerebral hemorrhage), 거미막밑출혈(subarachnoid hemorrhage) 및 가장 흔한 것으로 뇌색전(cerebral embolus)이 있다. 대부분 뇌중풍의 경우 작은 혈관이 막히는 것은 목과 가슴에 몸쪽 혈관의 죽상경화판(atherosclerotic plaque)로부터 온 색전에 의해 생긴다.

대부분 환자에서 죽상경화판은 속목동맥과 바깥목동맥이 나누어지는 온목동맥의 갈림부분 주변에서 볼 수 있다. 목동맥 죽상경화판이 점점 커져 마침내 심한 협착(stenosis)이 생긴다. 협착이 심해지면 국소적으로 소용돌이(eddy currents)가 발생하여 비정상적인 혈류가 나타나고 혈소판(platelet) 및 죽상경화 색전(atherosclerotic emboli)이 생겨 머리속 혈관으로 들어가 혈류를 차단한다. 5분 이내에 막힌 부위의 조직은 죽는다(뇌경색, cerebral infarction(그림 9-10).

뇌중풍보다 경미한 일과성허혈박작(transient ischemic attacks[TIAs])은 뇌중풍과 같은 기전으로 발생되나 보통 24시간 이내에 완전히 회복된다. 이는 치료가 필요한 하나의 경고이다.

뇌중풍을 예방하기 위하여 먼저 일반적인 생활 습관을 바꾸고, 혈압을 관리하며, 뇌순환으로 핏덩이(clot)의 형성과 색전형성을 감소시키기 위해 혈소판 응집을 억제하는 약물 치료(예, aspirin)를 해야 한다.

심한 협착이 있는 환자의 경우에는 목동맥 갈림부분에 있는 핏덩이와 죽상경화판을 제거하고 이 부분을 재건해 주어야 한다.

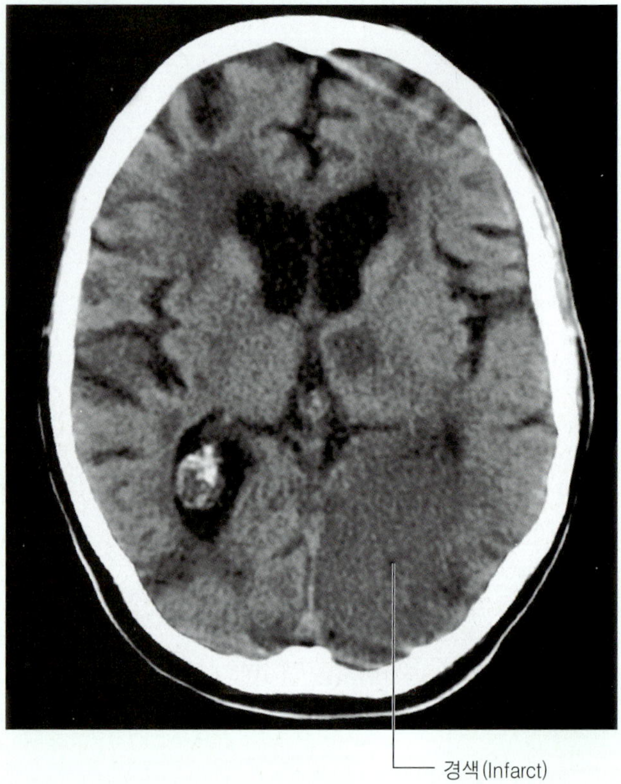

그림 9-10. 대뇌경색. 뇌의 컴퓨터단층촬영상

임상 강의(In the clinic)

뇌속 동맥자루(Intracerebral aneurysms)

뇌동맥자루는 뇌동맥고리(cerebral arterila circle)나 주변에 있는 혈관으로부터 시작된다. 이는 전형적으로 앞교통동맥(anterior communicating artery), 뒤교통동맥(posterior communicating artery) 중간대뇌동맥(middle cerebral artery)의 가지, 뇌바닥동맥(basilar artery)의 끝부분(그림 9-11) 및 뒤아래소뇌동맥(posterior inferior cerebellar artery)에서 생긴다.

뇌동맥자루가 커지면 터질 위험이 증가된다. 전형적으로 환자는 어떤 것이 잘못 됐는지 알지를 못한다. 어떤 전구증상이나 증후가 나타나지 않는다. 동맥자루가 터지면 환자는 급작한 두통을 호소하고 목이 뻣뻣해지고 구토를 하게 된다. 다수의 환자들이 죽기도 하지만 많은 환자들은 병원에 도착하여 진단을 받게 된다. 처음 전산화단층촬영을 하면 혈액이 거미막밑공간(subarachnoid space)에 차있는 것을 볼 수 있으며, 이는 뇌속 출혈과 관련될 수 있다.

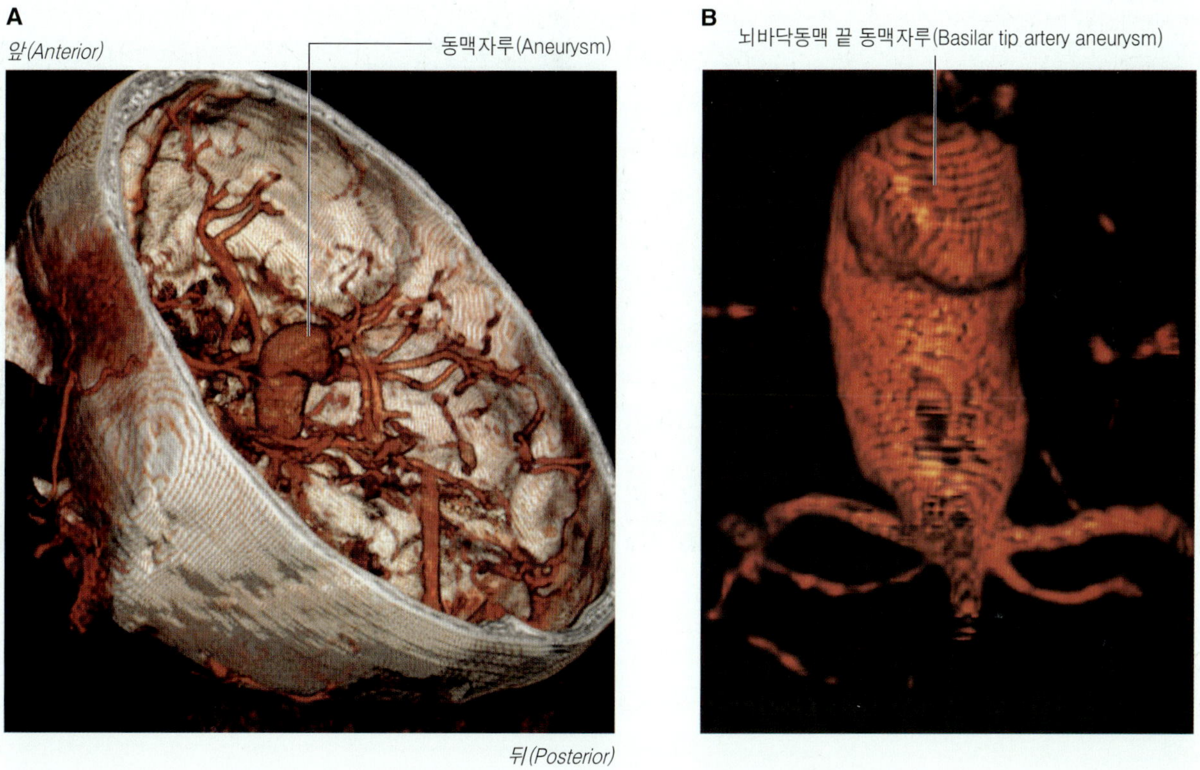

그림 9-11. 뇌바닥동맥 끝 동맥자루. **A**, 삼차원적인 뇌 컴퓨터단층촬영 사진. **B**, 동맥자루의 확대 사진.

(계속)

(계속) 임상 강의(In the clinic)

다음 처치로서 보통은 뇌속 혈관조영술이 포함되는데 이는 방사선과 의사가 뇌동맥자루의 위치, 크기 및 이는곳(origin)을 결정할 수 있게 해준다.

일반적으로 환자에게 뇌동맥자루의 목을 묶기 위하여 복잡한 수술이 행해진다. 최근에는 방사선학적 시술이 특정부위의 뇌동맥자루를 없애기 위해 많이 행해지고 있다. 이러한 치료는 넙다리동맥(femoral artery)의 도관술(cannulation)과 대동맥을 통해 목동맥 순환계로의 긴 카테터를 집어넣어 뇌 순환으로 가게 한다. 카테터의 꼭지를 뇌동맥자루에 위치시키고 미세고리(microcoil)로 묶어서 터진 곳을 봉합한다(그림 9-12).

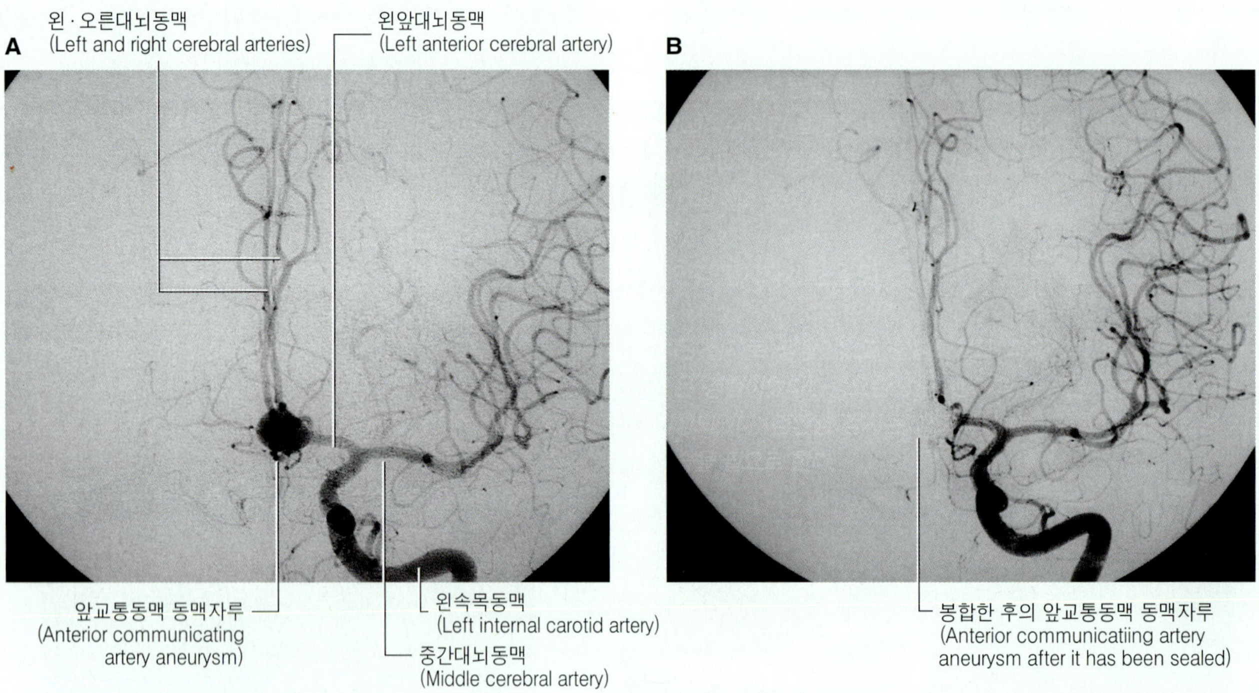

그림 9-12. 앞교통동맥 동맥자루. A, 왼목동맥 혈관조영상. B, 색전형성 후 왼목동맥 혈관조영상.

정맥배출(Venous drainage)

뇌의 정맥배출은 안에서 작은 정맥통로의 그물로 시작하여 큰 대뇌정맥(cerebral veins), 소뇌정맥(cerebellar veins), 뇌줄기로부터 오는 정맥 등이 있으며 이들은 최종적으로 **경질막정맥굴(dural venous sinuses)**로 들어간다. 경질막정맥굴은 경질막(dura mater)의 바깥쪽뼈막층(outer periosteal layer)과 안쪽뇌막층(inner meningeal layer) 사이에 내피세포로 덮여진 공간으로 최종적으로 **속목정맥(internal jugular vein)**으로 들어간다.

경질막정맥굴로 배출되는 또 다른 것으로는 판사이층정맥(diploic vein)이 있으며, 이는 머리안의 지붕에 있는 치밀뼈(compact bone)의 안쪽과 바깥쪽 사이의 판(table)을 달리며, **이끌정맥(emissary veins)**은 머리안의 바깥쪽으로부터 경질막정맥동굴로 연결된다(그림 9-13).

이끌정맥은 밸브가 없어 염증이 머리안으로 이끌정맥을 통하여 들어갈 수 있어 임상적으로 중요하다.

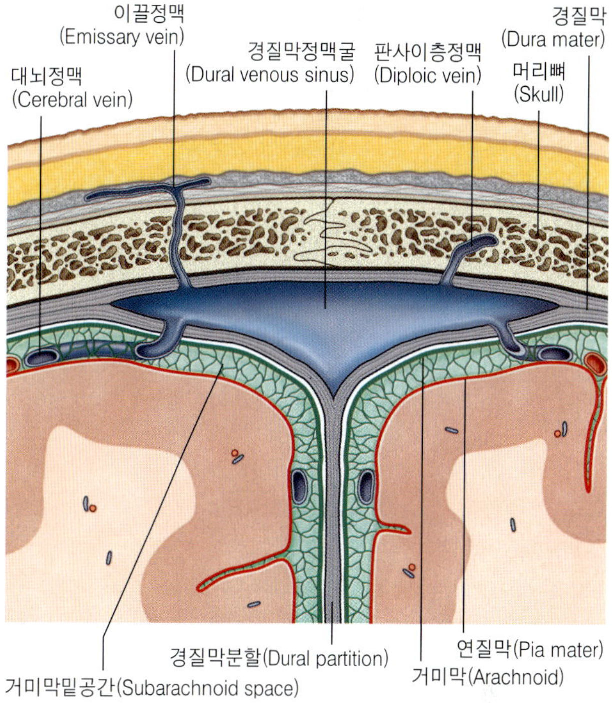

그림 9-13. 경질막정맥굴.

경질막정맥굴(경막정맥동, Dural venous sinuses)

경질막정맥굴에는 위시상정맥굴(superior sagittal sinus), 아래시상정맥굴(inferior sagittal sinus), 곧은정맥굴(straight sinus), 가로정맥굴(transverse sinus), 구불정맥굴(sigmoid sinus), 뒤통수정맥굴(occipital sinus), 정맥굴합류(confluence of sinuses), 해면정맥굴(cavernous sinus), 나비마루정맥굴(sphenoparietal sinus), 위바위정맥굴(superior petrosal sinus), 아래바위정맥굴(inferior petrosal sinus), 뇌바닥정맥굴(basilar sinus) 등이 있다(그림 9-14; 표 9-1).

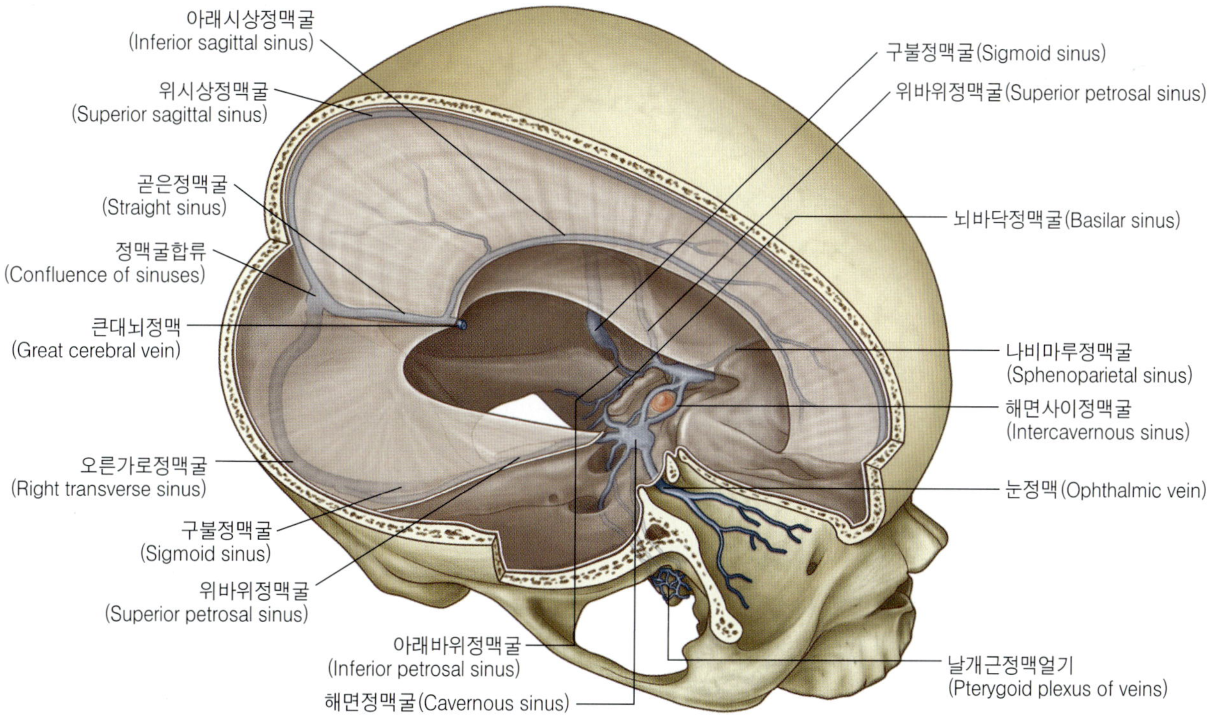

그림 9-14. 정맥, 뇌막 및 경질막정맥굴.

표 9-1. 경질막 정맥굴

경질막 정맥굴	위치	유입
위시상정맥굴	대뇌낫의 윗모서리	위대뇌정맥, 판사이정맥, 이끌정맥, 뇌척수액
아래시상정맥굴	대뇌낫의 아래모서리	대뇌정맥 일부, 대뇌낫으로부터의 정맥
곧은정맥굴	대뇌낫과 소뇌천막의 이음부	아래시상정맥굴, 큰대뇌정맥, 뒤대뇌정맥, 위소뇌정맥, 대뇌낫으로부터의 정맥
뒤통수정맥굴	뒤통수뼈 맞은편의 소뇌낫	아래로 척추정맥얼개와 교통함
정맥굴합류	속뒤통수뼈융기에 확장된 공간	위시상정맥굴, 곧은정맥굴, 뒤통수정맥굴
가로정맥굴(왼 및 오른)	소뇌낫의 뒤쪽 가쪽 부착부위를 따라 정맥굴합류로부터 수평으로 확장판사이정맥 및 이끌정맥	정맥굴합류로부터 배출(오른쪽-가로정맥굴과 보통 위시상정맥굴, 왼쪽-가로정맥굴과 보통곧은정맥굴) 위시상정맥굴, 아래대뇌정맥
구불정맥굴(왼 및 오른)	속목정맥으로 가는 가로정맥굴의 연속, 마루뼈, 관자뼈 및 뒤통수뼈의 고랑	가로정맥굴, 대뇌정맥, 소뇌정맥, 판사이정맥 및 이끌정맥
해면정맥굴(한 쌍)	나비뼈몸통의 가쪽	이끌정맥, 나비마루정맥굴로부터의 대뇌정맥, 눈정맥, 날개근정맥얼기
해면사이정맥굴	안장을 가로지름	해면정맥굴을 서로 연결
나비마루정맥굴(한 쌍)	나비뼈 작은날개의 아래면	판사이정맥 및 뇌막정맥
위바위정맥(한 쌍)	관자뼈 바위부분의 윗모서리	해면정맥굴, 대뇌정맥 및 소뇌정맥
아래바위정맥굴(한 쌍)	관자뼈 바위부분과 뒤통수뼈 사이의 고랑, 속목정맥에서 끝남	해면정맥굴, 소뇌정맥, 속귀와 뇌줄기로부터의 정맥
뇌바닥정맥굴	비스듬틀, 나비뼈 안장 바로 뒤	양쪽 아래바위정맥굴을 연결하고 척수정맥얼기와 교통

위시상정맥굴 (상시상정맥동, Superior sagittal sinus)

위시상정맥굴은 대뇌낫(falx cerebri)의 위쪽 가장자리에 있다. 위시상정맥굴은 앞쪽에서 코안으로부터 작은 이끌정맥(emissary vein)을 받는 곳으로 여기지는 막구멍(foramen caecum)에서 시작하여 뒤쪽에서 정맥굴합류에서 끝나는데 보통은 오른쪽으로 굽어져 오른쪽 가로정맥굴로 간다.

위시상정맥굴은 보통 대뇌반구의 윗면으로부터 대뇌정맥(cerebral veins), 판사이층정맥(diploic vein)과 이끌정맥 및 대뇌낫으로부터 오는 정맥 등을 받는다.

아래시상정맥굴과 곧은정맥굴 (하시상정맥동과 직정맥동, Inferior sagittal sinus and straight sinuses)

아래시상정맥굴은 대뇌낫의 아래 모서리에 있다. 아래시상정맥굴은 일부 대뇌정맥과 대뇌낫으로부터의 정맥을 받아 뒤쪽으로 소뇌천막(tentorium cerebelli)의 앞쪽 가장자리에서 큰대뇌정맥(greater cerebral vein)과 만나 합쳐져 곧은정맥굴을 형성한다(그림 9-14).

곧은정맥굴은 뒤쪽으로 대뇌낫과 소뇌천막의 이음부를 따라가며 정맥굴합류에서 끝나며 보통은 왼쪽으로 구부러져 왼가로정맥굴(left transverse sinus)로 간다.

곧은정맥굴은 보통 아래시상정맥굴, 대뇌반구 뒷부분으로부터 오는 대뇌정맥, 대뇌반구 깊은 곳에서 오는 큰대뇌정맥, 위소뇌정맥(superior cerebella vein) 및 대뇌낫으로부터 오는 정맥을 받는다.

정맥굴합류, 가로정맥굴 및 구불정맥굴 (정맥동교회, 횡정맥동 및 S상정맥동, Confluence of sinuses, transverse sinus and sigmoid sinuses)

위시상정맥굴, 곧은정맥굴, 소뇌낫에 있는 뒤통수정맥굴은 속뒤통수뼈융기(internal occipital protuberance)에 확장된 공간인 정맥굴합류로 들어가며(그림 9-14), 정맥굴합류는 오른 · 왼가로정맥굴로 들어간다.

한 쌍의 가로정맥굴은 정맥굴합류로부터 소뇌천막이 머리안의 가쪽 및 뒤쪽 벽과 만나는 곳까지 수평방향으로 뻗어나간다.

오른가로정맥굴은 보통 위시상정맥굴로부터 혈액을 받으며 왼가로정맥굴은 보통 곧은정맥굴로부터 혈액을 받는다.

가로정맥굴은 또한 위바위정맥굴, 대뇌반구와 소뇌의 아래쪽

부분으로부터의 정맥 및 판사이층정맥과 이끌정맥을 받는다.

가로정맥굴은 뒤통수뼈의 면을 떠나 구불정맥굴(그림 9-14)이 된다. 구불정맥굴은 속목정맥(internal jugular vein)으로 끝나기 전에 마루뼈, 관자뼈 및 뒤통수뼈의 고랑을 따라 아래로 달린다. 가로정맥굴도 대뇌정맥, 판사이정맥 및 이끌정맥을 받는다.

해면정맥굴(해면정맥동, Cavernous sinus)

한 쌍의 해면정맥굴은 안장(sella turcica) 양 옆으로 나벼뼈 몸통의 가쪽에 있다(그림 9-15). 해면정맥굴은 정맥굴의 연결과 해면정맥굴을 통해 지나가는 구조물 때문에 임상적으로 매우 중요하다.

해면정맥굴은 대뇌정맥 뿐만 아니라 눈확으로부터 오는 눈정맥(ophthalmic veins)과 관자아래우묵(infratemporal fossa)에서 날개근정맥얼기(pterygoid plexus of veins)에서 오는 이끌정맥으로부터 혈액을 받는다. 이들 연결은 감염이 머리뼈바깥으로부터 머리안으로 들어가는 길을 제공한다. 또한 여러 구조물들이 해면정맥굴을 통해 지나가거나 벽에 위치하므로 염증에 의해 손상을 받기 쉽다.

해면정맥굴을 지나는 구조물은:

- 속목동맥(internal carotid artery)과
- 가돌림신경(abducent nerve[VI])이다.

해면정맥굴의 가쪽 벽에 있는 구조물은 위에서 아래로:

- 눈돌림신경(occulomotor nerve[III]),
- 도르래신경(trochlear nerve[IV]),
- 눈신경(ophthalmic nerve[V_1]),
- 위턱신경(maxillary nerve[V_2])이다.

오른쪽과 왼쪽의 해면정맥굴을 연결하는 것은 뇌하수체 줄기(pituitary stalk)의 앞쪽과 뒤쪽으로 있는 해면사이정맥굴(intercavernous sinuses)이다(그림 9-15).

나비마루정맥굴(sphenoparietal sinuses)은 각 해면정맥굴의 앞쪽 끝으로 들어간다. 이 작은 나비마루정맥굴은 나비뼈 작은날개의 아래면을 따라 달리며 판사이정맥과 뇌막정맥을 받는다.

위 · 아래바위정맥굴(상 · 하추체정맥동, Superior and inferior petrosal sinuses)

위바위정맥굴은 해면정맥굴이 가로정맥굴로 연결되게 한다. 각 위바위정맥굴은 해면정맥굴의 뒤 끝에서 시작하여 관자뼈 바위부분의 위쪽 모서리를 따라 뒤가쪽으로 지나가며, 가로정맥굴로 연결된다(그림 9-14). 위바위정맥굴은 대뇌정맥과 소뇌정맥도 받는다.

아래바위정맥굴도 해면정맥굴의 뒤 끝에서 시작된다. 양측의 아래바위정맥굴은 관자뼈 바위부분과 뒤통수뼈 바닥부분 사이에 있는 고랑에서 뒤아래쪽으로 가며 속목정맥(internal jugular veins)에서 끝난다. 아래바위정맥굴은 해면정맥굴 뿐만 아니라 소뇌정맥과 속귀와 뇌줄기로부터 오는 정맥으로부터 혈액을 받는다.

뇌바닥정맥굴(basilar sinuses)은 아래바위정맥굴을 서로 연결시켜며 나비뼈 안장의 바로 뒤쪽에서 척추정맥얼기(vertebral plexus of veins)에 연결된다(그림 9-14).

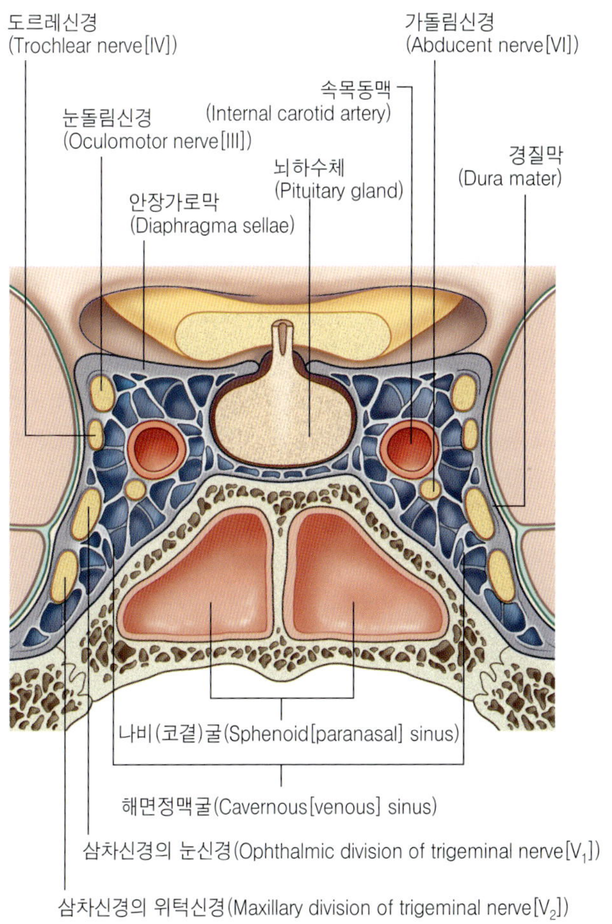

그림 9-15. 해면정맥굴.

임상 강의(In the clinic)

머리손상(Head injury)

머리외상(head trauma)은 흔한 손상 중이 하나이며 심각한 병적 상태(morbidity)와 죽음을 초래한다. 이는 젊은 남자 성인에서 전형적으로 발생하며 이 나이 대에 모든 사망의 약 10%를 차지한다. 머리손상은 단독으로 생길 수 있지만 다른 손상을 동반하기도 하기 때문에 머리손상을 받은 환자는 다른 여러 가지 손상을 받았는지 항상 눈여겨보아야 한다. 복합외상(multiple trauma)을 받은 환자 중에 50%는 머리손상으로 죽는다.

처음 머리손상을 받은 다음 두 과정이 진행된다.

- 처음 일차적인 뇌손상은 뇌안의 엇갈림(shearing)에 의한 감속 힘의 결과로 축삭과 세포가 손상을 받는다. 이 손상은 일반적으로 복구되지 않는다. 또한 일차적인 뇌손상은 뇌속출혈과 관통 손상도 포함되며 이는 회색질(gray matter)과 백색질(white matter)을 직접 파괴한다.
- 이차적인 손상은 일차 외상의 휴유증이다. 이에는 머리덮개의 찢김(laceration), 머리둥근천장(cranial vault)의 골절, 뇌안 동맥과 정맥의 파열, 뇌내 부기(intracerebral edema) 및 감염이 있다. 대부분의 경우 조기에 진단이 이루어지고 빠르고 효과적인 치료를 하게 되면 환자의 회복과 예후가 매우 좋아진다.

임상 강의(In the clinic)

머리속 출혈의 유형(Types of intracranial hemorrhage)

일차뇌출혈(Primary brain hemorrhage)

일차 뇌출혈의 주요 원인으로는 동매자루(aneurysm)의 터짐, 고혈압(높은 혈압의 이차적으로 오는 뇌안 혈종[intracerebral hematoma]) 및 뇌경색(cerebral infarction) 후의 출혈 등이 있다.

경질막바깥출혈(Extradural hemorrhage)

경질막바깥출혈(그림 9-16)은 동맥의 손상에 의해 발생되며 중간뇌막동맥(middle cerebral artery)의 가지가 찢어져 생기며 관자놀이점(pterion) 부근에서 잘 발생한다. 경질막의 뼈막과 머리뼈덮개 사이에 혈액이 차이며 동맥압이 가해져 천천히 확장된다.

머리에 타격을 받은(가끔은 운동하는 동안) 전형적인 병력은 의식을 잠깐 동안 잃는 것이다. 환자는 손상을 받은 후 보통 의식을 되찾고 수 시간 동안 명료기간(lucid interval)을 갖는다. 이후에 급격한 졸림과 의식불명은 죽음을 초래할 수 있다.

경질막밑혈종(subdural hematoma)

경막질밑혈종(그림 9-17)은 경질막과 거미막 사에서 생긴다. 이 혈종은 정맥 출혈로부터 발생하며 보통 위시상정맥굴(superior sagittal sinus)로 들어가는 곳의 대뇌정맥(cerebral veins)으로부터 생긴다.

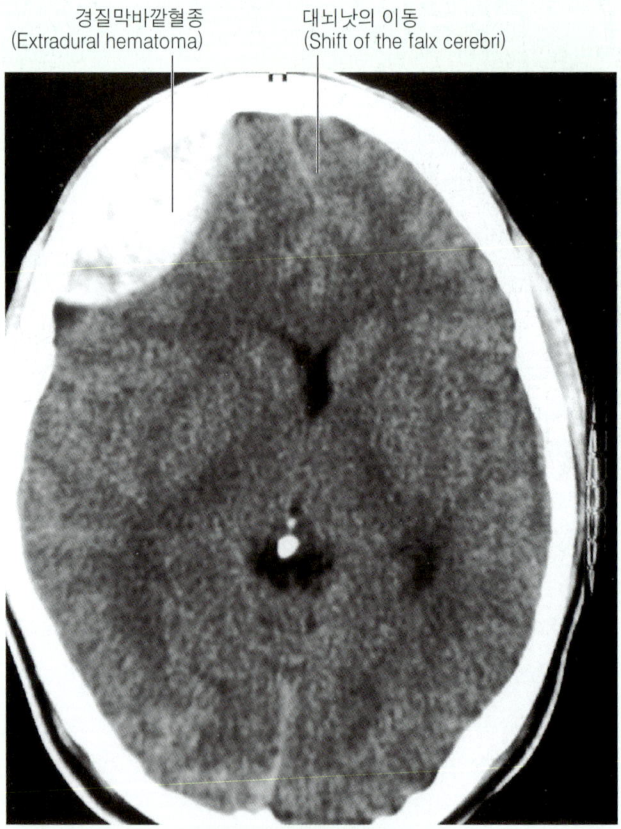

그림 9-16. 경질막바깥혈종. 뇌의 축 컴퓨터단층촬영영상.

(계속)

(계속) 임상 강의(In the clinic)

경질막밑혈종이 생기는 위험이 있는 환자는 젊은 사람과 늙은 사람이다. 뇌위축(cerebral atrophy)을 동반한 환자에서 증가된 뇌척수액 공간은 시상정맥굴로 들어가는 뇌정맥에 정상보다 많은 스트레스를 준다. 임상적인 병력은 보통 의식의 잠행성 소실 또는 성격의 변화가 뒤따르는 사소한 손상과 관련되어 있다.

거미막밑출혈(Subarachnoid hemorrhage)

거미막밑출혈(그림 9-18)은 심한 뇌손상은 받은 환자에게서 발생하지만 전형적으로 대뇌동맥고리(arterial circle[of Willis])주변의 혈관에서 시작된 뇌내 동맥자루가 터져 생긴다.

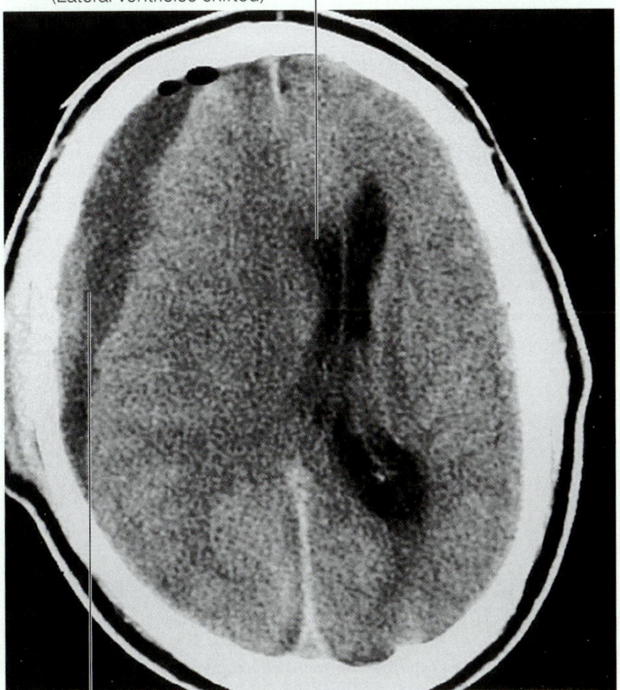

그림 9-17. 만성(저밀도) 경질막밑혈종. 뇌의 축 컴퓨터단층촬영영상.

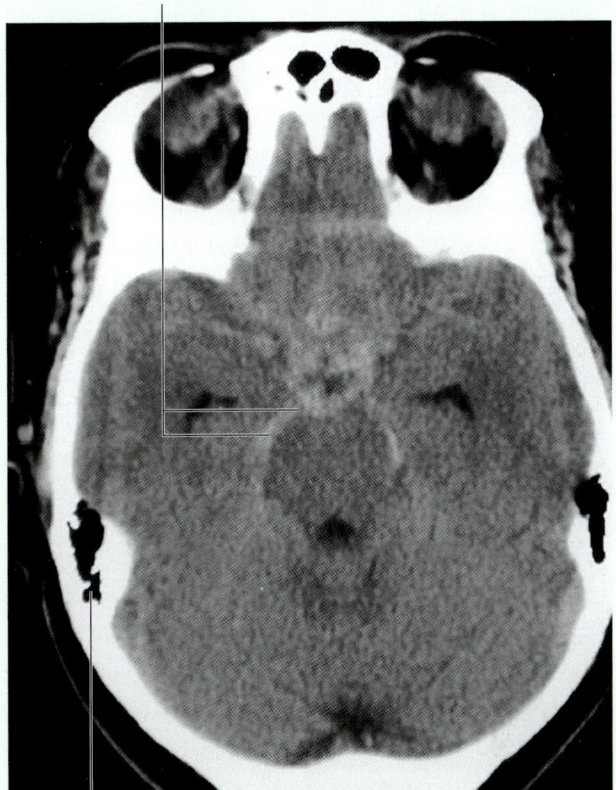

그림 9-18. 거미막밑출혈. 뇌의 축 컴퓨터단층촬영영상

임상 강의(In the clinic)

머리손상 환자의 임상검사 (Clinical assessment of patients with head injury)

머리손상을 받은 환자의 임상적 접근은 항상 상대적으로 간단하다. 그러나 실제로는 보통 간단하지는 않다.

환자는 단순한 넘어짐(fall)으로부터 복잡한 복합외상에 이르기까지 손상의 양상이 다양하다. 환자의 나이와 손상의 정도에 관하여 의사소통을 할 수 있는 능력이 중요한 요소이다.

어떤 머리손상은 심한 폭행에 의한 경우가 있기 때문에 손상의 상황에 대해 잘 기록하여 의사가 법정에서 증거를 제시할 필요가 있을 수 있다.

어떤 경우 알코올중독에 의하거나 관련되어 발생하여 머리손상의 심한 정도를 파악하는 것이 매우 어려울 수 있다.

진단이 이루어지고 적절한 조치가 취해진 이후에도 손상을 받은 상황과 환자가 치료 후 되돌아갔을 때 환경에 대해 더 손상(예, 노인이 계단에서 걸려 넘어짐)을 막을 수 있도록 검토되어야 한다.

임상검사 시 모든 부분을 포함하지만 특히 중추신경계통과 말초신경계통에 집중해야 한다. 의식 수준을 파악해야 하며, Glasgow 혼수척도(Glasgow coma scale)를 사용하여 정확히 기록하여야 한다. 이 척도를 이용하여 임상의사는 의식의 정도를 수치화하여 환자의 의식이 나빠지거나 좋아지는 상태를 정량화하여 측정할 수 있다.

Glasgow 혼수척도(Glasgow coma scale)

Glasgow 혼수척도는 1974년에 제안되어 현재 전 세계적으로 널리 사용되고 있다. 이 척도는 총 15점으로 되어 있어 15/15는 환자가 의식이 명료하고 완전한 방향감각을 가지고 있으며(fully oriented) 3/15는 심한 혼수상태를 나타내 준다. 이 점수는 최고의 운동반응(총 6점), 최고의 언어반응(총 5점) 및 최고의 안구운동 반응(총 4점)을 포함하고 있다.

임상 강의(In the clinic)

머리손상의 치료(Treatment of head injury)

일차 뇌손상의 치료는 매우 제한적이다. 축삭의 파괴와 세포사멸은 일반적으로 비가역적이다. 뇌가 손상을 받으면 다른 대부분의 조직처럼 부기(edema)가 생긴다. 뇌는 고정된 공간(머리뼈)에 들어있어 부기가 뇌기능을 떨어뜨리고 다른 두 가지 중요한 결과를 초래한다.

- 첫째, 부기는 머리뼈 안에서 혈관을 눌러 혈압이 급격하게 올라가게 된다.
- 둘째, 뇌 부기가 전체적으로 생기면 결국 큰구멍(foramen magnum)으로 뇌와 뇌줄기를 밀어내게 된다(**coning**). 뇌줄기가 눌려지고 파괴되면 기본적인 심장호흡기능이 없어져 죽을 수 있다. 국소적인 뇌 부기는 한쪽 뇌가 대뇌낫(falx cerebri) 아래로 빠져나가게 할 수 있다(대뇌낫이탈, **falcine herniation**).

부기를 막기 위한 간단한 방법으로는 뇌내 산염기 평형을 변화시켜 부기를 감소시키는 과다호흡(hyperventilation)과 작용이 가끔 늦게 나타나지만 정맥내 겉질스테로이드(corticosteroids)를 주사하는 것이 있다.

뇌바깥혈종(extracerebral hematoma)은 수술적으로 제거되기도 한다.

머리손상을 받은 환자의 예후는 어떻게 이차적인 손상을 치료했느냐에 달렸다. 심한 일차 손상을 받은 환자일지라도 회복되어 정상적인 생활을 하기도 한다.

뇌신경(Cranial Nerves)

12쌍의 뇌신경은 말초신경계통의 부분으로 머리안에서 구멍이나 틈새를 통해 나온다. 더부신경(accessory nerve[XI])을 제외한 모든 뇌신경은 뇌로부터 나온다.

뇌신경은 척수신경(spinal nerves)처럼 몸성분(somatic component)과 내장성분(visceral component)이 있으며, 일부 뇌신경은 특수감각성분(special sensory component)과 운동성분(motor component)을 포함하고 있다(표 9-2, 9-3).

특수감각성분은 듣기, 보기, 냄새맡기, 평형유지 및 맛보기와 관련되어 있다.

특수운동성분은 발생학적으로 인두굽이(pharyngeal arch)로부터 유래된 근육을 지배하는 신경을 포함한다.

사람의 발생에서 여섯 개의 인두굽이를 만들기 시작하지만 다섯째인두굽이는 결코 발생하지 않는다. 각 인구굽이는 발생중인 뇌신경이나 이들의 가지 중 하나와 관련되어 있다.

표 9-2. 뇌신경의 기능적 성분

기능성분	약자	일반기능	뇌신경 포함요소
일반몸들	GSA	촉각, 통증 및 온도 지각	삼차신경, 얼굴신경, 혀인두신경 및 미주신경
일반내장들	GVA	내장으로부터의 감각	혀인두신경, 미주신경
특수들*	SA	후각, 미각, 시각, 청각 및 평형감각	후각신경, 시각신경, 얼굴신경, 속귀신경, 혀인두신경, 미주신경
일반몸날	GSE	골격근의 운동지배	눈돌림신경, 도르래신경, 가돌림신경 및 혀밑신경
일반내장날	GVE	민무늬근육, 심장근육 및 샘의 운동지배	눈돌림신경, 얼굴신경, 혀인두신경 및 미주신경
인두날**	BE	인두굽이 중배엽에서 발생한 골격근의 운동지배	삼차신경, 얼굴신경, 혀인두신경, 미주신경 및 더부신경

기능적 성분을 기술할 때 다른 용어를 사용한다. *특수감각 또는 특수내장들(special visceral afferent, SVA)–후각 및 미각, 특수몸들(special somatic afferent, SSA)–시각, 청각 및 평형감각.
**특수내장날(special visceral efferent, SVE) 또는 인두운동

표 9-3. 뇌신경(표 9-2의 약자 참조)

신경	성분 들	 날	머리뼈로부터의 출구	기능
후각신경[I]	SA		벌집체판	후각
시각신경[II]	SA		시각신경관	시각
눈돌림신경[III]		GSE, GVE	위눈확틈새	GSE – 눈꺼풀올림근, 위곧은근, 아래곧은근, 안쪽곧은근 및 아래빗근 지배 GVE – 동공수축을 위한 동공수축근과 가까운 곳을 보기 위한 수정체의 조절을 위한 근육의 지배
도르래신경[IV]		GSE	위눈확틈새	위빗근의 지배
삼차신경[V]	GSA	BE	위눈확틈새 – 눈가지 원형구멍 – 위턱가지 타원구멍 – 아래턱가지	GSA – 눈신경으로부터의 감각 – 눈, 결막, 눈확내용물, 코안, 이마굴, 벌집굴, 위눈꺼풀, 콧등, 머리덮개의 앞 부분; 위턱신경으로부터의 감각 – 앞 · 중간머리뼈우묵의 경질막, 코인두, 입천장, 코안, 위치아, 위턱뼈굴, 코 옆을 덮고 있는 피부, 아래눈꺼풀, 뺨, 위입술; 아래턱신경으로부터의 감각 – 아래얼굴의 피부, 뺨, 아래입술, 귀, 바깥귀길, 관자우묵, 혀 앞 2/3 부분, 아래치아, 꼭지벌집, 뺨의 점막, 아래턱, 중간머리뼈 우묵의 경 BE – 관자근, 깨물근, 안쪽 · 가쪽날개근, 고막긴장근, 입천장긴장근, 두힘살근의 앞힘살, 턱목뿔근을 지배
가돌림신경[VI]		GSE	위눈확틈새	가쪽곧은근을 지배

(계속)

표 9-3. *(계속)* 뇌신경

신경	성분: 들	성분: 날	머리뼈로부터의 출구	기능
얼굴신경[VII]	GSA, SA	GVE, BE	속귀길	GSA – 바깥귀길 및 귀 뒤쪽 피부의 감각 SA – 혀 앞 2/3 부분의 미각 GVE – 눈물샘, 턱밑샘과 혀밑샘, 코안의 점막, 단단입천장 및 물렁입천장을 지배 BE – 얼굴의 근육(표정근), 둘째인두굽이로부터 발생한 머리덮개, 등자근, 두힘살근의 뒤힘살, 붓목뿔근을 지배함
속귀신경[VIII]	SA		속귀길	안뜰가지 – 평형 달팽이가지 – 청각
혀인두신경[IX]	GVA, SA	GVE, BE	목정맥구멍	GVA – 목동맥토리, 목동맥팽대, 혀의 뒤 1/3 부분, 목구멍편도, 위쪽 인두, 가운데귀와 귀인두관의 점막으로부터의 감각. SA – 혀 뒤 1/3 부분의 미각 GVE – 귀밑샘을 지배 BE – 붓인두근을 지배
미주신경[X]	GSA GVA, SA	GVE, BE	목정맥구멍	GSA – 귀 뒤쪽 및 바깥귀길의 피부 및 뒤머리뼈우묵의 경질막으로부터의 감각 GVA – 대동맥토리 화학수용체와 대동맥활 압력수용체, 인두, 후두, 식도, 기관지, 폐, 심장 및 앞창자와 중간 창자의 배내장의 점막으로부터의 감각 SA – 후두덮개의 미각 GVE – 인두, 후두, 가슴내장 및 앞창지와 중간창자의 배내장의 민무늬근과 샘을 지배 BE – 혀근육(입천장혀근), 물렁입천장의 근육(입천장 긴장근 제외), 인두(붓인두근 제외) 및 후두의 근육을 지배
더부신경[XI]		BE	목정맥구멍	목빗근과 등세모근을 지배
혀밑신경[XII]		GSE	혀밑신경관	목뿔혀근, 턱끝혀근, 붓혀근 및 혀의 모든 내인근육을 지배함

이들 뇌신경은 인두굽이로부터 유래된 근육에 분포하는 날섬유(efferent fibers)를 낸다.

다섯 개의 인두굽이에서 유래된 근육의 신경지배은 다음과 같다:

- 첫째가지 – 삼차신경(trigeminal nerve[V_3]).
- 둘째가지 – 얼굴신경(facial nerve[VII]).
- 셋째가지 – 혀인두신경(glossopharyngeal nerve[IX]).
- 넷째가지 – 미주신경(vagus nerve[X])의 위후두가지(superior laryngeal branch).
- 여섯째가지 – 미주신경의 되돌이후두신경(recurrent laryngeal nerve).

후각신경(Olfactory nerve[I])

후각신경은 냄새를 맡기 위한 특수들섬유(special afferent(SA) fibers)를 운반한다. 이들 감각 신경세포는 코안 점막에 있는 수용체 역할을 하는 말초돌기(peripheral process)와 뇌로 정보를 전달하는 중추돌기(central process)가 있다.

수용체는 코안의 지붕과 윗부분에 있으며 중추돌기들이 만나 작은 다발이 되어 벌집뼈체판(cribriform plate of ethmoid bone)을 지나 머리안으로 들어간다(그림 9-18). 이들은 후각망울(olfactory bulb)에서 이차신경세포와 연접하면서 끝난다(그림 9-20).

시각신경(시신경, Optic nerve[II])

시각신경에는 시각을 위한 특수들경섬유(SA)가 있다. 이들 신경섬유는 망막(retina)의 광수용체(photoreceptors)로부터 뇌에 정보를 전달한다. 신경돌기들이 망막 수용체를 떠나 작은 다발로 합쳐진 시각신경이 뇌 시각계통의 다른 부분으로 간다. 시각신경은 시각신경관(optic canal)을 통해 머리안으로 들어간다(그림 9-20).

눈돌림신경 (동안신경, Oculomotor nerve[III])

눈돌림신경은 다음 두 유형의 신경섬유를 포함한다:

- 일반몸날섬유(general somatic efferent fibers[GSE])는 대부분 눈바깥근육(extraocular muscles)에 분포한다.
- 일반내장날섬유(general visceral efferent fibers[GVE])는 말초신경계통의 자율신경 가지 중 부교감신경의 부분이다.

눈돌림신경은 중간뇌(midbrain)와 다리뇌(pons) 사이의 뇌줄기(brain stem) 앞면에서 나온다(그림 9-20). 눈돌림신경은 소뇌천막(tentorium cerebelli)의 앞 가장자리로 들어가 해면정맥굴(cavernous sinus)의 가쪽벽에서 앞쪽으로 계속되며(그림 9-19, 9-20) 위눈확틈새(superior orbital fissure)를 통하여 머리안을 나온다.

눈확(orbit)에서 눈돌림신경의 일반몸날섬유는 위눈꺼풀올림근(levator palpebrae superioris), 위곧은근(superior rectus), 안쪽곧은근(medial rectus) 및 아래빗근(inferior oblique)에 분포한다.

눈돌림신경의 일반내장날섬유는 신경절이전 부교감신경섬유(preganglionic parasympathetic fibers)로서 섬모체신경절(ciliary ganglion)에서 연접하여 최종적으로 동공 수축에 관여하는 동공조임근(spincter pupillae)과 가까운 곳을 보기 위한 수정체(lens)의 조절에 관여하는 섬모체근(ciliary muscles)에 분포한다.

도르래신경 (활차신경, Trochlear nerve[IV])

도르래신경은 눈확에서 눈바깥근육(extraocular muscles) 중의 하나인 위빗근(superior oblique)에 분포하는 일반몸날섬유(GSE)를 운반하는 뇌신경이다. 도르래신경은 중간뇌에서

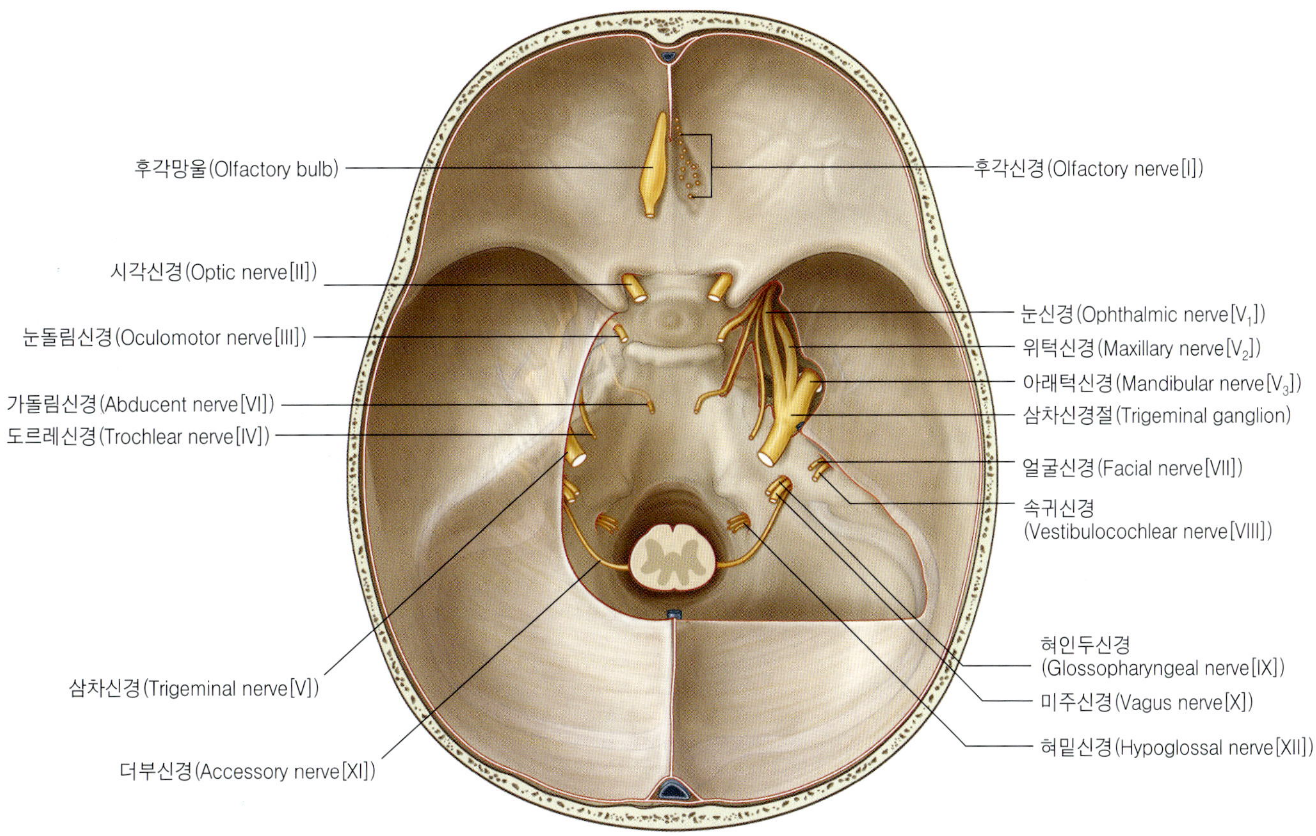

그림 9-19. 머리안을 빠져나가는 뇌신경.

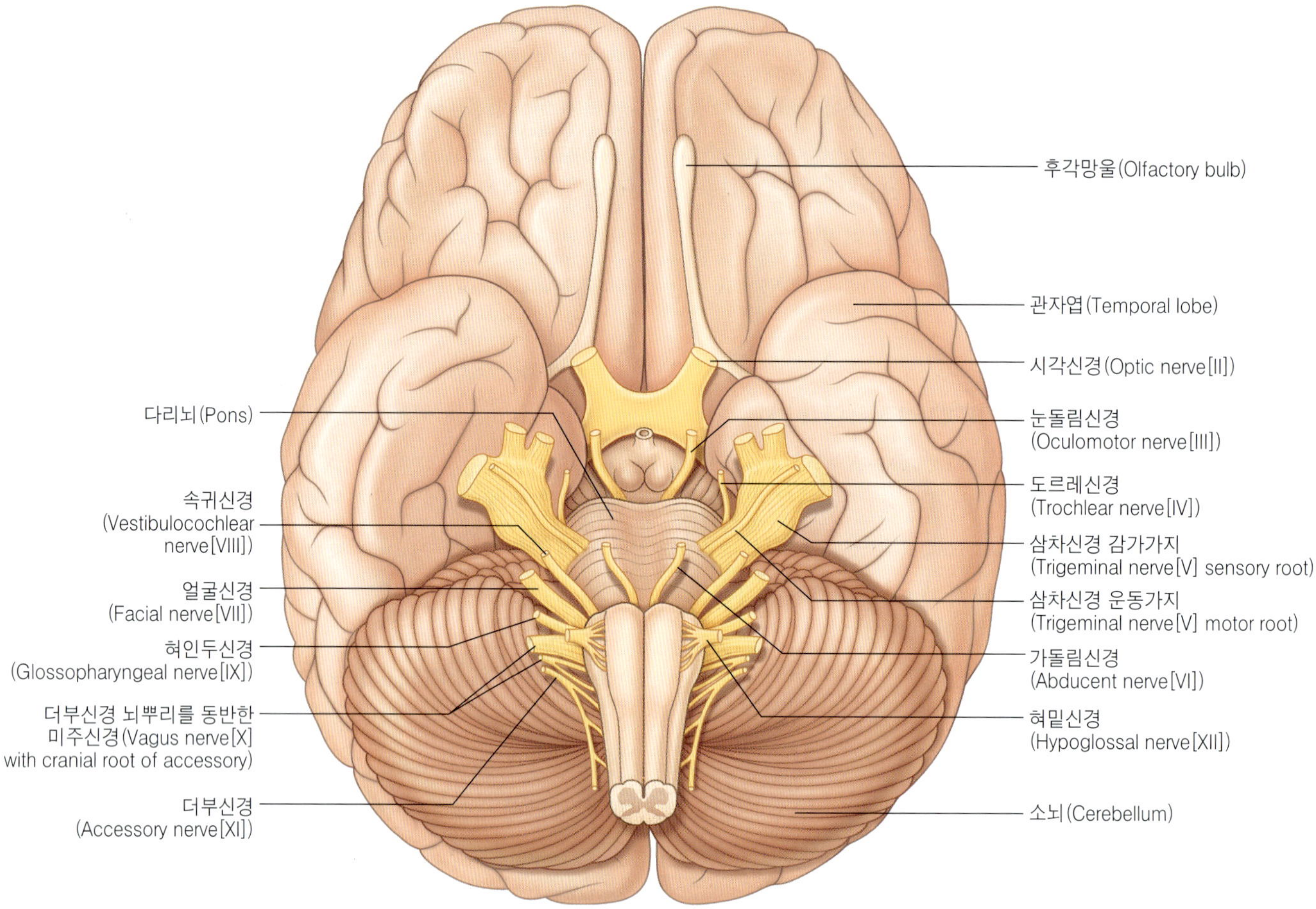

그림 9-20. 뇌바닥의 뇌신경.

시작하며 뇌줄기의 뒷면으로부터 나오는 유일한 뇌신경이다(그림 9-20). 도르래신경은 소뇌천막의 자유 가장자리의 아래면에 들어가 해면정맥굴 가쪽벽에서 앞쪽으로 가며(그림 9-19, 9-20), 위눈확틈새를 통하여 눈확으로 들어간다.

삼차신경(Trigeminal nerve[V])

삼차신경은 머리의 주요한 일반감각신경으로 아래턱을 움직이는 근육도 지배한다. 삼차신경은 일반몸들섬유(general somatic afferent fibers[GSA])와 인두날섬유(branchial efferent(BE) fibers)를 운반한다:

- 일반몸들섬유는 얼굴, 머리덮개(scalp)의 앞 절반, 입안(oral cavity)과 코안(nasal cavity) 및 코곁동굴(paranasal sinuses)의 점막, 고막(tympanic membrane)의 일부분 및 눈과 결막(conjuctiva)으로부터 감각신호를 받는다.
- 인두날섬유는 씹기근육(muscles of mastication), 고막긴장근(tensor tympani), 입천장긴장근(tensor veli palatini), 턱목뿔근(mylohyoid) 및 두힘살근의 앞힘살(anterior belly of digastric)에 분포한다.

삼차신경은 하나의 큰 감각뿌리와 하나의 작은 운동뿌리로서 다리뇌의 앞가쪽면에서 나온다(그림 9-20). 이 뿌리들은 뒤머리뼈우묵을 나와 관자뼈 바위부분의 안쪽 끝 위를 지나 중간머리뼈우묵으로 들어간다(그림 9-19).

중간머리뼈우묵에서 감각뿌리는 **삼차신경절(trigeminal ganglion)**안으로 가며, 이 신경절은 삼차신경에서 감각신경세포의 세포체가 있으며, 척수신경절(spinal ganglia)과 비교될 수 있다. 이 신경절은 경질막공간(**삼차신경절공간**)(dural cave[**trigeminal cave**]) 안에 관자뼈 바위부분의 앞면에 있는 삼차신경절자국(trigeminal depression)에 있다. 운동뿌리는 아래에 있어 이 지점에서 감각뿌리와 완전히 분리되어 있다.

삼차신경절의 앞쪽 가장자리에서는 삼차신경의 세 가지가 있으며 위에서 아래의 순서로는:

- 눈신경(ophthalmic nerve[V_1])
- 위턱신경(maxillary nerve[V_2])
- 아래턱신경(mandibular nerve[V_3])이 있다.

눈신경(안신경, Ophthalmic nerve[V_1])

눈신경은 해면정맥굴(cavernous sinus)의 가쪽벽 경질막을 따라 앞으로 가서(그림 9-15) 머리안을 나가며, 위눈확틈새(superior orbital fissure)를 통하여 눈확으로 들어간다.

눈신경은 눈, 결막 눈물샘을 포함하는 눈확 내용물로부터 감각 가지를 받는다. 눈신경은 이 밖에 코안(nasal cavity), 이마굴(frontal sinus), 벌집굴(ethmoidal sinuses), 위눈꺼풀, 콧등, 머리덮개의 앞부분으로부터도 감각가지를 받는다.

위턱신경(상악신경, Maxillary nerve[V_2])

위턱신경은 눈신경 바로 아래로 해면정맥굴 가쪽벽의 경질막에서 앞쪽으로 가서(그림 9-15) 원형구멍(foramen rotundum)을 통하여 머리안을 나가며 날개입천장오목(pterygopalatine fossa)으로 들어간다.

위턱신경은 앞·중간머리뼈우묵의 경질막, 코인두, 입천장, 코안, 위턱의 치아, 위턱굴, 코 양쪽의 피부, 아래눈꺼풀, 뺨 및 위입술로부터 감각가지를 받는다.

아래턱신경(하악신경, Mandibular nerve[V_3])

아래턱신경은 삼차신경절 아래 가장자리를 떠나 타원구멍(foramen ovale)을 통하여 머리뼈를 나간다.

삼차신경의 운동뿌리도 타원구멍을 통과하여 머리뼈 밖에서 아래턱신경의 감각뿌리와 합쳐진다. 그러므로 아래턱신경이 삼차신경 중 운동성분을 가진 유일한 가지이다.

운동섬유는 머리뼈 밖에서 관자근(temporalis), 깨물근(masseter), 안쪽·바깥쪽날개근(medial and lateral pterygoid muscles)의 씹기근육 뿐만 아니라 고막긴장근(tensor tympani), 입천장긴장근(tensor veli palatini), 두힘살근의 앞힘살(anterior belly of digastric) 및 턱목뿔근(mylohoid)에 분포한다.

아래턱신경은 또한 얼굴 아래부분의 피부, 뺨, 아래입술, 귀, 바깥귀구멍과 관자부위, 혀의 앞쪽 2/3 부분, 아래턱의 치아, 꼭지벌집(mastoid air cells), 뺨의 점막, 아래턱 및 중간머리뼈우묵의 경질막으로부터 감각가지를 받는다.

가돌림신경 (외전신경, Abducent nerve[VI])

가돌림신경은 눈확의 가쪽곧은근(lateral rectus)에 분포하는 일반날섬유(GSE)를 보낸다. 가돌림신경은 다리뇌와 숨뇌 사이의 뇌줄기로부터 나와 앞으로 진행하여 비스듬틀(clivus)을 덮고 있는 경질막을 뚫고 들어간다(그림 9-20). 경질막관에서 위쪽으로 계속 가 관자뼈 바위부분의 위모서리를 가로질러 속목동맥(internal carotid artery) 바로 아래의 해면정맥굴(cavernous sinus)로 들어가 계속 앞으로 가서(그림 9-15) 위눈확틈새(superior orbital fissure)를 통하여 눈확으로 들어간다.

얼굴신경(안면신경, Facial nerve[VII])

얼굴신경은 일반몸들섬유(GSA), 특수들섬유(SA), 일반내장날섬유(GVE) 및 인두굽이섬유(BE)를 운반한다:

- 일반몸들섬유는 바깥귀길(external acoustic meatus)과 귀 뒤쪽 일부 피부로부터 감각을 받아들인다.
- 특수들섬유는 혀의 앞쪽 2/3 부분의 미각을 담당한다.
- 일반내장날섬유는 말초신경계통 자율신경계통 중 부교감신경 부분으로서 눈물샘, 턱밑샘, 혀밑샘, 코안의 점막 및 단단입천장과 물렁입천장에서의 분비 활동을 촉진한다.
- 인두굽이섬유는 얼굴표정을 짓는데 관여하는 얼굴근육, 둘째인두굽이로부터 유래한 머리덮개, 등자근(stapedius), 두힘살근의 뒤힘살(posterior belly of the digastric) 및 붓목뿔근(stylohyoid)을 지배한다.

얼굴신경은 다리뇌와 숨뇌 사이의 뇌줄기로부터 나온다(그림 9-20). 얼굴신경은 큰 운동뿌리와 작은 감각뿌리(**중간신경**)(sensory root[**intermediate nerve**])로 구성되어 있다:

- 중간신경은 미각을 담당하는 특수들섬유, 부교감성 일반내장날섬유 및 일반몸들섬유를 포함하고 있다.
- 큰 운동뿌리는 인두굽이섬유를 포함하고 있다.

운동뿌리와 감각뿌리는 뒤머리뼈우묵을 가로질러 속귀길(internal acoustic meatus)을 통하여 머리안을 나간다(그림 9-19). 관자뼈 바위부분에서 얼굴신경관(facial canal)으로 들어간 다음 두 뿌리는 합쳐지어 얼굴신경을 형성한다. 이 지점에서 감각신경의 세포체가 있는 척수신경절과 유사한 **무릎신경절(geniculate ganglion)**이 있다. 무릎신경절에서 얼굴신경은 신경절이전 부교감신경섬유가 있는 **큰바위신경**(greater petrosal nerve)을 낸다(표 9-4).

얼굴신경은 뼈관을 따라 계속 가서 붓꼭지구멍(stylomastoid foramen)을 통하여 머리뼈를 빠져나오기 전에 **등자근신경(nerve to stapedius)**과 **고실끈신경(chorda tympani)**을 낸다.

고실끈신경은 혀의 앞쪽 2/3 부분의 미각섬유와 아래턱신경절로 가는 신경절이전 부교감신경섬유를 운반한다(표 9-4).

속귀신경(내이신경, Vestibulocochlear nerve[VIII])

속귀신경은 청각과 평형감각을 위한 특수감각섬유(SA)를 운반하며 다음 두 가지가 있다:

- 평형감각을 위한 안뜰부분(vestibular component).
- 청각을 위한 달팽이부분(cochlear component).

속귀신경은 다리뇌와 숨뇌 사이의 뇌줄기 가쪽면에 붙어있다. 속귀신경의 속귀길(internal acoustic meatus)로부터 나와 뒤머리뼈우묵을 가로지른다(그림 9-19, 9-20). 두 가지는 관자뼈 바위부분의 실질(substance) 안에서 한 개의 신경으로 합쳐진다.

혀인두신경(설인신경, Glossopharyngeal nerve[IX])

혀인두신경은 일반내장들섬유(GVA), 특수들섬유(SA), 일반내장날섬유(GVE) 및 인두굽이섬유(BE)를 운반한다:

- 일반내장들섬유(GVA)는 목동맥토리(carotid body)와 목동맥팽대(carotid sinus), 혀의 뒤 1/3 부분, 목구멍편도(palatine tonsil), 위쪽 인두, 가운데귀의 점막과 귀인두관(pharyngotympanic tube, auditory tube)으로부터 감각 정보를 받는다.
- 특수들섬유(SA)는 혀의 뒤1/3 부분의 미각을 담당한다.
- 일반내장날섬유(GVE)는 말초신경 자율신경계 부교감신경의 한 부분으로서 귀밑샘(parotid gland)의 분비활동을 촉진시킨다.
- 인두굽이섬유(BE)는 인두굽이로부터 유래한 근육(붓인두근, stylopharyngeus)에 분포한다.

혀인두신경은 숨뇌의 앞가쪽면에 여러 잔뿌리(rootlets)로서 나온다(그림 9-20). 이들 잔뿌리는 뒤머리뼈우묵을 가로질러 목정맥구멍(jugular foramen)으로 들어간다(그림 9-19). 목정맥구멍내에서 빠져나오기 전에 잔가지들이 혀인두신경을 형성한다.

목정맥구멍 안이나 바로 밖에 혀인두신경의 감각 신경세포의 세포체가 있는 두 개의 신경절(**위·아래신경절, superior and inferior ganglia**)이 있다.

고실신경(Tympanic nerve)

혀인두신경이 목정맥구멍의 안이나 바로 바깥에서 분지하여 **고실신경(tympanic nerve)**이 된다. 고실신경은 다시 관자뼈의 가운데귀 공간으로 들어가 **고실얼기(tympanic plexus)**를 형성하는 데 관여한다. 가운데귀 안에서 고실신경은 가운데귀 공간의 점막, 귀인두관(pharyngotympanic tube) 및 꼭지벌집(mastoid air cells)에 분포한다.

고실신경은 또한 일반내장날섬유를 내는데, 고실얼기를 떠나 관자뼈를 빠져나가는 **작은바위신경(lessor petrosal nerve)**이다. 이 신경은 중간머리뼈우묵으로 들어가 귀신경절(otic ganglion)에 신경절이전 부교감신경섬유를 운반하면서 타원구멍(foramen ovale)을 통해 내려가 머리안을 빠져나간다(표 9-4).

표 9-4. 머리의 부교감신경절

신경절	들어옴(Input)	신경절이전섬유의 뇌신경의 이는곳	기능
섬모체신경절	눈돌림신경	눈돌림신경	동공수축을 위한 동공수축근과 가까운 곳을 보기 위한 수정체의 조절을 위한 섬모체근을 지배
날개입천장신경절	큰바위신경	얼굴신경	눈물샘과 코안, 위턱굴 및 입천장의 점막샘을 지배
귀신경절	작은바위신경	혀인두신경	귀밑샘을 지배
턱밑신경절	턱밑신경절에 들어가는 혀신경의 고실끈신경부분	얼굴신경	턱밑샘과 혀밑샘을 지배

미주신경(Vagus nerve[X])

미주신경은 일반몸들섬유(GSA), 일반내장들섬유(GVA), 특수들섬유(SA), 일반내장날섬유(GVE) 및 인두굽이섬유(BE)를 운반한다:

- 일반몸들섬유는 귀 뒤쪽의 피부와 바깥귀길 및 뒤머리뼈우묵의 경질막에 분포한다.
- 일반내장들섬유는 대동맥토리(aortic body) 화학수용체(chemoreceptors)와 대동맥활(aortic arch) 압력수용체(baroreceptors), 인두의 점막, 후두, 식도, 기관지, 폐, 심장, 앞창자(foregut)와 중간창자(midgut)에 있는 배의 내장의 감각정보를 받는다.
- 특수감각섬유는 후두덮개(epiglottis)의 미각을 담당한다.
- 일반내장날섬유는 말초신경계통의 자율신경계통인 부교감신경의 한 부분으로 인두, 후두, 가슴 내장 및 앞창자와 중간창자의 배의 내장에 있는 민무늬근과 샘에 분포한다.
- 인구굽이섬유는 혀의 근육(입천장혀근, palatoglossus), 물렁입천장의 근육(입천장긴장근[tensor veli palatini] 제외), 인두의 근육(붓인두근[stylopharyngeus] 제외) 및 후두의 근육에 분포한다.

미주신경은 혀인두신경을 형성하기 위한 잔가지들 바로 아래에 숨뇌의 앞가쪽면에 잔가지들로 시작된다(그림 9-20). 이 잔가지들은 뒤머리뼈우묵을 가로질러 목정맥구멍으로 들어간다(그림 9-19). 목정맥구멍에서 잔가지들은 구멍을 빠져나가기 전에 미주신경을 형성한다. 이 구멍 안이나 바로 아래에서 미주신경의 감각신경세포 세포체가 있는 위·아래신경절(superior[jugular] and inferior[nodose) ganglia)을 이룬다.

더부신경 (부신경, Accessory nerve[XI])

더부신경은 목빗근(sternocleidomastoid)과 등세모근(trapezius)에 분포하는 인두굽이섬유(BE)를 포함하는 뇌신경이다. 더부신경은 뿌리가 목척수(cervical spinal cord)의 위 다섯분절에 있는 운동신경세포로부터 나오는 독특한 뇌신경이다. 이들 신경섬유는 척수의 가쪽면을 떠나 올라가면서 서로 합쳐지고 큰구멍(foramen magnum)으로 통하여 머리안으로 들어간다(그림 9-20). 더부신경은 뒤머리뼈우묵으로 계속 가서 목정맥구멍(jugular foramen)을 통하여 빠져나간다(그림 9-19). 더부신경은 목으로 내려와 목빗근과 등세모근의 깊은 면에 분포한다.

더부신경의 뇌뿌리 (Cranial root of the accessory nerve)

일부 잔가지가 더부신경의 뇌뿌리로서 미주신경(vagus nerve)이 시작되는 잔가지의 바로 아래 숨뇌(medulla oblongata)의 앞가쪽면 끝부분에서 시작된다(그림 9-20). 더부신경의 뇌뿌리는 숨뇌를 떠나서 척수뿌리와 같이 주행하여 뇌뿌리가 미주신경과 합쳐지는 지점에서 목정맥구멍으로 들어간다. 더부신경의 뇌뿌리는 미주신경의 한 부분으로서 미주신경이 분포하는 인두근육에 분포하여 미주신경의 한 부분으로서 기술된다.

혀밑신경 (설하신경, Hypoglossal nerve[XII])

혀밑신경은 혀의 속근육(intrinsic muscles)과 바깥근육(extrinsic muscles)에 분포하는 일반몸날섬유(GSE)를 낸다. 혀밑신경은 숨뇌 앞면에서 여러 잔가지가 나와 뒤머리뼈우묵을 가쪽으로 가로질러 혀밑신경관(hypoglossal canal)을 통해 나간다(그림 9-19, 9-20). 혀밑신경은 목뿔혀근(hyoglossus), 붓혀근(styloglossus) 및 턱끝혀근(genioglossus)과 모든 혀의 내인근육을 지배한다.

임상 강의(In the clinic)

뇌신경 병소(Cranial nerve lesions)

뇌신경	임상소견	병소 예
후각신경[I]	후각상실(후각없음증)	벌집체판 손상, 선천적으로 없음
시각신경[II]	시각상실 및 시야 이상	눈확의 직접적인 외상, 시각로의 파열
눈돌림신경[III]	동공확대, 눈꺼풀처짐, 정상적인 동공반사 소실, 안구가 아래쪽 가쪽으로 감	뒤교통동맥, 뒤대뇌동맥 또는 위소뇌동맥으로터 생긴 동맥자루에 의한 압력, 이탈된 대뇌갈고리로부터의 압력(거짓국소징후), 해면정맥굴 덩이 또는 혈전증
도르래신경[IV]	눈을 모았을 때 아래쪽을 볼 수 없음	뇌줄기 주위를 지나가는 신경의 손상, 눈확 골절
삼차신경[V]	얼굴의 세 가지가 분포하는 구역에 감각과 통증의 소실, 병소가 있는 쪽 씹기근육의 운동기능 소실	삼차신경절이나 각 가지가 나가는 구멍주위의 덩이가 증상을 유발함
가돌림신경[VI]	눈을 가쪽으로 움직이지 못함	눈확까지 뻗어있는 뇌 병소 또는 해면정맥굴 병소
얼굴신경[VII]	눈 아래 얼굴근육의 마비, 얼굴근육의 마비 혀 앞 2/3 부분의 미각 이상과 결막 건조 눈 아래 반대쪽 얼굴근육의 마비	귀밑샘 안의 가지 손상 관자뼈 손상, 신경의 바이러스성 염증 뇌줄기 손상
속귀신경[VIII]	점진적인 한쪽 청각소실과 귀울림	소뇌다리뇌각의 종양
혀인두신경[IX]	혀 뒤 1/3 부분의 미각과 물렁입천장 감각의 소실	뇌줄기 병소, 관통 목손상
미주신경[X]	정상부위쪽으로 목젖의 치우침을 동반한 물렁입천장의 치우침, 성대마비	뇌줄기 병소, 관통 목손상
더부신경[XI]	목빗근과 등세모근의 마비	뒤목삼각으로의 관통 손상
혀밑신경[XII]	혀의 같은쪽 근육의 위축과 병소가 있는 쪽으로 혀가 치우침, 언어장애	목의 관통 손상과 머리뼈 바닥 병소

제 10 장

표면해부학

표면해부학(Surface Anatomy)

머리와 목의 표면해부학 (Head and neck surface anatomy)

머리와 목의 뼈대 경계표(landmark)는 주요 혈관, 샘, 근육의 위치와 기도(숨길)에 접근할 수 있는 통로를 찾는 데 이용된다.

뇌신경과 위목신경들에 대한 신경학적 검사는 머리와 목의 기능을 평가하는 것으로 이루어진다. 그 외에도, 신체의 전반적인 건강 상태에 대한 정보는 가끔 눈과 입안 같은 표면구조(그림 10-1)와, 언어구사의 특징을 평가함으로써 알아 낼 수 있다.

A

C

B

D

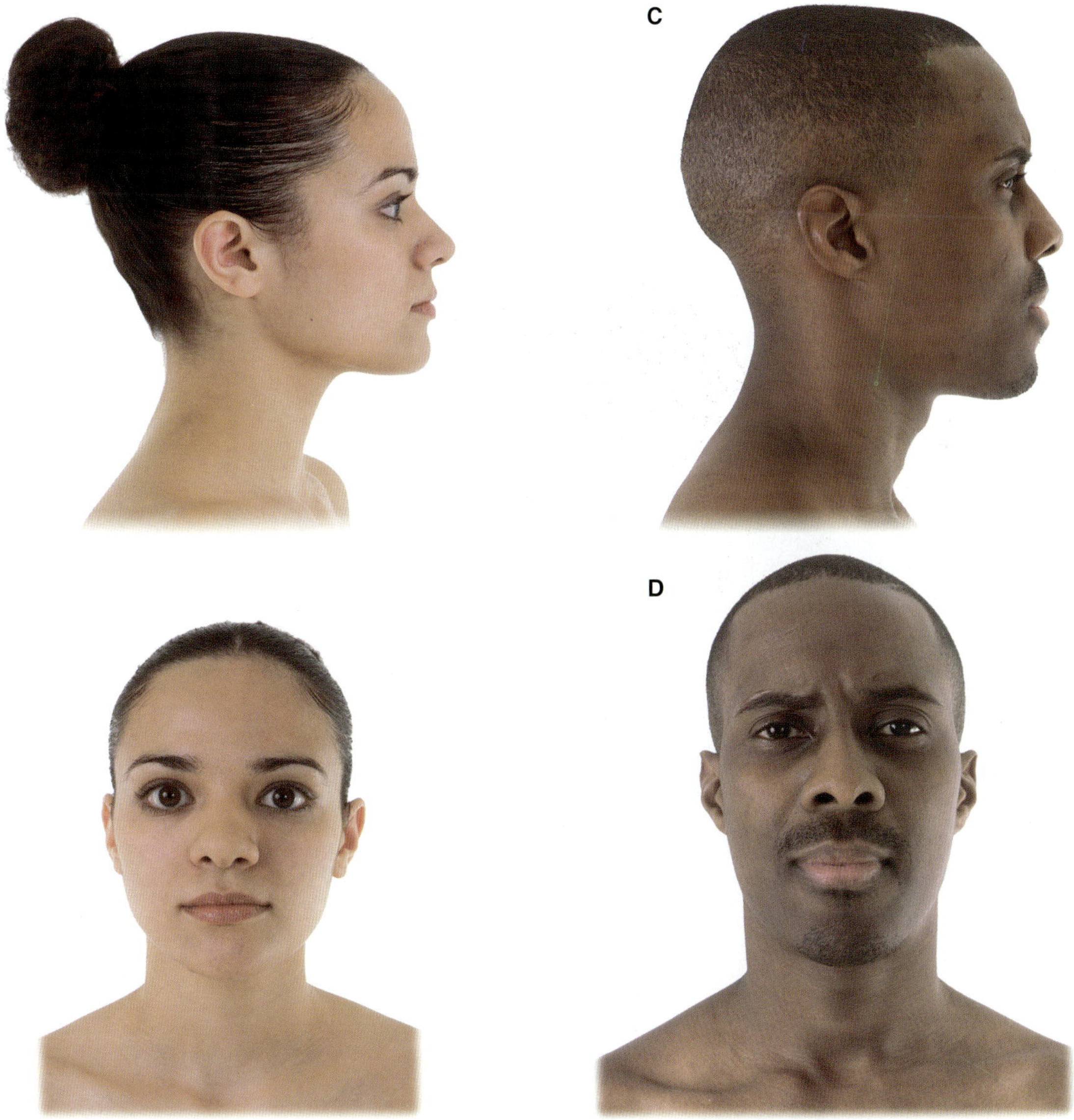

그림 10-1. 머리와 목의 정상적인 모습. A, 여성, 가쪽면. B, 여성, 앞면. C, 남성, 가쪽면. D, 남성, 앞면.

머리의 해부학적 위치와 주요 경계표 (Anatomical position of the head and major landmarks)

머리는 눈확의 아래면과 바깥귀길의 위모서리가 동일 수평면(바깥귀길면, 프랑크푸르트면, Frankfurt plane) 상에 위치할 때 해부학적 위치에 있게 된다.

바깥귀길과 눈확모서리를 포함하여 턱뼈머리와 광대활, 광대뼈, 꼭지돌기, 바깥뒤통수융기(external occipital protuberance)는 촉진되어 진다(그림 10-2).

턱뼈머리(head of mandible)는 바깥귀의 앞쪽과 광대활의 뒤끝의 뒤쪽과 아래쪽에 위치한다. 이것은 턱이 열리고 닫힐 때, 각각 관절결절 앞쪽으로 이동한 후 아래턱오목으로 이동하므로, 가장 잘 촉진된다.

광대활(zygomatic arch)은 턱관절 부위에서 광대뼈까지 앞쪽으로 뻗어 있고, 이것은 눈확의 앞쪽입구의 아래모서리에서 가쪽으로 뼈 융기를 형성한다.

꼭지돌기(mastoid process)는 바깥귀길의 아래면의 뒤쪽에서 쉽게 촉진되는 큰 뼈융기이다. 목빗근(sternocleidomastoid muscle)의 위쪽 끝이 꼭지돌기에 부착된다.

바깥뒤통수뼈융기(external occipital protuberance)는 머리뼈의 외형이 날카롭게 앞쪽으로 휘어지는 뒤쪽의 중간선에서 촉진된다. 이 경계표(landmark)는 목의 뒤쪽 부분과 머리가 이어지는 표면부위를 나타낸다.

또 다른 임상적으로 유용한 머리의 구조물은 마루점(vertex)이다. 이것은 해부학적 자세에서 머리의 가장 높은 지점이며, 대략 이 지점이 목신경에서 뇌신경으로 바뀌는 머리덮개 신경지배의 경계표가 된다. 마루점 앞쪽의 머리덮개와 얼굴은 삼차신경이 지배하고, 뒤쪽은 목신경에서 나오는 가지들의 지배를 받는다.

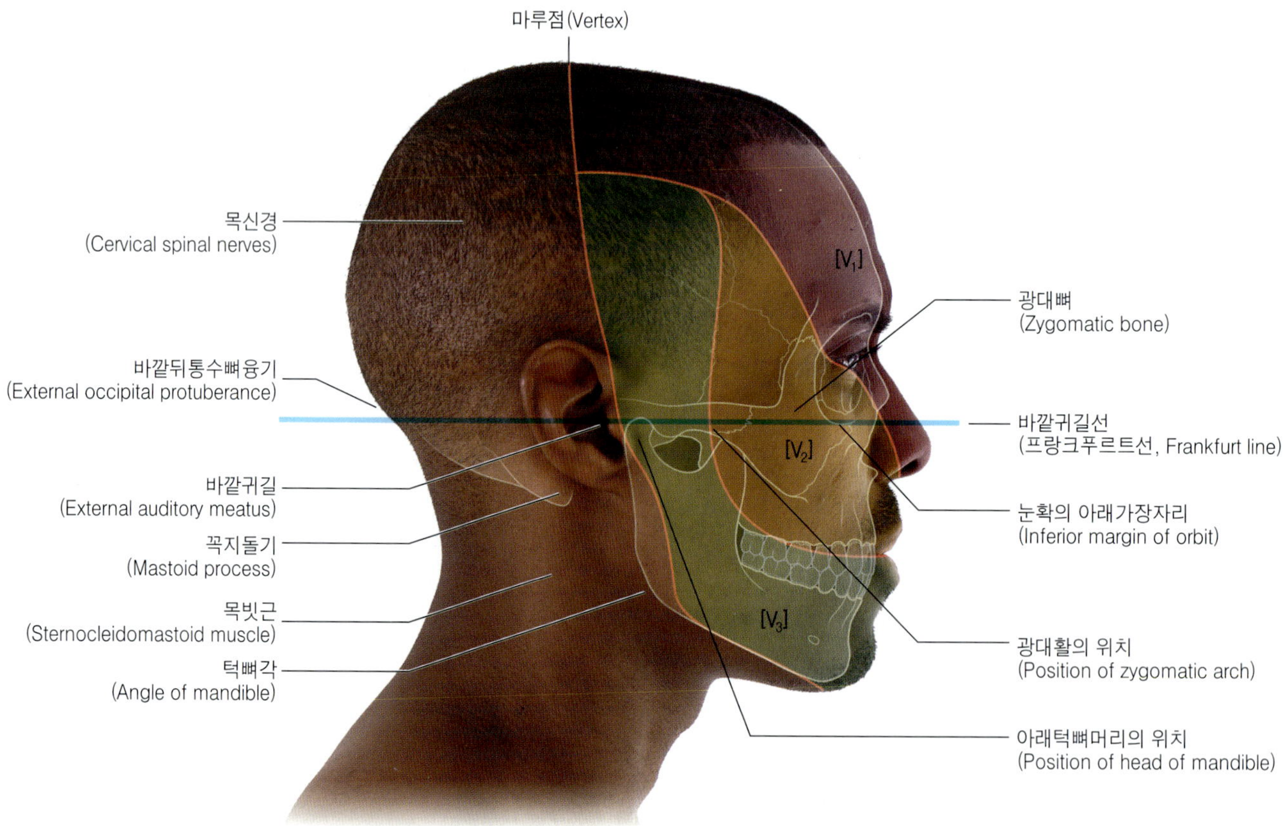

그림 10-2. 머리의 해부학적 위치와 주요 경계표. 남성의 머리와 목의 가쪽면.

셋째 · 넷째 · 여섯째목뼈 높이에서 보이는 구조 (Visualizing structures at the CIII/CIV and CVI vertebral levels)

목에 있는 두 개의 척추 높이는 중요한 해부학적 특징을 갖는다(그림 10-3).

셋째/넷째목뼈(CIII/CIV)사이의 척추사이원반은 온목동맥이 속목동맥과 바깥목동맥으로 갈라지는 지점인 목동맥갈림(carotid bifurcation)과 동일 수평면에 위치한다. 이 높이는 대략 방패연골의 위모서리이다.

여섯째목뼈(CVI)는 인두가 식도로, 후두가 기관으로 이행되는 부위를 나타낸다. 그러므로 여섯째목뼈(CVI) 높이는 식도와 기관의 위쪽 끝, 그리고 대략 반지연골의 아래모서리 높이를 나타낸다.

앞목삼각과 뒤목삼각의 경계를 짓는 방법 (How to outline the anterior and posterior triangles of the neck)

목의 양쪽에 있는 앞목삼각과 뒤목삼각의 경계는 뼈와 근육의 경계표(landmark)가 맨눈으로 즉시 확인되므로 쉽게 정할 수 있다(그림 10-4).

앞목삼각의 바닥은 아래턱뼈의 아래 모서리이며, 위모서리는 목의 중간선이고, 뒤모서리는 목빗근(sternocleidomastoid muscle)의 안쪽모서리이다. 양쪽 앞목삼각의 꼭대기(apex)는 아래쪽을 향하며 목아래패임(suprasternal notch)에 있다.

앞목삼각에는 기도, 소화관, 신경, 혈관과 같이 머리와 가슴 사이를 통과하는 구조들이 있다. 또한 갑상샘과 부갑상샘들도 여기에 속한다.

뒤목삼각의 바닥은 빗장뼈의 중간 1/3이다. 안쪽모서리는 목빗근(sternocleidomastoid muscle)의 가쪽모서리이고 바깥모서리는 등세모근(trapezius muscle)의 앞모서리이다. 꼭대기는 위쪽을 향하며 이는 꼭지돌기의 바로 뒤아래쪽에 위치한다.

뒤목삼각에는 팔(상지, upper limb)로 드나드는 혈관들과 신경들이 있다.

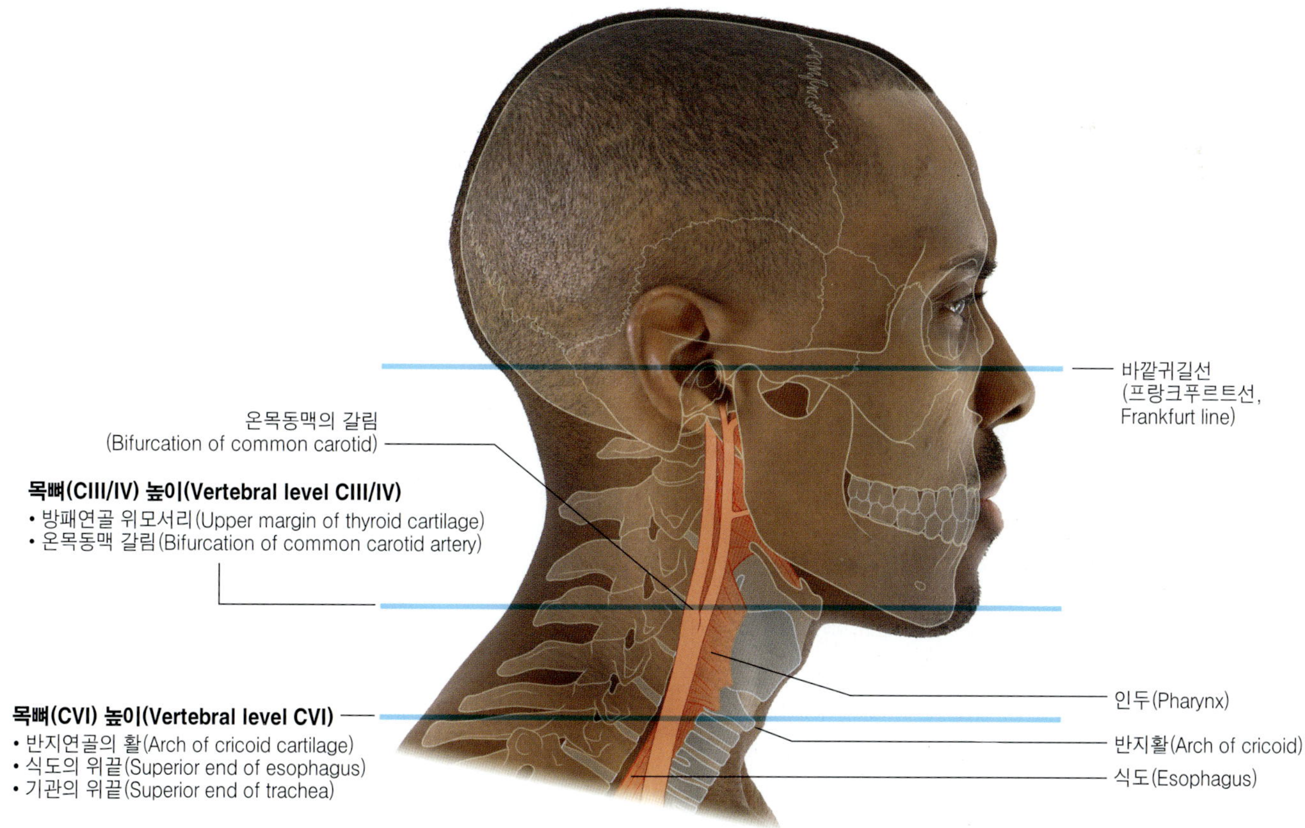

그림 10-3. 셋째/넷째 목뼈와 여섯째 목뼈 높이에서 보이는 구조들. 남성 머리와 목의 가쪽면.

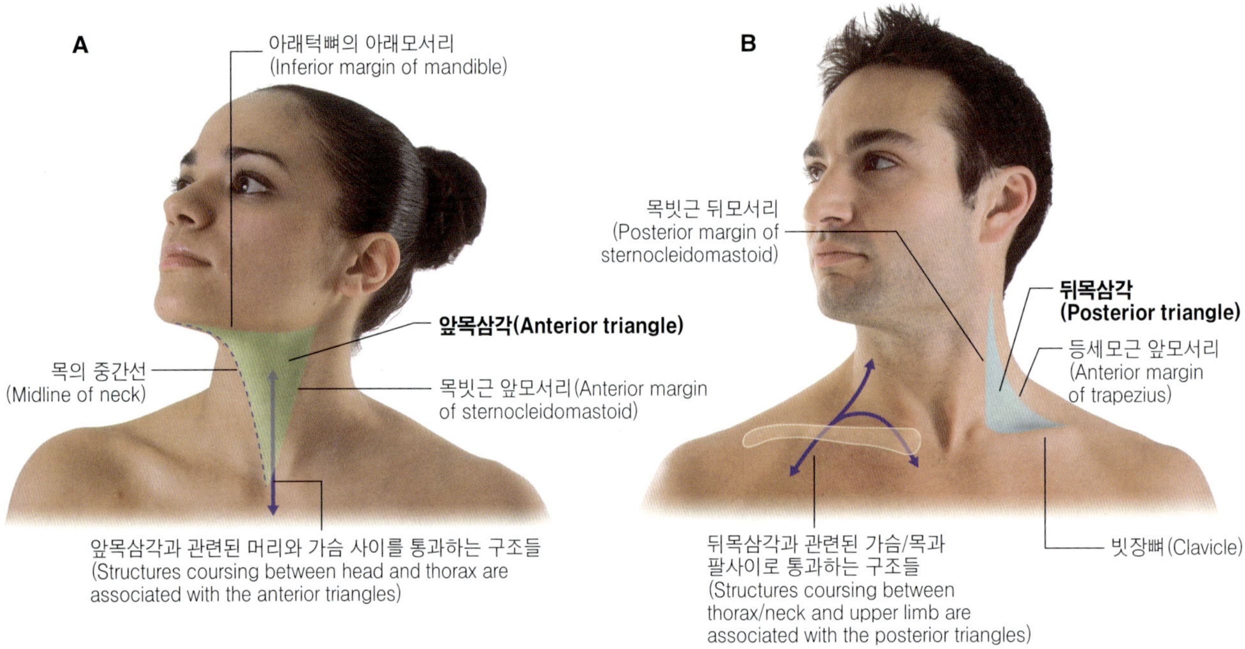

그림 10-4. 앞목삼각과 뒤목삼각의 경계를 짓는 방법. A, 여성, 앞가쪽면. 왼앞목삼각이 표시됨. B, 남성, 뒤목삼각의 앞면.

반지방패인대의 위치를 찾는 법(How to locate the cricothyroid ligament)

목에 위치하는 중요한 구조들 중 하나는 반지방패인대(cricothyroid ligament, 반지성대막, 반지방패막, cricovocal, cricothyroid membrane)(그림 10-5)인데, 응급 상황에서 이 막을 인공적으로 뚫어줌으로써 성대주름 높이 위에 있는 윗기도가 막혔을 때 아래기도로 공기가 들어갈 수 있게 해주기 때문이다.

이 인대는 경계표가 되는 후두를 촉진할 수 있어 쉽게 발견할 수 있다.

손가락을 이용하여 중간선에서 부드럽게 후두의 구조들을 감지하며, 처음에는 방패연골의 위모서리에 있는 방패패임을 찾은 뒤 손가락을 아래로 이동시켜 후두융기를 촉진하고 아래로 내려가 방패연골각의 앞면을 촉진한다. 손가락이 중간선에서 방패연골의 아래모서리를 가로지를 때 부드러운 오목이 손가락이 딱딱한 반지연골활로 미끌어지기 전에 느껴진다.

방패연골의 아래 모서리와 반지연골활 사이에서의 부드러운

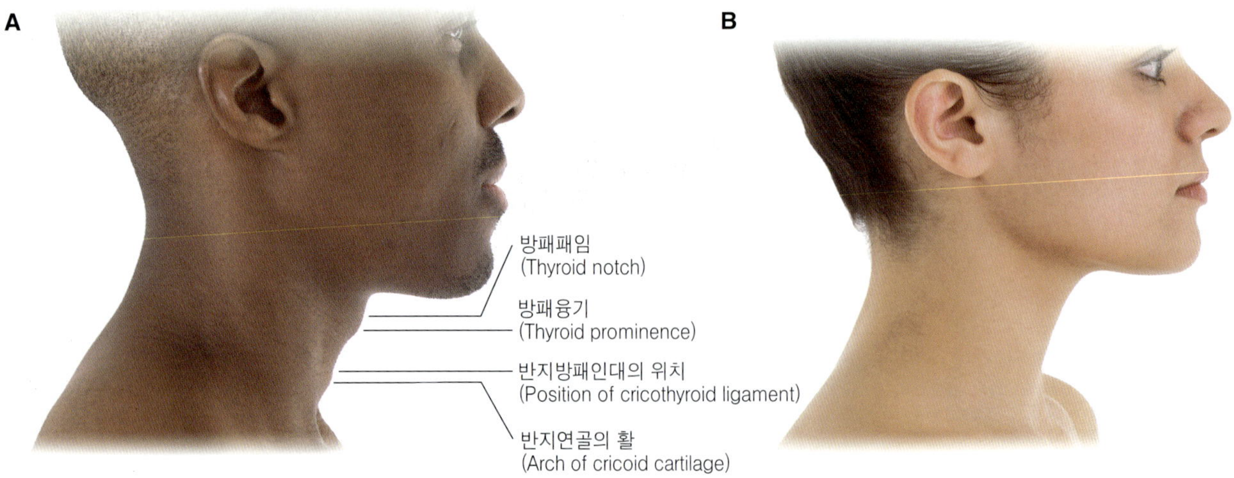

그림 10-5. 반지방패인대의 위치를 찾는 법. A, 남성, 머리와 목의 가쪽면. B, 여성, 머리와 목의 가쪽면.

(계속)

오목이 느껴지는 부위가 바로 반지방패인대가 위치하는 지점이다.

반지방패인대를 통과한 튜브는 인두의 성대주름 바로 아래쪽에 있는 기도로 들어간다. 피부와 반지방패인대 사이의 중간선에 있거나 가로지르는 구조들은 갑상샘의 피라밋엽과 작은 혈관들이 각각 해당된다. 반지연골의 아래에서, 인두의 위쪽 연골은 때때로 기관을 앞쪽으로 가로지르는 갑상샘잘룩 높이 위에서 촉진될 수 있다.

갑상샘을 찾는 방법 (How to find the thyroid gland)

갑상샘의 왼엽과 오른엽은 방패연골의 빗선 아래쪽에 있는 기도와 소화관의 양쪽에 있는 아래쪽 앞목삼각에 있다(그림 10-6). 사실, 복장방패근들은 갑상샘 엽들의 앞쪽에 놓인 빗선의 위쪽에 부착되어 있어 이 엽들이 목에서 위쪽으로 이동하는 것을 방지해준다.

갑상샘의 엽들은 방패융기와 반지연골활을 찾고 후두의 뒤가쪽면을 느낌으로써 가장 쉽게 촉진된다.

갑상샘잘룩은 기관의 위쪽 끝을 앞쪽으로 가로지르기 때문에 반지연골활의 아래쪽 중간선에서 쉽게 촉진된다.

갑상샘잘룩은 목에서 기관연골들을 촉진하는 것을 어렵게 만든다. 또한 갑상샘잘룩과 함께 인접한 혈관들이 중간선에 있거나 가로지르기 때문에 인공적으로 기관을 통하여 앞쪽으로 기도로 들어가는 것이 어렵다. 이 과정이 기관창냄술(기관조루술, 기관절개술, tracheostomy)이라는 외과적 처치과정이다.

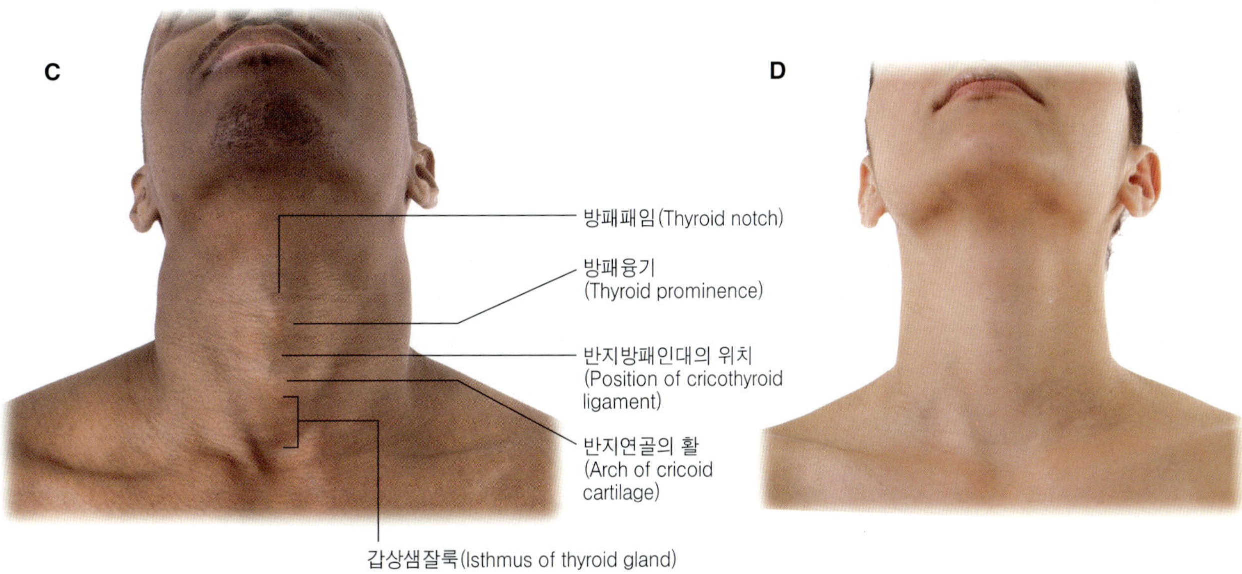

그림 10-5. *(계속)* 반지방패인대의 위치를 찾는 법. **C**, 남성, 턱을 올린 앞목. **D**, 여성, 턱을 올린 앞목.

중간뇌막동맥의 위치를 어림잡는 방법 (Estimating the position of the middle meningeal artery)

중간뇌막동맥(그림 10-7)은 관자아래우묵(infratemporal fossa)에 있는 위턱동맥의 가지이다. 이 동맥은 뇌막동맥구멍(foramen spinosum)을 통하여 머리뼈로 들어가며 머리안을 싸는 경질막 안에 위치한다.

머리를 가쪽에서 타격하면 중간뇌막동맥이 파열될 수 있고, 그로 인해 경질막바깥출혈(extradural hemorrahage)이 생기기 때문에 만약 응급처치를 받지 못하면 갑작스럽게 사망할 수 있다.

중간뇌막동맥의 앞가지는 가장 잘 파열되는 혈관 중 하나이다. 이 가지는 머리의 '관자놀이(temple)' 부위이며, 눈확 위모서리와 관자놀이부위의 바깥귀 위구역 사이의 대략 중간지점에 위치한다. 관자놀이점(pterion)은 나비뼈, 이마뼈, 관자뼈, 뒤통수뼈가 함께 만나는 부위를 둘러싸는 작은 원형구역이다.

머리의 가쪽 타격은 머리뼈 속판을 골절시킬 수 있으며, 머리뼈와 융합된 경질막의 바깥층에 있는 중간뇌막동맥을 파열시킬 수 있다.

박동 동맥압에 의해 혈액이 혈관 밖으로 배출되고 점차 뼈에서 경질막은 분리되어 점진적으로 더 큰 경질막바깥혈종(extradural hematoma)을 형성하게 된다.

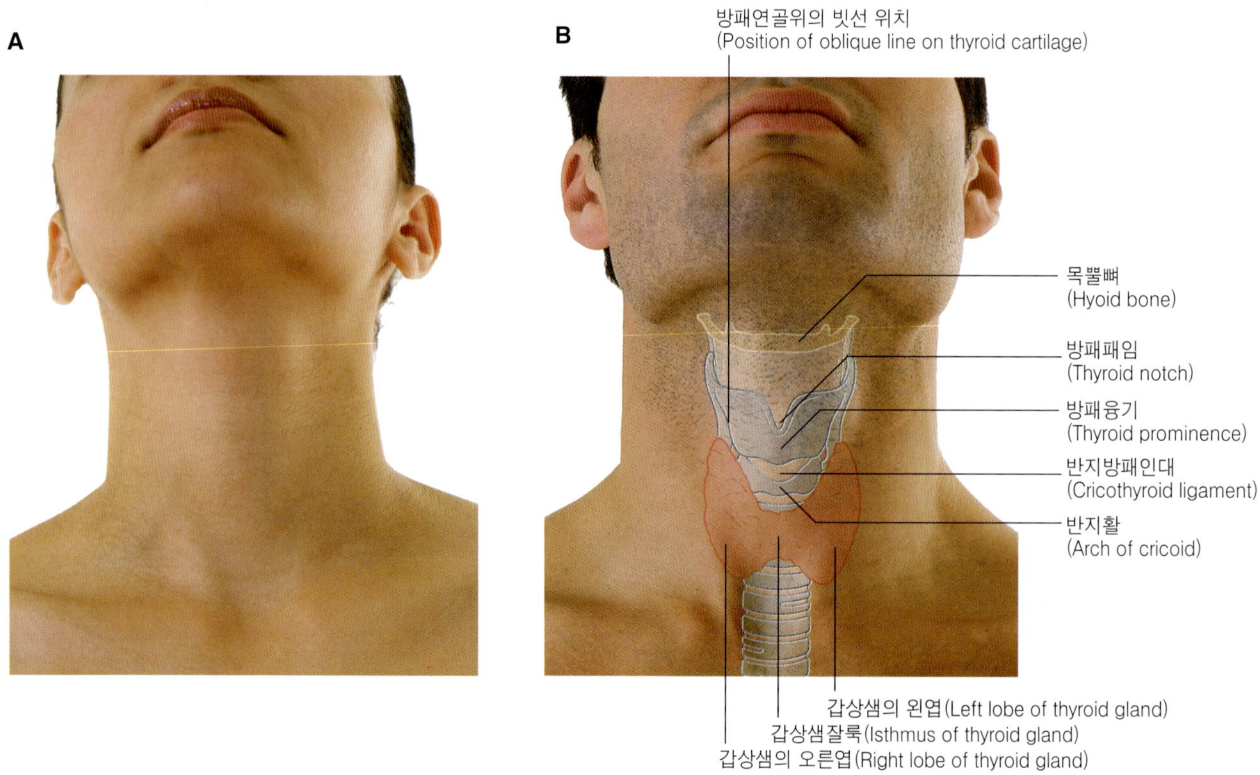

그림 10-6. 갑상샘을 찾는 방법. A, 여성, 목의 앞면. B, 남성, 목의 앞면

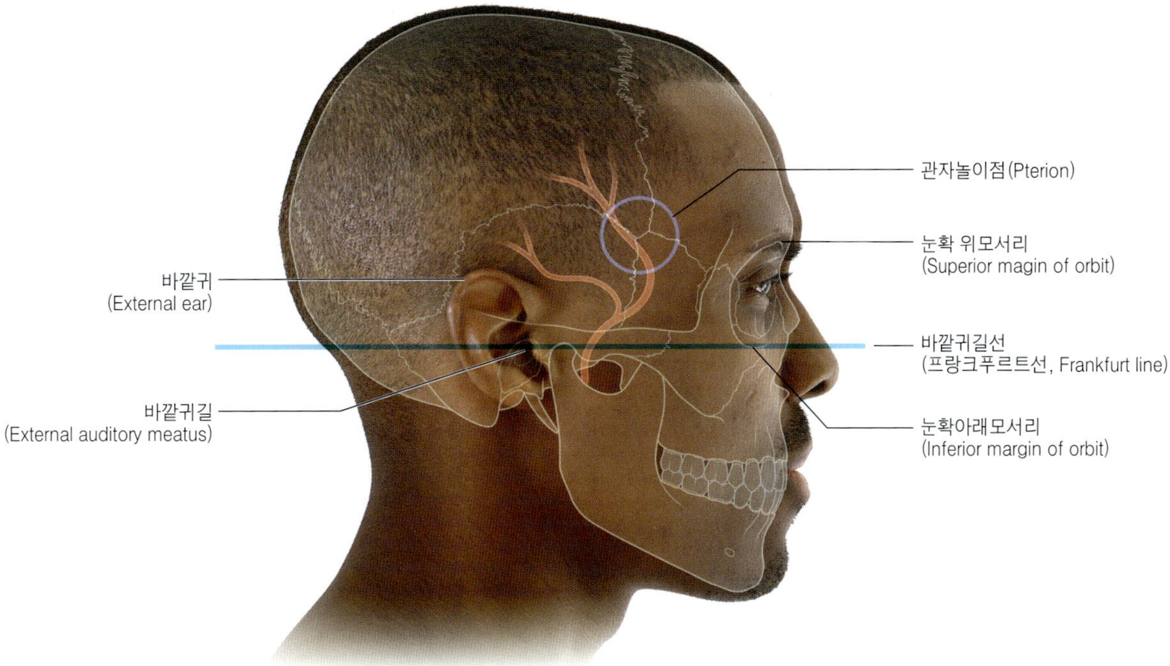

그림 10-7. 중간뇌막동맥의 위치를 어림잡는 방법. 남성의 머리와 목의 가쪽면.

얼굴의 주요 외형구조들 (Major features of the face)

얼굴의 주요 외형구조들은 눈확, 코안, 입안의 앞구멍과 관련된 것들이다(그림 10-8).

눈꺼풀틈새(palpebral fissure)는 위눈꺼풀과 아래눈꺼풀 사이에 있으며 열고 닫을 수 있다. 입술틈새(oral fissure)는 위입술과 아래입술의 틈 사이에 위치하며 또한 열고 닫을 수 있다.

입술틈새와 눈꺼풀틈새의 조임근은 각 각 입둘레근과 눈둘레근이다. 이 근육들은 얼굴신경[VII]의 지배를 받는다.

콧구멍(nares)은 코안의 앞쪽 구멍이며 계속 열려져 있다.

바깥코와 위입술사이에 있는 중간선의 수직고랑은 인중(philtrum)이다.

얼굴의 감각은 삼차신경[V]이 지배한다. 이 신경의 세 분지는 얼굴에서 나타나며 이마(눈신경), 빰의 앞면(위턱신경), 아래턱뼈 몸통 앞쪽을 덮는 피부(아래턱신경)를 촉진하여 검사할 수 있다.

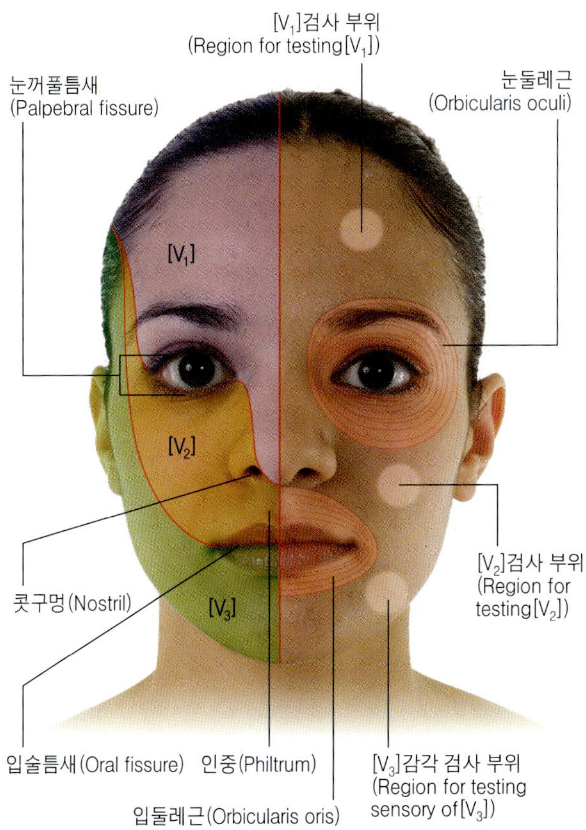

그림 10-8. 얼굴의 주요 외형구조들. 여성의 머리와 목의 앞면.

눈과 눈물기관 (The eye and lacrimal apparatus)

눈의 주요 외형 구조들은 공막(sclera), 각막(cornea), 홍채(iris), 동공(pupil)이 있다(그림 10-9). 각막은 공막과 연결되어 있으며 동공과 홍채가 보일 수 있도록 눈의 외부를 둥글게 덮는 투명한 부위이다. 공막은 투명하지 않으며 정상적으로 흰색을 띤다.

양쪽 눈의 위·아래 눈꺼풀은 이들 사이에 있는 눈꺼풀틈새를 닫는다. 양쪽 눈의 눈꺼풀들은 각 눈의 양쪽면에서 안쪽과 가쪽눈꺼풀연결(palpebral commissure)에서 합쳐진다.

눈꺼풀틈새의 안쪽면과 안쪽눈꺼풀연결의 가쪽에는 작은 삼각형의 연조직 구조가 있다(눈물못, lacrimal lake).

눈물못의 안쪽면에서 조직이 부풀어 올라 만들어진 언덕이 눈물언덕(lacrimal caruncle)이며, 공막을 덮는 가쪽모서리가 코눈물관주름(lacrimal fold)이다.

눈물기관(lacrimal apparatus)은 눈물샘과 눈물을 모으고 그것들을 코안으로 배출시키는 관들과 통로들로 구성되어 있다. 눈물은 각막에게 수분을 공급하고 투명성을 유지시킨다.

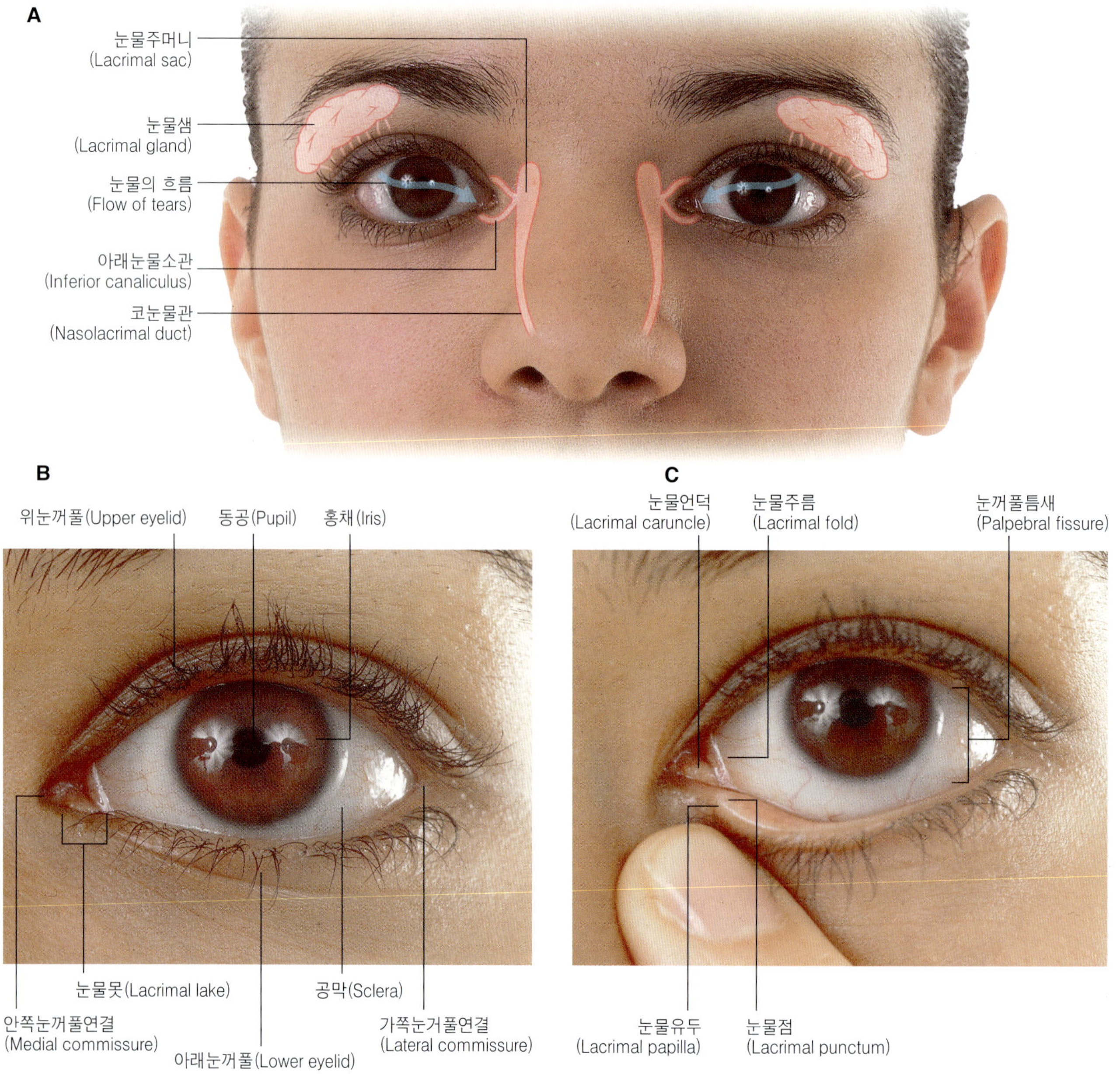

그림 10-9. 눈과 눈물기관. A, 여성의 얼굴. 눈물기관과 눈물의 흐름을 표시함. B, 왼눈과 주위의 구조들. C, 왼눈 주위의 구조들과 아래눈꺼풀을 아래로 당겨 드러낸 눈물유두와 눈물점.

눈물샘은 위눈꺼풀과 연접하며 눈확모서리의 바로 뒤쪽에 있는 눈확의 가쪽 지붕에 위치하는 얕은 오목에 놓여있다. 다양한 작은 샘관들이 눈꺼풀의 깊은면과 각막 사이의 얇은 틈인 결막주머니(conjunctival sac)의 위모서리에 개구한다.

눈물은 눈을 깜빡거림으로써 눈의 안쪽으로 흘러 눈물못 근처에 있는 위 · 아래눈꺼풀에 하나씩 있는 눈물점(누점, lacrimal punctum)에 모인다.

각각의 눈물점은 작은 조직 융기(눈물유두, lacrimal papilla)에 있으며, 눈물주머니와 연결되는 작은 관(눈물소관, lacrimal canaliculus)의 개구부이다.

눈물주머니는 눈확의 안쪽면의 눈물오목(lacrimal fossa)에 위치한다. 눈물주머니로부터 눈물은 코눈물관을 경유하여 코안으로 배출된다.

바깥귀(External ear)

바깥귀(그림 10-10)는 귓바퀴(auricle)와 바깥귀길(external acoustic meatus)로 구성된다. 귓바퀴는 연골에 의해 지지되고 피부로 덮여있다. 바깥귀길은 귓바퀴의 앞모서리 가까이에 위치한다.

귓바퀴는 많은 오목과 융기 및 주름을 갖는 특징이 있다. 귓바퀴의 주름진 바깥모서리가 귀둘레(helix)이며 아래쪽에서 귓불(lobule)로 끝난다. 더 작은 주름(맞둘레, antihelix)은 귀둘레와 평행하게 주행하며 오목(배오목, scaphoid fossa)에 의해 분리된다.

귀구슬(tragus)은 바깥귀길의 앞아래쪽에 위치하는 작은 융기이다. 귀구슬의 맞은편에 있는 맞둘레의 끝에도 또 다른 융기(맞구슬, antitragus)가 존재한다.

귀구슬과 맞구슬 사이의 오목이 귀구슬사이패임(intertragic incisure)이다.

가장 깊은 오목(귀조가비, auricular concha)은 맞둘레에 의해 둘러싸이고 바깥귀길로 연결된다. 또 다른 오목으로는 세모오목(triangular fossa)과 조가비틈(cymba conchae)이 있다.

맥박점(Pulse points)

동맥의 맥박은 머리와 목의 네 개 위치에서 촉진될 수 있다(그림 10-11).

- 목동맥 맥박 – 온목동맥 또는 바깥목동맥은 앞목삼각에서 촉진될 수 있다. 이것은 인체에서 가장 강력한 맥박들 중의 하나이다. 이 맥박은 인두의 바로 뒤가쪽에 있는 온목동맥을 촉진하거나 또는 아래쪽의 방패연골 뒤모서리와 위쪽의 목뿔뼈 큰뿔사이의 중간점에 위치하는 바깥목동맥을 촉진함으로써 얻을 수 있다.

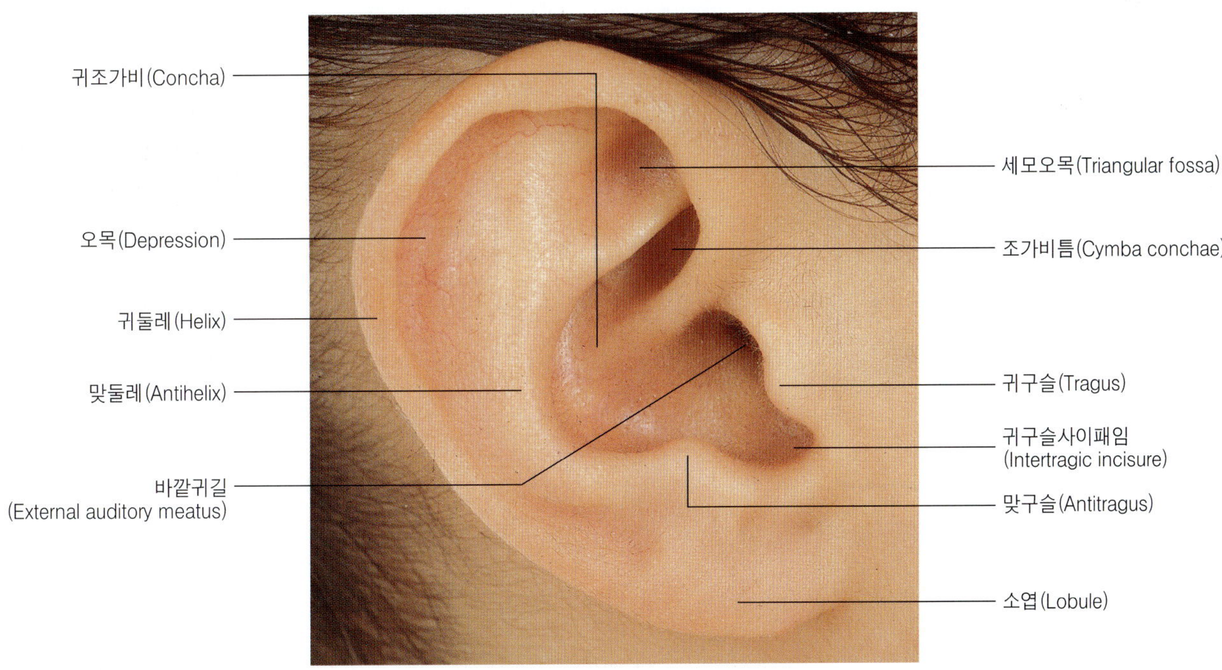

그림 10-10. 바깥귀. 여성의 오른쪽 귀의 가쪽면.

- 얼굴동맥 맥박 – 얼굴동맥은 깨물근의 앞모서리 근처에서 아래턱뼈의 아래모서리를 가로지를 때 촉진된다.
- 관자동맥 맥박 – 얕은관자동맥(superficial temporal artery)은 귀의 앞쪽과 턱관절의 뒤위쪽 에서 촉진된다.
- 관자동맥 맥박 – 얕은관자동맥의 앞가지는 그것이 관자근막(temporal fascia)의 가쪽을 지나 머리덮개의 앞가쪽부위를 통과할 때 이마뼈의 광대돌기 뒤쪽에서 촉진된다. 일부 사람들에게서는 얕은관자동맥의 맥박이 피부를 통하여 보이기도 한다.

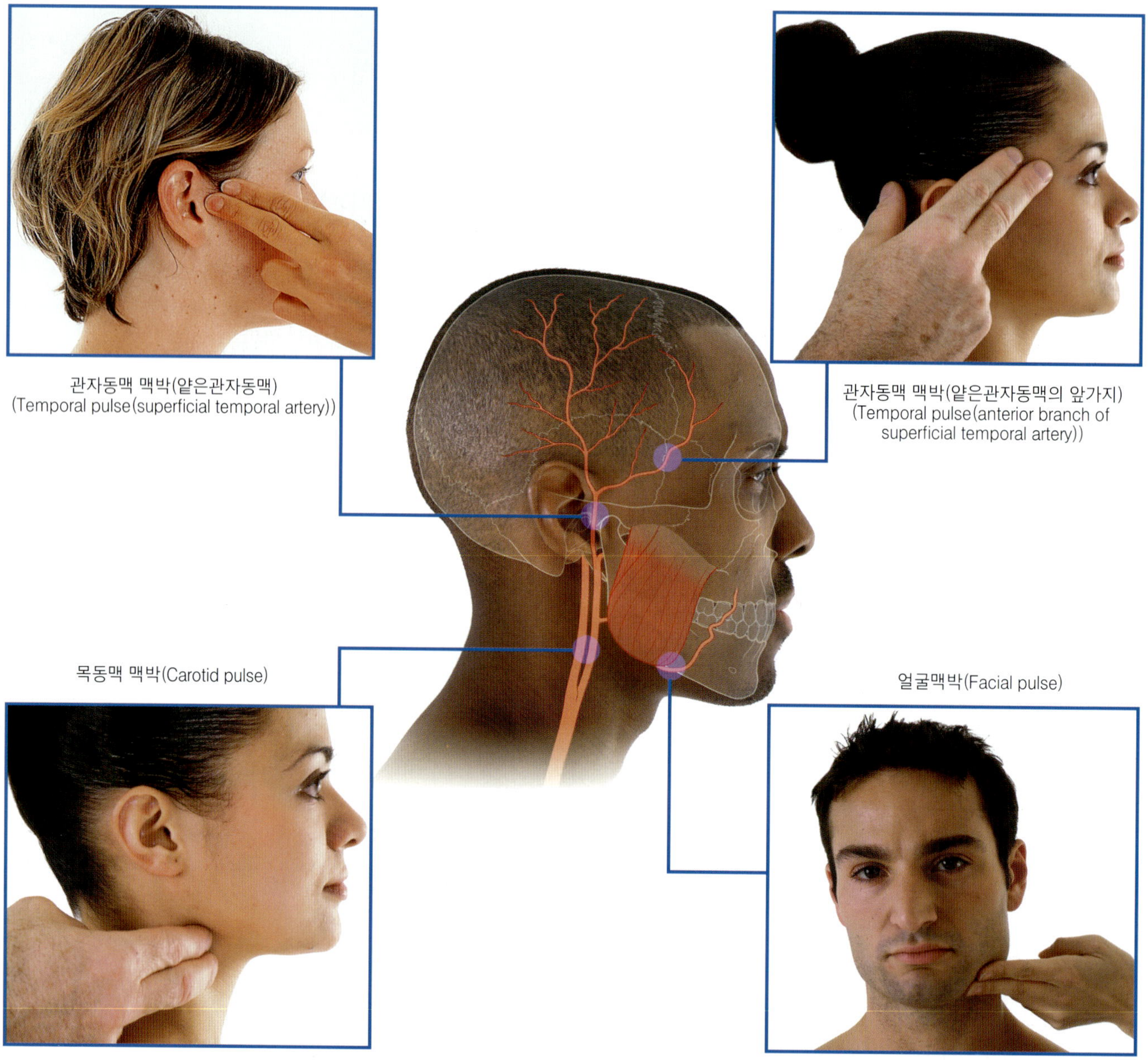

그림 10-11. 머리와 목에서 동맥 맥박위치.

부록

임상 증례(Clinical cases)

증례 1(Case 1)

다결절성 갑상샘종(Multinodular goiter)

50세의 과체중 여성이 쉰 목소리와 거친 호흡증상을 의사에게 호소하였다. 환자는 또한 목의 크기가 증가한 것을 걱정하고 있었다. 검사상 환자는 느린 맥박을 가지고 있었다(분당 45회). 또한 환자는 아래 목 앞쪽에 불규칙적인 조직덩어리를 갖고 있었고, 기관이 오른쪽으로 치우쳐 있었다.

임상적 진단은 다결절성 갑상샘종과 갑상샘저하증(hypothyroidism)으로 내려졌다.

갑상샘의 비대는 갑상샘자극호르몬의 분비를 증가시키는 원인이 되고, 이는 보통 이차적으로 갑상샘호르몬의 분비를 줄어들게 한다. 갑상샘은 활동기와 퇴행기를 거치면서 결절을 형성하거나, 일부는 부분적으로 주머니(콜로이드낭, colloid cyst)를 형성한다. 이러한 결절형성체는 갑상샘의 섬유부위와 혼합된다. 다결절성 갑상샘종의 다른 원인들로는 요오드 결핍과, 어떤 경우에는 대사활동과 티록신의 생산을 방해하는 약물들을 들 수 있다. 갑상샘종의 전형적인 양상은 갑상샘의 통증없는 종창(swelling)이다. 이것은 부드럽거나 결절이 있으며, 복장뼈뒤갑상샘종(retrosternal goiter)인 경우에는 가끔 위세로칸(superior mediastinum)까지 확장될 수 있다.

기관이 편위되었다.

다결절성 갑상샘종에 기인한 갑상샘의 비대는 대칭적이지 않을 수 있다. 이 증례의 경우, 갑상샘 왼엽이 비대칭적으로 커져서 기관이 오른쪽으로 편위되었다.

만약 갑상샘이 현저하게 비대해 지면 이것이 숨을 들이 쉴 때 시끄러운 목소리가 들릴 정도로 기관을 좁히고 압박할 수 있기 때문에 환자는 목소리가 쉬어 있고 숨소리가 거칠어진다.

쉰 목소리가 될 가능성이 있는 다른 병인은 갑상샘종에 의해 왼되돌이후두신경이 압박받아 생기는 성대마비이다. 물론 갑상샘종이 직접적으로 되돌이후두신경에 침투하여 악성변화를 일으킬 가능성도 있다. 그러나 다행스럽게도 갑상샘 안에서의 악성변화는 드물다.

환자가 비교적 티록신의 생산량이 낮으면 기초 대사량이 감소하여 감염, 특히 목구멍과 위기도의 감염에 더 노출되기 쉽다.

검사시 갑상샘은 삼킬 때 이동하였다.

특징적으로, 비대된 갑상샘은 기관의 한쪽 또는 양쪽에서 위로 솟은 덩어리로 나타난다. 비대된 갑상샘은 기관앞근막(pretracheal fascia)에 의해 인두에 부착되었기 때문에 삼킬 때 이동된다.

환자는 갑상샘(기능)저하증이었다.

갑상샘저하증(hypothyroidism)은 임상적 및 생화학적으로 갑상샘의 활동이 저하된 상태를 말한다(갑상샘항진증(hyperthyroidism)은 갑상샘의 활동이 과다한 상태를 말한다). 일부 환자들은 갑상샘 덩어리가 존재하지만 임상적 또는 생리학적으로 비정상이 아니기 때문에 이런 환자의 갑상샘 기능은 정상(euthyroid)이다.

갑상샘호르몬은 기초대사를 조절한다. 그래서 낮은 티록신 농도는 안정 맥박수에 영향을 미치고 체중 증가를 위시한 다른 변화들을 야기시키고, 어떤 경우에는 우울증세를 나타나게 한다.

환자에게 수술할 것을 권장하였다.

위험성과 합병증에 대해 토의한 후 갑상샘부분절제술(subtotal thyroidectomy)을 시행하였다. 시술 후 환자는 손발과 입주위의 저림(tingling)과 손발의 연축(spasm)을 호소했다. 이러한 증상들은 전형적인 강직(tetany)이며 낮은 혈청 칼슘농도에 기인한다.

저혈청 칼슘농도의 병인은 수술 후 이 자리에 남겨진 네 개의 부갑상샘의 외상과 타박상이었다. 의심할 여지없이 큰 갑상샘을 제거하면서 생긴 외상이 부갑상샘에게 변화를 주어 부갑상샘이 적절한 기능을 못하게 만들었다. 부갑상샘 호르몬의 분비가 24시간이 지나면서 급격히 감소하였고, 그 결과 말초신경의 흥분성이 증가하여 손발의 연축과 입얼굴의 저림 증상을 야기시켰다. 근육연축은 또한 귀밑샘에 나와 얼굴근육을 수축시키는 얼굴신경을 가볍게 두드릴 때 유발될 수 있다(크보스테크 징후, Chvostek's sign).

(계속)

(계속) 증례 1(Case 1)

환자는 24시간 후 낮은 칼슘농도에 기인한 이런 증상들로부터 회복되었다.

환자가 다시 병원을 찾아왔을 때, 환자는 갑상샘 절제 후에 필요한 경구용 티록신을 처방 받았다.

환자는 또한 목소리가 쉬는 증상을 호소했다.

쉰 목소리의 병인은 되돌이후두신경의 손상이었다.

되돌이후두신경은 갑상샘 가까이에 놓여있다. 이 신경은 까다로운 수술과정에서 손상될 수 있으며 같은쪽 성대의 한쪽 연축을 만들어 목소리를 쉬게 한다.

갑상샘 절개술과 티록신 치료 후 환자는 몸무게가 줄었고 어떠한 불편함도 더 이상 호소하지 않았다.

증례 2(Case 2)

귀밑샘관 결석(Parotid duct calculus)
25세의 남성 환자는 식사 전과 식사 중에 오른쪽 귀의 앞쪽에 있는 나타나는 부기(종창)에 대해 불편함을 호소했다. 이 부기는 상당한 통증을 일으켰고 레몬 맛이 나는 음식물을 섭취할 때 더욱 심했다. 검사시 환자의 오른쪽 귀밑샘 부위는 부드러웠고 오른쪽 위큰어금니 근처의 볼 점막에서 딱딱한 결절이 발견되었다.

귀밑샘관 결석 진단이 나왔다.

침샘 안의 결석 형성은 일반적인 경우는 아니지만 귀밑샘보다는 턱밑샘에서 더 흔하다. 왜냐하면 침이 더 점액성이고 턱밑샘관이 입안바닥에서 위쪽으로 길게 나 있기 때문이다. 그럼에도 불구하고 결석은 귀밑샘과 귀밑샘관에서 형성된다. 주목할 만한 사실은 대부분의 귀밑샘관 결석과 턱밑샘관 결석이 최상의 위생적인 치아와 점막을 가진 입에서 발생한다는 것이다.

초음파 스캔이 시행되었다.

초기 초음파 스캔 소견상 귀밑샘관의 확장과 아울러 오른쪽 귀밑샘관의 먼쪽 끝에서 결석이 나타났다. 또한 귀밑샘 안에 있는 관도 확장되어 있고 귀밑샘의 림프절병증(lymphadenopathy)의 증거도 보였다(그림 1).

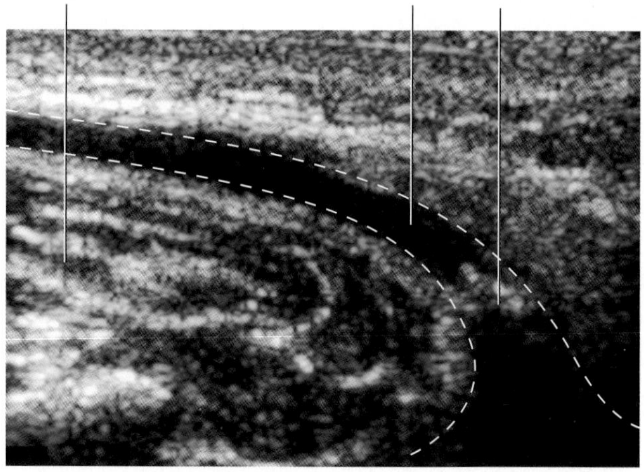

그림 1. 초음파 스캔(축면)이 확장된 귀밑샘 안의 결석을 보여준다.

환자는 항생제 치료를 받았다.

염증을 일으킨 박테리아를 제거하기 위해 처방되었다. 며칠이 지난 뒤 다시 의사를 방문했을 때 샘의 크기는 정상이었고 어떠한 염증이나 감염 소견을 나타내지 않았다.

수술이 필요했다.

결석은 귀밑샘관의 먼쪽 끝에 있었고 이론적으로는 볼 점막에 있는 조임근에 직접 작은 절개를 가하면 결석을 제거되므로 샘의 배출이 정상적으로 될 것으로 보였다. 불행하게도, 이 환자의 경우 샘이 만성적 폐쇄와 박테리아 감염에 의해 파괴되어 있었다. 게다가 초음파 소견상 작은 결석이 샘 안에서도 나타났다. 환자에 대한 직접 문진을 통하여 이 환자가 4~5년 전부터 발병이 잦았다는 사실을 알았고, 이로 인해 갑상샘에 대한 외과적 제거를 결정하게 되었다.

환자는 귀밑샘 제거와 얼굴기능 소실, 얼굴마비에 대해 동의했다.

귀밑샘 안에서 얼굴신경[VII]은 다섯 개의 종말가지로 나누어진다. 수술시 귀밑샘이 노출되었고 얼굴신경의 가지를 피해 귀밑샘을 벗겨내기 위한 주의 깊은 절개가 필요했다. 이 수술은 환자의 귀밑샘 안에 있는 만성적 염증변화로 인해 어려움이 더 많았다. 수술 후 환

(계속)

(계속) 증례 2(Case 2)

자는 양호한 회복을 보였지만 오른쪽 얼굴 전체에 약간의 경미한 마비증세를 보였다. 소중하게도 혀의 앞쪽 2/3의 맛(미각)은 보존되었다. 혀의 앞쪽 2/3로 가는 맛 섬유는 얼굴신경의 가지인 고실끈신경을 타고 주행한다. 이 신경은 얼굴신경을 떠나 귀밑샘 몸쪽에서 혀신경과 합쳐진다. 그래서 귀밑샘 속에서의 얼굴신경 손상은 특수감각(미각)에 영향을 미치지 않는다.

그 다음 주에 마비가 개선되었고 수술시 생긴 신경상처도 치유되었다. 환자의 증상은 사라졌다.

증례 3(Case 3)

경질막바깥혈종(Extradural hematoma)

33세의 남성이 자신의 지역 일요일 팀에서 크리켓 경기를 하고 있었다. 새로운 투수가 공을 짧게 던졌고 공은 그 남자가 예상했던 것보다 높게 튀어 올라 머리 옆쪽을 가격했다. 그는 바로 의식을 잃은 채 땅에 떨어졌으나 약 30초 후 자신의 발로 일어났고 몸이 좋지 않다고 느꼈다. 그는 관자놀이에 약간의 멍이 든 것을 알아 차렸다. 그는 경기를 중단하기로 결심하고 옆에서 경기를 지켜보기로 했다. 1시간이 지난 뒤 그는 매우 졸렸고 의식을 잃었다. 그는 급히 병원으로 후송되었다.

병원에 도착했을 때 환자의 호흡은 얕았고 불규칙적이었으며 삽관술을 시행할 필요성이 있었다. 머리뼈의 방사선 소견상 관자놀이점(pterion) 부위에서 골절이 보였다. 왼쪽 관자오목위에서 연조직의 경미한 손상 이외에는 어떠한 다른 비정상적인 증상은 나타나지 않았다.

CT스캔 촬영을 했다.

CT스캔상 왼쪽 머리뼈우묵(cranial fossa)에서 고밀도 렌즈모양의 구역이 나타났다.

경질막바깥출혈(extradural hemorrhage) 진단이 나왔다.

관자놀이점 부위의 골절은 극히 위험하다. 중간뇌막동맥의 분지가 이 구조 밑을 통과하므로 이 부위에서 특히 머리뼈 손상이 일어나면 동맥가지는 찢기고 파괴된다. 이 환자의 경우 중간뇌막동맥이 찢어져 출혈이 시작되어 커다란 경질막바깥피덩이(clot)가 형성되었다.

환자의 혈압이 상승하기 시작했다.

머리뼈 속의 용량은 고정되어 있으므로 유입이 있으면 반드시 배출이 있어야 한다(예, 혈액, 뇌척수액). 만약 경질막바깥혈종(extradural hematoma)과 같은 공간을 차지하는 병변이 생긴다면 압력을 줄일 수 있는 어떠한 공간도 없다. 병변이 확대됨에 따라 뇌는 압박을 받게 되고 두개내압(머리속압력, intracranial pressure)은 증가하게 된다. 이 압력이 혈관을 누르므로 뇌관류압(cerebral perfusion pressure)은 낮아지게 된다. 이 인체의 항상성 기전에 대항하기 위해서 두개내압의 상승을 극복하고자 혈압은 올라간다. 불행하게도, 두개내압의 증가는 초기 외상의 전후로 나타나는 뇌부종(cerebral edema)에 의해서 복합적으로 일어난다.

신속한 외과 수술이 시행되었다.

혈종 주위에 거친 구멍을 뚫고 혈종을 제거시켰다. 중간뇌막동맥의 작은 가지를 결찰하였고, 환자는 며칠 동안 중환자실에서 지냈다. 다행스럽게도 환자는 순조롭게 회복되었다.

증례 4(Case 4)

속목동맥 협착(Stenosis of the internal carotid artery)
60세 여성이 24시간 동안 지속된 급성 오른쪽 쇠약(acute right-sided weakness), 특히 상지에서의 쇠약을 호소하였다. 그녀는 점차 회복되었지만 자신의 병에 대해 매우 걱정이 되어 동네 의사를 방문했다.

일과성허혈발작(transient ischemic attack, TIA)으로 진단되었다.

TIA는 24시간 내에 회복되는 신경결함(neurological deficit)이다. 그것은 뇌중풍(중풍, 발작, 뇌졸증, stroke)의 일종이다. 신경결함은 영구적 또는 일시적일 수 있다. 일과성인 경우 대부분 21일 내에 회복되지만 21일이 경과해도 회복되지 않으면 확립뇌중풍(established stroke)으로 발전한다.

TIA에 대한 병인 조사가 이루어졌다.

전체 뇌중풍의 85%는 대부분 색전형성(embolization)으로 생긴 뇌경색증(cerbral infarction)에 의해 발병한다.

목혈관(carotid vessel)에 대한 이중도플러(duplex Doppler) 스캔이 시행되었다.

대다수의 색전(embolus)은 목동맥갈림(carotid bifurcation)이나 그 주변에서 형성되는 판(플라크, plaque)에서 기원한다. 색전은 혈소판 집합체, 콜레스테롤, 죽종 조직파편으로 구성된다. 색전은 또한 심장에서 만들어져 이차적으로 심장종양과 심근경색을 일으킬 수도 있다.

병변은 오른쪽 뇌에 있었다.

신체의 왼쪽 부위 전체를 신경지배하는 운동겉질(motor cortex)은 오른쪽 뇌의 중심앞이랑(precentral gyrus)에 놓인 운동영역띠(motor strip)에 위치한다.

이중도플러(duplex Doppler) 초음파 스캔 소견상 색전판(plaque)을 형성하고 이 지역에서 비정상적인 혈류를 보이는 왼속목동맥(left internal carotid artery)의 뚜렷한 협착(stenosis)이 나타났다. 협착은 거의 90%에 달했다.

수술적 처치가 요구되었다.

목동맥에 대한 동맥내막절제술(endarterectomy, 협착과 죽종판 제거)이 계획되었다. 이 수술은 협착과 함께 궤양성판이 나타난 부위에서 시행되었다. 수술은 일반적인 마취하에 시행되었고 목의 오른쪽을 곡선으로 절개하였다. 온목동맥, 속목동맥, 바깥목동맥이 노출되었다. 모든 혈관들이 지혈클램프로 고정되었고, 수술하는 동안 뇌혈류를 유지하기 위해 지름길(shunt)을 온목동맥에서 속목동맥까지 만들어 놓았다. 속목동맥을 열어 색전판(plaque)을 제거했다.

수술 후 환자는 극히 상태가 좋아졌고 또 다른 뇌의 문제를 겪지 않았다. 그러나 새로운 의대 학생이 다음날 환자를 검진한 뒤 많은 흥미로운 소견(finding)들을 알아냈다. 이 소견들은 오른쪽 아래턱 아래의 피부감각 변성, 물렁입천장 왼쪽면의 감각 변성, 왼쪽 성대의 모음(adduction), 왼쪽 어깨의 올림작용 상실, 혀의 왼쪽으로의 편위였다.

이러한 손상들의 병인은 국소적인 신경 외상에 기인한다.

이 여러 가지 신경결함들은 목동맥갈림(carotid bifurcation) 근처에 위치하는 신경이 외상을 입을 때 일어날 수 있다. 피부의 감각변성은 가는 목신경 가지에 손상을 입혀 생긴 생리적신경차단(neurapraxia)이 그 원인일 수 있다. 물렁입천장의 감각변성은 혀인두신경[IX]의 생리적신경차단에 기인한다. 왼쪽 성대의 모음(adduction)은 되돌이후두신경의 생리적 신경차단에 기인하며, 어깨 올림 상실은 더부신경[XI]의 생리적 신경차단에 기인한다. 혀의 편위는 혀밑신경[XII]의 손상에 기인한다.

이러한 변성들의 대부분은 일시적이며 대개 수술시 일어난 당김 손상(traction injury) 때문에 발생한다.

증례 5(Case 5)

뒤교통동맥 동맥자루(뒤교통동맥 동맥류, posterior communicating artery aneurysm)
33세의 건강한 여성이 겹보임(복시, diplopia, double vision)과 오른쪽 눈 뒤의 통증을 호소했다. 다른 증상들은 없었다. 검사상 오른쪽 눈의 동공이 확장되어 있었다. 경미한 눈꺼풀처짐(ptosis)이 있었다. 눈 운동 검사에서 눈이 아래가쪽으로 돌아가 있었고 동공반사가 없었다.

이 검사 소견상 환자는 같은쪽 셋째뇌신경마비(ipsilateral third nerve palsy, 동측 눈돌림신경마비)로 판정되었다.

눈돌림신경[III]은 안구(eyeball)속 근육(예, 동공확대근과 동공조임근)과 눈근육(안구근육, ocular muscle. 바깥눈근육[extraocular muscle]과 같은 근육이다)을 지배하는 주요 운동신경이다. 이 신경은 중간뇌에서 나와 뇌경질막을 통과하여 해면굴의 가쪽벽을 달린다. 눈돌림신경은 머리안을 떠나 위눈확틈새를 통해 눈확으로 들어간다. 이 틈새에서 눈돌림신경은 위가지와 아래가지로 나누어진다.

신경이 손상된 부위를 평가할 필요가 있다.

눈돌림신경핵을 포함하는 셋째뇌신경 마비는 전형적으로 동공에 영향을 주지 않으며 통증이 나타나지 않는다. 동공반사는 섬모체신경절(ciliary ganglion)을 통과하는 에딩거-베스트팔핵(Edinger-Westphal nucleus)에서 자율신경섬유를 받아 이루어진다.

병변이 일차적인 눈돌림신경핵 손상 때문에 생기는 것이 아닐 수도 있다.

동공반사와 시각(vision)은 눈돌림신경의 경로를 따른 병변에 영향을 받는다. 당뇨병과 혈관 질병과 같은 의학적으로 병적인 상태가 독립된 눈돌림신경 손상을 만들 수 있지만 통증과 는 상관이 없다.

병변은 동맥자루(동맥류, aneurysm) 때문에 생겼다.

셋째뇌신경 마비의 가장 일반적인 원인 중 하나는 뇌줄기의 앞면에 있는 신경과 나란히 놓인 뒤교통동맥 동맥자루의 의한 신경 압박이다. 동맥자루가 부교감신경섬유를 갖고 있는 눈돌림신경의 바깥쪽에서 압박을 가함에 따라 일반기능과 함께 동공의 기능도 현저하게 소실시킨다.

동맥자루는 혈관조영술을 통해 나타났다.

환자는 처음에 CT와 MRI 촬영을 했다. 대뇌동맥고리(cerebral arterial circle. 윌리스고리, circle of Willis)와 그 가지에서 생긴 동맥자루를 평가를 위한 세부적인 검사가 디지털감산혈관조영술(digital subtraction angiogram)로 시행되었다.

조영술 소견상 뒤교통동맥 동맥자루로 판정되었다. 환자는 수술을 받았고 최상의 회복세를 보였다.

증례 6(Case 6)

반복코출혈(Recurrent epistaxis)

10세의 소년이 코출혈(epistaxis, 코에서 코피가 나오는 증상) 때문에 이비인후과(ear, nose, throat; ENT)에 내원했다. 코출혈은 코를 후비는 소년의 습관과 관련이 있었다. 어쨌든, 출혈량이 많아서 병원입원과 코메우기(nasal packing)가 필요했다.

검사상 굳은 부위가 발견되었다.

전형적인 소견상 코중격의 앞아래면(Kiesselbach's area)에서 굳은 부위가 발견되었다. 이곳은 상당히 많은 혈관이 분포되어 있는 구역으로 코를 후빌 때 자주 손상 받는 곳이다.

환자는 치료를 받았다.

전형적인 처치방법은 키셀바하부위(Kiesselbach's area)에 있는 현저한 정맥들을 지짐(소작, cauterization)시키는 방법으로 대개 간단한 국소 마취하에 시술하고 은질산염을 투여한다.

불행하게도 그 소년은 다음날 싸움을 하여 조절하기 어려운 코출혈로 인해 다시 내원하였다.

키셀바하부위(Kiesselbach's area) 주위에는 풍부한 정맥얼기가 존재할 뿐만 아니라, 뒤와 앞벌집동맥의 코중격가지와 큰입천장동맥의 가지에서 온 많은 동맥들이 있다. 그리고 위입술동맥의 중격가지들도 이들 동맥과 합세한다.

대부분의 경우 보존적인 치료가 시행된다.

보존적 치료(conservative treatment)는 대개 출혈이 멈출 때까지 코안을 메우고 비정상적인 출혈을 바로 잡는 것이다. 다루기 힘든 출혈을 보이는 환자에게는 눈구석(canthus)에 외과적 절개를 한 후 앞 · 뒤벌집동맥을 결찰하는 일련의 수기가 시행된다. 심지어 더욱 강력한 처치로는 속목동맥의 결찰이 있다. 불행하게도 이러한 많은 조치들은 코안의 풍부하고 다양한 혈액 공급으로 인해 실패하는 경우가 많다. 혈액은 속목동맥의 가지뿐만 아니라 바깥목동맥의 가지에서도 나오므로 이 가지들 중 한두 개를 결찰해도 혈액의 흐름은 멈추지 않을 것이다.

특수한 출혈부위에 대한 판정은 방사선검사가 유리하다.

넙다리동맥(대퇴동맥, femoral artery)에서 대동맥을 통해 목동맥에 이르기까지 카테터를 넣으면 바깥목동맥의 위턱가지에서 나비입천장동맥으로의 삽관은 쉽게 이루어진다. 출혈부위는 대개 관찰가능하고 작은 입자들을 이용하여 혈관에 색전을 만들어 막을 수 있다.

다행스럽게도 이 어린 소년의 경우는 추가적인 의학적 관리를 받아 출혈은 멈추었고, 소년은 출혈 증상 없이 잘 지내게 되었다.

증례 7(case 7)

눈확골절의 합병증(Complication of orbital fracture)
35세의 남성이 싸움을 하다 왼쪽 눈확을 주먹으로 맞았다. 그는 겹보임(복시, diplopia, double vision) 증상을 가지고 응급의학과로 내원하였다.

겹보임(복시)은 오직 한 면(one plane)에서만 나타났다.

눈확 검사에서 환자에게 위쪽을 보라고 요구했더니 환자는 왼쪽 눈을 위쪽으로 돌리지 못했다. 일반적인 눈운동(안구운동, eye movement)의 몇 가지가 제한되어 있었다. 특히 가쪽곧은근(가돌림신경[VI])과 위빗근(도르래신경[IV])의 제한이 나타났고, 나머지 눈근육들(눈돌림신경[III])에는 주목할 만한 이상은 없었다.

환자는 CT촬영을 했다.

얼굴뼈의 CT스캔상 눈확바닥(floor of orbit)에서 골절이 발견되었다(그림 2). CT스캔상 아래곧은근이 뼈의 골절과 함께 아래쪽으로 당겨져 있었다. 이것은 밧줄효과(tethering effect)를 만들어 냈고, 환자에게 위쪽을 주시하라고 요청했을 때 오른쪽 눈은 위쪽 주시가 가능했지만 밧줄에 묶인 아래곧은근 때문에 왼쪽 눈은 위쪽 주시가 불가능했다.

환자의 작은 골편들을 들어 올리고 아래곧은근을 적절한 위치로 되돌리는 수술이 이루어졌다. 추적조사를 해보니 환자에게 어떠한 합병증도 나타나지 않았다.

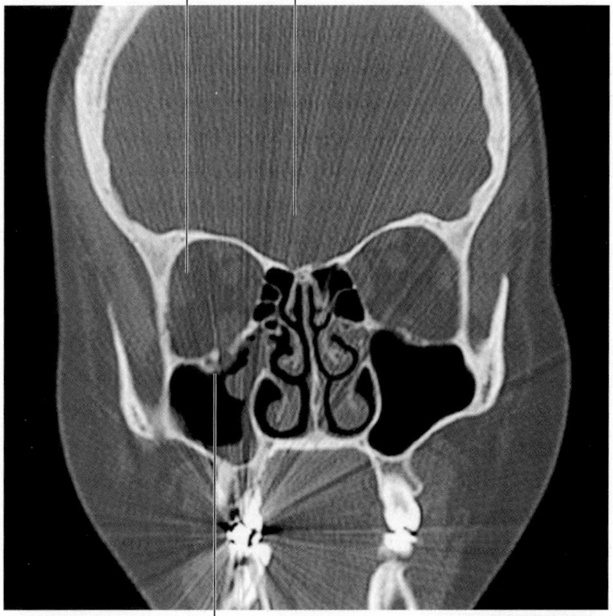

그림 2. 관상 컴퓨터단층 스캔이 눈확 파열골절을 보여준다.

증례 8(Case 8)

뇌줄기 종양(Brain stem tumor)

30세의 남성이 점차 더해가는 두통, 특히 아침에 더욱 악화되는 두통으로 내원했다. 그는 또한 약간의 시각흐려짐(blurring of vision))과 전반적인 운동능력의 비특이 변성(nonspecific alteration)을 호소했다.

의대생이 환자를 검진한 소견상 어떤 특별한 운동이나 감각의 이상은 발견되지 않았다. 학생은 성실하게 모든 뇌신경을 검사하였다.

검안경검사(ophthalmoscopy)를 통해 시각신경(optic nerve)의 말초모서리에서 융기(bulging)가 관찰되었고 이 융기된 모서리 위에 혈관이 걸려있는 모습이 나타났다.

두개내압 증가라는 진단이 나왔고 CT촬영이 이루어졌다.

CT스캔상 가쪽뇌실과 셋째뇌실의 확장 소견이 나왔고 넷째뇌실은 정상이었다. 물뇌증(수뇌증, hydrocephalus) 진단이 나왔고, 넷째뇌실의 확장이 나타나지 않은 것으로 보아 중간뇌수도관(mesencephalic aqueduct)의 폐쇄가 의심되었다(폐쇄물뇌증, non-communicating hydrocephalus).

MRI 촬영이 이루어졌다.

정맥에 조영제를 투여 후 MRI 스캔을 하여 중간뇌수도관과 관 주위의 중간뇌에서 작은 덩어리가 관찰되었다.

뇌줄기종양 진단이 나왔고 환자는 치료를 받았다.

의대생의 검사소견과 종양 부위는 '고려되지(add up)' 않았다.

물뇌증(수뇌증)이 있을 때 뇌실은 가쪽뇌실에서부터 일률적으로 앞쪽으로 확장된다. 만약 이런 막힘(폐쇄, obstruction)이 몬로구멍(foramen of Monro) 부위에서 일어나면 단지 가쪽뇌실만 확장된다. 만약 막힘이 수도관 부위에서 나타난다면 가쪽뇌실과 셋째뇌실이 확장된다. 넷째뇌실의 안쪽구멍과 가쪽구멍의 막힘은 드물며, 막힘이 일어나는 다음 지점은 대개 거미막과립 부위에 나타나 혈액과 뇌척수액의 흐름을 확실히 막아버린다. 이러한 경우 뇌 주변의 뇌척수압이 전형적으로 상승하고 검안경검사에서 보였던 시각신경 주변의 변화들이 생기게 된다.

검안경 검사자가 눈을 검사하였다.

눈은 실제로 정상이었고 불행하게도 의대생의 오진이었다(그래도 좋은 경험이었다). 중요한 것은 환자의 종양은 진단되었고 치료가 시행되었다. 검안경 검사는 고도의 기술을 필요로 하며 많은 시간 연습을 필요로 한다.

증례 9(Case 9)

뇌하수체 거대샘종(Pituitary macroadenoma)
30세의 여성이 무월경(amenorrhea)과 젖흐름증(젖분비과다, 유루증, galatorrhea)의 병력을 가지고 내원했다. 그녀는 임신한 상태는 아니었고 건강해 보였다.

혈청 프로락틴(prolactin)을 측정하였다.

프로락틴은 뇌하수체에서 생성되는 호르몬이며 분만 후 젖 생성에 필요하다. 이 호르몬이 눈에 띄게 상승해 있었다.

추가적인 검사에서 시야결손(visual field defect)이 나타났다.

환자는 눈계측사(안계측사, optometrist)에게 보내졌고 검사상 정상적인 시야에서 가쪽면의 감소를 보였다. 이것은 양쪽이며 대칭이었다. 양쪽귀쪽반맹(bilateral temporal hemianopia)

시각로는 병변 위치를 판정하였다.

귀쪽(관자)시야(temporal field)에서 온 시각 정보는 양쪽 망막의 안쪽면으로 투사된다. 망막의 안쪽면에서 온 시각 정보는 시각교차(optic chiasm)를 통해 중앙선을 가로질러 반대쪽 으로 가는 신경섬유가 의해 전달된다.

병변은 시각교차 부위에 있다.

시각교차의 파열(붕괴, disruption)은 양관자쪽반맹(bitemporal hemianopia)을 만들어 낸다. 시각교차의 종양은 흔하지 않지만 신경아교종(glioma)이 생긴다. 흔히 근처 종양에 의한 시각교차 압박은 양관자쪽반맹의 일반적인 병인이다.

뇌하수체 종양으로 진단이 나왔다.

시각교차는 뇌하수체의 앞쪽 가까이에 위치한다. 환자는 과도한 양의 프로락틴을 생산하고 시각교차 기능을 상실하였기 때문에 임상적으로는 시각교차를 압박하는 바깥뇌하수체종양(exophytic pituitary tumor)으로 설명이 가능하다.

MRI 스캔이 시행되어 뇌하수체에서 큰 종양(거대샘종)이 발견되었다.

약물치료가 시작되었고 종양이 줄어 들었다. 프로락틴 분비를 유도하는 내분비적 효과가 정지되었다.
추적 검사가 이루어졌다.
뒤이은 몇 년 동안 종양이 줄었다.
불행하게도 환자에게 프로락틴 분비가 다시 일어나기 시작했고 결국 수술을 시행했다(그림 3).

나비뼈통과접근법(transsphenoidal approach)이 시행되었다.

아주 정밀한 기구를 이용하여 코안에서 나비뼈로 관통시켰다. 뼈에 드릴로 구멍을 내고 그 구멍을 통해 뇌하수체를 제거시켰다.
뇌하수체의 양쪽에서 속목동맥, 눈돌림신경[III], 도르래신경[IV], 삼차신경[V], 가돌림신경[VI]이 해면굴을 통과하기 때문에 수술은 매우 조심스럽게 행해져야 한다.

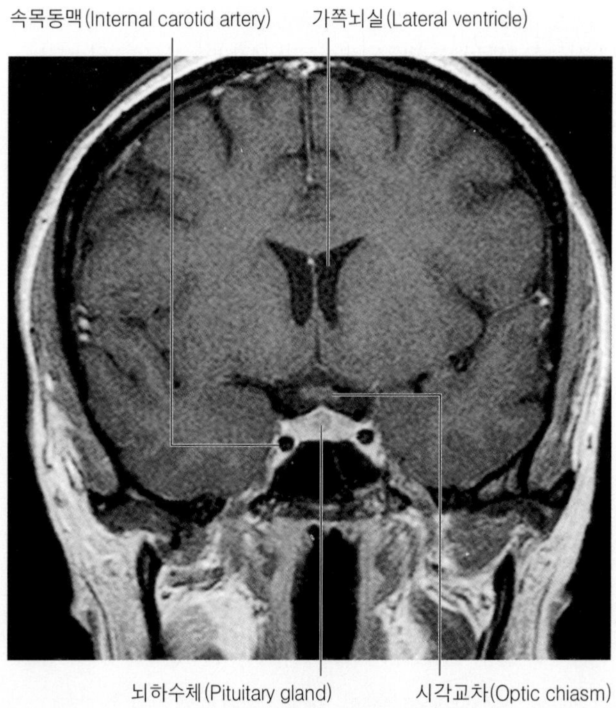

그림 3. 관상 자기공명영상이 뇌하수체 거대샘종을 보여준다.

10개의 짧은 질문들(10 Short questions)

1. **문: 한 환자가 머리와 목, 배에 심한 손상을 입은 채 응급실에 들어 왔다. 혈압이 높았고 맥박은 느렸다. 이 환자에게서 출혈은 일어나고 있는가?**

   답: 환자는 의심할 여지없이 상당한 양의 출혈이 일어났으며 내출혈이 의심되었다. 그러나 가장 큰 문제는 생리학적으로 이차적인 머리안 공간을 차지하는 병변이 되기 쉬운 환자의 높은 혈압이다. 머리안의 구조들과 고혈압이 될 수 있는 공간을 차지하는 병변(아마도 혈종)의 크기와 원인을 진단하기 위해 응급 CT스캔이 필요하다.

---

2. **문: 한 환자가 붓꼭지구멍에서 생긴 병변으로 오른쪽 얼굴 아래부분에 급성마비가 왔다. 감각 소실은 어디에 있는가?**

   답: 감각 소실은 바깥귀길 주변의 작은 피부부위에 있다. 병변은 고실끈신경이 나온 지점의 먼쪽(원위)에서 특징적으로 나타나기 때문에 감각 변화는 흔하지 않다(삼차신경의 감각 부위와 혼합된 얼굴신경의 감각 부위를 갖지 않는다).

---

3. **문: 기관절개술을 시행한 환자는 어떤 단어들을 말할 수 없는가?**

   답: 기관절개술을 한 환자는 공기가 성대를 통과하지 못하기 때문에 전혀 말을 할 수 없다. 필요할 때 환자가 공기를 성대로 전환시켜 언어구사가 가능한 기관절개술이 개발되었다.

---

4. **문: 한 환자는 목의 오른쪽에 있는 턱밑샘을 절제하였고 현재 오른쪽 턱의 턱뼈가지 아래 부위가 감각을 잃었다. 왜 이런 일이 생겼는가?**

   답: 불행하게도 수술로 인해 턱뼈가지의 아래쪽 근처로 주행하는 아래턱신경[V_3]의 가지가 손상을 받았다.

---

5. **문: 한 남성이 주먹으로 코를 맞아 계속 맑은 액체를 흘리고 있다. 그 이유는 무엇인가?**

   답: 코가 심하게 손상되면 벌집뼈 체판을 파괴될 수 있다. 벌집뼈 체판의 골절은 수막을 손상시키고 뇌척수액을 배출시키는 결과를 초래할 수 있다. 중요한 것은 이 뇌척수액 배출은 박테리아 감염과 이차적인 수막염을 방지하기 위해 치료할 필요가 있다.

6. **문: 50세의 한 남성은 뒤목삼각에 있는 림프절과 목빗근(sternocleidomastoid muscle)에 대한 근치절제술(radical dissection)을 시행하였다. 그 후 그는 어깨를 올릴 수 없었다. 그 원인은 무엇인가?**

   답: 불행하게도 외과의사는 어깨를 올리는 데 필요한 더부신경[XI]까지도 수술시 제거하였다.

---

7. **문: 한쪽전도신경난청(conductive unilateral nerve deaf-ness)을 가진 한 남성의 귀를 검사해 보니 고막 뒤에서 액체가 발견되었고 통증은 없었다. 다음에는 무엇을 검사해야 하는가?**

   답: 코인두는 전도신경난청을 가진 환자에게서 항상 검사되어야 한다. 불행하게도 이 남성은 귀인두관(인두고실관)을 폐색시키는 코인두 종양을 가지고 있었다.

---

8. **문: 감각신경난청, 귀울림, 각막반사 감소, 자세 불균형을 호소하는 환자가 있다. 어디에 병변이 있겠는가?**

   답: 상기된 증상과 징후들은 대부분 속귀신경[VIII]의 병변에 기인한다. 여기서 가장 흔한 병변은 서서히 자라는 슈반세포의 양성종양인 안뜰신경집종(귀신경집종, vestibular schwannoma, acoustic neuroma)이다.

---

9. **문: 속목동맥의 양쪽막힘(양측폐색, bilateral occlusion))과 이차적인 죽종을 가진 환자가 있다. 어떻게 이마엽으로 혈액이 공급되는가?**

   답: 혈액은 빗장밑동맥의 가지인 척추동맥을 통해 뇌바닥동맥으로 들어간다. 뇌바닥동맥은 뒤대뇌동맥으로 나뉜 뒤 뒤교통동맥이 된다. 혈액은 뒤교통동맥을 통해 목동맥의 순환(역자주. 속목동맥의 가지에 의한 순환통로)으로 들어가며 중간대뇌동맥뿐 만 아니라 앞대뇌동맥으로도 혈액을 공급한다(대뇌동맥고리, circle of Willis).

---

10. **문: 환자의 두개내압(머리속압력)이 급격하게 증가하여 동공확장을 일으켰다. 그 원인은 무엇인가?**

    답: 두개내압의 증가는 관자뼈의 바위부분에 있는 눈돌림신경[III]을 압박한다. 동공을 조절하는 자율신경섬유들은 눈돌림신경의 얕은쪽에 위치하기 때문에 제일 먼저 영향을 받는다.

찾아보기(국문)

[ㅁ]

찾아보기(영문)

[A]

[B]

[C]

[D]

[E]

[F]

[G]

[M]

[N]

[O]

[P]

[T]

[U]

[V]

[Z]

〈역자 약력〉

1980	경희대학교 치과대학 졸업(DMD)
1987-1989	청구성심병원 치과과장
1988	경희대학교 대학원 치의학박사(PhD)
1992-1993	뉴욕주립대학교 치과대학 구강생물학교실 연구원
1986-2007	경희대학교 치과대학 시간강사, 조교수, 부교수, 교수
1999-2003	경희대학교 치과대학 치의학과장
2003	미국 로마린다대학교 치과대학 교육학교실 방문교수
2003-2005	대한구강해부학회 회장
2004-현 재	일본 오사카치과대학 구강해부학교실 객원교수
2008-현 재	경희대학교 치의학전문대학원 구강해부학교실 교수

머리 및 목 해부학

Gray's Anatomy for Students

발행일 2008년 3월 15일
저 자 Richard L. Drake et al.
역 자 신 제 원
발행인 최 용 원
편 집 이 유 미
표 지 이 유 미
발행처 **대한나래출판사**
등 록 제6-0365호(1994. 12. 14)

주 소 서울특별시 동대문구 용두동 102-65
전 화 (02) 922-0840
팩 스 (02) 922-0841
이메일 dhpub@chol.com

ISBN 978-89-5741-106-3 **정가 50,000원**

www.dhpub.com